七十载

杏林躬耕精华录

主　编　王羲明
副主编　姚坚玮
编　委（按姓氏笔画排序）
万一飞　王剑青　王晓春　王健博　王琍琳
孔　岩　刘夏菲　刘爱华　许　勇　李　雁
李树芳　连　强　何晓凤　张伟妃　陈　枫
陈东林　季　杰　周　春　赵凡尘　胡正远
胡家惠　夏　茵　凌晓瑜　裴传宝　颜仲仪

人民卫生出版社
·北　京·

图书在版编目（CIP）数据

七十载杏林躬耕精华录 / 王羲明主编 . —北京：人民卫生出版社，2025.11

ISBN 978-7-117-35925-2

Ⅰ. ①七… Ⅱ. ①王… Ⅲ. ①中医临床 – 经验 – 中国 – 现代 Ⅳ. ①R249.7

中国国家版本馆 CIP 数据核字（2024）第 026698 号

人卫智网	**www.ipmph.com**	**医学教育、学术、考试、健康，购书智慧智能综合服务平台**
人卫官网	**www.pmph.com**	**人卫官方资讯发布平台**

七十载杏林躬耕精华录

Qishizai Xinglin Gonggeng Jinghualu

主　　编：王羲明
出版发行：人民卫生出版社（中继线 010-59780011）
地　　址：北京市朝阳区潘家园南里 19 号
邮　　编：100021
E - mail：pmph @ pmph.com
购书热线：010-59787592　010-59787584　010-65264830
印　　刷：北京瑞禾彩色印刷有限公司
经　　销：新华书店
开　　本：787 × 1092　1/16　　**印张：**17.5
字　　数：426 千字
版　　次：2025 年 11 月第 1 版
印　　次：2025 年 12 月第 1 次印刷
标准书号：ISBN 978-7-117-35925-2
定　　价：88.00 元
打击盗版举报电话：010-59787491　E-mail：WQ @ pmph.com
质量问题联系电话：010-59787234　E-mail：zhiliang @ pmph.com
数字融合服务电话：4001118166　E-mail：zengzhi @ pmph.com

主编简介

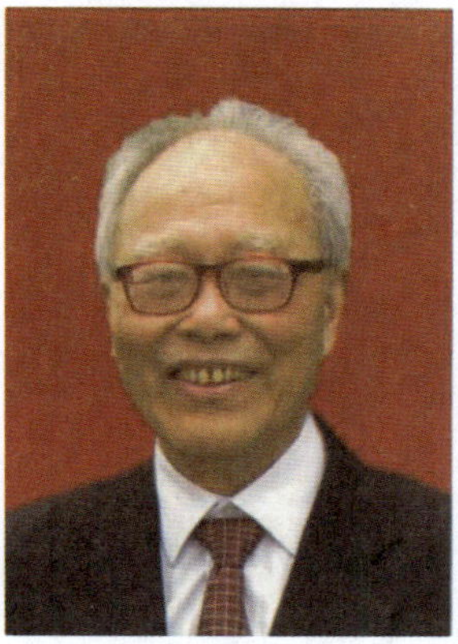

王羲明(1930—2023),主任医师,上海市名中医。曾任上海中医药大学附属上海市中医医院肿瘤科主任,国际卫生医学研究院教授、香港中华中医药学院客座教授。曾任上海市非物质文化遗产项目丁氏内科疗法代表性传承人、海派中医丁甘仁流派章次公研究基地项目负责人、上海中医药学会理事、孟河医派传承学会理事、上海浦东新区中医药协会孟河丁氏学派分会会长等职。荣获"上海市重大科学技术成果奖"和"世界传统医学大会国际优秀成果奖",国务院授予"突出贡献医学专家"证书。擅治呼吸系统、消化系统、血液系统、内分泌系统疾病及肿瘤疾病的术前术后免疫功能低下,化放疗后血象减少、胃肠肝肾功能不良。尤善用膏方防治各类良恶性疾病。

副主编简介

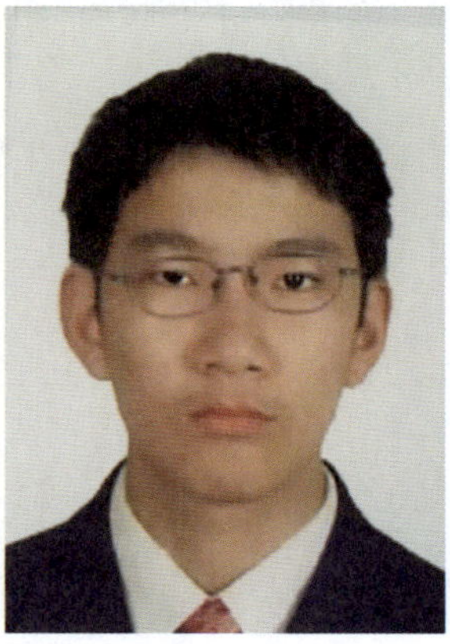

姚坚玮,王羲明学术继承人。毕业于上海中医药大学,曾协助王羲明编纂《章次公博采众方医案补注》《章次公药物学纲目》《章次公学术经验集》等著作。

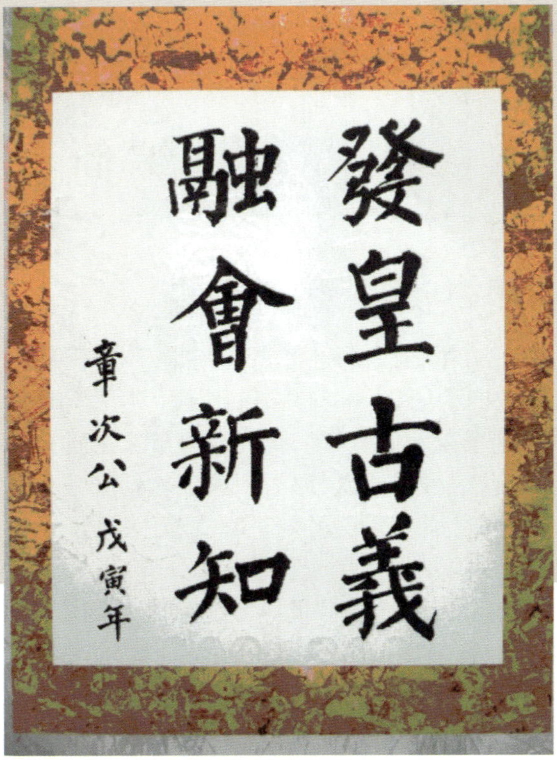

章次公先生手迹，上海国医学院院训，他终身为之奋斗的振兴中医的宗旨

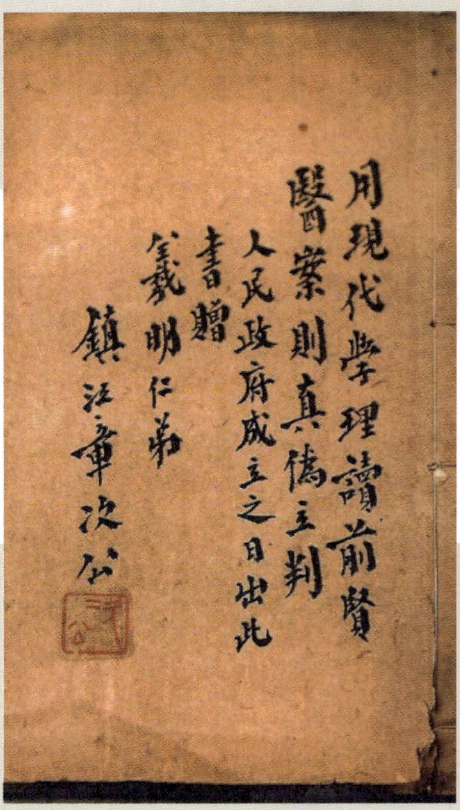

章次公先生手迹

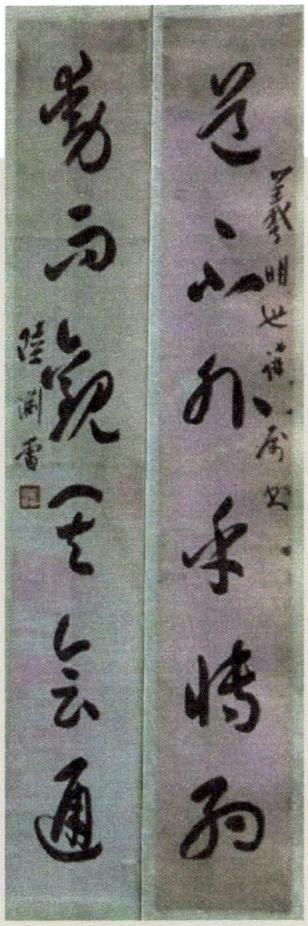

陆渊雷先生手迹

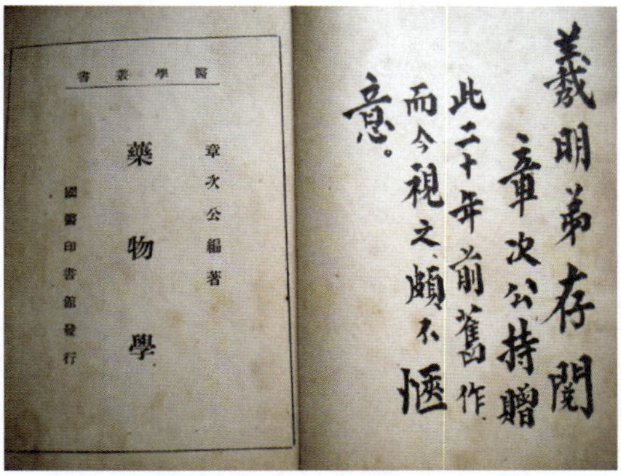

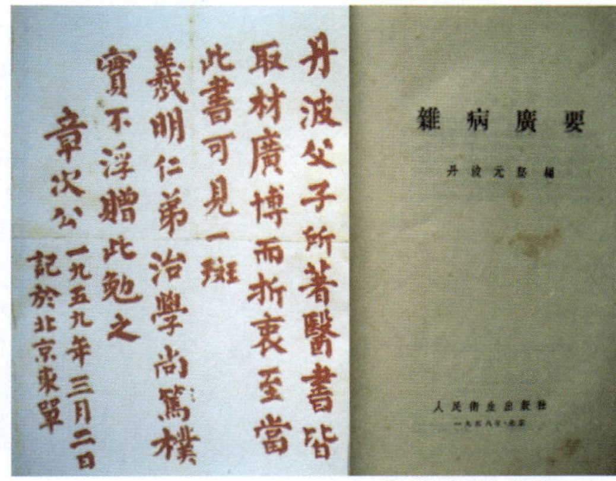

章次公给予王羲明的赠书寄语

章次公给予王羲明的赠书寄语和遗训，以勉之

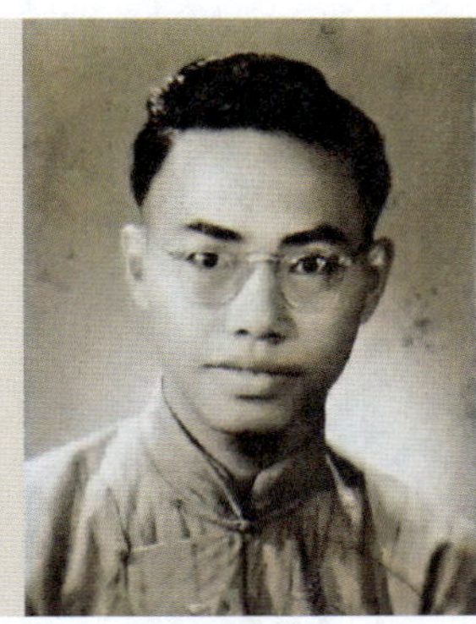

1948 年的王羲明

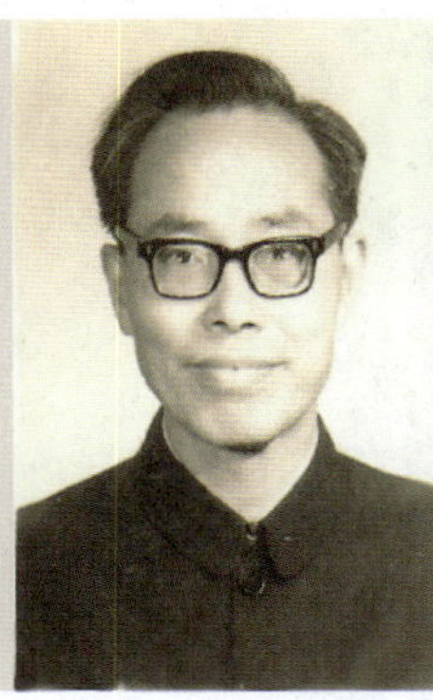

1987 年的王羲明

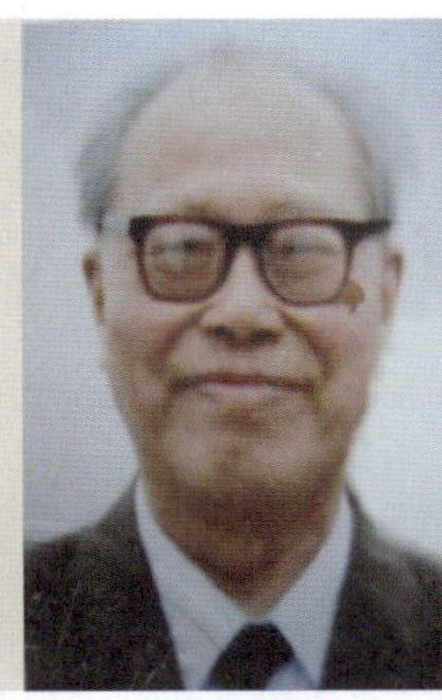

2008 年的王羲明

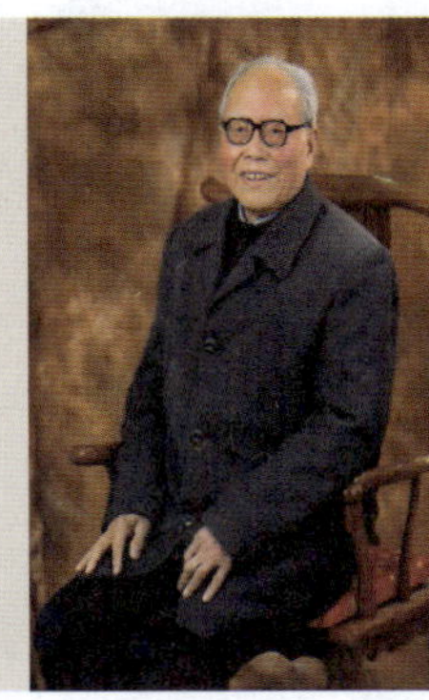

2018 年的王羲明

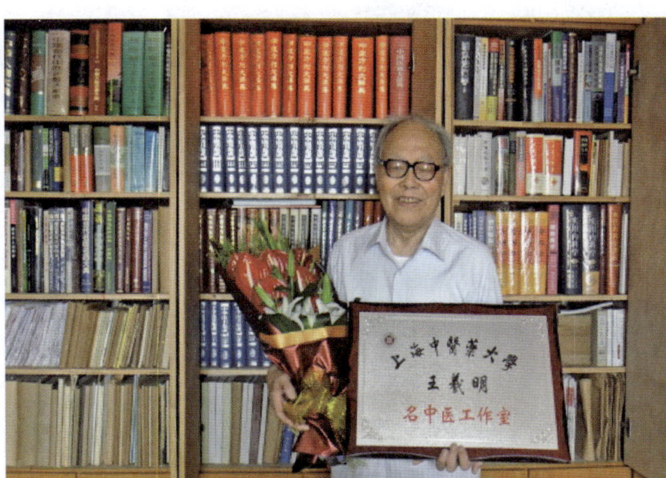

上海中医药大学颁发的王羲明名中医工作室（上海市名中医）

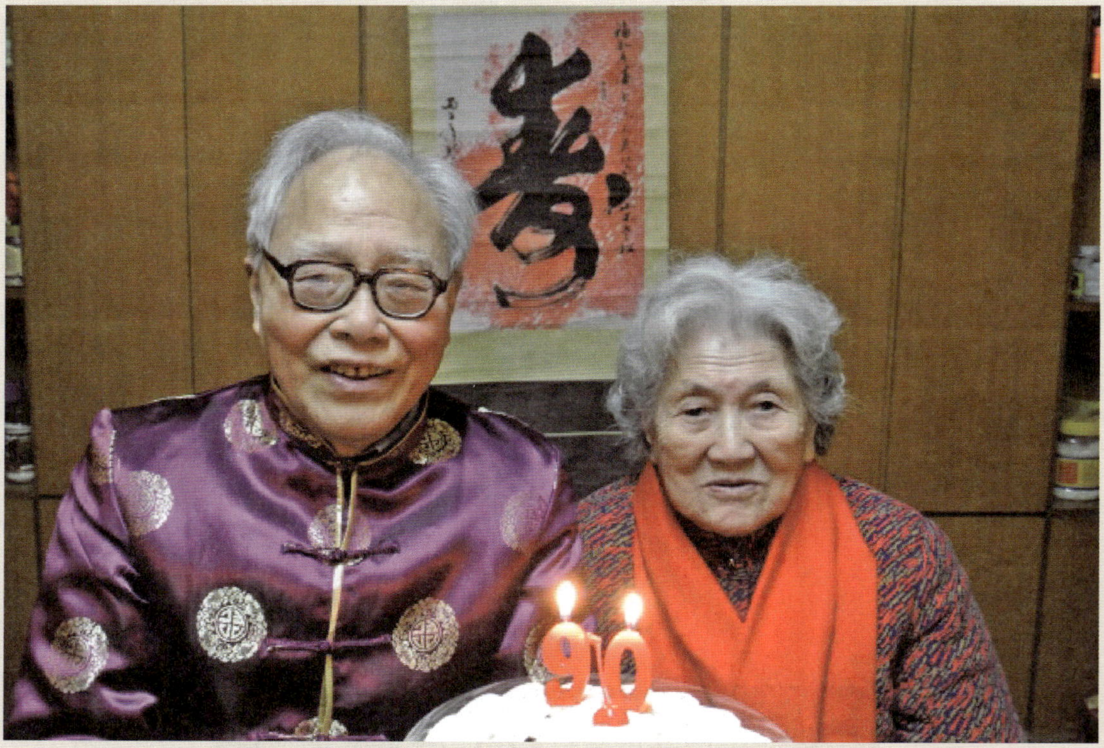

王羲明九十寿诞与夫人孙秀明合影留念

王翘楚序

王羲明主任医师，中华人民共和国成立前毕业于上海中医专门学校（后改名为上海中医学院），中华人民共和国成立后于 1957 年毕业于北京医学院（现北京大学医学部），具有中西医学两方面的学历基础。自 1962 年起，先后在上海市杨浦区中医医院、上海市中医医院工作。曾在上海市中医系统首先引进 B 超检查仪，诊断腹腔肿瘤疾病，同时用中医、中西药结合方法治疗肺癌、胃癌、甲状腺肿瘤等，取得较好疗效。在此基础上，建立中医医院中医肿瘤专科、门诊和病房，并带教硕士研究生，成为本市中医、中西医结合诊治肿瘤疾病三大专科之一。1993 年退休后，继续返聘，孜孜不倦、不辞辛劳地为上海市中医医院肿瘤专科业务建设而努力工作。曾发表论文百余篇，编纂著作多部，带教学生数十名，确是一位为我国中医事业奋斗不止的好同志、中医肿瘤学科建设的好带头人，在本市和兄弟省市有相当的知名度。2016 年被评为上海市名中医。当前，又有新的著作《七十载杏林躬耕精华录》即将出版，愿为作序，以示祝贺。

第二、第三批全国老中医药专家学术经验继承工作指导老师 王翘楚

2019 年 5 月 1 日

黄吉赓序

王羲明教授是我国现代著名中医、中西医结合临床学家。我和王羲明教授的交往十分久远，早在20世纪40至50年代，我们两人就是上海中医专门学校和北京医学院的同学，有着精中通西的双重学历，具备中西医学的基础理论和高超医术技能，不忘毛泽东主席教导的“中国医药学是一个伟大的宝库，应当努力发掘，加以提高”这一初心，毕业后重返中医岗位，谋取现代科学技术，钻研我国历代医籍、发掘实效方药，牢记振兴中医文化、造福全人类的使命。

王羲明和我学贯中西，潜心岐黄数十年，勤耕不辍，讲究科学，讲究实效，屡有创新和建树。

《七十载杏林躬耕精华录》一书，蕴含多项业绩：

一、北京医学院要开讲中医课，王羲明等便自编《中医学理论与医术》教本，为北京医学院医疗系、儿科系、口腔系、卫生系的学生及西医学习中医班学员数百人开讲中医学课程并带教实习。从那时（20世纪50年代）起，中医学课程走上西医高等学府的讲台。这在中医历史上，可说是个创举。

二、徐衡之老中医在治疗再生障碍性贫血方面取得突破后，王羲明协助徐老总结经验，深究徐老治疗再生障碍性贫血的内涵，传承其“补脾不如补肾，滋阴还须温阳”的精义。邓家栋教授称誉徐老是“中医治疗血液病的先驱”。

三、王羲明用中医扶正祛邪方药治疗肝硬化，取得消除腹水、改善肝功能、降低门静脉高压之例证，曾得到钟惠澜院长的赏识，鼓励其继续发掘提高。随后，用现代学理阐明其实效机制，撰成论文，发表于《北医学报》和《中华内科杂志》。

四、王羲明在上海市中医医院内科工作期间，在艰苦环境下，用中医、中西药结合方法治疗肺癌、胃肠癌、甲状腺肿瘤等，取得较好疗效。在此基础上创建了中医医院中医肿瘤专科、门诊和病房，并带教硕士研究生，成为上海市中医、中西医结合诊治肿瘤疾病的三大专科之一。

五、王羲明曾在上海市中医系统首先引进超声显像检查仪，除用来诊断腹腔肿瘤疾病外，还用作中医宏观望诊的深化，观察腹内脏腑的活动状态，结合中医虚实理论，评估腹内脏腑的虚实状况，得到科学结论。因此，王羲明堪称采用超声显像技术研究中医脏腑虚实理论的开拓者。

全书有丰富的临床医案、膏方、优势病种的辨病辨证治疗，有对经典著作的论述，有对基础理论的阐释，有用药特色，有经验良方，有超声医学和实验研究等的互动。其中，既有全面的学术思想和独特的理论见解，还有曲折的从医轨迹。

学习本书，在理论和实践上，定能体会到王羲明教授的中医科学研究初心、中医和中西医结合临床创新思维和辨证观点，领略到王羲明教授对中医、中西医结合诸多论述中最精彩的篇章。

习近平总书记指出："优秀传统文化是一个国家、一个民族传承和发展的根本，如果丢掉了，就割断了精神命脉。我们要善于把弘扬优秀传统文化和发展现实文化有机统一起来，紧密结合起来，在继承中发展，在发展中继承。""中医药学是中国古代科学的瑰宝，也是打开中华文明宝库的钥匙。"王羲明教授正是践行着这样的理念，率先垂范，为我们展示了他的行医之道——一位名老中医的光辉人生之路。

第二批全国老中医药专家学术经验继承工作指导老师

2019年6月7日

前　言

中华人民共和国成立伊始，我刚从上海中医专门学校毕业（第29届），开业期间领到上海市2501号中医师开业证书，从事行医工作尚称亨通。1951年，响应国家号召，走集体化新路，组建上海市杨思区第五联合中医诊所，作为中医内科医师，担任诊疗、防疫等业务工作。1952年，考入中央卫生部办我国首届中医药专门研究人员班，进修于北京医学院，学习现代医学的全部课程。当年，毛泽东主席的指示——“中国医药学是一个伟大的宝库，应当努力发掘，加以提高”，极大地鼓舞着我，让我怀揣复兴中医梦，坚持进步，奋发图强，立志要把祖先留下的中医药瑰宝，开拓创新，发展壮大。

我拙于写作，但在面对需要展现中医特色的情形时，让我认识到一定要通过写作报告来展现。有智者告诉我，在熟悉写作前，首先要学习《实践论》《矛盾论》，必须以辩证唯物主义思想观点作指导，才能写出内容充实的作品来。为了与时俱进，我就下定决心学好两论，并制订计划：每年要写出一篇有价值的文章，在医学杂志上发表。这要求虽不高，但要实行起来，就要克服很多困难，若不抓紧进度，也会掉队落空。如今我已生活世上90年，从事中医业务亦有70多年。因此，我所写的论文，至今已达百余篇之多，这就是有人称我为“百文老人”的缘故。

这些文章，代表了我一生“不忘初心，牢记使命”所取得的成绩。其中包括坚持阅读文献、古今医籍所收集的材料，勤奋整理工作中的数据并经过研究得出的科学结论，成为发展中医事业的基础，但也永远不能忘记，这些成绩来之不易，都是经过不断钻研，克服众多艰辛，才取得的丰硕成果，这也是编写本书的源泉。

本书的特点：重视科学性，体现理论性，突出实践性。其中，有大量临床优势病种辨病辨证的疗效记录，有对经典著作的论述，有对基础理论的阐释，有用药特色，有经验良方，有超声医学和实验研究等的互动。总之，内容丰富，能让读者广开眼界，总览时空。

当前，中医药的振兴发展迎来了大好时机，中医药可以在更多重大疾病防治中为人类健康作出更多贡献。当今的世界，文化交融、开放共享的潮流滚滚向前，互联互通、融通发展已成为促进各国共同繁荣发展的必然选择。

中医药的国际合作交流有力地推动了东西方文化的融汇互鉴。发挥中医药在治未病中的主导作用、在重大疾病防治中的协同作用、在疾病康复中的核心作用，推动中医药“走出去”以积极应对全球卫生挑战，正是顺应潮流的开放融通之举。同时，坚持兼容并蓄、和而不同，推动中医学和西医学优势互补、融通发展，为中医学发展插上现代科技的翅膀。如此，不仅能增进人类健康福祉，更能为构建人类命运共同体贡献更多“中国智慧”“中国方案”。

作为我国原创的医学科学，中医药将在人类健康事业的发展进程中，继续以独具特色、包容开放的语言讲述更多具有中国特色、中国风格、中国气派的中国故事，贡献更多中国智慧和中国力量。

王義明

2020 年 3 月 8 日

目　录

第一章

我的从医之路

我于 1930 年 3 月 8 日出生，祖籍上海，为上海市名中医，主任医师，教授，研究生导师。因为我幼年时体弱发有晕厥之病，全靠中医给服中药治好我的病，为了维护我的健康着想，立志要学习中医，当一名维护人们健康的中医人。

于是在 1945—1949 年间，考进丁甘仁创办的上海中医专门学校（后改名上海中医学院、上海中医专科学校），在学校里，由黄文东教授任教务长，带领多位教授的精心培育下，对《黄帝内经》《伤寒论》《金匮要略》《温热论》《本草学》《方剂学》《脉学》《名著选辑》等经典著作，深入研读内、外、妇、儿、喉等临床各科知识。认识到中医药学的博大精深，为日后能确实应用和服务于人类健康，必须努力学习、深入钻研、充实自己。1948 年，进入实习阶段，当时在丁济万老师处，看到时行热病的高热，经中药治疗后好转，获益颇多；在章次公老师处，见到臌胀病用中药后，腹水很快消失；姜片虫病用中药后，虫体立即被排出；两位老师都使我们得到临床经验的熏陶，学到很多本领，增长和充实才能，深获真传，具备了中医基本理论和精湛医术的造就，均为我们作出榜样，要我们对中医药工作树立坚定信念，就这样在老前辈们的精心培育下毕了业，成为该学校的第 29 届毕业生（图 1-1）。

1950 年，坐堂开业于浦东严桥同涵春药号，做了一个名正言顺的中医师（领有上海市中字第 2501 号开业证书）。1951 年响应国家号召走集体化道路，参与组建上海市杨思区第 5 联合诊所，注力于中医内科的治疗工作，并从事这地区的爱国卫生防疫注射等工作。

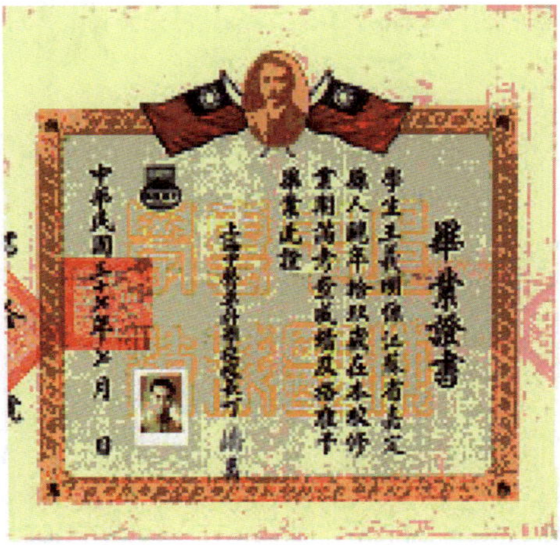

图 1-1　上海中医专门学校毕业证书

1952 年适逢中央卫生部在全国各地登报“招考中医药研究人员”（图 1-2），经考试合格被正取（图 1-3），报到于北京中央卫生部，经过预备班学习后，送入北京医学院（现为北京大学医学部）进修 5 年现代医学，于 1957 年毕业（图 1-4，图 1-5），技业日趋精良，具备中西医学基础理论和双重学历。在当初招考时，就明文规定毕业后分配中医部门从事整理研究中医工作。

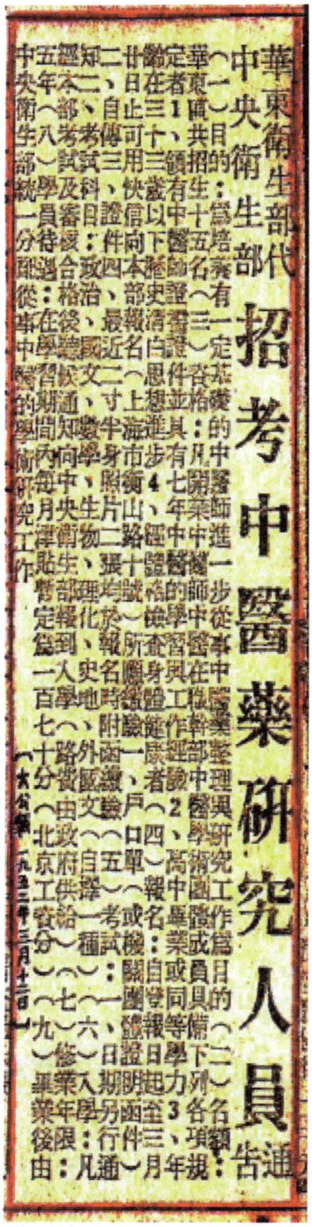

華東衛生部代 中央衛生部

招考中醫藥研究人員

通告

图 1-2　招考中医药研究人员

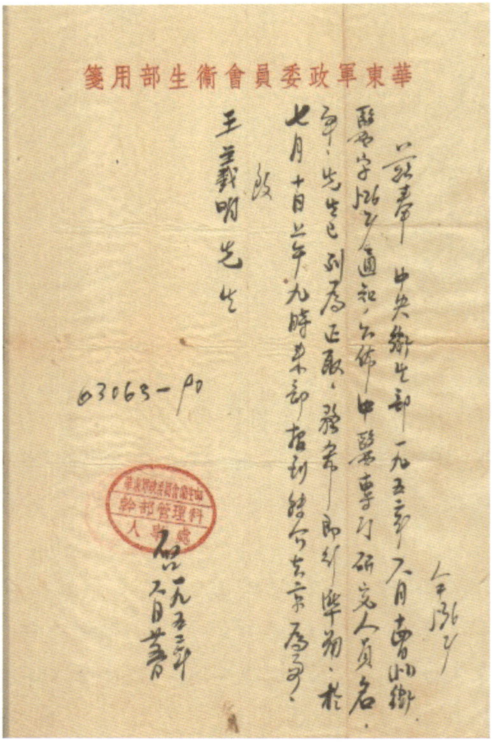

華東軍政委員會衛生部用箋

王義明先生

图 1-3　正取通知

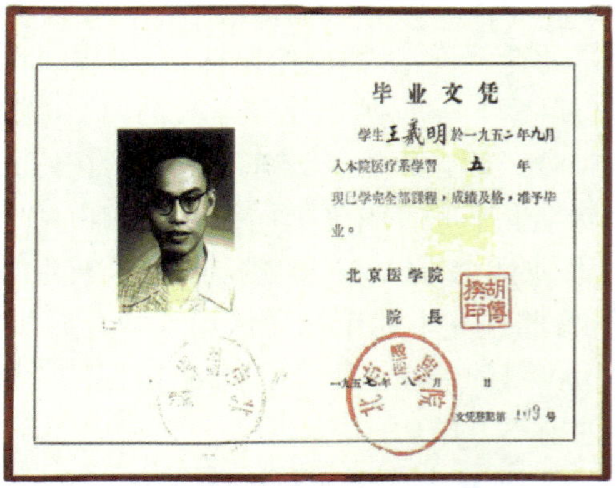

毕业文凭

學生王義明於一九五二年九月入本院医疗系學習 五 年現已學完全部課程，成績及格，准予毕业。

北京医学院

院長

一九五七年八月　日

文凭登記第 [illegible] 号

图 1-4　北京医学院毕业文凭

1957—1962 年：留任北京医学院工作，在徐衡之中医教授领导下，参与创建中医学教研室、自编《中医学理论与医术》教材并授课，为北京医学院的医疗系、儿科系、口腔系、卫生系学生及西医学习中医班学员数百人开讲中医学课并带教临床实习，得到北京医学院教务部门的赞誉；同时兼任北京医学院附属人民医院内科、中医科临床医师工作，在治疗肝硬化、再生障碍性贫血领域，有多项创新和收获（图 1-6）。

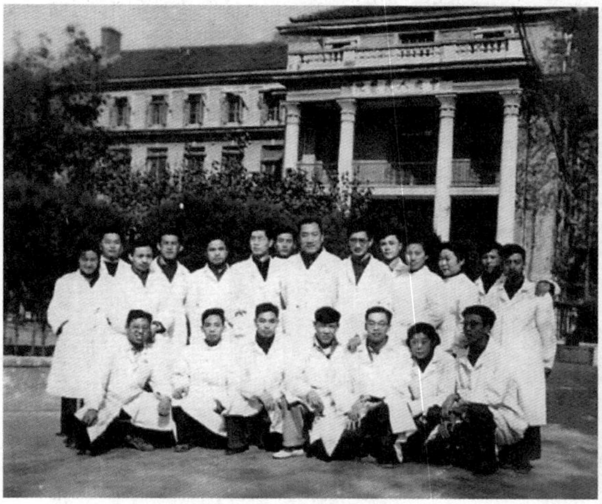

图 1-5　1956 年，王羲明（前排右一）与北京医学院同学在北京人民医院实习时合影留念

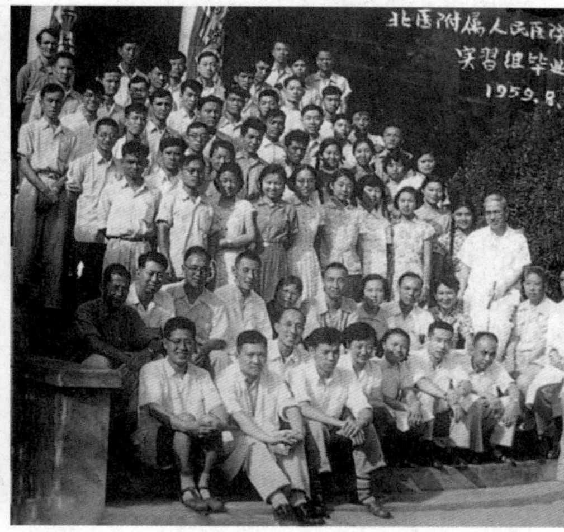

图 1-6　1959 年，徐衡之（二排左四）教授、王羲明（二排左三）医师与实习生合影

1962 年至今：引进上海，工作于上海市中医医院内科临床；并于杨浦区中医带徒班讲授“伤寒论”课程，带教学生和研究生数百名（图 1-7）；1971 年创建肿瘤专科门诊、病房和肿瘤研究室，1987 年晋升为主任医师，为学科带头人，用中医药、中西医结合疗法治疗肺癌、乳癌、胃肠癌、甲状腺肿瘤等疾病取得显著疗效，成为上海市三大中医肿瘤专科之一，并培养青年医师，组成能实战的肿瘤团队，在国内外有一定的知名度，开办过全国肿瘤学习班，带教学生和进修生数百名。1993 年底退休后，仍然发挥余热，续聘于上海市中医医院，成为肿瘤专家室顾问。2004 年起，受聘于浦东新区上海广德中医门诊部肿瘤专科门诊；2010 年，设上海广德中医门诊部为第一执业注册点，得到病家的信任和欢迎，为浦东新区医疗卫生事业增添力量，为基层发展中医、繁荣中医以及传承、培养一批青年医师和医学院校实习生的工作，奠定了坚实基础。

临床善治呼吸系统、消化系统、血液系统、内分泌系统疾病和肿瘤疾病的术前术后免疫功能低下，放化疗后血象减少、胃肠肝肾功能不全。尤擅用膏方防治良恶性疾病。曾先后主持过多届癌症科研项目的评审；多次赴北京、广州、深圳、福州、贵阳、云南等地讲学，为中医学术的传承、发展作出了重要贡献。

1977 年获得上海市科学大会“上海市重大科学技术成果奖”；1992 年获颁国务院授予的“突出贡献医学专家”证书，享受国务院政府特殊津贴；1988 年获得上海市卫生局授予的“为继承发扬祖国医药学做出贡献”荣誉证书。

历年来获有“国际著名肿瘤专家”“国际卫生医学研究院教授”“香港中华中医药学院客座教授”“卫生部全国德艺双馨医护工作者”“上海市红十字会先进会员”“上海市卫生战线先进工作者”“东方名医”等多项荣誉称号。

先后被聘为中国国际名人协会顾问，中国医疗保健国际交流促进会专家委员会副主任委员，中国科联医学专家委员会专家委员，中国中西医结合学会影像学会委员，上海市卫技高级职称评审委员会委员，上海中医药大学校友总会常务理事，上海市中医药学会理事、肿瘤分会副主任委员、甲状腺病协作组顾问，上海市中西医结合学会肿瘤专业委员会顾问，上

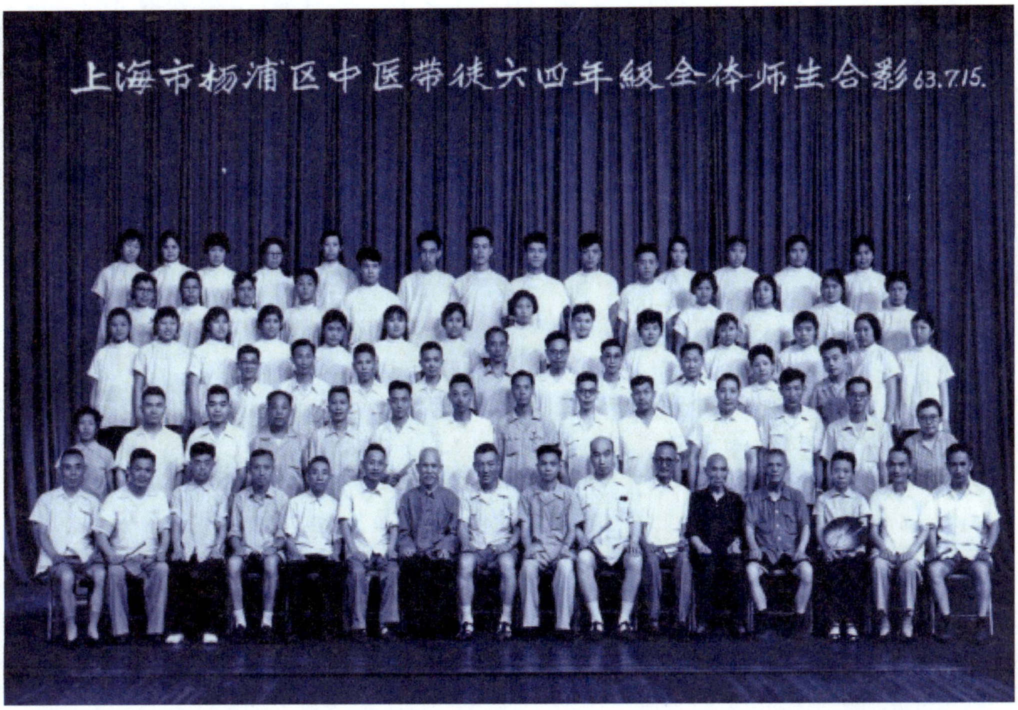

图 1-7　1963 年，王羲明（前排右八）与上海市杨浦区中医带徒六四级全体师生合影

海市名老中医诊疗所肿瘤内科专家，《中西医结合肝病杂志》编委、《中国新消化病学杂志》编委、《中西医结合肿瘤防治杂志》编委等。

2012 年，我被确立为“上海市中医药事业发展三年行动计划项目·海派中医丁甘仁流派章次公研究基地”项目负责人。及时完成《章次公博采众方医案补注》《章次公药物学纲目》《章次公学术经验集》三书出版任务。2016 年，我被上海市文化广播影视管理局确立为“上海市非物质文化遗产项目丁氏内科疗法代表性传承人”。2015 年，我被上海浦东新区特聘担任浦东新区中医药协会孟河丁氏学派分会会长。2016 年，我被上海市中医药学会聘请为“上海市中医药学会第一届学术流派分会专家组专家”。2016 年，我被上海市卫生和计划生育委员会、市人力资源和社会保障局、市中医药发展办公室授予“上海市名中医”光荣称号。我把这些新任务作为新动力，并尽心尽职地及时完成之。

我从医 70 余载，发表论文百余篇，部分入录全国《千家名老中医妙方秘典》及世界权威的美国 *MEDLINE* 和大型 CD-ROM 数据库，受到国际医学界的赞赏与重视。主编和合编的著作有《章次公博采众方医案补注》《章次公药物学纲目》《章次公学术经验集》《中医治疗疑难杂病秘要》《实用消化病学》《肝胆证治广纂》《现代中医药应用和研究大系·肿瘤》《中医治癌秘诀》《实用中医肿瘤手册》《胃肿瘤治疗学》《实用消化系肿瘤学》《中西医结合消化病学》《中西医结合肿瘤学》《中华现代药膳食疗手册》《肿瘤药膳》《中国中医药年鉴》等，在国内外享有崇高的声誉。

（王羲明）

第二章

学术思想

（一）癌瘤为正虚邪盛，治当扶正祛邪

我根据数十年临床工作经历和丰富的医疗实践经验，在长期防治癌瘤过程中体会到癌症患者“正”常不足，“邪”常有余。机体正气旺盛，邪气则不能入侵体内，疾病就不会形成。所谓“正气存内，邪不可干”“邪之所凑，其气必虚”。当各种内外致病因素导致正气相对虚弱时，邪气就会入侵机体而产生疾病。癌瘤疾病形成后，如果正气能够得到恢复或者邪气并不强盛，则正气可驱除邪气外出，癌瘤疾病就有可能缓解。反之，如果正气进一步虚弱或邪气过于强盛，正气不能驱邪外出，癌瘤疾病就可能继续进展和加重。

人类生存在自然界当中，其生理、病理无时无刻不受到自然环境的影响。在大多数情况下，人们总是能够保持健康的状态，“阴平阳秘，精神乃治”。机体的正气在防治包括肿瘤在内的一切疾病发生过程中占有主导地位。肾藏精，主生长发育，为先天之本；脾主水谷运化，气血生化之源，为后天之本。无论什么原因引起人体正气不足，都不可能离开五脏，其中又与脾肾两脏关系最为密切。五脏生理病理，不外乎气血阴阳。在研究正气不足和癌瘤发病互为因果关系中，若以气血阴阳为纲，五脏虚弱为目，则能提纲挈领，可以指导临床工作。

正气不足还可导致多种癌瘤的产生和进展，有时癌瘤成为一种起病隐匿、进展迅猛、证情险恶的疾病，并能迅速并持续损害人体正气，临床常见正气不足与进展迅速的癌瘤疾病互成因果，恶性循环，以致病情迅速加重。由于“正邪交争”状态常出现在各种癌瘤疾病的过程中，所以，必须对“正邪交争，互成因果，交替促进”状态有充分认识，只有提高了理性认识，在治疗癌瘤疾病时坚持不断扶助正气，才有可能提高疗效。

《灵枢·刺节真邪》提出“瘤”是“邪气居其间……久留而内著”。《医宗必读·积聚》载：“积之成也，正气不足，而后邪气踞之……正气与邪气，势不两立，若低昂然，一胜则一负，邪气日昌，正气日削，不攻去之，丧亡从及矣。”提出正虚邪实，搏结成为癥积之病因病机。《灵枢·九针》曰：“四时八风之客于经络之中，为瘤病者也。”《诸病源候论》云：“其经虚，为风寒气客之，则血涩结成痈肿”；又云：“血气伤损，腑脏虚弱，为风冷所乘，搏于脏腑，与气血相结，故成积聚也。”说明外风寒邪乘虚入体可引致癌瘤。《外科正宗》称：“忧郁伤肝，思虑伤脾，积想在心，所愿不得志者，致经络痞涩，聚结成核……名曰……岩。”《外科全生集》谓：“岩……此因哀哭忧愁，患难惊恐所致。”说明精神遭受刺激可致癥瘕，过食肥甘厚味损伤脾胃运化功能，酿痰生热，滞于经络均为癌瘤之病因病机。

基于对古代医籍文献探索及数十年临床治癌经验，我提出癌瘤是全身疾病的局部表现；

癌瘤的形成，主要由内外因素导致；外因多为饮食不节，过食肥甘厚味，导致难以运化，使湿浊瘀滞，壅热酿毒，损伤肺、胃等脏腑经络；内因多为素体亏弱，后天失于调养，正气不足，病久复能伤正，年老亦使气血阴阳衰竭，更能助邪内侮，积成脏腑癥积。总之，癌瘤的发病机制为正虚邪实：正虚是本，邪实是标。即在“正虚脾肾亏弱”基础上，随着“湿热”“痰凝”“瘀阻”“蕴毒”的侵袭，经络损伤，进而引起脏腑亏损，积久导致恶变而促进癌瘤形成。总之，癌瘤的病因病机是“正虚邪实”，故须树立“扶正祛邪”方针，才是针对癌瘤疾病的正确治疗原则。

另外，我擅长用膏方发挥调节整体功能的作用，认为膏方适用于经手术、放化疗后癌瘤缓解期的患者。遵循中医“缓则治其本”的治疗原则，在癌瘤缓解期以培本固元为主要治法。当前临床医家由于选治不同脏腑和不同病期的癌瘤疾病，因而对于邪正虚实之间关系的处理，如益气、养血、滋阴、温阳、润肺、培脾、补肾、疏肝、宁心等治则治法的综合运用方面，均有各自侧重点和独特性的见解，可供相互间补充而显丰富多彩。

我认为治疗癌瘤应重视整体观念，要以脏腑虚实辨治为总纲，充实气血、调整阴阳为重点，将调治脏腑、扶虚泻实、补气养血、滋阴温阳等治法运用于癌瘤临床，多能发挥中医药的独特长处，获得显著疗效。当前辨治癌瘤过程中，发现正气与邪气双方呈现对立状态，经历剧烈交争，一胜则一负。根据临床“正”常不足、“邪”常有余的实情，为了充分发挥中医膏方治癌的独特优势，将扶正补虚疗法用于中晚期癌瘤的患者最为恰当；而且可与放化疗法配合应用于癌瘤缓解期的患者；更适用于癌瘤手术以后康复期患者。膏方主含扶正固本、强壮补虚类药剂，故同样能够用于癌瘤患者各个时期的治疗和康复。与汤剂的不同之处，就是膏方剂型在冬季环境下容易保存而不易霉变破坏、容易被机体吸收且能进补较长时间，因此膏方能够应用于不同脏腑的癌瘤患者，并能广泛地应用于冬令季节而经久不衰。

（二）以病统证，认识更全面

张仲景《伤寒论》所述“辨……病脉证治”，开启辨证与辨病结合之创举。我遵循仲景，主张防治癌瘤亟须贯彻辨证与辨病结合的原则。辨证是以中医“四诊八纲”方式，认识和辨别疾病的病因、病机及传变规律，并分辨为不同时段的证型，然后确定不同证型的治疗，本属中医诊断学、治疗学的精髓，如癌瘤早期辨证分为气滞、痰凝、血瘀、热毒，晚期辨证分为气血亏虚、肝肾阴虚、脾肾阳虚。而辨病是应用现代医学的物理、生化、细胞病理等检测技术，可以作为四诊的延续和深化，作出相对准确的诊断、进程和预后，从病理学的角度确定治疗原则，促使机体修复。并以病统证，把辨病与辨证有机结合，这样既能扩大视野，更使得认识全面、诊查清楚，使诊断与治疗更能切合实际病情，采取正确措施，从而获得较好治疗效果。如病之早期治以清热化湿、消痰软坚、活血化瘀、解毒抗癌；病之晚期因病日久，治以益气养血、滋阴温阳、健脾和胃、补益脾肾。在辨证论治同时，还须辨病用药，即选择已经现代药理学证实具有抗癌、抑瘤活性的中药，如具有清热解毒、消痰散结、活血化瘀作用的苦参、紫草、漏芦、蟾皮、天龙、蜈蚣、山慈菇、半枝莲、土茯苓、藤梨根、石上柏、黄毛耳草等；配合口服抗癌中成药，有清热解毒、化痰散结的柘木糖浆、平消胶囊；防止复发转移的肿节风；还有治疗转移至肝的复方斑蝥胶囊、肝复乐、金龙胶囊；抗癌中药注射液华蟾素、苦参注射液等。应用以上辨证辨病结合疗法，提高患者生存质量，防止复发和转移，减少手术、放化疗的不良反应，从而达到显著延长生存期的良好康复治疗作用。

（三）健脾固本为第一要务

我临证贯彻“扶正固本”原则，注重“健脾助运”。恶性肿瘤发病是一个复杂过程，尽管外界有各种致癌因素，但归根到底关键取决于人体内环境的失衡，即脏腑、经络等功能失调，亦称“内虚”。而在各种“内虚”中，脾胃虚弱是最重要、最关键的病理基础。《医宗必读·积聚》曰：“积之成也，正气不足，而后邪气踞之。”盖脾为后天之本，主运化。脾虚则中焦不运，脾虚则运化失常，精微失布；正气不行，则邪滞得以踞之，水湿停蓄，凝聚不散，结为有形实邪，久则形成癥积。所以健脾固本为第一要务。

同时我注重发挥“祛邪泻实”的治疗作用，善于辨别癌瘤在不同阶段的“邪实”征象，作出相应治疗。如在癌瘤初始期出现“湿滞食积”时，选用苍术、川朴、木香、陈皮等燥湿化滞类中药；出现“痰凝”时选用半夏、陈皮、夏枯草、海藻等化痰软坚类中药；出现“壅热结毒”时选用板蓝根、鱼腥草、黄芩、黄连、秦皮、白头翁等清热解毒类中药；出现“瘀阻”时选用桃仁、红花、三棱、莪术等活血化瘀类中药。在癌瘤进展期，出现出血时选用白及、三七、阿胶、地榆、仙鹤草等收敛止血类中药；出现腹痛时选用白芍、甘草、川楝子、延胡索等舒挛解痉类中药；出现恶心、呕吐时选用半夏、竹茹、旋覆花、代赭石等降逆止呕类中药；出现口干无津，吞咽困难时，选用白茅根、芦根、麦冬、石斛、知母、生地黄、天花粉等育阴生津类中药；出现大便秘结时，选用枳实、芒硝、大黄、芦荟等通肠泻实类中药。

我主张在癌瘤患者术后辨证论治基础上，为防止癌瘤复发转移，配伍增加入肝、肺经中草药，如柴胡、香附、郁金、八月札、杏仁、贝母、白果、桑白皮及肿节风、复方斑蝥胶囊等，可有效防止癌瘤疾病的肝转移和肺转移。

在癌瘤病的手术、放化疗时，我主张配合使用中医药，以缓解手术、放化疗时各类不良反应。如出现纳呆腹胀时，选用党参、云苓、木香、砂仁等健脾理气类中药；出现面色萎黄时，选用黄芪、当归、熟地、仙鹤草、阿胶等益气补血类中药；出现腰脊酸痛时，选用杜仲、狗脊、枸杞子、补骨脂等壮筋补骨类中药；出现骨髓抑制时，选用熟地黄、阿胶、鹿角胶、紫河车等温肾补髓类中药。同时亦应停用斑蝥、雄黄、鬼臼、红豆杉等抗肿瘤类中药，以免药猛峻烈、重创损伤，并应适当增加桂圆、红枣、核桃等滋养类食品。

（王羲明）

第三章

医案集锦

第一节 肿瘤医案

恶性淋巴瘤

案1:霍奇金淋巴瘤

汪某,女,5岁。

初诊:2018年8月20日。**主诉:**2个月来发热后两颈数枚肿块。

现病史:缘患儿于2018年6月初曾发热39.0℃后,两颈发出数枚肿块,7月1日就诊于某医院儿科,做左颈淋巴结病理活检,确诊为霍奇金淋巴瘤,给化疗方案(每2周为1期,2期为1个疗程,现体重18kg),每期用药:多柔比星($25mg/m^2$,d_1)+博来霉素($10U/m^2$,d_1)+硫酸长春地辛($3mg/m^2$,d_1)+达卡巴嗪($375mg/m^2$,d_1)。家长愿意加服中药而来我院门诊,患儿精神萎靡不振,全身酸软,无力行走,胃纳不香,虽不发热,两颈部仍可扪及数枚黄豆及蚕豆大小淋巴结,质硬,移动度可,无压痛。脉细数,苔薄腻。

辨病:霍奇金淋巴瘤。

辨证:属邪盛正虚之候。

治法:拟祛邪扶正。

处方:柴胡9g,仙半夏6g,淡黄芩9g,金银花6g,净连翘6g,青黛3g,夏枯草9g,海藻12g,山慈菇6g,半枝莲12g,全当归9g,杭白芍9g,鸡血藤9g,鹿角片9g。14剂。

二诊(2018年9月3日):药后精神与体力明显好转,胃纳稍有好转,夜有盗汗,以胸部及背部较多。脉细数,苔薄腻。宗原意加减。

柴胡9g,姜半夏9g,淡黄芩9g,夏枯草12g,净连翘6g,青黛3g,山慈菇6g,半枝莲12g,炒白术9g,生苡仁15g,制黄精6g,全当归12g,杭白芍12g,甘杞子9g,鹿角片6g,补骨脂9g。14剂。

三诊(2018年9月15日):霍奇金淋巴瘤患儿2个疗程化疗后,前曾服我中药,正气有所恢复。脉细濡,苔薄白。宗原意加减。

柴胡9g,姜半夏9g,淡黄芩9g,夏枯草15g,净连翘9g,青黛3g,半枝莲12g,炒白术9g,生苡仁12g,制黄精6g,全当归12g,生白芍12g,甘杞子9g,补骨脂9g,鸡血藤9g,陈皮3g。14剂。

四诊(2018 年 11 月 3 日):霍奇金淋巴瘤患儿 4 个疗程化疗,并服中药后,两颈淋巴结已摸不到,证情好转,精神恢复,胃纳稍差,脉细数,苔薄白。继服中药调理。

柴胡 9g,姜半夏 9g,淡黄芩 9g,夏枯草 12g,青黛 3g,山慈菇 9g,半枝莲 12g,潞党参 12g,炒白术 9g,生苡仁 9g,制黄精 9g,全当归 12g,生白芍 12g,甘杞子 9g,补骨脂 9g,鸡血藤 9g,鹿角片 6g。42 剂。

五诊(2018 年 12 月 22 日):霍奇金淋巴瘤患儿在化疗后,有时泛吐和胃纳稍差现象,但在服中药期间,白细胞计数一直不下降,都在 $5.6 \times 10^9/L$ 左右。继服扶正中药调理。

潞党参 9g,广木香 6g,姜半夏 6g,淡黄芩 9g,云茯苓 15g,炒白术 15g,炒谷麦芽各 12g,六神曲 9g,怀山药 9g,制黄精 9g,大熟地 9g,全当归 12g,生白芍 12g,大川芎 6g,山慈菇 6g,半枝莲 15g。14 剂。

六诊(2019 年 1 月 12 日):霍奇金淋巴瘤患儿 6 个疗程化疗(已完成化疗疗程)后,下周起始放射治疗。现无呕吐,胃纳一般,夜寐安,脉细弦,苔薄白,继服中药调理。

生黄芪 9g,广木香 6g,云茯苓 9g,炒白术 9g,生苡仁 9g,生甘草 3g,炒谷麦芽各 12g,怀山药 9g,制黄精 9g,大熟地 9g,全当归 9g,生白芍 9g,大川芎 6g,甘杞子 9g,山慈菇 9g,鹿角片 6g,陈皮 6g,夏枯草 12g。14 剂。

七诊(2019 年 1 月 26 日):霍奇金淋巴瘤患儿 6 次放疗(预计 14 次)后,证情稳定,查白细胞计数为 $7.11 \times 10^9/L$,夜寐安,继服中药调理。

夏枯草 12g,生黄芪 12g,炒白术 12g,云茯苓 15g,生甘草 5g,生苡仁 12g,怀山药 9g,制黄精 9g,广木香 6g,生鸡金 6g,炒谷麦芽各 12g,大熟地 9g,生白芍 12g,全当归 12g,大川芎 6g,甘杞子 9g,桑椹子 9g,杜仲 9g,鹿角片 6g。14 剂。

八诊(2019 年 2 月 16 日):霍奇金淋巴瘤患儿 14 次放疗(已完成放疗疗程)后,现有胃纳不香,大便通畅,咽不痛,音不哑,夜寐安。脉细弦,苔薄白,继服中药巩固疗效。

生黄芪 15g,炒白术 12g,云茯苓 15g,生甘草 6g,制黄精 9g,生苡仁 12g,广木香 6g,炒谷麦芽各 12g,大熟地 9g,生白芍 12g,全当归 12g,大川芎 6g,杜仲 9g,甘杞子 9g,桑椹子 6g,鹿角片 6g。14 剂。

九诊(2019 年 3 月 2 日):霍奇金淋巴瘤患儿恢复期,现胃纳不香,大小便尚通畅,为脾虚湿滞之象,拟健脾化湿之剂。

潞党参 12g,生黄芪 15g,炒白术 12g,云茯苓 12g,生苡仁 15g,制黄精 12g,杜仲 9g,鹿角片 6g,生鸡金 9g,六神曲 9g,焦山楂 9g,炒谷麦芽各 15g,陈皮 3g,车前子(包)15g,赤小豆 12g,半枝莲 15g。14 剂。

十诊(2019 年 3 月 16 日):药后胃纳增进,夜寐安宁。唯近 1 个月来感冒后,流涕痰多,鼻塞不通,但不发热,曾经五官科医院检查,诊为鼻炎所致。脉细数,苔薄腻。中医辨证属于风热上受,治宜疏风清热之剂。

薄荷叶 3g(后下),苍耳子 3g,炙僵蚕 3g,淡黄芩 9g,川黄连 3g,生甘草 3g,陈皮 6g,生黄芪 15g,云茯苓 12g,炒白术 12g,焦山楂 9g,六神曲 9g,赤小豆 12g,杜仲 9g,鹿角片 6g,半枝莲 15g。14 剂。

十一诊(2019 年 3 月 30 日):药后痰涕已少,鼻炎好转,胃纳尚可,腹不胀,夜寐安,大便通畅,继服清热养阴、调补气血中药巩固疗效。

淡黄芩 9g,川黄连 3g,麦门冬 9g,大熟地 9g,生白芍 12g,全当归 9g,大川芎 6g,生黄芪

15g，炒白术12g，云茯苓12g，怀山药9g，制黄精12g，甘杞子9g，杜仲9g，鹿角片6g，半枝莲15g。14剂。

十二诊(2019年4月13日)：近查血液肝肾功能均为正常，MRI亦为正常，胃纳可，夜寐安，大便通畅，脉细濡，苔薄白，如能一直保持健康，准备今年9月上学一年级。继服补气养血中药巩固疗效。

生黄芪15g，怀山药9g，炒谷麦芽各12g，制黄精9g，夏枯草12g，潞党参9g，山慈菇9g，生苡仁9g，大熟地9g，云茯苓15g，生鸡金9g，甘杞子9g，全当归12g，麦门冬9g，半枝莲15g，板蓝根6g，生白芍12g，大川芎6g，净连翘6g。14剂。

【按】这是一例确诊为霍奇金淋巴瘤的患儿，来我院就诊时，已应用过化疗，反应较大，白细胞计数低下，需打升白针，并有精神萎靡不振，全身酸软，无力行走，胃纳不香，两颈部可扪及数枚黄豆及蚕豆大小淋巴结，质硬，移动度可，无压痛。脉细数，苔薄腻。加服扶正(补气养血、健脾益肾)中药后，不但使机体逐渐成长健壮，发育增长良好，白细胞一直不降低，不需打升白针，既能安全渡过6个疗程的化疗期，又能安全渡过14次的放疗期，终于安全到达恢复期，保障患儿能进入小学学习，说明补气养血、健脾益肾中草药与放化疗共同治疗霍奇金淋巴瘤时确能发挥协同增效的作用。这患儿经随访已有1年半以上的康复期，现继续随访中。

案2：滤泡型淋巴瘤

柏某，男，63岁。

初诊：2017年3月27日。**主诉**：3个月来右颌下长出肿块。

缘患者于2017年1月初右颌下出现黄豆大肿块，逐渐增大，到3月间已增大为3.2cm×2.0cm。2017年3月13日住某院当日做病理活检，诊断为右颌下滤泡型淋巴瘤，3月17日嘱去做放射治疗，患者不愿放疗而出院。遂于2017年3月27日来我院中医治疗，当时，在右颌下有4.5cm×4.0cm实质性肿块，局部有剧痛和压痛，无溃疡，无流水，不发热，胃纳不佳，时有泛酸，腹胀，两腿浮肿，夜寐欠安。脉象弦细而数，舌苔薄腻。

辨病：右颌下滤泡型淋巴瘤。

辨证：四诊合参，证属痈毒蕴结形成恶疮之证，

治法：拟消痈软坚、解毒散结法，宗五味消毒合海藻玉壶加味方治疗。

处方：紫花地丁30g，野菊花30g，蒲公英30g，海藻30g，昆布30g，当归18g，夏枯草18g，苦参片30g，半枝莲30g，山慈菇9g，生白芍18g，生苡仁15g，黄精9g。14剂煎服。

二诊(2017年4月10日)：药后，右颌下肿块稍缩小为3.0cm×2.0cm，有疼痛。2017年3月31日某肿瘤医院PET/CT检查示淋巴瘤，右侧颌下、项部、口底部及腹膜后多处淋巴结受侵，FDG代谢异常增高。骨髓活检：少量骨髓组织，未见肯定肿瘤侵犯依据。现胃纳稍增，泛酸减轻，腿肿好转，夜寐已安。脉弦细，苔薄腻。宗原意治疗。

3月27日方。14剂，煎服。

金水宝63粒×2瓶，每次3粒，每日3次，温开水送服。

三诊(2017年4月24日)：右颌下肿块已缩小为3.0cm×1.0cm。现胃纳尚可，稍有泛酸与腿肿。脉弦细，苔薄腻。宗原意加味。

3月27日方，加白及9g、赤小豆30g、葫芦瓢30g、灵芝27g。14剂，煎服。

金水宝63粒×2瓶，每次3粒，每日3次，温开水送服。

四诊(2017 年 5 月 8 日):右颔下肿块仍为 3.0cm×1.0cm。现有口咽干燥,乏力好转,腿已不肿,胃纳佳,不泛酸,夜寐已安。脉弦细,苔薄白。宗原意出入。

3 月 27 日方,加白及 9g、川石斛 9g。14 剂,煎服。

五诊(2017 年 5 月 22 日):右颔下肿块仅 1.5cm×1.0cm,局部已无疼痛。现有咽干口干,有时泛酸与两脚浮肿。脉弦细,苔薄白。再宗原意加减。

3 月 27 日方,加白及 9g、川石斛 9g、赤小豆 30g、葫芦瓢 30g。14 剂,煎服。

六诊(2017 年 6 月 5 日):右颔下肿块仅 1.5cm×1.0cm,无痛痒。两足踝仍肿胀。脉濡细,苔薄白。宗原意。

5 月 22 日方。14 剂,煎服。

金水宝 63 粒 ×2 瓶,每次 3 粒,每日 3 次,温开水送服。

七诊(2017 年 6 月 19 日):右颔下肿块 1.0cm×1.0cm。现足踝已不肿,胃纳增进,夜寐安。脉濡细,苔薄白。病情稳定中。

5 月 22 日方。14 剂,煎服。

金水宝 63 粒 ×2 瓶,每次 3 粒,每日 3 次,温开水送服。

八诊(2017 年 7 月 3 日):右颔下肿块已触不到。平时吃麵多,两脚又浮肿,胃纳佳,夜寐安。脉濡细,苔薄白。宗原意。

5 月 22 日方。14 剂,煎服。

金水宝 63 粒 ×2 瓶,每次 3 粒,每日 3 次,温开水送服。

九诊(2017 年 7 月 10 日):病人未来。病情稳定中。

5 月 22 日方。14 剂,煎服。

金水宝 63 粒 ×2 瓶,每次 3 粒,每日 3 次,温开水送服。

十诊(2017 年 7 月 17 日):右颔下肿块已触不到。脚肿好转,体重增加(从 68kg 至 70kg)。脉濡细,苔薄白。宗原意。

5 月 22 日方。14 剂,煎服。

十一诊(2017 年 7 月 31 日):右颔下肿块已消失。胃纳增进,脚已不肿,体重增加。脉濡细,苔薄白。宗原意。

5 月 22 日方。14 剂,煎服。

金水宝 63 粒 ×2 瓶,每次 3 粒,每日 3 次,温开水送服。

十二诊(2017 年 8 月 14 日):右颔下肿块已消失。近日有腹痛,大便每日 3 次,胃纳佳,脚已不肿,夜寐安。脉濡细,苔薄白。宗原意加味。

5 月 22 日方,加川连 6g、炙甘草 6g,生白芍改为 30g。14 剂,煎服。

金水宝 63 粒 ×2 瓶,每次 3 粒,每日 3 次,温开水送服。

【按】患者于 2017 年 1 月初右颔下出现黄豆大肿块,逐渐增大,到 3 月间已增大为 3.2cm×2.0cm。2017 年 3 月 13 日住某院当日做病理活检,诊断为右颔下滤泡型淋巴瘤,3 月 17 日时嘱去放射治疗,患者不愿而出院。遂来我院中医治疗,当时在右颔下有 4.5cm×4.0cm 实质性肿块,局部有剧痛和压痛,胃纳不佳,时有泛酸,腹胀,两腿浮肿,夜寐欠安。脉象弦细而数,舌苔薄腻。四诊合参,证属痈毒蕴结之象,治拟消痈软坚、解毒散结之剂。经用中药五味消毒合海藻玉壶加味方治疗后,局部痈肿疼痛之势逐渐消退减轻,日见好转,以至肿块完全消失而痊愈。

这是一例经病理确诊为滤泡性淋巴瘤的患者，能够单用中药完全治愈，足以证明在中药的五味消毒合海藻玉壶加味方内，含有抗癌的有效成分，值得进一步研究其所含抗癌实效成分。

甲状腺腺瘤

王某，女，51 岁，纺织工人，于上海某国棉厂工作。

初诊：1982 年 9 月 11 日。**主诉：**3 日来前颈部发现肿块。

缘患者 3 日来前颈部不适，自己摸到该部偏右有肿块。曾就诊于某医院，查 B 超，诊断为“甲状腺腺瘤”，必须要用手术切除。因患者有顾虑，遂来我院就诊。检查：病人前颈部偏右有 3.0cm × 3.0cm 圆形肿块，有充实感，能随吞咽而肿块上移，苔薄白，舌质稍红，脉象细濡。

辨病：甲状腺腺瘤。

辨证：“痰气互结”的瘿瘤之证。

治法：拟化痰软坚、理气消滞之法。用自拟消瘿软坚汤加减治疗之。

处方：海藻 30g，夏枯草 15g，艾叶 9g，牡丹皮 9g，云猪苓各 12g，泽泻 15g，赤小豆 12g，射干 15g，七叶一枝花 15g，王不留行 12g，苍白术各 12g，白芥子 6g，椒目 3g，肉桂 3g（后下）。加水煎服，7 剂。

二诊（1982 年 9 月 18 日）：服药后前颈部已无不适，胃纳增进。于 9 月 16 日 B 超检查显示：在右甲状腺下极处有一个实质性暗区 2.0cm × 1.8cm，边缘光整，光点分布欠均匀，提示：右甲状腺实质占位，符合甲状腺腺瘤表现。

前方加土茯苓 30g。7 剂。

三诊（1982 年 10 月 6 日）：服上方，前颈部肿物缩小为 2.0cm × 2.0cm，且较前为软而平些。唯近日大便干燥，带有鲜血。

前方去肉桂，继服 7 剂。

四诊（1982 年 10 月 13 日）：便血已止，夜寐不安，前颈部肿物已缩小为 1.5cm × 1.5cm 大小。

前方加夜交藤 30g，继服 14 剂。

五诊（1982 年 11 月 10 日）：服上方，夜寐已好转，前颈部已触不到肿物，脉濡，苔薄白，舌质淡红。嘱复查 B 超。

继服前方。7 剂。

六诊（1982 年 11 月 24 日）：服上方诸症稳定，11 月 11 日 B 超复查，原右甲状腺处实质性占位已消失。

继服前方 49 剂。

经过停药随访，并多次检查，前颈部瘿瘤未再出现而告治愈。

【按】甲状腺腺瘤属于中医学“瘿”的范畴，是临床上一种常见的病症，若在纺织厂女工中进行普查时，发现尤多，其病机大多与痰气互结有关。故本案应用化痰软坚、理气消滞之“消瘦软坚汤”治疗，而获得了显著的疗效，避免了手术切除的痛苦。在消瘿软坚汤中用海藻、夏枯草、白芥子有消痰结、散瘿瘤的功效；王不留行、丹皮有活血消肿之功；艾叶、椒目、肉桂具有温煦气血的作用，加强气血运行而消散瘿瘤；苍白术能健脾和中化湿；云猪苓、泽泻、赤小豆均有消肿利水渗湿作用。诸药协同，疗效较好。

王琍琳医师总结了王羲明用消瘿软坚汤治疗甲状腺腺瘤 30 例的治疗经验，总有效率为 86.7%。其中肿瘤全部消失获临床治愈者 12 例，占 40.0%；病灶缩小一半以上的显效者 3 例，占 10.0%；病灶缩小 0.5cm 以上的有效者 11 例，占 36.7%；病灶缩小不到 0.5cm 或未见缩小而做手术治疗的无效者 4 例，占 13.3%。[详情请参阅《上海中医药杂志》1987(2):16.]

甲状腺癌

案 1：甲状腺癌

朱某，女，41 岁。

初诊：2008 年 10 月 5 日。**主诉：**1 个月前行甲状腺癌术后，咽痛剧咳，痰阻胶固。

现病史：患者于 2008 年 2 月间，发现右甲状腺处有肿块，2008 年 8 月 20 日 B 超提示有"4mm×6mm 结节，分界不清，血流不丰富"。于 2008 年 9 月 2 日，在某院做右甲状腺占位手术，病理报告示"右甲状腺腺癌"。术后，口服优甲乐（左甲状腺素钠片），每日 1 粒。刻下患者咽痛剧咳，痰阻胶固，咳吐困难，腰痛加重，腿酸乏力，舌质红，苔薄白，脉细弦。

辨病：右甲状腺腺癌（石瘿）术后，咽喉炎（痰湿蕴结）。

辨证：属气阴两虚、痰湿蕴结之象。

治法：当益气养阴、健脾化痰。

处方：生黄芪 30g，太子参 15g，云苓 9g，炒白术 15g，生苡仁 15g，黄精 12g，赤小豆 30g，熟地 9g，天冬 12g，麦冬 12g，海藻 30g，夏枯草 15g，白芥子 9g，射干 15g，七叶一枝花 30g，漏芦 30g，土茯苓 30g。14 帖。

金水宝胶囊 2 瓶，每次 3 粒，每日 3 次，口服。

肿节风胶囊 4 瓶，每次 6 粒，每日 3 次，口服。

二诊：2008 年 10 月 20 日。患者服药后，咳吐大量黏痰，咽喉立即畅通，疼痛减轻，咳嗽亦见好转。舌质红，苔薄白，脉细弦。治按原意加减。

生黄芪 30g，太子参 15g，云茯苓 15g，焦白术 15g，生苡仁 15g，怀山药 12g，制黄精 12g，大熟地 9g，山萸肉 6g，全当归 15g，杭白芍 30g，炙鳖甲 9g，赤灵芝 30g，明天麻 9g，粉丹皮 9g，鱼腥草 30g，苦参片 30g，海藻 30g，夏枯草 30g。14 帖。

金水宝胶囊 2 瓶，每次 3 粒，每日 3 次，口服。

肿节风胶囊 4 瓶，每次 6 粒，每日 3 次，口服。

【按】现代医学以甲状腺肿大为主要临床表现的疾病均可参照中医的"瘿病"来治疗。中医将"瘿病"的病因归纳为情志内伤、饮食及水土失宜，但也与体质因素有密切关系。《圣济总录·瘿瘤门》从病因的角度进行分类："石瘿、泥瘿、劳瘿、忧瘿、气瘿是为五瘿，石与泥则因山水饮食而得之；忧、劳、气则本于七情。"《三因极一病证方论·瘿瘤证治》根据瘿瘤局部症状的不同，提出了另一种分类法，其中曰"坚硬不可移者，名曰石瘿"。中医治疗此类疾病以理气化痰、消瘿散结为基本治疗原则，同时注意扶正，顾护气阴。

本例患者已做甲状腺占位切除，术后，气阴两虚，痰湿蕴结，故予益气养阴，健脾化痰法治疗之。方中黄芪、太子参、黄精补中益气、升阳举陷；熟地、天冬、麦冬润肺止咳、养阴生津；白芥子、射干消痰利咽、散结除肿；云苓、白术、赤小豆、生苡仁健脾除湿、利水消肿；夏枯草、海藻化痰消核、软坚散结；漏芦、土茯苓、七叶一枝花清热解毒、消痈散结。诸药合用，扶正祛邪，故二诊即痰畅咳轻，续用原意加减以巩固疗效也。

案 2:甲状腺癌

阎某,女,36 岁。

初诊:2009 年 7 月 3 日。**主诉:**1 个月来左甲状腺癌术后纳呆乏力。

现病史:患者 4 年前发现左甲状腺有肿块,曾在某医院检查,认为左甲状腺癌可能大,遂于 2009 年 6 月 3 日在该院做左甲状腺癌根治术加左颈淋巴结清扫,术后。病理报告:甲状腺左叶及峡部乳头状癌(约 0.5cm),LN 0/3(-)。近来胃纳较差,全身乏力。舌质稍红,苔薄白,脉细数。

辨病:甲状腺左叶及峡部乳头状癌,术后。

辨证:属痰滞互结之象。

治法:拟化痰散结、健脾开胃。

处方:夏枯草 30g,海藻 30g,射干 15g,鱼腥草 30g,石上柏 30g,全当归 15g,天门冬 12g,山萸肉 3g,紫灵芝 15g,女贞子 12g,五味子 6g,野百合 30g,生苡仁 15g,云茯苓 15g,乌梅肉 3g。14 剂。

二诊(2009 年 7 月 17 日):患者药后,胃纳增进,乏力亦轻。在服中药同时,做左甲状腺癌术后的同位素治疗 3 次,以致肝功能异常:谷丙转氨酶 109U/L,谷草转氨酶 62U/L。舌质稍红,苔薄白,脉细数。

7 月 3 日方。去夏枯草、海藻、鱼腥草、射干,加垂盆草 30g。14 剂。

三诊(2009 年 7 月 31 日):患者肝功能尚未复查。现大便欠畅。舌红,苔薄白,脉细数。

7 月 17 日方。加桑寄生 15g、绿梅花 9g。14 剂。

四诊(2009 年 8 月 14 日):患者肝功能已恢复正常,谷丙转氨酶 19U/L,谷草转氨酶 14U/L。苔薄白,脉细弦。

继服 7 月 31 日方。14 剂。

【按】本案患有甲状腺乳头状癌,在中医学文献中,属于“石瘿”范畴,此病是现时临床中最常见的病症,若在纺织厂女工中进行普查时发现尤多,其病机大多与痰滞互结有关。此患者的甲状腺乳头状癌虽经切除,已属邪实务尽,但正虚尚存,故术后的全身乏力,胃纳较差,还须化痰散结、健脾开胃剂来解除,方中海藻、夏枯草有化痰软坚散结功效;鱼腥草、石上柏、射干能清热解毒;云茯苓、苡仁健脾益气;百合、乌梅滋补开胃;当归、五味子、灵芝养血安神;女贞子、天门冬、山萸肉补肾固元。诸药配合,疗效较好。

本案还有一插曲,就是同位素治疗 3 次,以致肝功能有升高的现象,经增加垂盆草、桑寄生、绿梅花等清肝疏郁药后,才使肝功能恢复正常。

支气管肺癌

案 1:支气管肺癌

潘某,女,58 岁,某五金工具厂门卫。

初诊:1983 年 10 月 31 日。**主诉:**1 年来咳嗽痰血。

现病史:缘患者于 1982 年 10 月起,咳嗽频作,痰中带血,口干唇燥,胸膺闷胀隐痛,夜寐欠安,既往有 38 年嗜烟史,每日 20 支左右,并有慢性胆囊炎史。1 个月前在某肺科医院摄胸片,左肺上叶有肺不张阴影,痰中找到鳞癌细胞,纤维支气管镜示左肺上叶支气管口有新生物阻塞。嘱手术治疗,不然则仅能存活半年左右。患者对手术有顾虑,遂来我院就诊。来院时检查：苔薄黄，舌边尖红，脉细濡。

辨病：左肺上叶中央型鳞癌，慢性胆囊炎。

辨证：属于阴虚肺热型之肺积痰血证。

治法：拟清肺养阴法，用自拟肺积汤加减治疗。

处方：生熟地各12g，天麦冬各12g，玄参12g，鱼腥草30g，漏芦30g，土茯苓30g，升麻30g，七叶一枝花30g，蒸百部30g，白及9g，花蕊石30g（先煎），八月札12g，金钱草15g。14剂，水煎服。

二诊（1983年11月21日）：咳嗽如前，发热起伏，左胸隐痛，痰血已止，精神好转。前方加生石膏30g（打碎，先煎）、野荞麦根30g、板蓝根15g、苏子9g。60剂。

三诊（1984年1月16日）：服上方后，咳嗽已轻，精神转佳，咳痰不爽，胃纳不香。1984年1月12日胸片示左肺上叶肺不张阴影较前明显吸收。

处方：生熟地各12g，天麦冬各12g，玄参12g，鱼腥草30g，升麻30g，漏芦30g，土茯苓30g，野荞麦根30g，苏子12g，甜葶苈12g，广木香6g，蔻仁3g后下。水煎服，70剂。

四诊（1984年3月26日）：咳嗽减轻，咳痰欠爽，胃纳增进，体重增加，半年中进食甲鱼20只。3月20日复查胸片示左肺上叶肺不张阴影已消失。

处方：生熟地各12g，天麦冬各12g，知母12g，鱼腥草30g，升麻30g，土茯苓30g，野荞麦根30g，板蓝根30g，土牛膝30g，甜葶苈12g，白芍12g，夜交藤30g，乌药12g。14剂，水煎服。

【按】本病例为肺积痰血案，经各项现代检查证实：为支气管肺癌鳞型患者，这也是临床上常见的恶性肿瘤性疾病，每个患者临床表现可各不相同，然本例辨证，系"肺热阴虚"所致，故投清肺养阴的肺积方治疗后而获显著效果，病人及家属深感满意。本例曾经随访至1989年3月13日已经存活达5年余，患者生活状况十分稳定，体质良好。

本例基本方中应用生熟地、天麦冬、玄参、知母能增液养阴；加蒸百部以润肺镇咳；应用鱼腥草、野荞麦根、七叶一枝花、生石膏、板蓝根、土牛膝等清肺除热；更用漏芦、土茯苓等以解毒消肿取胜；升麻提升达肺，宣发清毒；白及、花蕊石补肺止血；增八月札、广木香、蔻仁、乌药理气消滞；苏子、甜葶苈化痰治饮；夜交藤、白芍有养血安神之功；金钱草取清热利胆之效。

案2：支气管肺癌

张某，男，32岁。

初诊：1987年2月15日。**主诉：**2年来咳嗽，咯血，胸痛。

现病史：缘患者于1985年初起有咳嗽，咯血，胸痛。胸片见左下肺有一分硬币大小之阴影，逐渐增大到鸽蛋大小，当时疑为肺结核，经治无效，查痰阴性，遂即在某肺科医院做手术，在手术台上证实为左下肺癌，已有心包、胸膜及横膈的无数广泛转移灶，无法切除，病理诊断为腺癌。患者怀着试试看的心情来到我中医院就诊。诊得其脉细数，舌质红，苔黄腻。

辨病：左支气管肺腺癌，广泛转移。

辨证：为正气虚弱、阴液亏损之候。

治法：拟扶正养阴。

处方：生熟地各12g，天麦冬各12g，玄参12g，生黄芪15g，党参15g，漏芦30g，土茯苓30g，鱼腥草30g，升麻30g。28帖。

随访：经过以上中药治疗3个月，患者痰血减少，胃纳逐渐增进，精神逐渐好转，能起床活动；继续治疗半年，已能从事开拖拉机的工作，面色红润，体重增加5kg。如此继续调治，6

年后随访，继续健康生活中。

【按】支气管肺癌是近年来老年人中发病率较高的恶性肿瘤之一，一经发现往往已有较大的癌块及有邻近器官的压迫和转移，手术切除率仅占10%~20%，这些病人已经丧失了手术和放疗的时机，又因年老体弱，往往不能忍受化疗药物的冲击，只能应用中医中药治疗，还有部分患者经剖胸探查发现胸腔内已有广泛转移而无法手术切除，以及手术后又有肺部复发者，均需应用中医中药治疗。支气管肺癌患者在临床上经常表现为咳嗽、痰带血丝、发热、口干、气短、神疲乏力等症，按中医学辨证分析，其病机属于正气虚弱，阴津亏损，邪热内蕴，因此应用"扶正养阴，润肺清热，解毒消肿"法则进行治疗，方用生地、熟地、天冬、麦冬、玄参的甘寒，以增液养阴、润肺生津；生黄芪、潞党参的甘温，专司扶正培本，补中益气；鱼腥草辛微寒，能宣肺散结，解热毒，治痈肿；漏芦苦寒，能泄热解毒，消痈肿，治恶疮；土茯苓甘淡平，能解毒，除湿，利关节；升麻甘辛微寒，能升举清阳之气，治时气毒疠。此方治疗支气管肺癌，能够补益机体的虚弱状态，调整和维持机体内在环境的稳定，改善机体的体质，有利于调动和壮大机体的内在抗病因素，提高机体对恶性肿瘤的抗御能力。因此大多能够改善支气管肺癌的临床症状，减轻痛苦，达到了延年益寿的作用，具有"扶正而不助邪、祛邪而不伤正"的中医中药治癌特点。

案3：支气管肺癌

张某，女，50岁。

初诊：2008年1月21日。**主诉：**肺癌术后4个月余，痰血4天。

现病史：患者2007年7月体检胸片发现左上肺阴影，2007年8月9日至某院摄CT示左肺上叶前段有一形态不甚规则的磨玻璃影，边界清晰，呈分叶状，其内可见走行不甚规则的扩张支气管影及一小点状钙化影，邻近胸膜牵连为胸膜凹陷征。PET/CT示FDG代谢增高异常，考虑肺泡细胞癌可能性大。2007年9月3日住某肺科医院，9月11日于全麻下行左肺上叶切除术，9月18日出院，诊断为左肺上叶腺癌（Ⅰ~Ⅱ级，$T_2N_0M_0$，Ⅰb期），术后曾化疗（多西他赛120mg d_1、卡铂0.2g d_1d_2）4个疗程。刻下胸部刀疤痛甚，4日来痰中常见血丝，夜寐欠安，大便干硬，见肛裂，每5~6日1次，不咳，不发热，胃纳尚可，脉细弦，苔薄腻。

辨病：左肺上叶前段腺癌，术后痰血。

辨证：属肺热阴虚之证。

治法：拟养阴清热之剂。

处方：生黄芪30g，漏芦30g，蒸百部30g，花蕊石（先煎）30g，土茯苓30g，当归15g，野百合15g，七叶一枝花30g，鱼腥草30g，白芍15g，脱力草30g，制黄精12g，开金锁30g，熟地9g，侧柏叶12g，生苡仁15g，石上柏30g，郁金9g，白及片12g。7剂。

金水宝胶囊，1瓶，3粒/次，每日3次，口服，

肿节风胶囊，2瓶，6粒/次，每日3次，口服。

二诊（2008年1月28日）：患者痰血已消失，夜寐稍安，大便已行尚不畅，汗多，脉细弦，苔薄腻。治疗仍以养阴清肺为主。

上方去苡仁、白芍、郁金、白及、脱力草、侧柏叶、花蕊石，加太子参15g、光杏仁9g、象贝母12g、苦参片20g、炙天龙6g、黄毛耳草30g。7剂。

金水宝胶囊，1瓶，3粒/次，每日3次，口服，

肿节风胶囊，2瓶，6粒/次，每日3次，口服。

【按】肺癌的病因病机主要由于正气虚损，阴阳失调，脏腑功能发生障碍，使机体抵抗力降低，邪气乘虚袭肺，化热积于胸中，宣降失司，肺气膹郁则气机不利；络脉受阻，血行凝滞，脾失健运，脾虚湿蕴则聚液为痰；气滞、血瘀、痰凝、热毒胶结于肺，日久形成积块而为肺部肿瘤。可见肺癌因虚而得病，因虚而致实，是一种全身属虚，局部属实的疾病。肺积既成，邪毒蕴结，耗气伤阴，进一步损伤人体正气，使正气更虚，即可变生他证。本例患者肺积日久，耗伤肺阴，阴虚致内热，而见夜寐不安，大便干硬，脉象细弦。故用漏芦、鱼腥草、开金锁、石上柏、土茯苓、七叶一枝花清热解毒、除湿通络；野百合、蒸百部润肺清热、止咳化痰；生苡仁清肺消痈、健脾渗湿；广郁金行气解郁，祛瘀止痛；熟地、当归、白芍取四物汤养血滋阴之意；生黄芪、黄精补中益气以提托诸药解毒功力；又取白及、脱力草、侧柏叶、花蕊石收敛止血。二诊：患者痰血已消失，故去部分收敛止血药，加太子参健脾益气；苦参片清热燥湿；黄毛耳草清热散结，现代药理研究有抗癌功效；光杏仁、象贝母润肺化痰；炙天龙散结定痛。诸药共奏滋阴润肺、清热散结之功，使阴液充沛，虚火自清，则痰中之血、大便困难、术处伤痛等痛苦均可消除矣。

案 4：支气管肺癌

董某，男，65 岁。

初诊：2007 年 6 月 8 日。**主诉：**近 1 个月来咳嗽痰多，2 日来大便稀薄。

现病史：患者 2007 年 5 月 15 日起咳嗽痰多色黄，于某院检查，确诊为右肺中央型鳞癌，保守治疗中。2007 年 6 月 8 日来我院服中药。刻下：患者咳嗽咳痰，难以咳出，无胸痛，有进行性消瘦史。近 2 日大便稀薄，每日 3~4 次，胃纳差。两肺呼吸音粗，可闻及明显干啰音，心率 80 次 /min，律齐。脉细弦，舌淡，苔白腻。

辨病：右肺中央型鳞癌，肠炎。

辨证：属肺虚痰热、脾虚湿滞之证。

治法：当用清肺化痰、健脾除湿之法。

处方：生黄芪 30g，太子参 15g，炒白术 10g，野荞麦根 30g，漏芦 30g，土茯苓 30g，鱼腥草 30g，绿升麻 15g，蒸百部 30g，野百合 15g，制黄精 12g，白槿花 12g，川黄连 5g，生苡仁 15g，马齿苋 30g，蛇舌草 30g。7 剂。

肿节风，2 瓶，6 粒 / 次，每日 3 次，口服。

金水宝胶囊，2 瓶，3 粒 / 次，每日 3 次，口服。

二诊（2007 年 6 月 20 日）：患者服药后，大便日行 1~2 次，已成形。胃纳好转。仍有咳嗽，痰量较前减少，色白。两肺呼吸音粗，仍可闻及少量干啰音。脉细弦，舌淡，苔白腻。仍宗原意治疗。

原 6 月 8 日方。14 剂。

肿节风，2 瓶，6 粒 / 次，每日 3 次，口服。

金水宝胶囊，2 瓶，3 粒 / 次，每日 3 次，口服。

【按】中医学认为，肺为娇脏，易受邪侵，六淫邪毒侵犯人体，多先犯肺，邪滞于胸中，宣肃失司。肺主气，司呼吸，若先天禀赋不足、素体虚弱、各种肺部慢性疾患，均可导致卫外不固，邪毒乘虚而入。劳倦过度、饮食不节、情志不畅，导致脾虚运化失健，气虚血行不畅，则痰湿内生，瘀血内阻。“痰”“毒”“瘀”相互搏结，日久于肺部产生积块。肺积即成，邪毒内蕴，耗气伤阴，进一步损伤人体正气，使正气更虚，常可发生他证。

中医药治疗肺癌可用于肺癌各个阶段，早期肺癌大多可以手术，术后需用中医药为主的辅助治疗，以预防复发、转移。本例患肺癌骨转移者保守治疗，采用中医药治疗，控制病灶，防止进一步恶化。如能采用多种抗癌治疗与中医药相结合的疗法，效果更好。

肺癌常虚实夹杂，标本互见，为本虚标实之证，本例患者也不例外，治疗上以扶正为主，祛邪为辅，予清肺化痰、健脾除湿之剂治之。方中用黄芪、黄精、太子参补中益气、升阳举陷；白术、苡仁健脾渗湿、利水止泻；川连、白槿花、马齿苋清热燥湿、解毒治利；百合、百部润肺清热、化痰止咳；漏芦、升麻、鱼腥草、蛇舌草、土茯苓、野荞麦根清热解毒、散痈消肿，现代药理表明其对肿瘤有不同程度的抑制作用。诸药合奏清肺化痰、健脾除湿之功。二诊大便成形、胃纳好转，续用原方以巩固疗效也。

案5：支气管肺癌

沈某，女，57岁。

初诊：2010年1月18日。**主诉：**反复咳嗽4年余。

现病史：患者无明显诱因下，反复咳嗽4年余，于2006年1月在外院做胸片、CT与痰液检查，诊断为左下肺腺癌；2006年5月在上海某医院剖胸，因病变广泛未能切除，术后3个月用易瑞沙治疗，效果不明显；2009年6月出现脑部转移，2009年6月28日在某医院用伽玛刀治疗脑部6个转移灶；近日脑部又见复发转移。近1个月来咳嗽痰多，头痛呕吐，胃纳不香，夜寐欠安。舌淡，苔白腻，脉细濡。

辨病：左肺下叶腺癌，脑转移。

辨证：属气虚痰阻之证。

治法：拟益气化痰为主。

处方：生黄芪30g，生苡仁15g，灵芝30g，七叶一枝花30g，石菖蒲30g，黄精12g，苦参片30g，黄毛耳草30g，陈胆星9g，姜半夏12g，炙天龙6g，石上柏30g，山慈菇9g，竹茹12g，乌梢蛇9g，黄芩9g。7剂。

二诊（2010年2月1日）：头痛呕吐减轻，咳嗽咳痰较前好转，胃纳尚差，夜寐欠安，舌淡红，苔白腻，脉细弱。仍宗原意化裁。

生黄芪30g，生苡仁15g，灵芝30g，七叶一枝花30g，石菖蒲30g，黄精12g，苦参片30g，黄毛耳草30g，陈胆星9g，姜半夏12g，炙天龙6g，石上柏30g，山慈菇9g，竹茹12g，乌梢蛇9g，黄芩9g，炒谷芽12g，炒麦芽12g，夜交藤30g。14剂。

【按】肺癌属于中医学文献中的“肺积”“癥瘕积聚”等范畴，历代医家对本病早有论述。如《医宗必读》载：“积之成也，正气不足，而后邪气踞之，如小人在朝，犹君子之衰也。正气与邪气，势不两立，若低昂然，一胜则一负，邪气日昌，正气日削，不攻去之，丧亡从及矣。”该书还提出“养正积自除”的治则，为后世扶正法治疗肺癌提供了有力依据。故此病应及时治疗，力挽狂澜，以免病情加重。方中生黄芪、黄精、生苡仁、灵芝益气扶正，姜半夏、竹茹、石菖蒲、陈胆星化湿除痰，黄毛耳草、石上柏、山慈菇、七叶一枝花解毒消肿，炙天龙、乌梢蛇通络定痛，黄芩、苦参片清热燥湿，炒谷芽、炒麦芽消食和胃，夜交藤养血安神。如此益气化痰为主，全方共奏扶正祛邪之效也。

案6：支气管肺癌

于某，女，53岁。

初诊：2010年1月22日。**主诉：**肺癌术后，半年来咳嗽痰多。

现病史:患者 2009 年 5 月初,体检发现右肺上叶肿块,就诊某肿瘤医院,诊为肺癌而予手术切除,病理诊断腺癌。术后已化疗过 4 个疗程。刻下患者时有咳嗽咳痰,痰液黏腻色黄,咳吐不爽,不带血丝,全身乏力,胃纳一般,尚无发热,二便尚可,夜能安寐。脉细弦,苔黄腻,质红。

辨病:右肺上叶腺癌术后,并发肺部感染。

辨证:属正气亏虚、痰热蕴肺。

治法:拟清痈消积,益肺补脾。

处方:生黄芪 30g,漏芦 30g,蒸百部 30g,七叶一枝花 30g,绿升麻 15g,土茯苓 30g,野百合 30g,苦参片 20g,麦门冬 12g,鱼腥草 30g,制黄精 12g,炙天龙 6g,大青叶 30g,开金锁 30g,金银花 15g。14 剂。

二诊(2010 年 2 月 5 日):服药后,患者咳嗽明显好转,痰由黄黏转为白色,量亦减少,气平,神清,偶感乏力,无胸闷胸痛。脉细弦,苔薄白,质淡红。续用前法,以善其后。

原 1 月 22 日方。14 剂。

【按】肺癌在中医文献归属于"肺积""息贲"等范畴。历代医家对本病早有相关论述,如《难经·论五脏之积》载:"肺之积,名曰息贲。在右胁下,覆大如杯,久不已,令人洒淅寒热喘咳发肺壅。"《重订严氏济生方·癥瘕积聚门》谓:"息贲之状,在右胁下,大如覆杯,喘息奔溢,是为肺积。"以上描述与肺癌临床表现颇为相似。张元素曰:"壮盛人无积,虚人则有之,故当养正则邪自除。"李中梓称"积之成也,正气不足,而后邪气踞之";并提出初、中、末三阶段的治疗原则。上述医家均为后世应用扶正法治疗癌瘤提供了理论依据。本案为肺癌术后,肺气已虚,痰热蕴肺,属本虚标实之证。治宜清痈消积,益肺补脾。方用生黄芪、绿升麻、制黄精益肺补脾、升阳托毒;蒸百部、野百合润肺下气、止咳化痰;漏芦、土茯苓、鱼腥草、开金锁、金银花、大青叶、苦参片、七叶一枝花清痈排毒,除湿消积;麦门冬润肺养阴,清心除烦;炙天龙散结定惊、败毒抗癌。服药后患者证情明显好转,咳止痰白,续用原法以巩固疗效。

案 7:支气管肺癌

薛某,男,80 岁。

初诊:2010 年 1 月 10 日。**主诉**:近 1 年来咳嗽痰血。

现病史:患者近 1 年来时有咳嗽,咳痰时多时少,偶带红色血块,胸闷气急,不能向左侧卧,两腿乏力,右腿肿胀,无发热,胃纳一般。于 2009 年 6 月在某医院查胸片、CT 示右肺下叶见 3cm 块影,右侧胸腔积液伴局部肺压缩,积液中找到腺癌细胞,纵隔可见小淋巴结影;查癌胚抗原(CEA)88ng/ml。脉细弦数,苔黄腻,质红。

既往史:患者既往有右腹股沟疝,已用疝托治疗。于 1992 年有胃癌手术史。

辨病:右肺下叶腺癌,右胸腔积液。

辨证:属于肺热阴虚、停水悬饮之证,

治法:拟清热养肺、化饮利水。

处方:生芪 30g,太子参 15g,蒸百部 30g,天麦冬各 15g,漏芦 30g,土茯苓 15g,野百合 15g,云猪苓各 15g,灵芝 30g,生石膏 30g,花蕊石 30g,苍白术各 15g,黄精 12g,绿升麻 30g,苦参片 20g,生薏苡仁 15g,龙葵 30g,萹蓄草 30g,炙天龙 6g。14 剂。

二诊(2010 年 2 月 2 日):服药后,患者精神逐步好转,咳嗽尚可,痰血消失,上楼仍有气喘气急,腿肿有所消退。脉细弦,苔薄,质红。宗原方化裁。

生芪 30g，太子参 15g，蒸百部 30g，苍白术各 15g，漏芦 30g，土茯苓 15g，野百合 15g，云猪苓各 15g，苦参 20g，旱莲草 12g，葶苈子 12g，野荞麦根 20g，龙葵 30g，女贞子 12g，侧柏叶 15g，生薏苡仁 15g。42 剂。

三诊（2010 年 3 月 20 日）：服上方后，腿肿完全消失，咳嗽已轻，上楼已不气喘气急，能向两面侧卧而无不适，稍有腰酸乏力。于 2010 年 3 月 15 日复查胸片示右侧胸腔积液好转，右下肺块影与 2009 年 6 月胸片比较有明显缩小。脉弦，苔白，质红。再宗原意加减。

生芪 30g，汉防己 12g，云茯苓 15g，生熟苡仁各 15g，漏芦 30g，土茯苓 30g，脱力草 30g，野荞麦根 20g，杜仲 12g，鱼腥草 30g，桑寄生 15g，五加皮 15g，黄精 12g，赤小豆 30g，葶苈子 30g，功劳叶 30g，龙葵 30g，葫芦瓢 30g。14 剂。

【按】《难经·论五脏之积病》："肺之积，名曰息贲。在右胁下，覆大如杯，久不已，令人洒淅寒热喘咳发肺壅。"《杂病源流犀烛》："邪积胸中，阻塞气道，气不得通，为痰，为食，为血，皆得与正相搏，邪既胜，正不得制之，遂结成形而有块。"肺癌的形成，多有长期劳倦过度，饮食不节，情志不畅等因素，致卫外不固，邪毒乘虚而入，或痰湿内生，痰血内阻，日久搏结于肺，产生积块。本案方用生石膏、鱼腥草、龙葵、升麻、漏芦、土茯苓、苦参片、野荞麦根清肺解毒，蒸百部润肺镇咳，葶苈子化痰治饮，猪苓，苍术、防己、萹蓄草、赤小豆、葫芦瓢利湿消肿，天龙镇痉消积，花蕊石、侧柏叶化瘀止血，黄芪、太子参、白术、云苓、黄精、薏苡仁扶助正气，脱力草、五加皮助力健骨，灵芝、天麦冬、野百合益肺养阴，女贞子、墨旱莲、功劳叶、桑寄生、杜仲益肾补精。诸药合奏，疗效明显较前好转。

案 8：支气管肺癌

雷某，女，75 岁。

初诊：2011 年 4 月 18 日。**主诉：**2 周来咳嗽伴全身乏力。

现病史：患者咳嗽已多年，服一般治咳药尚能缓解，未曾重视。近 2 周来咳嗽增剧，痰少，咳不爽，胃纳较差，全身乏力，2011 年 4 月初，无锡某医院摄 CT 片示左上肺癌，痰中找到腺癌细胞。无发热，无恶心呕吐，舌红苔薄白，脉弦细。

辨病：左肺上叶腺癌。

辨证：属于正虚邪盛，痰热壅肺之证。

治法：拟清化痰热、扶正祛邪。并嘱择期进行手术根治。

处方：生黄芪 30g，漏芦 30g，蒸百部 30g，黄毛耳草 30g，党参 15g，土茯苓 30g，野百合 15g，石上柏 30g，升麻 30g，鱼腥草 30g，蛇舌草 15g，黄精 12g，白芍 15g，开金锁 30g，汉防己 15g，生苡仁 15g，脱力草 30g。7 剂。

二诊（2011 年 4 月 30 日）：服药后，患者咳嗽减轻，胃纳增进，精神好转，乏力状况较前明显改善。苔薄白，脉弦细。继宗原意治疗。

原 4 月 18 日方。7 剂。

【按】在我国医籍中，类似肺癌证候可见于"肺积""息贲""咳血"等病证之记述中。《素问·咳论》曰："肺咳之状，咳而喘息有音，甚则唾血。"《杂病源流犀烛》中论述了肺积发病原因："邪积胸中，阻塞气道，气不得通，为痰为血，皆邪正相搏，邪既胜，正不得制之，遂结成形而有块。"肺积是指因正气虚损，邪气乘虚袭肺，郁结胸中，肺气膹郁，宣降失司，积聚成痰，痰瘀阻滞，久则成为肺部积块的病证。其病因病机大致分为邪毒侵肺、痰湿壅盛、脏腑虚损。其一是邪毒侵肺：外界致病毒邪，内侵于肺，致肺气宣降失司，肺气郁塞不宣，气滞血瘀，脉络不畅，瘀久成积成块。其二是痰湿壅盛：肺气宣降失司，痰凝壅聚，阻于肺道。脾气失健，运化失调，湿聚成痰，痰湿壅盛与瘀毒聚久，渐成肿块。其三是脏腑虚损：脏腑阴阳失调，正气内虚是患病的主要内因，肺阴不足，气阴两虚，肺失宣肃；脾气不足，脾胃失和，肺脾两虚；肾不纳气，肾阴不能上荣，肺肾双亏，肺、脾、肾三脏虚损者可致肺气阴不足，外邪乘虚而入，客邪留滞不去，痰瘀互结，久而成积。本案为肺积，予清热解毒，扶正祛邪治疗。方用黄芪、党参扶正培元；升麻升发清阳；百部、百合润肺止咳；白芍、脱力草调补气血；薏仁、黄精健脾助运；防己消肿止痛；漏芦、土茯苓、鱼腥草、开金锁、蛇舌草、石上柏、黄毛耳草清化痰热。治后，果然诸证改善，获得较为满意的疗效。

案 9：支气管肺癌

陈某，女，54 岁。

初诊：2012 年 1 月 30 日。**主诉**：2 个月来咳嗽气急。

现病史：患者自 2011 年 12 月起，有咳嗽气急，痰少无血，胸膺作闷，夜寐欠安。2012 年 1 月 16 日于某院做 CT 示左肺癌下叶不张，伴有胸水及心包积液，胸水中找到腺癌细胞。刻下：患者胸闷乏力，胃纳不佳，夜寐欠安，二便尚调。舌苔白腻，质稍红，脉象弦数。

既往史：有 10 余年糖尿病史，否认烟酒嗜好。

辨病：左肺腺癌，伴有胸水及心包积液。

辨证：属于肺气虚损，痰饮恋肺之候。

治法：拟扶正益气，化痰逐水。

处方：生黄芪 30g，漏芦 30g，葶苈子 12g，花椒目 3g，汉防己 15g，土茯苓 30g，赤小豆 30g，葫芦壳 30g，蒸百部 30g，蛇舌草 30g，制黄精 12g，生苡仁 15g，石打穿 30g，车前子 30g，萹蓄草 30g。7 剂。

二诊（2012 年 2 月 6 日）：服上方后，胃纳增进，夜寐欠安，诉有畏寒怕冷。苔薄腻，脉细弦。宗原意出入。

生黄芪 30g，漏芦 30g，云茯苓 15g，炒白术 15g，潞党参 15g，土茯苓 30g，肉桂 6g（后下），乌梅 9g，赤小豆 30g，生鸡金 9g，车前子 30g（包煎），生苡仁 30g，制黄精 12g，杭白芍 15g，全当归 15g，怀山药 9g，熟地黄 12g，山萸肉 6g。14 剂

三诊（2012 年 2 月 20 日）：药后胃纳较前增进，夜寐尚可，小便每日 5~6 次，量少。苔薄质红，脉细数。宗原意加减。

生黄芪 30g，漏芦 30g，云茯苓 15g，炒白术 15g，潞党参 15g，土茯苓 30g，山萸肉 6g，肉桂 6g（后下），赤小豆 30g，生鸡金 9g，怀山药 12g，白扁豆 12g，制黄精 12g，生苡仁 30g，砂仁 3g（后下），陈皮 6g。14 剂。

【按】肺积多因劳倦过度，饮食不节，情志不畅之后，致卫外不固，邪毒乘虚而入，痰湿内生、瘀血内阻，日久搏结于肺，产生积块。肺积既成，邪毒蕴结，耗气伤阴，损伤人体正气，招致肺脾肾三脏俱损，阴阳两伤，并趋深入。肺积常虚实夹杂，标本互见，为本虚标实之证，本例患者已为晚期，丧失手术机会，故邪尤壅盛，只能给予中医药扶正祛邪之剂治之。方中黄芪补气升阳，益卫固表；椒目温煦气血；漏芦、土茯苓解毒消肿；百部、蛇舌草用以润肺镇咳；黄精滋肾润肺，补脾益气；肉桂益肾补脾，温阳纳气；汉防己、葶苈子、赤小豆、葫芦壳、薏苡仁、石打穿、车前子、萹蓄清热利湿，利水消肿。诸药齐奏益气扶阳，逐水祛邪功能，冀其肺脾肾脏气逐渐康复，则阴霾水邪自能消退矣。

案 10:支气管肺癌

淡某,男,58岁,冲床工。

初诊:1978年2月10日。**主诉:**9个月来咳嗽痰血,1个月来气急加重。

现病史:患者自1977年6月初起有咳嗽痰血,近1个月来胸闷气急加重,不能平卧。胸片显示左胸部全肺不张及心包积液如烧瓶状。于1978年2月10日住我院肿瘤科病房。

体格检查:两脉弦细,舌苔薄腻。全身消瘦乏力,左侧胸廓塌陷,左胸部叩诊为浊音,呼吸音及语颤均减弱。

痰液检查:痰液中找到未分化小细胞癌细胞。

辨病:左侧支气管肺癌(肺积),未分化小细胞癌,中央型Ⅳ期。

辨证:属邪盛正虚之象。

治疗经过:应用扶正固本、攻癌祛邪中药方[生熟地各12g,玄参12g,生黄芪12g,党参9g,炙鳖甲(先煎)12g,鱼腥草30g,羊蹄根30g,蛇六谷(先煎1小时)30g,姜半夏12g,三棱9g,莪术9g。每日1剂,水煎服]及CONB-A方案(表3-1)。

表 3-1 CONB-A 方案及给药方法

药物名称	每次剂量	用药时间	用法
阿糖胞苷(A)	50mg	第1、2天	静脉注射
长春新碱(O)	1mg	第3天	静脉注射
		第9、16、23天上午	静脉注射
氯乙环已亚硝脲(C)	120mg	第4天上午	口服
消瘤芥(AT1258)(N)	20~40mg	第4天下午	静脉注射
		第5、6天上午	静脉注射
博来霉素(B)	30mg	第9、16、23天下午	肌内注射

以上疗程23天称为一段。

治疗二段后,脉象细濡,舌苔薄白,咳嗽痰血消失,气已不急,且能平卧,并能起床、上下楼活动,饮食亦日渐增进增多。左肺叩诊:由浊音转为清音;听诊:肺泡呼吸音。复查胸片:已由原来左全肺不张的大片致密阴影转变为全肺复张的充气状态,心影显著缩为正常大小。同时全身情况明显改善,乃于1978年4月8日出院,出院后仍在门诊继续随访中(图3-1,图3-2)。

案 11:支气管肺癌

余某,男,70岁,营业员,已退休。

初诊:1978年3月3日。**主诉:**4个月来咳嗽气急胸痛逐步加重。

现病史:患者自1977年11月初出现咳嗽、伴有气急胸痛,11月15日疼痛增剧如刀割状,难以忍受,急诊于某医院,体检发现右锁骨上淋巴结肿大,有3cm×3cm大小。11月24日摄胸片示支气管肺癌,左下叶肺不张,两肺门及纵隔有增宽浓密阴影。由于呼吸困难,于11月30日住该院,12月7日做右锁骨上淋巴结活检,病理报告为未分化小细胞型转移性癌。12月8日起该院用COPP方案共进行3个疗程治疗,患者仍咳嗽胸闷胸痛,头面部肿,气急不能平卧，需持续吸氧，胸片复查病灶如故，已通知家属，病已垂危，后经会诊于 1978 年 3 月 3 日转来我院肿瘤科病房。

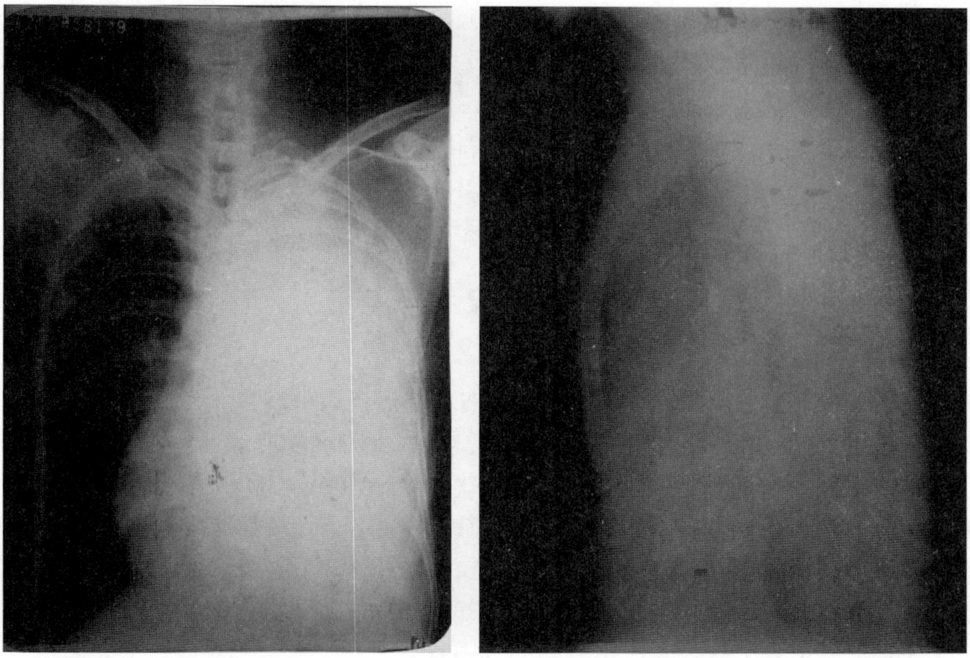

正位　　侧位

图 3-1　治疗前的胸片（1978 年 2 月 3 日）

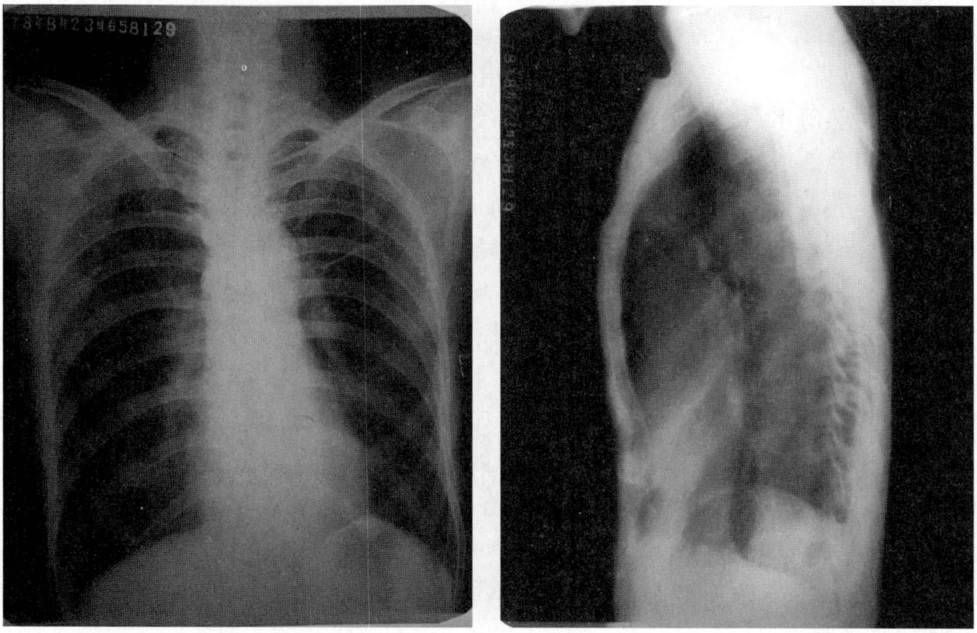

正位　　侧位

图 3-2　治疗后的随访胸片（1978 年 8 月 23 日）

体格检查：两脉弦数，舌苔厚腻；自上胸部以上有浮肿，颈静脉充盈增粗、有 1cm 宽，左肺呼吸音及语颤均减弱，测静脉压 39cmH_2O。

辨病：支气管肺癌，上腔静脉压迫综合征，未分化小细胞癌，中央型Ⅳ期。

辨证：属邪盛正虚之象。

治疗经过：经扶正固本、攻癌祛邪中药方及 CONB-A 方案（中药方及 CONB-A 方案与案 10 支气管肺癌相同）治疗二段后，脉象弦细，舌苔薄白，上胸部浮肿消失，咳嗽气急逐渐好转平定，不需吸氧亦能平卧，颈静脉已不充盈，测静脉压为 12cmH_2O，复查胸片示两肺门及纵隔病灶显著缩小，饮食增进，每日能够起床活动，一般情况良好，遂于 1978 年 5 月 14 日出院。出院后在门诊继续随访。

乳 腺 癌

刘某，女，40 岁。

初诊：2008 年 12 月 1 日。**主诉：**2 年来患右乳腺癌伴多处转移。

现病史：缘患者于 2006 年 1 月发现右乳房包块，当时能随月经而胀大缩小。2007 年就诊于某医院内分泌科，服溴隐亭治疗，乳块由软变硬。2008 年 11 月 4 日就诊于某医院，检查 CT 示右乳房有 9cm × 9cm × 3.5cm 肿块，右腋下淋巴结肿大，胸骨及右肩胛骨有转移灶。2008 年 11 月 20 日进行穿刺，病理示（右乳）浸润性导管癌。因病变广泛，已属晚期，不能手术根除，只能姑息化疗（赫赛汀 440mg d_1、紫杉醇 240mg d_1、卡铂 500mg d_1，静脉滴注），每 3 周 1 个疗程，先做 4 个疗程以观其效。

辨病：右乳房浸润性导管癌（乳岩）伴多处转移。

分期：

1. 发病期　就诊时体质虚弱，正虚则乏力，易受外邪感冒，右乳热毒壅积成癌致坚硬肿痛，脘嘈纳呆，夜寐梦多。舌质红，苔黄腻，脉细弦。

辨证：属邪盛正虚，又值化疗期间，耗气伤阴之象。

治法：拟清热解毒、化癥除积为主，佐以益气养阴、扶持正气。

处方：生黄芪 30g，漏芦根 30g，炙鳖甲 9g，七叶一枝花 30g，太子参 15g，土茯苓 30g，鸡血藤 30g，黄毛耳草 30g，全当归 15g，鱼腥草 30g，制黄精 12g，夏枯草 15g，炒白术 15g，板蓝根 30g，生苡仁 15g，淡海藻 30g，甘枸杞 12g，露蜂房 15g，生鸡金 9g，煅瓦楞 30g。

加减：证见乳硬痛甚，加干蟾皮 12g、天龙 6g、苦参 15g、升麻 15g、红豆杉 3g、半边莲 30g、蛇舌草 30g，肿节风每次 3~6 片，日服 3 次；衰惫力乏，加灵芝 30g、脱力草 30g；恶心呕吐，加姜半夏 9g、竹茹 9g、陈皮 6g；白细胞减少，加虎杖 30g、鸡血藤 30g。

2. 稳定期　患者坚持中医药治疗；同时（结合赫赛汀为主的化疗，每 3 周 1 个疗程）完成 1 年的化疗疗程。2009 年 11 月 5 日做双卵巢切除术。血白细胞计数从 2×10^9/L 升到 5×10^9/L；自觉右乳块硬痛逐步软化、好转、缩小至消失，多次复查 CT 示癌块渐显缩小，至 2009 年 12 月 17 日查 CT 示右乳癌灶仅 0.8cm × 0.7cm，右侧腋下淋巴结不明显。此时右乳癌基本得到控制，进入稳定期。患者胃纳增进，无恶心呕吐，夜寐一般，大小便如常。舌质红，苔薄腻，脉细弦。

辨证：属邪衰正虚之象。

治法：治拟扶持正气、益气养阴为主，佐以化癥除积之剂。

处方:生黄芪 30g,旱莲草 12g,山萸肉 9g,黄毛耳草 30g,太子参 15g,女贞子 12g,补骨脂 12g,石上柏 30g,全当归 15g,鱼腥草 30g,制黄精 12g,苦参片 30g,甘枸杞 12g,开金锁 30g,生苡仁 15g,炙天龙 6g。

加减:胃纳不香,加生鸡金 9g、绿梅花 9g、谷麦芽各 12g;腰酸膝软,加杜仲 12g、牛膝 12g、补骨脂 12g;口干津少,加白茅根 15g、生熟地各 9g、天麦冬各 9g;夜寐欠安,加酸枣仁 12g、夜交藤 30g、合欢皮 12g。

3. 恢复期　患者经中医药持续治疗后,病情得到逐步巩固,多次复查未见复发转移,于 2010 年 3 月 23 日查 PET/CT 示:①右乳内上象限致密影及外下象限钙化灶,均未见明显 FDG 代谢增高,肿瘤活性受抑;②胸骨及右肩胛下角成骨性改变,未见 FDG 代谢增高;③左上颈淋巴结炎症。骨扫描(-)。显示癌灶确实得到控制,实际进入恢复期。患者面少华色,乏力,腰酸,胃纳不香,夜寐欠安,偶有口干,盗汗。舌质红,苔薄白,脉细濡。

辨证:属邪微正虚之象。

治法:拟扶正固本、益脾补肾为主,佐以清除余邪。

处方:生黄芪 30g,旱莲草 12g,大熟地 9g,七叶一枝花 30g,太子参 15g,女贞子 12g,大川芎 9g,大青叶 30g,全当归 15g,杭白芍 15g,桑椹子 12g;夏枯草 15g,炒白术 15g,云茯苓 15g,制黄精 12g,淡海藻 30g,甘枸杞 12g,酸枣仁 12g,生苡仁 15g,青陈皮各 6g。

加减:目糊目涩,加密蒙花 9g、青葙子 9g、白蒺藜 9g、杭菊花 9g;咽痛痰多,加薄荷 6g、苏子 9g、板蓝根 30g;腹部作胀,加八月札 15g、小青皮 6g;脂肪肝,加茶树根 30g、生决明子 30g、荷叶 30g;入睡困难,加灵磁石 30g、柏子仁 12g;腰酸乏力,加补骨脂 12g、菟丝子 12g、桑寄生 30g;大便不爽,加牵牛子 20g;清除余邪,加红豆杉 3g、漏芦 30g、土茯苓 30g。

【按】王羲明长期从事癌瘤病的防治研究工作,临床实践经验十分丰富和成熟,主张治疗癌瘤,必须实行中医学辨证论治与现代医学辨病诊疗相结合的方针,这样可使治疗效果较可靠并能落到实处。本案就是一个典型的实例。

本例刘某于 2008 年 12 月 1 日抱着试试看的态度来我院服中药,当时情绪十分低落,缘因右乳经穿刺确诊为乳腺癌伴胸骨、右肩胛骨、右腋下淋巴结已经转移,病变广泛,属于晚期,不能手术根治的重症,治疗棘手并告知家人预后极差,要有思想准备。在这种情况下,才肯接受中医药治疗,同时也做姑息化疗,用赫赛汀为主方案,经 1 年治疗后,右乳房癌块的坚硬肿痛逐步软化、好转、缩小至消失,经多次复查 CT,癌块能逐步从 9cm×9cm×3.5cm 缩小为 0.8cm×0.7cm 时,才有了信心;后于 2010 年 3 月 23 日查 PET/CT 示:①右乳内上象限致密影及外下象限钙化灶,均未见明显 FDG 代谢增高,肿瘤活性受抑;②胸骨及右肩胛下角成骨性改变,未见 FDG 代谢增高;③左上颈淋巴结炎症。患者疗效巩固达 4 年以上而未见复发迹象,真实地体现了"中医好,西医好,中西医结合更好"的精神。所以,今后仍当努力进取并继续发挥中医药、中西医结合治癌的协同增效作用,为我国的医疗卫生事业作出重要的贡献。

食　管　癌

董某,男,65 岁。

初诊:2008 年 11 月 10 日。**主诉:**食管癌术后 1 个月,呕吐不止。

现病史:缘患者 2008 年 8 月因进食作梗就诊于当地医院,2008 年 10 月 4 日至 10 月

20 日住院治疗，10 月 10 日行食管癌根除术，术后病理诊断为食管中段鳞状细胞癌，淋巴结 5/15 转移，未做化疗。2008 年 11 月起，食后打嗝呕吐，吐出物为白色泡沫痰状物，大便一日一行，术后两臂不能抬起，脉细弦，苔腻。

辨病：食管中段鳞癌（噎膈）术后。

辨证：属痰气交阻之证。

治法：拟健脾化痰、降逆止呕。

处方：急性子 30g，淡黄芩 9g，姜半夏 9g，旋覆花 9g（包煎），陈广皮 6g，小青皮 6g，白及 12g，煅瓦楞 30g（先煎），生黄芪 30g，太子参 15g，云茯苓 15g，炒白术 15g，生苡仁 15g，灵芝 30g，黄精 12g，漏芦 30g，土茯苓 30g。7 剂，水煎服。

柘木糖浆，2 瓶，25ml/ 次，每日 3 次，口服。

二诊（2008 年 11 月 17 日）：服上药后，打嗝呕吐明显好转，夜寐欠安，汗出很多，手臂麻木疼痛，脉细弦，苔薄腻。

11 月 10 日方，加明天麻 9g、煅牡蛎 30g（先煎）。7 剂，水煎服。

柘木糖浆，2 瓶，25ml/ 次，每日 3 次，口服。

三诊（2008 年 11 月 24 日）：患者服后，打嗝呕吐基本消失，继服前方，巩固疗效。

11 月 17 日方。14 剂，水煎服。

【按】噎膈是指吞咽困难，饮食难下，或食入即吐的一类疾病。《金匮翼》卷三："噎膈之病，有虚有实。实者或痰或血，附着胃脘，与气相搏，翳膜外裹，或复吐出，膈气暂宽，旋复如初。虚者津枯不泽，气少不充，胃脘干瘪，食涩不下。虚则润养，实则疏瀹，不可不辨也。"此案以痰气交阻为主，脾失健运，助湿生痰，故呕吐物中有白沫痰状物，而呕吐是因气机上逆所致。治拟健脾化痰，降逆止呕。方用二陈汤为基础，取半夏既善于燥湿化痰，又能和胃降逆；陈皮芳香醒脾，宣畅气机，使脾阳运化而湿痰得除，二药相伍，相使为用，燥湿化痰之力得以增强，茯苓既能渗湿，又能健脾，脾湿无所聚则痰无所生，乃兼显其本之法；生姜与半夏配合，共奏化痰止咳之效。另加漏芦、黄芩清热解毒；土茯苓除湿通络；炒白术、生苡仁健脾利水，渗湿除痹；再用急性子、煅瓦楞、白及、青皮与旋覆花行瘀散结、降气止呕；并增生黄芪、太子参、黄精、灵芝，既固护正气，增强免疫力，又助半夏、陈皮和胃降逆、化湿消痰。二诊：打嗝呕吐明显好转。续加明天麻以改善肢体麻木疼痛，煅牡蛎以固涩敛汗、重镇安神。继服有效，再服以巩固疗效也。

胃　癌

案 1：胃癌

阮某，男，54 岁，

初诊：2005 年 6 月 3 日。**主诉**：半年来便血。

现病史：患者于 2004 年 11 月初出现便血，就诊于某医院，查胃镜示胃角癌，AFP 3.4ng/L，CEA 0.98ng/L，CA199 10.3ng/L。于 2004 年 11 月 25 日行胃癌根治手术。术后病理示胃大部印戒细胞癌，溃疡型，3cm × 1cm × 0.5cm 大小，浸润浅肌层，切除淋巴结 8 枚，均无转移。术后化疗（草酸铂 200mg d_1+ 氟尿嘧啶 500mg $d_{1\sim5}$）6 个疗程。2005 年 6 月 3 日来我院就诊，诉说：四肢乏力，泛恶呕吐，胃纳呆滞。腹胀隐痛，食后加重。大便干结，2 日一行。口腔可见溃疡，夜寐尚可。舌质淡、苔薄腻，脉细弦。

辨病：胃角癌，印戒细胞型，术后，化疗后。

辨证：属脾虚气滞之证。

治法：拟健脾和胃、解毒抗癌法治疗之。

基本方：以健脾抗瘤汤为基本治疗方。其中，健脾益气：生黄芪 30g，党参 15~18g，茯苓 15~18g，炒白术 18~30g，生甘草 3~6g，生薏苡仁 12g，黄精 12~18g；疏肝理气：八月札 15~18g；解毒抗癌：漏芦 30g，土茯苓 30g，半枝莲 30g，藤梨根 30g。

加减法：衰惫力乏，加补中益气口服液，每次 10ml，日服 3 次；口干津少，加白茅根 15g、天麦冬各 9g；口腔溃疡，加生石膏 30g、板蓝根 30g、鱼腥草 30g；腹部作胀，加猫爪草 30g、紫草根 30g、香橼皮 9g、蚕沙 12g；脘胁疼痛，加白芍 30g、香附 12g、枸杞 12g；泛恶呕吐，加姜半夏 9g、竹茹 12g、公丁香 6g；嘈杂泛酸，加煅瓦楞子 30g、乌贼骨 12g、白及 12g；大便干结，加瓜蒌 30g；皮肤瘙痒，加白鲜皮 9g、地肤子 30g、苦参片 20g、蛇床子 9g、生麻黄 6g、蝉蜕 3g；夜寐欠安，加酸枣仁 12g、香甘松 12g、合欢皮 12g；腰酸膝软，加杜仲 12g、牛膝 12g、补骨脂 12g、脱力草 30g。

治疗经过：患者多年来坚持煎服健脾抗瘤汤加减（第 2 年还同时合用原化疗方案 4 个疗程，前后共 10 个疗程）治疗后，口腔溃疡消失，已不泛恶呕吐，腹胀腹痛消除，胃纳增进，夜寐安睡，病情稳定。舌苔薄白、质淡红，脉象细弦。患者自术后起，每年 10 月间，都复查胃镜，均示残胃吻合口炎，Hp（-）；病理显示吻合口慢性轻度非萎缩性胃炎；CT 示胃癌术后改变，未见复发转移。平时一直续服健脾抗瘤汤加减治疗，生活质量良好。7 年后随访，仍安享晚年生活。

【按】胃的印戒细胞癌是起源于胃黏膜固有层中腺体部未分化干细胞，为一种具有低分化特征性的黏液分泌性腺癌。多数患者的预后处于不良状态。王羲明对于这类正气亏虚之胃癌患者，都以健脾抗瘤汤治疗。此方以健脾益气的四君子汤为基础。实验表明：四君子汤对裸鼠移植人胃癌细胞的抑瘤率为 34.33%。在透射电镜下，见治疗组有较多凋亡细胞和凋亡小体，而对照组则极少凋亡细胞和凋亡小体。此方还集黄芪之益气升阳、温养脾胃，合薏苡仁之健脾开胃、利湿除痹。据《本草纲目》载："薏苡仁属土，阳明药也，故能健脾益胃……胜水除湿。"据研究：薏苡仁的醇提物在动物实验中有抗癌作用，它的不饱和脂肪酸是主要抗癌有效成分。选八月札之疏肝和胃、理气散结，增漏芦之清热消痈、舒筋通络，加土茯苓、半枝莲、藤梨根之清热解毒、祛瘀利湿。综合诸药，均有抗肿瘤的协同作用。王羲明根据胃癌特点，处方用药具有健脾益气、解毒消积、润燥共济、攻补互寓、相辅相成之功效，以辨证与辨病结合治疗为特色，临床疗效极为显著，有效地降低了复发转移的概率，使患者增强了抵抗力，显著延长了患者生存期。

案 2：胃癌

陈某，男，60 岁。

初诊：2009 年 3 月 15 日。**主诉**：胃癌术后 8 个月余，纳呆少寐半月余。

现病史：患者于 2008 年 6 月初，因大便色黑而于某医院做胃癌切除术，病理诊断：胃小弯溃疡型腺癌，分化Ⅱ ~ Ⅲ级，淋巴结 0/24，无转移。术后化疗服卡培他滨片（希罗达）9 个疗程。刻下：胃纳呆滞，口内苦涩，少寐多梦，畏寒，大便尚畅，脉细弦，苔薄腻。

辨病：胃小弯溃疡型腺癌，术后，化疗后。

辨证：属于邪衰正虚、气血亏损证。

治法：拟益气健脾、养血安神之剂。

处方：生黄芪30g，太子参15g，生苡仁15g，黄精12g，当归15g，白芍15g，酸枣仁12g，灵磁石（先煎）30g，夜交藤30g，淫羊藿12g，肉桂（后下）6g，漏芦30g，土茯苓30g，炙天龙6g，苦参片20g，广木香6g，香橼皮9g，绿萼梅9g。14剂。

柘木糖浆，4瓶，25ml/次，每日3次，口服。

肿节风胶囊，4瓶，6粒/次，每日3次，口服。

二诊（2009年4月1日）：患者服药后胃纳好转，口内已不苦涩，夜寐已安，畏寒亦轻，大便每日1次，苔薄白，质红，脉细缓。效不更法，守方继进。

3月15日方。14剂。

【按】胃癌属于中医学"胃反""翻胃""癥积""胃脘痛"等范畴。《济生方》云："夫积者伤滞也，伤滞之久，停留不化，则成积矣。"本例胃癌患者就诊时已做手术和多次化疗，加之患病日久，气血更虚。导致胃纳呆滞，口内发涩，少寐多梦，畏寒，脉细弦，苔薄腻等。故以十全大补汤加减。方中生黄芪、太子参、黄精补中益气、固护正气；当归、白芍养血和营；生苡仁健脾渗湿；肉桂、淫羊藿温补肾阳；一派补养之药，难免气滞，故加绿萼梅、香橼皮、广木香辛开苦降、行滞宽中；又因夜寐多梦，故加酸枣仁、夜交藤、灵磁石益阴养心、重镇安神；更以漏芦、土茯苓、苦参片清热解毒、除湿通络；炙天龙祛风定惊、散结止痛。如此攻补兼施，全方共奏扶正祛邪之功效也。

案3：胃癌

沈某，男，46岁。

初诊：2008年3月30日。**主诉：**胃癌术后3个月余，肝功能异常半月余。

现病史：患者有10余年胃痛史，2007年12月26日某院行胃切除术，病理提示"胃窦局部黏膜重度不典型增生和癌变，癌变局限黏膜层"。术后化疗3个疗程，后因出现肝功能异常，谷丙转氨酶65U/L，而停止化疗。刻下患者胃纳尚可，时有头晕，大便稀薄量多，每日1次。舌质淡红，苔薄腻，脉细弦。

辨病：胃窦癌变，术后，化疗后。

辨证：属气血两虚之候。

治法：当益气养血，健脾疏肝。

处方：生黄芪30g，太子参15g，生苡仁15g，制黄精12g，全当归15g，杭白芍15g，五味子6g，半枝莲30g，垂盆草30g，黄毛耳草30g，漏芦30g，土茯苓30g，白头翁15g，北秦皮9g，广郁金9g，绿萼梅9g。14帖。

肿节风胶囊，2瓶，每次6粒，每日3次，口服。

柘木糖浆，2瓶，每次25ml，每日3次，口服。

二诊（2008年4月16日）：患者服药后，肝功能谷丙转氨酶已恢复正常，故能完成化疗第4个疗程。刻下胃脘偶有胀痛，大便已成形。舌质淡红，苔薄白，脉细弦。续予原意加减。

生黄芪30g，太子参15g，炒白术15g，云茯苓15g，生甘草3g，生苡仁15g，怀山药9g，白扁豆12g，制黄精12g，大熟地9g，五味子6g，半枝莲30g，漏芦30g，土茯苓30g，广郁金9g，陈广皮6g。14帖。

肿节风胶囊，2瓶，每次6粒，每日3次，口服。

柘木糖浆，2瓶，每次25ml，每日3次，口服。

三诊(2008年8月30日):患者服中药半年后,于2008年7月复查胃镜,未发现异常,现病情依然稳定,再宗原意治疗。

4月16日方。14帖。

肿节风胶囊,2瓶,每次6粒,每日3次,口服。

柘木糖浆,2瓶,每次25ml,每日3次,口服。

【按】中医学认为胃癌的发生与情志抑郁,饮食失调,胃病日久等因素影响下,引致气滞、痰浊、血瘀、邪毒结聚胃脘,日久恶变成癌。早期胃癌多无明显症状,随着病情的进展,可出现上腹部疼痛或饱胀不适,泛酸,嗳气,恶心呕吐,食欲减退,消瘦等症状。《灵枢·邪气脏腑病形》曰:"胃病者,腹䐜胀,胃脘当心而痛……膈咽不通,食饮不下。"《金匮要略》:"朝食暮吐,暮食朝吐,宿谷不化,名曰胃反。"这些病证的描述与胃癌十分相似。

中医治疗胃癌,"扶正培本"是基本法则。"扶正培本"不仅要"补其偏衰",更需要"调其偏性"。中医学历来重视"整体观念"特别是在肿瘤治疗中,通过调理气血、平衡阴阳,使机体恢复"阴平阳秘"状态,故临床治疗胃癌多从扶正固本,调理脾胃入手。

本例患者属于因胃部疾病日久,而使脾胃虚弱,运化乏权,导致气滞痰凝,热毒血瘀,胶结于胃,日久形成积块。患者病久脾胃虚弱,气血生化乏源,加之大病手术和化疗后,出现气血双亏,肝功能异常。法以扶正为主,祛邪为辅,予益气养血,健脾和胃,清热解毒之剂治之。方中黄芪、黄精、太子参、当归、白芍、五味子调补气血,益气健脾,敛阴和胃;广郁金、绿萼梅疏肝理气,解郁祛瘀;白头翁、半枝莲、垂盆草、土茯苓、秦皮、生苡仁、黄毛耳草清热解毒,利湿散结。诸药合奏,疗效明显。

案4:胃癌

沈某,男,74岁。

初诊:2011年4月18日。**主诉:**1个月来纳呆伴胁痛。

现病史:患者因胃部不舒,于2011年3月在某医院查胃镜示幽门管巨大溃疡伴增生,病理活检示胃腺癌。B超示肝转移。已行化疗2个疗程,病情得到暂时控制,但仍时时觉胃脘部不适,嗳气吞酸,恶心时作,曾呕吐胃内容物两次,无出血等情况。近1个月来胃纳不香,泛酸恶心时作,伴双侧胁痛,以右侧较著,小便短赤,大便时干时溏,夜寐欠安。舌红,苔少,脉弦。

辨病:胃腺癌,肝转移,化疗后。

辨证:属正虚邪恋,湿热毒聚之象。

治法:拟清热解毒,扶正祛邪之剂。

处方:旋覆花(包)9g,代赭石(先煎)30g,姜半夏9g,生黄芪60g,潞党参15g,云茯苓15g,炒白术15g,生苡仁15g,制黄精12g,炙天龙6g,干蟾皮6g,藤梨根30g,苦参片20g,漏芦30g,土茯苓30g,八月札30g,绿萼梅9g,陈皮6g,生鸡金9g,炒麦谷芽各12g。7剂。

二诊(2011年4月25日):患者服药后胃纳明显增进,胁痛发作较前减少,程度减轻,恶心泛酸情况得到显著改善。已能遵医嘱少食多餐白粥,并服中药调治疗养中。舌红,苔少,脉弦。

原4月18日方。14剂。

【按】《金匮要略》云:"以发其汗,令阳微,膈气虚,脉乃数,数为客热,不能消谷,胃中虚冷故也。脉弦者,虚也。胃气无余,朝食暮吐,变为胃反。"又云:"趺阳脉浮而涩,浮则为虚,涩则伤脾，脾伤则不磨，朝食暮吐，暮食朝吐，宿谷不化，名曰胃反。”《诸病源候论》谓：“荣卫俱虚，其血气不足，停水积饮在胃脘则脏冷，脏冷则脾不磨，脾不磨则宿谷不化，其气逆而成胃反也。则朝食暮吐，暮食朝吐，心下牢，大如杯，往往寒热，甚者食已即吐。”

本案患者经胃镜等检查证实为胃腺癌，这是临床上较常见的恶性肿瘤性疾病，临床表现可有所不同，患者系年过古稀，辨证属“湿热毒聚”所致，故投清热解毒、扶正祛邪治疗后，疗效显著，诸多症状均得到明显缓解和改善，患者及其家属深感满意。所用基本方是取黄芪、党参扶正培元；陈皮、八月札、绿萼梅、茯苓、白术、苡仁、黄精理气健脾；鸡金、炒谷麦芽消食化积；旋覆、代赭、半夏降气止逆；漏芦、土茯苓、藤梨根清热解毒；蟾皮、天龙、苦参攻毒消癥。全方组成扶正祛邪合力，既改善全身虚弱状况，又获得化癥除毒功效。

案 5：胃癌

韦某，男，59 岁。

初诊：2010 年 8 月 15 日。**主诉：**胃癌术后半年余，头晕乏力月余。

现病史：患者有胃痛不适 5 年余，2010 年 2 月 3 日在某医院做胃切除术，病理为胃腺癌，曾化疗 6 个疗程。近月来者有头晕乏力，体弱纳呆，腰背二便尚调。舌苔腻，脉细弦。

辨病：胃腺癌，术后，化疗后。

辨证：属大病术后，气血两虚，脾肾亏损。

治法：益气养血，健脾补肾。

处方：生黄芪 30g，漏芦 30g，炒白术 15g，夏枯草 15g，潞党参 15g，土茯苓 30g，白头翁 15g，海藻 30g，苦参片 20g，全当归 15g，杭白芍 15g，制黄精 12g，五味子 6g，怀山药 9g，陈皮 6g，生苡仁 15g。7 剂。

二诊（2010 年 8 月 25 日）：头晕乏力好转，手足畏寒怕冷，腰脊酸痛。苔薄白，脉细弦。续增温肾壮阳之品。

生黄芪 30g，潞党参 15g，云茯苓 15g，生苡仁 15g，制黄精 12g，大熟地 9g，全当归 15g，杭白芍 15g，大川芎 9g，厚杜仲 12g，淡附片 6g，肉桂 6g（后下），炮姜炭 6g，淫羊藿 12g，漏芦 30g，土茯苓 30g。14 剂

【按】胃癌与情志抑郁，饮食失调，胃病日久相关，导致气滞、痰浊、血瘀、邪毒聚结胃脘，日久恶变而成。早期胃癌可无明显症状，随着病情发展，可出现上腹部疼痛或饱胀不适，嗳气泛酸，恶心呕吐，食欲减退，消瘦等症状。如能早期诊断胃癌，即当手术切除为宜。由于本例患者病程较久，脾胃早已亏虚，气血生化乏源，加之大病术后及多次化疗，出现头晕乏力，苔腻，脉细弦等气血两虚，脾肾双亏等证，法以扶正为主，祛邪为辅，以益气养血、健脾补肾、清热解毒之剂治疗之。方中黄芪、党参、白术、山药、黄精、熟地、当归、白芍、五味子健脾益气，养血补肾；陈皮理气和中；漏芦、土茯苓、白头翁、夏枯草、海藻、苦参、薏苡仁清热解毒，利湿散结；附片、肉桂、炮姜、淫羊藿温补肾气。诸药合奏，疗效明显。

案 6：胃癌

薛某，男，69 岁，干部。

初诊：2011 年 2 月 12 日。**主诉：**8 个月来腹胀纳呆。

现病史：缘患者在 2010 年 6 月初有腹胀、胃纳不香、大便日 1~2 次、无呕吐，有腿肿。曾于 2010 年 6 月 20 日在某医院查 CT 示胃贲门部小弯处有占位伴腹水，后腹膜淋巴结肿大；查胃镜示胃贲门部腺癌。在该院做过化疗［FOLFOX 方案：艾恒（注射用奥沙利铂）140mg，

第1天(d_1);氟尿嘧啶(5-Fu)0.75g快速静脉注射(bolus),4g连续静脉输注48小时(civ48h);亚叶酸钙(CF)100mg,第1天(d_1)]5个疗程(预计8个疗程)。诸症尚存,想试服中药而来中医院,当时诉说:不思进食,进食时有不畅感,脘腹胀满,并有多年腿部水肿史。查血常规示RBC 2.95×10^{12}/L,WBC 10.3×10^9/L,Hb 88g/L,PLT 190×10^9/L。大便隐血阳性。B超示腹水量多。体重62kg。苔厚腻、脉弦细。

既往史:有糖尿病史20年,现查空腹血糖5.4mmol/L,餐后2小时血糖12mmol/L。每日胰岛素量:早晨10U、晚上6U。

辨病:胃贲门腺癌伴腹水、后腹膜淋巴结肿大,糖尿病。

辨证:属邪盛正虚、水湿内停之象。

治法:拟扶正祛邪、健脾利水。

处方:生黄芪60g,汉防己15g,当归15g,生鸡金9g,党参15g,赤小豆30g,熟地9g,炒谷麦芽各12g,云猪苓各15g,葫芦瓢30g,白芍15g,生熟米仁各15g,苍白术各15g,车前子(包)30g,川芎9g,陈皮6g,煅瓦楞(先煎)30g,苦参20g,炙天龙6g,海藻30g。14剂。

二诊(2011年2月26日):服中药后,现已知饥欲食,胃纳增进、腹胀减轻、浮肿消退,大便每日2次。苔薄腻、脉弦细。

生黄芪60g,汉防己15g,当归15g,生鸡金9g,党参15g,赤小豆30g,熟地9g,炒谷麦芽各12g,云猪苓各15g,葫芦瓢30g,白芍15g,生熟米仁各15g,苍白术各15g,车前子(包)30g,川芎9g,陈皮6g,煅瓦楞(先煎)30g,苦参20g,炙天龙6g,海藻30g,龙葵30g。14剂。

三诊(2011年3月12日):查B超示腹水仅少许。药后腿肿消失,腹已不胀,精神明显好转,胃纳增进、夜寐欠可、腹不胀。苔薄腻、脉弦大。

生黄芪60g,汉防己15g,熟地12g,苦参20g,党参15g,赤小豆30g,当归15g,炙天龙6g,云猪苓各15g,葫芦瓢30g,白芍15g,海藻30g,苍白术各15g,王不留行12g,川芎9g,黄精12g,龙葵30g,煅瓦楞(先煎)30g,生熟米仁各15g,大腹皮9g。14剂。

四诊(2011年3月27日):药后精神明显好转,腹水大消,行动较前利索,腿部晨起已不肿、胃纳不香、无呕呃、夜寐欠可。苔薄腻、脉弦。

生黄芪60g,汉防己15g,生鸡金12g,大腹皮9g,党参15g,赤小豆30g,生谷麦芽各12g,花生衣10g,云猪苓各15g,葫芦瓢30g,八月札30g,枸杞子12g,苍白术各15g,留行子12g,苦参20g,黄精12g,龙葵30g,煅瓦楞(先煎)30g,炙天龙6g,白扁豆12g。14剂。

五诊(2011年4月9日):胃纳增进,每顿一两饭(有糖尿病),两腿晚间稍肿,腹部已不胀、夜寐已安。现已不输蛋白。苔薄腻、脉弦细。

生黄芪60g,汉防己15g,花生衣15g,枸杞子12g,党参15g,赤小豆30g,苦参20g,黄精12g,云猪苓各15g,葫芦瓢30g,炙天龙6g,生苡仁30g,苍白术各15g,煅瓦楞(先煎)30g,白扁豆12g,山药12g,车前子(包)30g,萹蓄草30g。14剂。

六诊(2011年4月16日):现今腿部上午不肿,下午稍肿。腹不胀、胃纳佳。查B超发现脾已不大,腹水仅存20ml。苔腻、脉细弦。

4月9日方,加瞿麦12g、飞滑石(包)30g。14剂。

七诊(2011年5月7日):白天腿不肿、晚间腿稍肿,腹水明显减少,胃纳好,每顿二两饭,能喝能睡、面色红润,胃脘肝区稍有压痛。

生黄芪60g,汉防己15g,龟甲胶(烊冲)10g,白扁豆12g,党参15g,赤小豆30g,花生衣

15g，山药 12g，云猪苓各 15g，葫芦瓢 30g，煅瓦楞（先煎）30g，黄精 12g，苍白术各 15g，鹿角胶（烊冲）10g，萹蓄草 30g，生苡仁 15g，枸杞子 12g，苦参 20g，炙天龙 6g。14 剂。

八诊（2011 年 5 月 12 日）：胃纳佳，夜寐尚安、腹不胀、两腿已不肿，稍有乏力，说话气短。今日查体重 67kg，腹围 83cm，移浊（-），大便隐血弱阳性。检查 B 超、CT 均已无腹水。

继服 5 月 7 日方。14 剂。巩固治疗效果。

【按】本例病症属于胃贲门癌晚期，不能进食，引起低蛋白血症及腹水，属于中医学“水臌”范畴。其基本病机为脾胃虚弱、运化失司、水湿积聚、进而土壅木郁、以致肝脾具病、久则伤肾、导致肾关开阖不利、水湿不化、则胀满愈盛。证属：正虚邪实、水湿内停。治拟：扶正祛邪、健脾利水之法。方用防己黄芪汤以益气固表、健脾利水；合八珍汤气血双补、恢复正气。赤小豆、葫芦瓢、车前子、云猪苓、萹蓄助君药增强利水之功。鸡内金、谷麦芽、生熟米仁、陈皮、苍术消食和胃、理气燥湿醒脾（盖脾胃乃后天之本、气血生化之源），增以龟甲胶、鹿角胶补益精血，是以后天之精供养先天之精。佐以瓦楞子、苦参、炙天龙、海藻、龙葵以消肿散结。病人经过 4 个月的中药调理治疗，目前腹水已消、胃纳佳、睡眠好。积极补气养血，填精固本，增强真元，持久奋进，以巩固其疗效也。

肠　癌

案 1：肠癌

顾某，女，48 岁。

初诊：2009 年 12 月 25 日。**主诉**：肠癌术后半年余，纳呆便溏近 1 个月。

现病史：患者于 2009 年 5 月 20 日曾在某医院做肠癌切除术，术后病理诊断回盲部中分化腺癌，累及深肌层，上下切缘未见肿瘤，已经化疗 6 个疗程，12 月复查肿瘤指标甲胎蛋白（AFP）、癌胚抗原（CEA）均正常，糖类抗原 199（CA199）偏高。近 1 个月来患者乏力较甚，胃纳不香，食后腹胀，大便溏泻，每日多达 3~4 次，有时还见便血，白带量多，夜寐尚可。舌质淡红，苔薄腻，脉弦细。

辨病：回盲部腺癌，术后，化疗后。

辨证：属邪衰正虚、脾虚气弱、食积湿滞之候。

治法：宜扶正益气、健脾消食、除湿止泻。

处方：生黄芪 30g，太子参 15g，云茯苓 15g，生白术 30g，生苡仁 12g，黄精 12g，八月札 15g，生甘草 3g，仙鹤草 30g，藤梨根 30g，半枝莲 30g，干蟾皮 12g，乌梢蛇 9g，漏芦 30g，土茯苓 30g。14 剂。

二诊（2010 年 1 月 8 日）：服药后，患者神清气爽，胃纳好转，大便恢复正常，每日 1 次，未再出现便血，偶感乏力。脉弦细，苔薄白，质淡红。继续原方加减以善其后。3 个月前曾发现右乳可触及 2cm × 1.5cm 肿块，右腋下可触及淋巴结。

生黄芪 30g，太子参 15g，云茯苓 15g，生白术 30g，生苡仁 12g，黄精 12g，生甘草 3g，八月札 15g，苦参片 20g，藤梨根 30g，半枝莲 30g，炙天龙 6g，漏芦 30g，土茯苓 30g。14 剂。

三诊（2010 年 1 月 22 日）：患者胃纳增进，大便正常，矢气较多，诉少腹部偶有疼痛，脉弦细、苔薄白、质淡红。曾就诊于某医院，查钼靶（-），确诊右乳为“纤维瘤”。

生黄芪 30g，太子参 15g，云茯苓 15g，生白术 30g，生苡仁 12g，黄精 12g，八月札 15g，生甘草 3g，藤梨根 30g，大青叶 30g，椿根皮 30g，苦参片 30g，半枝莲 30g，漏芦 30g，土茯苓 30g。14 剂。

四诊（2010年2月7日）：患者目前治疗效果较好，神清、气息平静，胃纳佳，少腹部疼痛减轻，大便正常。苔薄白、脉弦细。继续服中药巩固治疗。

1月22日方。14剂。

【按】积聚是以腹内结块，或胀或痛为主要表现的病证。其状触之有形，固定不移，痛有定处，病属血分，乃为脏病。《景岳全书·杂证谟·积聚》载："积聚之病，凡饮食、血气、风寒之属，皆能致之。"又说："凡脾肾不足及虚弱失调之人，多有积聚之病。"《活法机要》指出："壮人无积，虚人则有之。"均说明平素正气亏虚则是积聚形成的内在因素。

本案为回盲部腺癌，患者经手术切除后，正气亦伤，脾虚气弱，邪气见衰，未能尽除，所以属于本虚标实的状况，因此在治疗上仍要扶正培本，抗癌祛邪。在初诊时用健脾抗瘤汤施以补气、养血、健脾益胃。方中以生黄芪、太子参、生白术健脾益气；黄精以滋肾润脾，补脾益气；漏芦、生苡仁、土茯苓、云茯苓清热祛湿解毒；藤梨根、半枝莲以利尿止血，清热解毒；八月札疏肝理气，活血止痛，除烦利尿；生甘草以缓急止痛，调和诸药；再加以仙鹤草、乌梢蛇清热燥湿，收敛止血；干蟾皮清热解毒，利水消胀。服药后患者证情明显好转。二诊继用健脾抗瘤汤加苦参片清热燥湿，天龙肉解毒抗癌。三诊患者证情基本稳定，病情好转，予二诊方去天龙，加椿根皮、大青叶清热解毒治疗。四诊神清、纳佳，疗效较好，服药巩固治疗。今后继服中药治疗观察中。

案2：肠癌

张某，女，51岁。

初诊：2012年4月2日。**主诉：**肠癌术后，纳呆、盗汗月余。

现病史：患者因1年来大便习惯改变，反复便血，量多，就诊于某医院，经肠镜检查，诊断为升结肠腺癌。于2012年2月14日做右半结肠切除术，病理示"腺癌"。刻下：患者时有盗汗，胃纳欠佳，夜寐欠安，大便日行1次，苔薄腻，脉细弦。

辨病：升结肠腺癌，术后。

辨证：属气阴两虚之象。

治法：益气养阴。

处方：生黄芪30g，绿升麻15g，炒白术15g，云茯苓15g，生苡仁15g，制黄精12g，大熟地9g，全当归15g，杭白芍15g，山萸肉6g，酸枣仁12g，香甘松15g，煅牡蛎30g（先煎），浮小麦12g，漏芦30g，土茯苓30g。14剂。

二诊（2012年4月20日）：药后，胃纳增进，盗汗好转，喉间有痰，稍有疼痛，咳痰不爽。宗原意加减。

生黄芪30g，怀山药12g，大熟地12g，山萸肉6g，嫩射干15g，生麻黄6g，白果肉10g，桑白皮12g，鱼腥草30g，挂金灯15g，光杏仁9g，枳壳9g，生甘草6g，苦桔梗6g，白芥子9g，陈广皮6g。14剂

【按】升结肠癌的发生与饮食不节、过食生冷肥腻有关，或因肠道慢性疾病长期刺激，引起癌变而成。升结肠癌常见的临床症状有大便性状或大便习惯改变，血便或黏液脓血便，里急后重，贫血，消瘦等。中医认为，本病系感受外邪、情志不调、饮食不节导致脾胃失和，湿浊内生，郁而化热，湿热下注，浸润肠道，气机阻滞，血运不畅，瘀毒内停，痰、湿、瘀、毒互结，日久形成积块而发病。

本例患者便血1年，又经大病术后，正气亏虚，伤及阴液，故治以补中益气，养阴敛汗之

剂。方中黄芪、升麻、白术、云苓、黄精补中益气，升阳举陷；熟地、当归、白芍、山萸肉养阴补血；枣仁、甘松养心助眠，煅牡蛎、浮小麦收敛止汗；薏苡仁健脾和胃；漏芦、土茯苓功在解毒。诸药合奏，疗效明显。二诊因喉间疼痛，咳痰不爽而予射干麻黄汤加减以宣肺止咳、消痰化饮以善其后也。

案3：肠癌

李某，男，71岁（出生：1947年10月24日）。

初诊：2018年7月23日。**主诉：**3个月来面色皖白、气短乏力。

现病史：缘患者于2018年1月4日因便血在某中心医院做增强CT，示升结肠壁不规则增厚，恶性肿瘤（MT）不除外。2018年1月11日住该院并做肠镜，发现升结肠占位（病理为腺癌）、结肠多发息肉（病理为管状腺瘤性息肉）。遂于2018年1月17日行右半结肠根治术，病理示：升结肠溃疡型中分化管状腺癌，肿物大小6cm×6cm×2cm，淋巴结1/14转移。后于2018年2月8日、3月4日、2月27日及4月24日做过4个疗程化疗，方案：艾恒（注射用奥沙利铂）200mg d_1、5-Fu 2.5g维持44小时。后复查血常规，提示血红蛋白（Hb）等指标较前显著低下（表3-2）。

表3-2　血常规

日期	Hb/(g/L)	RBC/(×10^{12}/L)	WBC/(×10^9/L)	PLT/(×10^9/L)
2018-02-19	108	4.44	4.16	194
2018-03-11	113	4.73	4.36	198
2018-05-08	46	2.02	5.36	271
2018-06-08	59	2.99	4.87	260
2018-06-22	58	3.10	5.94	402
2018-07-06	67	3.79	6.79	435
2018-07-20	71	4.15	5.15	390

该时患者出现面色皖白，全身乏力，心悸气短，夜寐欠安，胃纳尚可，大便色青成形，脉弦细，苔薄腻。

辨病：升结肠腺癌术后、化疗后贫血。

辨证：属气虚血亏之象.

治法：拟益气养血。宗八珍二至铁梅汤为主，鸦胆子为息肉而设。

处方：党参9g，云苓30g，炒白术18g，生甘草6g，熟地9g，当归18g，生白芍18g，旱莲草18g，女贞子18g，生铁落30g，乌梅9g，杞子9g，黄精9g，生苡仁15g，鸡血藤30g。14剂，水煎服。

鸦胆子软胶囊，2盒，每次2粒，每日2次，温开水送服。

二诊（2018年8月6日）：8月3日查Hb 69g/L，RBC 4.20×10^{12}/L，WBC 5.83×10^9/L，PLT 370×10^9/L。胃纳尚可，夜寐欠安，脉弦细，苔薄腻。仍宗原意。

7月23日方。14剂，水煎服。

鸦胆子软胶囊，2盒，每次2粒，每日2次，温开水送服。

三诊（2018 年 8 月 20 日）：8 月 17 日查 Hb 76g/L，RBC 4.54×10^{12}/L，WBC 6.16×10^{9}/L，PLT 313×10^{9}/L。近有咳嗽频作，痰稠色白，胃纳尚可，大便日 2~3 次，脉弦细，苔薄腻。虽气血已有起色，然痰热恋肺，需兼清肺化痰之品。

7 月 23 日方。14 剂，水煎服。

鸦胆子软胶囊，2 盒，每次 2 粒，每日 2 次，温开水送服。

佛蕺合剂 500ml，每日 3 次，每次 10ml，冲 100ml 温开水服之。

四诊（2018 年 9 月 3 日）：8 月 30 日查 Hb 94g/L，RBC 5.10×10^{12}/L，WBC 6.15×10^{9}/L，PLT 263×10^{9}/L。胃纳尚可，夜寐已安，仍有咳嗽，咳痰不爽，脉弦细，苔薄腻。气血日见增长，原方加味续服。

7 月 23 日方，加苏子 9g（包）。14 剂，水煎服。

鸦胆子软胶囊，2 盒，每次 2 粒，每日 2 次，温开水送服。

佛蕺合剂 500ml，每日 3 次，每次 10ml，冲 100ml 温开水服之。

五诊（2018 年 9 月 17 日）：胃纳增进，夜寐欠安，咳嗽好转，咳痰已爽，脉弦细，苔薄白。前方改味续服。

7 月 23 日方，加枣仁 9g、灵磁石 30g（先煎）。20 剂，水煎服。

鸦胆子软胶囊，3 盒，每次 2 粒，每日 2 次，温开水送服。

佛蕺合剂 500ml，每日 3 次，每次 10ml，冲 100ml 温开水服之。

六诊（2018 年 10 月 8 日）：9 月 19 日查 Hb 108g/L，RBC 5.28×10^{12}/L，WBC 5.73×10^{9}/L，PLT 179×10^{9}/L；9 月 26 日查 Hb 116g/L，RBC 5.39×10^{12}/L；WBC 4.64×10^{9}/L，PLT 147×10^{9}/L。胃纳佳，夜寐安，已不咳，脉细，苔薄白，气血日益改善。前方续服。

7 月 23 日方，加枣仁 9g、灵磁石 30g（先煎）。14 剂，水煎服。

鸦胆子软胶囊，2 盒，每次 2 粒，每日 2 次，温开水送服。

七诊（2018 年 10 月 22 日）：10 月 19 日查 Hb 135g/L，RBC 5.65×10^{12}/L，WBC 5.34×10^{9}/L，PLT 171×10^{9}/L。胃纳佳，夜寐安，大便每日 3 次，矢气多，脉细，苔薄，气血日见充沛而湿热下注肠道。原方增入清利湿热之品。

7 月 23 日方，加川连 6g、黄芩 18g。14 剂，水煎服。

鸦胆子软胶囊，2 盒，每次 2 粒，每日 2 次，温开水送服。

八诊（2018 年 11 月 5 日）：11 月 2 日查 Hb 145g/L，RBC 5.81×10^{12}/L，WBC 6.71×10^{9}/L，PLT 173×10^{9}/L。现夜间少寐，大便每日 3 次，色青，矢气多，腹不痛，脉细数，苔薄，气血充盈。前方加减。

7 月 23 日方，加川连 6g、枣仁 9g、灵磁石 30g（先煎）。14 剂，水煎服。

鸦胆子软胶囊，2 盒，每次 2 粒，每日 2 次，温开水送服。

九诊（2018 年 11 月 19 日）：11 月 16 日查 Hb 146g/L，RBC 5.58×10^{12}/L，WBC 7.98×10^{9}/L，PLT 145×10^{9}/L。夜寐已安，近 1 周咳嗽，白痰，日约 20 口，大便每日 2 次，脉弦，苔薄白。气血充盈而巩固，前方加味。

7 月 23 日方，加川连 6g、枣仁 9g、灵磁石 30g（先煎）。14 剂，水煎服。

鸦胆子软胶囊，2 盒，每次 2 粒，每日 2 次，温开水送服。

佛蕺合剂 500ml，每日 3 次，每次 10ml，冲 100ml 温开水服之。

【按】本病例为升结肠腺癌（肠中癥积），在手术前，无贫血征象。在手术后，经 4 个疗程化疗后，出现显著贫血（萎黄病），尤以血红蛋白下降到46~71g/L，面色皖白，全身乏力，心悸气短，脉弦细，苔薄腻。证属气虚血亏之象，予中医药益气养血之剂培补，宗八珍二至铁梅汤为主，六诊后，气血充盈，血红蛋白恢复到135~146g/L，并能持续巩固。经随访至2019年3月7日时，Hb 150g/L，RBC 4.84×10^{12}/L，WBC 6.33×10^{9}/L，PLT 108×10^{9}/L。说明肠癌化疗后贫血，经中医药益气养血的八珍二至铁梅汤治疗后，确能完全康复。

案4：肠癌

臧某，女，77岁。

初诊：2011年4月18日。**主诉：**1周来胃纳呆滞、夜寐欠安。

现病史：患者半年前出现便血，经肠镜检查发现直肠腺癌。因年事已高及患有高血压、冠心病多年，遂行保守治疗。近1周来胃纳差，五谷不进，更有心事烦乱，目视模糊，夜间难以入眠。二便尚畅，无发热，无恶心呕吐，无头晕乏力。脉弦细，舌红，苔薄，边有齿痕。

辨病：直肠腺癌。

辨证：属正虚邪盛，湿热蕴结肠道。

治法：拟清热燥湿、扶正祛邪之剂。

处方：生黄芪30g，潞党参15g，云茯苓15g，炒白术15g，生苡仁15g，黄精12g，杞子12g，旱莲草12g，女贞子12g，密蒙花12g，酸枣仁12g，炙远志6g，夜交藤30g，生鸡金12g，神曲12g，炒谷麦芽各12g，白头翁30g，秦皮6g，漏芦30g，土茯苓30g。7剂。

二诊（2011年4月28日）：服药后，患者胃纳有所改善，夜间睡眠可持续4~6小时，仍有梦多易醒，自觉白天精神好转，心情稍觉畅快。脉弦细，舌红，苔薄，边有齿痕。继服前药治疗。

原4月18日方。14剂。

【按】直肠癌属于中医学“脏毒”“肠风”“锁肛痔”“肠中癥积”等范畴。直肠癌的发病与过食肥腻、霉变、腌制食物有关，或因直肠长期慢性疾病刺激引起恶变而成。《医宗必读》有云：“积之成也，正气不足，而后邪气踞之”。由此可见，古人已知本病的发生是因机体阴阳失调，正气不足，脾胃虚弱，复因感受外邪、忧思抑郁、饮食不节，导致脾胃失和，湿浊内生，郁而化热，湿热下注浸淫肠道，气机阻滞，血运不畅，瘀毒内停，痰、湿、瘀、毒互结，日久形成积块而发病。

本案方中药物以扶正祛邪为主，用黄芪、党参扶正培元；茯苓、白术、苡仁、黄精健脾助运；鸡金、神曲、炒谷麦芽消食化积；杞子、旱莲、女贞滋补肝肾；枣仁、远志、夜交藤宁心安神；漏芦、土茯苓、白头翁、秦皮清热燥湿；密蒙花明目消肿。患者服用此方后，全身状况明显好转，深感满意。

案5：肠癌

薛某，男，57岁。

初诊：2010年4月28日。**主诉：**1个月来直肠腺癌术后食少便溏。

现病史：患者于2010年3月8日于某医院体检发现直肠癌，3月29日行直肠癌切除手术，术后病理示直肠管状-乳头状腺癌2级，侵至纤维外膜层，肿瘤平面肠壁淋巴结（6/11），肿瘤平面上肠壁淋巴结（1/4），肿瘤平面上肠系膜淋巴结（1/5）阳性，肿瘤平面下肠壁淋巴结（0/2）。现患者食少呆滞，夜寐尚可，腹部不胀，大便溏薄、每日7~8次。舌质淡，苔薄腻，脉细数。

辨病:直肠管状 - 乳头状腺癌,术后,多处淋巴结(8/22)转移。

辨证:属邪盛正亏、脾虚气滞之象。

治法:拟扶正祛邪、健脾理气。

处方:生黄芪 30g,太子参 15g,云茯苓 15g,生白术 30g,生苡仁 12g,黄精 12g,八月札 15g,生甘草 3g,藤梨根 30g,天龙肉 6g,苦参 20g,半枝莲 30g,漏芦 30g,土茯苓 30g。14 剂。

二诊(2010 年 5 月 15 日):服药后,胃纳增进,大便已减为日 1~2 次,且已成形。苔薄白,脉细弦。

4 月 28 日方。14 剂。

【**按**】肠癌的发病与过食肥腻、霉变食物有关,或因肠道长期受到刺激引起恶变而成。肠癌常见的临床症状:大便形状改变或大便习惯改变,便血或黏液脓血便,腹痛,腹部包块等。中医认为痰、湿、毒、瘀互结肠道,日久形成积块。《医宗必读》谓:"积之成也,正气不足,而后邪气踞之。"

本案患者的处方以健脾抗瘤汤为主,方中以黄芪补中益气,升阳举陷,白术、茯苓、生米仁益气健脾,黄精补脾益气,滋肾养阴,八月札理气宽肠止痛,苦参片、半枝莲、漏芦、土茯苓清热解毒祛湿。全方组成扶正祛邪合力,既改善全身虚弱状况,又获得化癥除毒功效也。

案 6:肠癌

朱某,男,61 岁。

初诊:2008 年 7 月 18 日。**主诉**:1 年半来肠癌反复发作。

现病史:缘患者于 2007 年初因腹泻、便血就诊于上海市某医院,做肠镜示距肛门 9cm 处发现菜花状肿物。同年 3 月 12 日在该院行直肠腺癌根治术,术后应用 FOLFOX4 方案化疗 6 个疗程。2008 年 3 月复查肠镜显示吻合口处出现肿块,大小 2.0cm × 1.3cm,病理为腺癌,同年 4 月行剖腹探查,所及肝脏无明显结节,术中发现"腹腔转移,升结肠肠系膜根部 7cm × 6cm 大小肿块,质地硬;盆腔及左下腹结肠粘连",无法进行根治,仅做姑息性手术,术后病理为结肠溃疡型低分化腺癌,浸润至肠壁全肌层和外膜,分期为Ⅳ A 期。术后用 FOLFIRI 方案化疗 1 个疗程,因不能耐受,拒绝继续化疗。遂于 2008 年 7 月 18 日来我中医院。初诊:诉说肠癌术后多次复发转移,引致现有气短喜卧,消瘦,面色萎黄,纳差乏力,口干口苦,时有恶心,腹胀,食后尤甚,大便溏、有收不住感、3~4 次 /d。脉细弦,苔白厚腻,舌中黄,质淡胖,边有齿痕,舌下静脉紫暗迂曲。

辨病:直肠溃疡型低分化腺癌,术后化疗后,多次复发转移。

辨证:属气阴不足、脾肾两虚、湿热瘀毒交结泛溢之象。

治法:拟益气滋阴、健脾补肾、清热利湿、化瘀解毒法之健脾抗瘤汤。

处方:健脾抗瘤汤(生黄芪 30g,炒白术 15g,党参 15g,制黄精 12g,白茯苓 15g,生甘草 3g,生苡仁 12g,漏芦 30g,藤梨根 30g,半枝莲 30g)加禹余粮 15g、赤石脂 15g。14 帖。

二诊(2008 年 8 月 8 日):患者精神好转,纳差乏力较前减轻,大便成形,次数仍较多,效不更方。继服 28 帖。

三诊(2008 年 9 月 5 日):患者神清,胃纳尚可,大小便正常,复查 CEA 60μg/L,CA199 40.6μg/L,有恶化趋势。中药处方:

健脾抗瘤汤(同前)加柴胡 9g、八月札 12g、杭白芍 12g、鸡血藤 12g、制半夏 12g、鸡内金 12g、炒谷芽 30g。14 帖。

嘱加：希罗达（卡培他滨片），每日 1 000mg，每日 2 次，口服，服用 2 周，停用 1 周，配合治疗。

四诊（2008 年 9 月 26 日）：中药处方：

9 月 5 日方，去柴胡，加枸杞子 15g、女贞子 12g。14 帖。

患者口服希罗达，能耐受，副反应较小，嘱改剂量为 1 500mg，每日 2 次，口服，服用 2 周，停用 1 周。

五诊（2009 年 1 月 16 日）：复查肿瘤指标均正常。中药处方：

健脾抗瘤汤（同前）加天龙 3g、蜈蚣 1 条。14 帖。

加用中成药：肿节风片，每次 3 片，每日 3 次，口服。配合中药防止复发转移。

患者希罗达已用 6 个疗程，因而结束使用。

随访：此后患者坚持门诊中医药治疗，生存质量良好。随访 3 年，生活如常人。

【按】大肠癌属于我国医籍中的“肠覃”“脏毒”“毒痢”“锁肛痔”“肠中积聚”等范畴。《素问·痹论》谓：“饮食自倍，肠胃乃伤。”《景岳全书》指出：“饮食失节，起居不时，以致脾胃受伤，则水反为湿，谷反为滞，精华之气不能输化，乃致合污下降而泻利作矣。”《医宗金鉴》指出“脏毒”的病因：“此证有内外阴阳之别。发于外者，由醇酒厚味，勤劳辛苦，蕴注于肛门……甚者肛门重坠紧闭，下气不通，刺痛如锥……发于内者，兼阴虚湿热下注肛门，内结壅肿、刺痛如锥。”《外科正宗·脏毒论》云：“又有生平性情暴急，纵食膏粱，或兼补术，蕴毒结于脏腑，火热流注肛门，结而为肿。”《灵枢·五变》谓：“人之善病肠中积聚者……则肠胃恶，恶则邪气留止，积聚乃伤，肠胃之间，寒温不次，邪气稍至，蓄积留止，大聚乃起。”

本例患者平素喜食肥甘厚味之品，湿滞化热，血瘀蕴毒，结于直肠，加之正气不足，脾肾俱虚，进而促变转生癌肿。病发后屡次手术，化疗不断，病却转移泛滥，导致气血不足，阴虚精夺。方中重用健脾补肾之品，如党参、黄芪、白茯苓、炒白术、枸杞子等；加用滋阴养精药物，如制黄精、白芍、鸡血藤等；在此基础上增入漏芦、半枝莲、藤梨根、生苡仁等清热利湿解毒药；再选用柴胡、半夏等引经之品；佐以八月札疏肝理气药，可防柴胡久用伤阴之虑；并较长时间补充蜈蚣、天龙等散结解毒药物，是遵循扶正祛邪并用的治疗法则。在提高患者抗病能力的前提下，添加化瘀软坚、解毒利湿类药物，达到了既防止疾病的复发转移，又能保持生存质量和延长患者生存期的治疗效果。

原发性肝癌

潘某，男，49 岁。

初诊：2010 年 3 月 15 日。**主诉**：肝区胀痛月余。

现病史：患者于 2010 年 1 月 27 日出现右胁隐痛。2010 年 2 月 1 日某医院 CT 示肝及肝内胆管处有恶性肿瘤。2010 年 2 月 26 日在我中医院查甲胎蛋白 32 289ng/ml，谷草转氨酶 60U/L，前白蛋白 171mg/L，已能明确诊断为原发性肝癌。刻下：肝区胀痛，胃脘亦有隐痛，胃纳尚可，夜寐较差。舌淡胖，苔白腻，脉弦滑。

辨病：原发性肝癌（肝积）。

辨证：属肝郁脾虚之象。

治法：拟疏肝解郁、健脾理气。

处方：柴胡 6g，姜半夏 9g，白芍 30g，生草 3g，延胡索 30g，八月札 30g，黄精 12g，生鸡金

9g,六曲 12g,谷芽 12g,麦芽 12g,煅牡蛎 30g,白及 12g,苦参片 20g,板蓝根 30g,半枝莲 30g,漏芦 30g,土茯苓 30g。7 剂。

二诊(2010 年 3 月 29 日):药后,肝区胀痛与胃部隐痛均较前好转,胃纳可,夜寐差。脉弦滑,苔白腻,舌淡胖、边有齿印。宗原意化裁。处方:

柴胡 6g,姜半夏 9g,白芍 30g,延胡索 30g,八月札 30g,生草 3g,生鸡金 9g,六曲 12g,谷芽 12g,麦芽 12g,黄精 12g,煅牡蛎 30g,白及 12g,灵芝 30g,苦参片 20g,板蓝根 30g,半枝莲 30g,漏芦 30g,土茯苓 30g,炙天龙 6g,干蟾皮 12g。14 剂。

【按】《难经·五十六难》曰:"肝之积,名曰肥气。"《脉经·平五脏积聚脉证》曰:"诊得肝积,脉弦而细,两胁下痛……身无膏泽……爪甲枯黑。"《圣济总录》云:"积气在腹中,久不差,牢固推之不移者……按之其状如杯盘牢结,久不已,令人身瘦而腹大,至死不消。"以上有关肝积症状的描述与肝癌的临床表现的特点极其相似,同时也认识到此病病情较重,发展迅速,预后较差。肝癌是由七情内伤、饮食劳倦,或邪毒内侵,致脏腑气血亏虚,气滞、血瘀、湿热、痰毒等互结于肝脏所致。方中柴胡、八月札、延胡索疏肝理气;白芍、生草柔肝定痛;漏芦、土茯苓、半枝莲、板蓝根、苦参片消痈解毒;天龙、干蟾皮镇痉消积;姜半夏化痰散结;白及消肿收敛;六曲、谷麦芽、生鸡金消食化积;黄精、灵芝益气养阴;煅牡蛎重镇安神。诸药合奏,疗效较好。

胰 腺 癌

李某,男,69 岁。

初诊:2010 年 2 月 8 日。**主诉:**1 个月来腹部疼痛。

患者于 2010 年 1 月 10 日起,腹部出现疼痛,其痛引及背部。经住入上海某医院,于 1 月 13 日做剖腹探查术,诊断为胰腺尾部腺癌伴脾梗死,腹内多处种植转移,无法切除。后于 2 月 6 日出院。刻下:患者腹部时时疼痛,全身乏力畏寒,胃纳极差,大便少、需 3 日一行。脉弦细,苔厚腻,舌质暗。

辨病:胰腺尾部腺癌伴脾梗死,腹内多处种植转移,无法切除。

辨证:属于脾肾阳虚之候。

治法:拟温补脾肾之法。

处方:生黄芪 60g,肉桂 6g,七叶一枝花 30g,仙茅 12g,太子参 15g,漏芦 30g,苦参片 30g,菟丝子 12g,当归 30g,土茯苓 30g,干蟾皮 12g,黄精 12g,白芍 30g,炙天龙 6g,淫羊藿 12g,生苡仁 15g。14 剂。

鸦胆子口服液,2 瓶,每次口服 10ml,每日 3 次。

肿节风,4 瓶,每次口服 6 粒,每日 3 次。

二诊(2010 年 2 月 22 日):患者服药后,腹部疼痛已有好转,背部仍疼痛,多汗,胃纳进食流质饮食,大便已通。脉弦,苔白腻,舌质暗。宗原方化裁。

生黄芪 60g,肉桂 6g,七叶一枝花 30g,仙茅 12g,太子参 15g,漏芦 30g,苦参片 30g,菟丝子 12g,当归 30g,土茯苓 30g,干蟾皮 12g,黄精 12g,白芍 30g,炙天龙 6g,淫羊藿 12g,生苡仁 15g,钻地风 12g,两面针 30g。14 剂。

三诊(2010 年 3 月 18 日):患者腹部疼痛明显好转,胃纳一般,神疲力乏,大便已调。脉弦,苔薄白。继续巩固治疗。

生黄芪 30g，漏芦 30g，炙天龙 6g，六曲 12g，党参 15g，土茯苓 30g，煅瓦楞 30g，黄精 12g，白芍 30g，桃仁 12g，两面针 30g，生鸡金 12g，生草 6g，红花 9g，钻地风 12g，炒谷芽 12g，炒麦芽 12g，藿梗 12g，佩梗 12g。14 剂。

【按】《难经·五十五难》曰："积者，阴气也，其始发有常处，其痛不离其部，上下有所终始，左右有所穷处。聚者，阳气也，其始发无根本，上下无所留止，其痛无常处，谓之聚。"《难经·五十六难》根据五脏不同，分为五积，其中"脾之积名曰痞气，在胃脘，覆大如盘，久不愈，令人四肢不收，发黄疸，饮食不为肌肤"，以上描述与胰腺癌有所相似。至于胰腺癌的形成，则与饮食失节、七情不遂、寒温失调、诸般内伤有着密切关系；主要为湿热、痰结、血瘀相互搏结，影响气机的畅达，进而形成癌肿。方中黄芪、黄精、党参、太子参益气健脾，当归、白芍养血滋阴；肉桂、仙茅、淫羊藿、菟丝子温肾壮阳；红花、桃仁、两面针、钻地风通络定痛；炙天龙、干蟾皮镇痉消积；漏芦、土茯苓、苦参片、七叶一枝花消痈解毒；六曲、炒谷麦芽消食化积。诸药合奏，疗效较好。

脂肪肉瘤

汪某，女，34 岁。

初诊：2015 年 12 月 14 日。**主诉：**脂肪肉瘤术后 2 个月，全身无力神萎面黄。

现病史：缘患者于 2014 年 1 月 9 日在长宁区某院生下一男婴，为顺产，当时患者体重 52.5kg。产后因奶水很少，所以每天要服蹄膀等油汤 3~4 大碗，约有 9 个月之久。于 2015 年 4 月起，少腹部作胀，9—10 月间胀满迅速向上至横膈处，十分难受，胃纳减少，大便经常 3~4 天 1 次，患者体重最大至 57kg。2015 年 9 月 24 日在某院做 CT 检查，示左腹部有 20cm × 30cm 巨块型肿瘤。2015 年 10 月 22 日住某医院，于 10 月 27 日手术切除腹部巨块，因左肾、脾、胰尾均有累及而一并切除。巨块有 9kg 重，于 11 月 29 日出院，术后体重 49kg。病理诊断：腹膜后脂肪肉瘤，分化中等，间质明显黏液变性，认为需做放化疗等治疗。

由于患者不愿放化疗，故于 2015 年 12 月 14 日来我院服中药治疗。初诊：显示术后十分虚弱状态，精神萎靡不振，全身乏力，面色萎黄，食少消瘦，夜寐欠安。脉弦细，苔薄腻。

辨病：脂肪肉瘤，术后。

辨证：属邪衰正虚，气血不足之候。

治法：拟补中益气、扶正养血。

处方：生黄芪 30g，绿升麻 30g，炒白术 18g，云茯苓 18g，制黄精 9g，全当归 18g，杭白芍 18g，生苡仁 30g，茶树根 30g，干荷叶 18g，生决明子 30g，生谷麦芽各 15g，夏枯草 18g，苦参片 18g，山慈菇 9g，半枝莲 30g，漏芦 30g，土茯苓 30g。14 剂，水煎服。

金水宝，2 瓶，每次 3 片，每日 3 次。

肿节风，2 瓶，每次 3 片，每日 3 次。

二诊（2015 年 12 月 28 日）：药后，全身乏力逐渐缓解，胃纳逐步增进，少腹作胀，夜寐已安，大便 2 日 1 次。脉弦细，苔薄腻。

12 月 14 日方，加川朴 6g、小茴香 6g。14 帖。

金水宝，2 瓶，每次 3 片，每日 3 次。

肿节风，2 瓶，每次 3 片，每日 3 次。

三诊(2016年1月11日):月经术前正常,术后2周1次,近日每3周1次,面部发出痘痘,胃口尚可。舌质红,苔薄腻,脉弦细。

生黄芪30g,升麻30g,炒白术18g,黄精9g,熟地9g,当归18g,白芍18g,川芎9g,旱莲草9g,女贞子9g,生薏苡仁15g,桃仁9g,郁金9g,冬瓜皮18g,山慈菇9g,苦参18g,漏芦30g,土茯苓30g。14帖。

金水宝,2瓶,每次3片,每日3次。

肿节风,2瓶,每次3片,每日3次。

四诊(2016年1月25日):近有头晕,流清涕,胃纳尚可,右上腹痛腹胀,腰部酸痛未除。苔薄腻,脉细。

1月11日方,加辛夷6g、苍耳子9g。14帖。

金水宝,2瓶,每次3片,每日3次。

肿节风,2瓶,每次3片,每日3次。

五诊(2016年2月1日):患者于2016年2月16日复查CT,未见肿大淋巴结及异常软组织,肝内血管瘤直径2cm左右,右侧卵巢囊肿1.7cm×2.1cm,右侧少量胸腔积液。此次服药后,已不流涕,头亦不晕,胃纳尚可,右上腹痛已轻,夜眠好转。脉细,苔薄白。

生黄芪30g,升麻30g,黄精9g,菟丝子9g,旱莲草18g,女贞子18g,生薏苡仁30g,桃仁9g,荷叶30g,茶树根30g,生决明子30g,芦根30g,冬瓜子皮各18g,山慈菇9g,漏芦30g,土茯苓30g。14帖。

金水宝,2瓶,每次3片,每日3次。

肿节风,2瓶,每次3片,每日3次。

六诊(2016年2月22日):胃纳尚可,夜寐欠佳。脉细弱,苔薄白。

2月1日方,加枣仁9g、灵磁石30g(先煎)。14帖

金水宝,2瓶,每次3片,每日3次。

肿节风,2瓶,每次3片,每日3次。

七诊(2016年3月7日):胃纳尚可,夜寐欠安。苔薄腻,脉细。

2月1日方,加枣仁9g、柏子仁9g、炙远志5g。14帖。

金水宝,2瓶,每次3片,每日3次。

肿节风,2瓶,每次3片,每日3次。

八诊(2016年3月28日):证情稳定。

2月1日方,加枣仁9g、炙远志6g。14帖。

金水宝,2瓶,每次3片,每日3次。

肿节风,2瓶,每次3片,每日3次。

九诊(2016年4月11日):胃纳佳,夜寐欠安。苔薄腻,脉细弱。

2月1日方,加枣仁9g、香甘松12g。14帖。

金水宝,2瓶,每次3片,每日3次。

肿节风,2瓶,每次3片,每日3次。

十诊(2016年4月25日):患者近日有头晕,夜寐仍欠佳。苔薄腻,脉细弱。

2月1日方,加枣仁9g、灵磁石30g(先煎)、炙远志6g。14帖。

金水宝,2瓶,每次3片,每日3次。

肿节风，2瓶，每次3片，每日3次。

十一诊（2016年5月9日）：患者于2016年5月19日复查CT，结果与2月16日大致相仿。此次服药后，胃纳增进，夜寐已好转。苔薄腻，脉细弱。

2月1日方，加枣仁9g、灵磁石30g（先煎）、夜交藤30g。14帖。

金水宝，2瓶，每次3片，每日3次。

肿节风，2瓶，每次3片，每日3次。

【按】脂肪肉瘤是间叶组织恶性肿瘤，为常人多见的肉瘤之一，常发生在组织深部，腹膜后等部位，较少发生于皮下脂肪层，与脂肪瘤的分布相反，多见于成人，以大体观，多呈结节状或分叶状，和脂肪瘤相似，可呈黏液样或鱼肉样。

本例患者的术后病理为腹膜后巨大脂肪肉瘤，已侵犯了周围多个器官。故切除了腹膜后的巨大脂肪肉瘤外，还做了左肾、脾、胰尾的切除手术。脂肪肉瘤呈中等分化，间质有明显黏液变性，预后较差。患者刚来我院时，精神状况非常差，全身乏力，面色萎黄。在全身抵抗力极差的情况下，我院在坚定不移采取中医药的扶正补虚大方向下，应用十全大补汤为主的益气补血基础上，还选软坚化瘀、降脂清毒等治疗大法，提高了患者机体的免疫能力，并随机配合辨证治疗，如腹胀加厚朴、小茴香，纳呆加谷麦芽，鼻塞加辛夷、苍耳子，不寐加枣仁、灵磁石、远志、夜交藤等。使患者增强了抗病必胜信心，才能坚定服中药抗病的决心；在饮食上主张忌口，要患者不吃容易生痰霉变的花生，不吃烟熏、烧烤、油炸、海鲜、火腿、蹄膀等物，特别在本例脂肪肉瘤身上，要忌吃高脂肪类饮食，以免复发和转移。中成药金水宝的主要成分是冬虫夏草，长期服用可以增加人体免疫力；肿节风具有抗癌作用。此外患者的情志因素也很重要，必须保持良好的心理素质。由于本例患者能长期持久地服中医药防治本病，使机体抗癌能力大大地得到加强，提高生活质量，生命得到延续。5年后，经过随访，本例患者身体状态俱佳，行为举止如正常人。

膀 胱 癌

戴某，男，61岁。

初诊：2006年11月10日。**主诉**：3个月来膀胱癌术后腰腿酸痛。

现病史：患者自2006年8月初起，出现少腹疼痛。于2006年8月9日经某医院膀胱镜发现有占位性病变，2006年8月12日在该院做膀胱占位手术，术后病理示膀胱高级别尿路上皮癌。患者于2006年11月10日来我中医院服中药治疗，诉术后有腰腿酸痛，小便尚清，胃纳尚可。苔薄腻，脉细弦。

辨病：膀胱尿路上皮癌，术后。

辨证：属邪衰正虚、肾元亏损之象。

治法：拟扶正固元、补肾壮腰。

处方：杜仲12g，菟丝子12g，胡芦巴12g，补骨脂12g，女贞子12g，天门冬12g，山萸肉3g，紫灵芝15g，乌梅肉3g，五味子6g，野百合30g，全当归15g，云茯苓15g，生苡仁15g，夏枯草30g，石上柏30g。14剂。

金水宝胶囊，2瓶，3粒/次，每日3次，口服。

平消胶囊，2瓶，4粒/次，每日3次，口服。

二诊（2006年11月24日）：患者药后，腰腿酸痛已明显缓解，精神好转。近5天来咽痒咳嗽。苔薄腻，脉细弦。

11月10日方，去杜仲、补骨脂、菟丝子、胡芦巴，加香白芷9g、辛夷6g、光杏仁9g、象贝母12g。14剂。

三诊（2006年12月8日）：患者咳嗽好转，白天自汗多，夜寐盗汗多，且口角生疮。苔腻，脉细弦。

11月24日方，去香白芷、辛夷、杏仁、象贝，加浮小麦12g、煅牡蛎30g。14剂。

金水宝胶囊，2瓶，3粒/次，每日3次，口服。

平消胶囊，2瓶，4粒/次，每日3次，口服。

四诊（2006年12月22日）：患者自汗、盗汗已除，夜寐安，原手术医院复查膀胱镜均正常。苔薄白，脉细弦。

12月8日方。14剂。

五诊（2010年4月5日随访）：近去原手术医院复查膀胱镜，均属正常。苔薄白，脉细弦。

继服12月8日方。14剂。

【按】膀胱癌发病率有逐年增高趋势，属本虚标实之证，故治之以扶正与祛邪并用。明代李中梓《医宗必读》载："正气与邪气势不两立，若低昂然，一胜则一负，邪气日昌，正气日削，不攻去之，丧亡从及矣！"

本例膀胱癌患者已在外院手术切除癌瘤，目前已无邪实状况，仅存正虚，有腰腿酸痛等病证，肾与膀胱相表里，腰为肾府，宜于扶正固元、补肾壮腰以治疗之。方中杜仲、菟丝子、胡芦巴、补骨脂善于壮筋强腰，女贞子、天门冬、当归、山萸肉有滋阴补肾功能，云茯苓、生苡仁能健脾益气，五味子、灵芝、野百合、乌梅肉取调养安神作用，夏枯草、石上柏发挥泄热散结特长。诸药协同，效果显著。

急性白血病

吴某，女，60岁。

初诊：2016年7月30日血常规示WBC 2.8×10^9/L；RBC（2.07~3.13）$\times 10^{12}$/L；Hb 68~100g/L，PLT 114 $\times 10^9$/L。**主诉：**半年来患急性白血病，化疗后乏力倦怠纳呆。

现病史：患者于2016年2月起，全身乏力，低热（37.6℃），在某医院门诊查血常规示白细胞（WBC）计数 42.3×10^9/L；2016年3月15日住入该医院，查血常规示白细胞计数 53.0×10^9/L，骨髓象示原始粒细胞48.0%（正常值0.3%~2%）。诊断为急性髓系白血病（AML-M4b），给予化疗IA方案[去甲氧柔红霉素（IDA、艾诺宁）15mg d_1，10mg d_2~d_3，阿糖胞苷（Ara-C）75mg d_1，150mg d_2~d_7]后，于2016年4月19日出院。先后给予化疗IA方案4个疗程，于2016年7月20日查骨髓象示原始粒细胞0.5%，为M4b-CR缓解状态。由于化疗副反应甚大。遂于2016年7月30日来我中医院门诊时诉述：精神萎靡不振，全身倦怠乏力，胃纳很差，每晚需服安眠药方可入睡，体重减轻2.5kg。查面色灰暗，脉细数，舌质淡，苔薄白，边有齿痕。

辨病：急性髓系白血病（急劳），化疗后副反应。

辨证：属气血不足、阴阳两虚之象。

治法：拟扶正固本、补气养血、滋阴温阳。

处方：生黄芪30g，云茯苓15g，炒白术15g，生苡仁15g，制黄精12g，大熟地15g，全当归

15g，杭白芍 15g，枸杞子 9g，五味子 9g，酸枣仁 9g，上肉桂 3g（后下），淫羊藿 9g，仙茅 9g，补骨脂 9g，花生衣 30g。14 剂，水煎服。

二诊（2016 年 10 月 8 日）：药后精力稍有改善，唯 9 月 12 日起胸部疼痛，突发高烧（40.0℃），咳嗽频作，痰黏稠色白，无血丝，夜寐欠安，胃纳不香，大便 3 日 1 次。经 CT 检查：右肺有炎性病灶，左胸腔有积液。经万古霉素等治疗，3 天后热才退净。脉细数，苔腻。治拟扶正固本，兼入清肺治咳之品。

生黄芪 30g，潞党参 12g，炒白术 15g，生苡仁 15g，黄精 12g，生谷麦芽各 15g 全当归 15g，枸杞子 9g，酸枣仁 9g，鱼腥草 30g，开金锁 30g，光杏仁 9g，葶苈子 15g，葫芦壳 30g，赤小豆 30g，车前子 30g（包），火麻仁 18g。7 剂，水煎服。

三诊（2016 年 10 月 15 日）：血常规示 WBC 6.5×10^9/L，RBC 3.13×10^{12}/L，Hb 98g/L，PLT 207×10^9/L。胸部已不痛，亦不咳嗽，痰较黏稠色白，量不多，饮食尚可，大便通畅，夜寐一般。脉细数，苔薄腻。

生黄芪 30g，生苡仁 15g，黄精 12g，生谷麦芽各 15g，熟地 12g，全当归 15g，杭白芍 15g，川芎 9g，鸡血藤 30g，枸杞子 12g，酸枣仁 9g，灵磁石 30g（先煎），生铁落 30g（先煎），乌梅 9g，柴胡 9g，黄芩 15g，葫芦壳 30g，赤小豆 30g，葶苈子 15g，火麻仁 18g。14 剂，水煎服。

四诊（2016 年 10 月 29 日）：血常规示 WBC 4.4×10^9/L，RBC 3.55×10^{12}/L，Hb 112g/L，PLT 154×10^9/L。药后饮食得以改善，10 月 16 日不慎摔跤，右足骨折，经石膏固定后疼痛好转。近日大便通畅，夜寐已安。脉细数，苔薄白。

生黄芪 30g，潞党参 12g，生苡仁 15g，黄精 12g，生谷麦芽各 15g，全当归 15g，杭白芍 15g，枸杞子 12g，桑椹子 12g，补骨脂 12g，骨碎补 12g，漏芦 30g，土茯苓 30g，赤小豆 30g，葫芦壳 30g，火麻仁 18g，郁李仁 12g，陈皮 6g。14 剂，水煎服。

五诊（2016 年 11 月 11 日）：血常规示 WBC 3.8×10^9/L，RBC 3.34×10^{12}/L，Hb 105g/L，PLT 135×10^9/L。胃纳改善，夜间已能安睡，大便每日通畅。脉细数，苔薄腻。

生黄芪 30g，潞党参 12g，生苡仁 15g，黄精 12g，炒谷麦芽各 15g，全当归 15g，杭白芍 15g，枸杞子 12g，桑椹子 12g，补骨脂 9g，骨碎补 12g，蛇舌草 30g，龙葵 30g，漏芦 30g，土茯苓 30g，火麻仁 18g。14 剂，水煎服。

六诊（2016 年 11 月 26 日）：血常规示 WBC 4.8×10^9/L，RBC 3.45×10^{12}/L，Hb 106g/L，PLT 101×10^9/L。近查骨折已愈，胃纳尚可，头不晕，夜寐欠安，大便 2 日一行。脉细数，苔白腻。

生黄芪 30g，潞党参 10g，苍白术各 9g，怀山药 12g，全当归 15g，杭白芍 15g，鸡血藤 30g，枸杞子 12g，五味子 9g，桑椹子 12g，补骨脂 9g，菟丝子 12g，龙葵 30g，漏芦 30g，土茯苓 30g，枳实 9g，郁李仁 18g，火麻仁 18g，花生衣 30g，陈皮 6g。14 剂，水煎服。

七诊（2016 年 12 月 10 日）：血常规示 WBC 4.8×10^9/L，RBC 3.55×10^{12}/L，Hb 110g/L，PLT 106×10^9/L。5 日来牙龈肿痛，咳嗽，痰色白量不多，胃纳一般，夜寐欠安，大便不畅。脉细数，苔薄白。

生黄芪 30g，潞党参 10g，怀山药 12g，熟地 9g，全当归 15g，杭白芍 15g，山萸肉 12g，枸杞子 12g，五味子 9g，桑椹子 12g，补骨脂 9g，板蓝根 30g，淡竹叶 30g，鱼腥草 30g，龙葵 30g，漏芦 30g，土茯苓 30g，郁李仁 18g，瓜蒌仁 10g，花生衣 30g。14 剂，水煎服。

八诊（2016 年 12 月 24 日）：血常规示 WBC 4.8×10^9/L，RBC 3.55×10^{12}/L，Hb 110g/L，

PLT 106×10^9/L。牙龈仍有肿痛，咳嗽，痰不多，色白，劳累后左胁痛，胃纳增进，夜寐欠安，大便2日一行。脉细数，苔薄白。

生黄芪30g，潞党参10g，怀山药12g，熟地9g，全当归15g，杭白芍15g，山萸肉12g，枸杞子12g，五味子9g，桑椹子12g，补骨脂9g，板蓝根30g，淡竹叶30g，鱼腥草30g，龙葵30g，漏芦30g，土茯苓30g，郁李仁18g，火麻仁18g，瓜蒌仁10g，花生衣30g。28剂，水煎服。

金水宝（人工冬虫夏草）胶囊63粒×4盒，每次3粒，每日3次，口服。

九诊（2017年1月21日）：血常规示WBC 4.2×10^9/L，RBC 3.43×10^{12}/L，Hb 107g/L，PLT 150×10^9/L。2017年1月16日查骨髓象示原始粒细胞0.5%、早幼粒3.5%、中幼粒9.0%、晚幼粒10.5%（正常值分别为0.3%~2%、1%~8%、5%~20%、9%~18%），提示M4b-CR之骨髓象。自称服中药以来，体重从化疗结束时的48.5kg增至52.5kg，胃纳佳，夜寐安，腰不酸，不发热，大便通畅，每日1次。脉细，苔薄白。

生黄芪30g，潞党参10g，怀山药12g，黄精12g，熟地9g，全当归15g，杭白芍15g，山萸肉12g，枸杞子12g，五味子9g，桑椹子12g，补骨脂9g，板蓝根30g，鱼腥草30g，龙葵30g，漏芦30g，土茯苓30g，郁李仁18g，火麻仁18g，花生衣30g。28剂，水煎服。

金水宝（人工冬虫夏草）胶囊63粒×4盒，每次3粒，每日3次，口服。

十诊（2017年3月3日）：血常规示WBC 3.8×10^9/L，RBC 3.18×10^{12}/L，Hb 102g/L，PLT 157×10^9/L。病情日趋稳定，胃纳佳，夜寐安，大便通畅。脉细，苔薄白。

生黄芪30g，潞党参10g，怀山药12g，黄精12g，熟地9g，全当归15g，石斛9g，枸杞子12g，五味子9g，桑椹子12g，旱莲草12g，女贞子12g，菟丝子9g，补骨脂9g，淫羊藿9g，鹿角片9g，板蓝根30g，龙葵30g，郁李仁18g，花生衣30g。28剂，水煎服。

金水宝（人工冬虫夏草）胶囊63粒×4盒，每次3粒，每日3次，口服。

十一诊（2017年3月31日）：血常规示WBC 3.8×10^9/L，RBC 3.5×10^{12}/L，Hb 113g/L，PLT 142×10^9/L。近日又有牙龈肿胀疼痛，鼻塞流涕，稍咳，脉细数，苔薄腻。此系胃火上炎所致，前方参入清胃降火之品。

3月3日方，加生石膏30g、淡竹叶30g、黄芩18g、苍耳子6g、荊芥9g。28剂，水煎服。

佛蕺合剂（由佛耳草、蕺草等组成的治咳合剂）500ml，每日3次，每次10ml冲1杯开水，口服。

十二诊（2017年4月28日）：血常规示WBC 4.2×10^9/L，RBC 3.65×10^{12}/L，Hb 113g/L，PLT 165×10^9/L。2017年4月21日查骨髓象：原始粒细胞0.0、早幼粒0.5%、中幼粒12.0%、晚幼粒5.0%，提示AML-M4b-CR之骨髓象。牙龈肿痛消失，已不咳嗽，亦不流涕，胃纳增进，夜能安睡，长出的头发均为乌黑色，自称服鹿角片后Hb亦有上升。脉细，苔薄白。

3月3日方。28剂，水煎服。

十三诊（2017年5月26日）：血常规示WBC 4.1×10^9/L，RBC 3.55×10^{12}/L，Hb 112g/L，PLT 177×10^9/L。胃纳增进，夜能安睡，自称服中药以来，体重增加（从化疗结束时的48.5kg升至53.5kg）。脉细，苔薄白。

3月3日方。28剂，水煎服。

十四诊（2017年6月23日）：血常规示WBC 4.6×10^9/L，RBC 3.63×10^{12}/L，Hb 114g/L，PLT 169×10^9/L。口不干，胃纳佳，夜寐安，骨节不痛。脉细数，苔薄白。

3月3日方。28剂，水煎服。

金水宝（人工冬虫夏草）胶囊 63 粒 ×4 盒，每次 3 粒，每日 3 次，口服。

十五诊（2017 年 7 月 21 日）：血常规示 WBC 4.7×10^9/L，RBC 3.60×10^{12}/L，Hb 113g/L，PLT 183×10^9/L。近日胃脘吹冷风感，胃纳佳，夜寐安。脉弦细数，苔薄白。

3 月 3 日方，加厚朴 9g、石菖蒲 9g、炒谷麦芽各 15g。28 剂，水煎服。

金水宝（人工冬虫夏草）胶囊 63 粒 ×4 盒，每次 3 粒，每日 3 次，口服。

十六诊（2017 年 8 月 18 日）：查 BP120/70mmHg。血常规示 WBC 4.8×10^9/L，RBC 3.82×10^{12}/L，Hb 123g/L，PLT 197×10^9/L。2017 年 8 月 2 日查骨髓象：原始粒细胞 0.5%、早幼粒 1.5%、中幼粒 9.0%、晚幼粒 3.5%，提示 AML-M4b-CR 之骨髓象。胃脘仍有吹冷风感，胃纳尚可。脉细数，苔薄腻。

3 月 3 日方，加厚朴 9g、苍术 9g、陈皮 6g。28 剂，水煎服。

【按】本案例经骨髓象等检查确诊为急性髓系白血病（AML-M4b）。本病在中医文献中归属“急劳”“热劳”“虚劳”“时毒痰核”“骨蒸痃癖”等范畴。《普济方》虚劳门载：“夫急劳之病，其证与热劳相似而得之差暴也，盖血气俱盛，积热内干心肺，脏腑壅滞，热毒不除而致之。缘禀受不足，忧思气结，营卫俱虚，心肺壅热，金火相刑，脏气传克，或应外邪，故烦躁体热、颊赤、心忪、头痛、盗汗、咳嗽、咽干、骨节酸痛、萎黄羸瘦，久则肌肤消烁，咯涎唾血者，皆是其候也。”这与急性白血病之贫血、发热、出血、感染等症状相似。

本案例经化疗 IA 方案 4 个疗程后，原始粒细胞从 48.0% 下降到 0.5%（正常值 0.3%~2%），使骨髓象得到了缓解。但是依然体虚亏弱，精神萎靡不振，全身倦怠乏力，饮食很差，每晚需服安眠药方可入睡，头发变白，面色灰暗不华，体重减少 2.5kg，患者感受到万分痛苦，所以来到中医院，求助于中医药的治疗。经四诊合参，病属急劳，证属气血不足、阴阳亏虚。治拟扶虚固本之法，应用益气养血、滋阴温阳为主中药煎剂以治疗之。

本案例经 10 余次的诊疗，采取黄芪、党参大补元气，云茯苓、苍白术、苡仁、黄精、谷麦芽健脾消食，熟地、当归、白芍、川芎、桑椹子补血养血，鸡血藤活血通络，旱莲草、女贞子、五味子、枸杞、石斛滋阴益精，乌梅益津敛汗，肉桂、仙茅、淫羊藿、补骨脂、骨碎补、鹿角片、冬虫夏草温肾助阳，酸枣仁、灵磁石、生铁落宁心安神，花生衣宁血助凝，柴胡、黄芩和解除热，生石膏、淡竹叶清热泻火，鱼腥草、开金锁、蛇舌草、龙葵、漏芦、土茯苓清热解毒，杏仁、葶苈子、佛耳草、蕺草止咳消痰，葫芦壳、赤小豆、车前子消饮利水，火麻仁、郁李仁、瓜蒌仁润肠通便，陈皮、枳实理气和中等治疗。上述中药，取自传统方剂中的大补元煎（《景岳全书》）、归脾汤（《济生方》）、赞育丹（《景岳全书》）、菟丝子丸（《太平惠民和剂局方》）等化裁而成，能使补气养血、滋阴温阳的药力大幅度增强，因而能发挥较显著的治疗作用。

患者经服中药年余，精神状态大为改观，面容渐见润泽，饮食增进，夜间不服安眠药亦能安睡，体力日见充沛，大小便通畅，体重增加 5kg、贫血亦得到显著改善，对生活有了信心，自称原来化疗后变白的头发，也在逐渐地变黑起来。在这段治疗过程中，王羲明始终坚持采用补气养血、滋阴温阳为主的治疗方针，增强全身的体质，同时照顾临时出现的诸多兼证，在辨病基础上进行辨证用药，所以能够显著改善面貌，经过多次检测骨髓象，均提示 AML-M4b-CR 缓解状态，既增强了患者与疾病作斗争的决心，亦同时增强了医务人员的治疗信心。就这样，患者经中医药调理，至 2019 年 7 月 31 日，满 3 年整，依然证情稳定，查骨髓象与流式免疫分型检测均属缓解状态，未见复发，给予继续调理观察。

第二节 杂病医案

急性牙周炎

孙某,女,80岁。

初诊:2010年12月7日。**主诉:**1周来牙龈肿痛加重。

患者于2010年12月1日起,左侧牙痛逐渐加重,2010年12月4日就诊于某医院,查左下第4牙叩痛(+),牙龈肿胀,诊断为牙根尖周炎。处方:头孢克洛0.187 5g×12粒×2盒,每次0.375g,口服,每日3次;甲硝唑0.2g×40粒×2盒,每次0.4g,口服,每日3次。服3日后,牙痛仍旧加重疼痛,遂来中医院就诊。诉说牙龈肿痛加重已1周多,并伴有头晕头痛,纳谷不香,大便不畅、3日1行,小便尚可。脉弦细数,舌苔薄腻。

辨病:急性牙根尖周炎。

辨证:属胃火上炎之牙痛证。

治法:拟清胃降火。

处方:生石膏30g,肥知母12g,金银花9g,连翘9g,淡子芩6g,川黄柏15g,延胡索15g,川楝子12g。共5剂煎服。

二诊(2010年12月14日随访):患者服中药后,疗效十分确切,真可谓使牙痛一剂知、二剂已,迅速好转。并诉说:服药后的第1天即有大便3次,随即牙肿痛减轻,第2天牙痛已经消失。中药治疗能"立竿见影",以后就进入了巩固阶段。

【按】急性牙根尖周炎虽是常见病,但当其炎症发作时,由于牙根尖周围的牙周膜充血、水肿,所以在临床上患牙发木发胀,咬合时疼痛。随着牙根尖部炎症渗出物的增多而使患牙有浮起或伸长感,咀嚼及叩诊时均有剧痛,不能与对合牙相咬合,疼痛为自发的持续痛,同时局部牙龈水肿、充血、颌下淋巴结肿胀、压痛,有活动性,此阶段可使患者处于非常痛苦的情况之中。

这是一例患有急性牙根尖周炎,经头孢克洛和甲硝唑治疗而无效的患者,在非常痛苦时,恰用中药巧妙地迅速止住疼痛,解除了痛苦。说明中药里亦含有极好的清火除热、解毒消炎药物,具有可作介绍和推广的价值。

周围淋巴结炎

杨某,男,37岁。

初诊:2009年6月1日。**主诉:**2个月来左耳前出现肿块伴疼痛。

患者于2009年4月间,自觉左耳前肿痛,可触及一结节,查B超示左耳前结节约12mm直径大小,曾服三金丸,虽减未除。今日来院,查结节直径约5mm,有压痛,能滑动。有耳鸣宿疾,无牙痛,寐食均可,二便调,脉细弦,苔薄白。

辨病:左耳前淋巴结炎。

辨证:热毒蕴结。

治法:拟清热解毒、消痈散结。

处方:生黄芪30g,鱼腥草30g,芙蓉叶15g,大小蓟各15g,夏枯草15g,紫花地丁15g,

鲜芦根 30g，金银花 9g，蒲公英 15g，净连翘 12g，生苡仁 15g，陈广皮 6g，板蓝根 30g，野菊花 15g，甘杞子 12g，生甘草 3g。7 剂。

新癀片 1 瓶，每服 2 片，每日 3 次。

二诊（2009 年 6 月 8 日）：患者左耳前淋巴结较前缩小为 3mm（直径），压痛减轻，胃纳佳，夜寐安。脉细弦，苔薄白。治疗仍以清热解毒、消痈散结为主。宗原意加味。

上方（2009 年 6 月 1 日）加桃仁 12g、红花 9g、鹿角片 12g。7 剂。

三诊（2009 年 6 月 22 日）：患者左耳前淋巴结已消失摸不到，无发热，进辣物胃有不适感，仍有耳鸣。脉细，苔薄白。宗原意加味。

上方（2009 年 6 月 8 日）加明天麻 9g、煅瓦楞 30g（先煎）。14 剂。

【按】淋巴结炎属于中医学“痈”的范畴。在中医文献中，痈有“内痈”“外痈”之分，此为“外痈”，其病因病机主要由于外感六淫邪毒，或皮肤受外来伤害感染毒邪，邪毒郁结不散，可使营卫不和，气血郁滞，经络不畅，本例病程较长，耗伤正气，更致邪毒鸱张，留阻肌肤，局部气结血瘀，经络壅遏，化火壅毒而成痈结。“耳门”穴属肝经循行部位，肝经热盛，日久伤阴，虚阳偏亢，故有耳鸣。方用五味消毒饮中之银花、野菊花、蒲公英、紫花地丁以清热解毒、消痈散结；集普济消毒饮中之银花、板蓝根以清热解毒、疏风散邪；合银翘散中之银花、连翘、芦根以宣发透邪、清热解毒；选《千金》苇茎汤中的芦根、薏仁以化痰软坚、清热排脓；增夏枯草、鱼腥草、大小蓟以泄热泻火、凉血散瘀；加黄芪、杞子以扶正托邪、滋阴降火；配陈皮、生草以行气和中调和诸药；共奏清热解毒、消痈散结之功效。二诊：患者淋巴结已缩小，添桃仁、红花协同诸药，进一步活血祛瘀、清热消痈；加鹿角片补阳气、益精血，从而达到温补内托的目的。三诊：淋巴结已消失摸不到。但进辣物胃有不适感，耳鸣依然存在，故取明天麻入肝经以平降肝阳；煅瓦楞入肝胃以散结和胃而巩固其效也。

淋巴结核

王某，女，23 岁。

初诊：2015 年 2 月 1 日。**主诉**：1 个月来左颈摸到一肿物。

现病史：近 1 个月来发现左颈部有一肿物而来我院门诊。患者左颈局部无胀痛感，呼吸时亦无压迫感。检查：左侧甲状软骨旁有 1cm × 1cm 大小的肿物，质地较充实，不随吞咽而上下移动。饮食与二便均正常，苔白腻，脉弦细。

既往史：10 年前，患者左颈前亦出现过一个肿物，约 0.5cm × 1cm 大小，经服中药后消失。12 岁初潮，月经正常。

辨病：颈部淋巴结核（瘰疬）。

辨证：属气阴两虚，痰浊互结。

治法：当益气养阴，化痰软坚。

处方：生黄芪 30g，太子参 15g，生苡仁 15g，旱莲草 12g，女贞子 12g，炙鳖甲（先煎）9g，制黄精 12g，夏枯草 15g，淡海藻 30g，白芥子 9g，淡黄芩 9g，七叶一枝花 30g，白槿花 12g，漏芦 30g，土茯苓 30g，绿萼梅 9g。35 剂。

二诊（2015 年 3 月 17 日）：服药后，左颈肿物已消失，进食与夜寐均良好，脉弦细，苔薄白。

2 月 1 日方。14 剂。

【按】瘰疬早期多因气阴两虚，痰浊互结；或因肝郁气滞，痰湿凝聚，或因阴虚火旺，感染痨虫,痰火凝结所致。以颈部缓慢出现豆粒大小圆滑肿物,可单个或累如串珠,不红不痛,晚期可破溃后脓水清稀,夹有败絮状物,易成瘘管为主要表现的病症。

本例患者处于初期,中医药对于瘰疬各期皆有很好的治疗效果,可以控制瘰疬病灶,使之慢慢变小,直到消失。

瘰疬常发于气阴两虚患者,标本互见,本案也不例外,治疗上以扶正祛邪相结合,当以益气养阴、化痰软坚之剂治疗之。方用黄芪、太子参补气升阳,益卫固表;炙鳖甲、旱莲草、女贞子补肾益阴、滋养精血;黄精、苡仁滋肾润肺,补脾渗湿;海藻、夏枯草化痰软坚、消核散结;漏芦、土茯苓、黄芩、七叶一枝花、白槿花清热解毒、散痈消肿;绿萼梅理气舒郁、疏肝醒胃。全方合奏扶正祛邪之功效也。

营养不良性水肿

都某,女,85岁。

初诊:2018年1月12日。**主诉**:1年来气喘腹胀腿肿。

现病史:患者1年前住养老院,渐起行动则气喘,腹部胀大如鼓,腿肿乏力,需坐轮椅代步。2018年1月1日在某医院做X线检查,示心肺呈老年性改变;B超示肝脾胰未见明显异常,胆囊壁毛糙增厚,大量腹水;检查CEA 2.6ng/ml。

查体:脉细数,舌淡,苔薄白,边有齿痕。神志清,说话切题,身材较瘦小,面色萎黄,巩膜不黄,两肺有干湿性啰音,心(-),腹胀如鼓状,肝脾肋下未触及,有移动性浊音,腹围82cm,两下肢有可凹性浮肿。

辨病:营养不良性水肿病。

辨证:属气血不足、脾虚水停之象。

治法:宜补气养血、健脾利水。

处方:生黄芪30g,云猪苓各18g,苍白术各18g,赤小豆30g,葫芦壳30g,萹蓄草30g,车前子30g,将军干6g。7帖。

嘱查:血常规、肝肾功能、腹部CT。

二诊(2018年1月19日):上诊嘱查报告示RBC 2.88×10^{12}/L,Hb 73g/L,WBC 3.63×10^{9}/L,PLT 144×10^{9}/L;肝肾功能未见异常,A/G 0.92;CT除有腹水外,子宫、附件未发现异常。服药后曾腹泻4次,腹胀渐见好转,两腿已不浮肿。

查体:两肺未闻及干湿啰音,腹平软,肝脾肋下未触及,腹围73cm,无移动性浊音,两下肢无浮肿。

大熟地18g,全当归18g,杭白芍30g,生黄芪30g,潞党参18g,云茯苓30g,苍白术各9g,生薏仁15g,白扁豆9g,怀山药18g,制黄精9g,赤小豆30g,春砂仁3g,广木香6g,广陈皮6g,六神曲9g。14帖。

【按】水肿的常见病因有心血管病、肾病、肝病、子宫卵巢病、恶性肿瘤腹膜转移、营养障碍病等。由于患者完善诸项检查后,结合患者家属对病情发生经过的描述,排除了心血管病、肾病、肝病、子宫卵巢病、恶性肿瘤腹膜转移等的可能,那余下来的就考虑患者多为营养不良引起的水肿病。

营养不良性水肿病,中医辨证为气血不足、脾虚水停的征象,在治疗上要以补充营养、理气开胃、健脾扶正、益气养血、通利水湿为主要措施,故本例方意宗八珍汤气血双补为优先。

方用熟地、当归、白芍补血养阴；生黄芪、山药、黄精、白扁豆补气健脾利水；苍白术、生薏仁燥湿健脾利水；云猪苓、六曲以助开胃利水；木香、陈皮、砂仁理气健脾；车前子、萹蓄草利尿渗湿；佐以赤小豆、葫芦壳、将军干加强利水渗湿消肿。诸药合用则水道利而清浊分，脾健而气血充足矣。

风湿性心脏病合并亚急性细菌性心内膜炎

孙某，男，24岁，已婚，工人，辽宁籍。

初诊：1959年1月27日。**主诉：**2个月来发热、皮肤出血点。

现病史：于1959年1月27日由包头职工医院转来我院，缘患者于1958年11月中旬某日晨起突然咯出鲜血数口，自此之后每于劳累后感心悸气促，下肢亦有轻度浮肿，数天后渐起发热（高达39℃），呈持续性，伴畏寒头昏头痛，无关节痛，乃求治于包头职工医院，当时查体，皮肤黏膜正常，有典型风湿性心脏病二尖瓣及主动脉瓣联合瓣膜损害体征，肝脾皆不大，关节无红肿，眼底正常。怀疑伤寒或亚急性细菌性心内膜炎，给予大量青霉素，16天内共予1 560万U，未见效，又给予合霉素每天3g（共7天），亦未见效，遂又改用青霉素治疗，3周后体温渐降至正常，病人自动要求出院。出院后10余天，上述症状又复发，体温持续于38℃左右，再用青霉素每天240U（13天）、每天160万U（2天），体温不降，后又加用链霉素（每天1g）及阿司匹林（每天3g），共用13天，体温仍未下降，症状依然，乃转来我院。[住职工医院期间检查肥达反应：H 1∶40，O 1∶160，A 1∶80，B（–），C 1∶20，X_{19} 1∶80]1954年起下肢关节游走性疼痛，无红肿，1955年起劳累后心悸气短，近1年来经常头晕头痛，劳累后心悸气短加重。入院时查体，体温38.3℃，发育营养良好，胸前皮肤有一小出血点，眼及口腔黏膜未见有出血点，头部器官正常，眼底检查正常，颈静脉不怒张，肺清朗，心尖部有极轻度之舒张期震颤，心界稍向左扩大，心律整，心率60次/min，心尖部有明显收缩期吹风性及舒张期雷鸣性杂音，主动脉瓣区亦有明显收缩期吹风性及舒张期吹风性杂音，腹平软，肝在肋缘下2cm，脾未触及，关节无红肿，下肢无水肿。血液红细胞计数408万/mm^3，血红蛋白11.6g/dl，白细胞计数5 300/mm^3，束臂试验（+），血沉15mm/h。尿常规正常，静脉压4cmH_2O，循环时间22秒，心电图正常。入院诊断为风湿性心脏病，二尖瓣狭窄及闭锁不全，主动脉瓣狭窄及闭锁不全，亚急性细菌性心内膜炎。入院后3天胸前及两前臂有很多新鲜的小出血点（即瘀点），体温持续于38℃左右，取血及骨髓培养后，于1月30日开始用青霉素治疗，每天120万U，2月2日加用中药治疗。

辨病：风湿性心脏病合并亚急性细菌性心内膜炎。

辨证：根据有发热及皮肤瘀点，属心热瘀毒之象。

治法：拟清热解毒，宗五味消毒饮加减治疗。

处方：忍冬藤30g，紫花地丁15g，蒲公英15g，野菊花15g，大青叶15g，板蓝根15g，大小蓟各15g，连翘15g，黄芩18g，甘草9g。

治疗经过：自2月2日加用清热解毒中药，2月3日加匹拉米董0.3g、每日3次，于2月4日体温降至正常，2月6日以后身上未再发现有瘀点，观察3天仍无新的瘀点出现，2月13日停用中药，14日停用匹拉米董及青霉素，但于停药后2天，躯干及四肢又发现小瘀点，且感头昏、四肢乏力，体温又稍高，白细胞正常；2月17日又恢复用中药（处方同上），此次未合用青霉素及匹拉米董，2天后瘀点又消失，再无新的瘀点出现，体温亦降至正常，束臂试验亦阴性。观察 1 周仍无瘀点出现，体温仍正常，乃允许患者出院，出院时嘱继续用中药。住院期间，骨髓培养 1 次，静脉血培养 3 次，动脉血培养 1 次，结果均阴性（图 3-3），出院后未服用中药，10 天后又出现发热及下肢米粒样瘀点，因患者不在北京，未能详细追查。

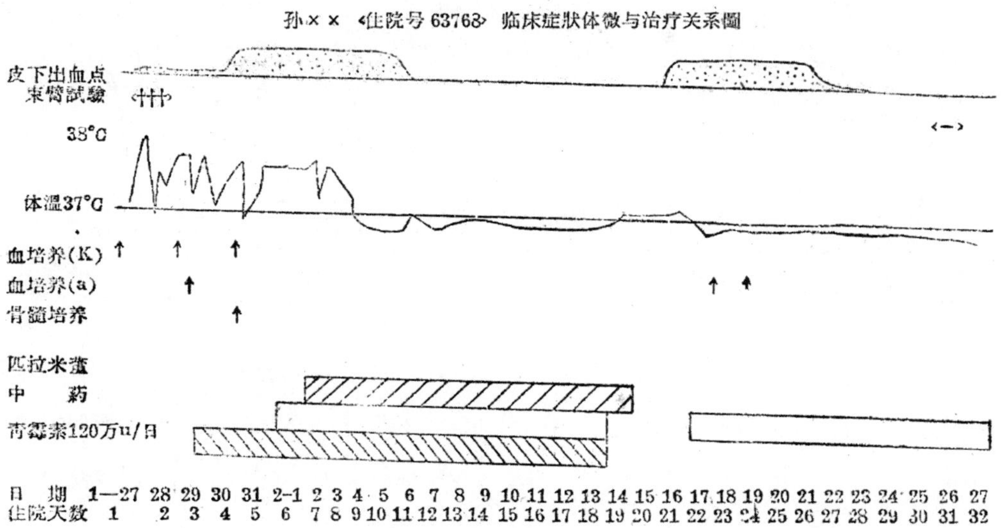

图 3-3　住院期间相关检查（原图）

【**按**】本例患者有典型风湿性心脏病二尖瓣及主动脉瓣狭窄及闭锁不全体征，再加长期发热，皮肤出现瘀点，临床上基本符合于亚急性细菌性心内膜炎，遗憾的是入院后治疗前 2 次血液培养，开始治疗后 3 次血液培养、1 次骨髓培养都为阴性，这可能与入院前在包钢职工医院接受大量青霉素及链霉素治疗，培养时血浆内的抗生素仍有一定的抑菌作用有关系。患者无关节红肿疼痛，血沉不加快，不似有风湿热；患者无呼吸系、泌尿系感染或其他器官感染证据，故虽无阳性血液培养，仍以亚急性细菌性心内膜炎可能性较大。亚急性细菌性心内膜炎的主要病原体为绿色链球菌，有时为肠球菌或其他杆菌。自抗生素发明以后，治愈率提高很多，但是治疗仍有许多问题，尚待解决。第一，治愈率尚未提高至 100%。第二，疾病非常顽固，抗生素剂量常需很大，疗程很长，给患者造成的痛苦及经济上的负担也很大，故还需寻求较经济而有效的疗法。

本例患者在发病初期经青霉素合霉素治疗后，体温降至正常，但停药后 10 余天发热症状又出现，可能治疗不够彻底，又有复发。第 2 次再用青霉素甚至加用链霉素，体温仍不下降，可能细菌对青霉素及链霉素已有抗药性。转入本院以后，因考虑到青霉素已失去作用，故用青霉素第 4 天，加用中药五味消毒饮加减，2 天后体温降至正常，再过 3 天，皮肤瘀点消失。为了进一步肯定疗效，由于青霉素、五味消毒饮，抑或二者混合的作用，在退热后 10 天全部停药，在停药 2 天后，皮肤又出现瘀点，且感头昏四肢乏力，体温亦稍增高。说明又有复发，停药第 4 天遂又开始中药治疗，此次未合用青霉素或其他特效药。用中药后，体温即又降至正常，第 5 天即无新瘀点出现，症状亦完全消失。中药共服 11 天，停药后观察 4 天仍无症状复发。因患者急欲回家，未能作更长期观察即出院，但从第二阶段疗效来看，中药五味消毒饮的疗效是相当明显的。出院 1 个月去函询问，得悉患者出院后的第 10 天又复发热，皮肤下肢出现瘀点，但是患者出院后未遵医嘱服用中药。患者在2月3日至2月14日曾加用匹拉米董0.3g、每天3次，但第二阶段患者症状复发时，并未再用，服中药后症状亦消失，故非匹拉米董的作用。

中医治疗此病是根据患者有发热及皮肤瘀点，证属于热，治疗原则是"热者清之"，应用清热解毒的五味消毒饮加减来治疗。五味消毒饮来源于《医宗金鉴》，原是治疗疔毒而有憎寒壮热的患者。五味消毒饮包含5味中药，即忍冬、野菊花、蒲公英、紫花地丁、紫背天葵子。我们采用了这个方剂减去天葵子而加用了其他有清热解毒作用的大青叶、板蓝根、大小蓟、连翘、黄芩、甘草等以增加药力。各种药物之功用及剂量见表3-3。

表3-3　患者所用药物的作用和剂量

药名	功用	主治	剂量
忍冬藤	清热，解毒	热病，痈疽疮毒	一两（30g）
紫花地丁	散结，泄热解毒	痈疽，疔肿，无名肿毒	五钱（15g）
蒲公英	清热，解毒	乳疮，痈疽，疔疮	五钱（15g）
野菊花	散风热，明目解毒	头痛，目赤，疔疮，肿毒	五钱（15g）
大青叶	清热，解毒	时行热毒	五钱（15g）
板蓝根	散肿，解毒	大头天行	五钱（15g）
大小蓟	解毒，止血	痈肿，吐血，衄血	各五钱（15g）
连翘	清热，解毒散结	热病，痈肿瘰疬	五钱（15g）
黄芩	泻火，清湿热	热病，泻痢疮肿，疔疮	六钱（18g）
甘草	补脾，润肺，解毒，调和药性	脾胃虚弱，外疡，咳嗽	三钱（9g）

从表3-3中可以看出，这些清热解毒药物的主要功用是治热病、泻痢、疮肿、痈疽，这些疾病大多与细菌感染有关，因此可以说在清热解毒饮所含的中药里，蕴藏了许多抗菌药物在内。古人虽然不知细菌为何物，但从临床经验中，已经能运用这些清热解毒药物来治疗细菌感染性疾病。抗菌实验证实，上述多种药物，确实具有抗细菌的作用。我们治疗这一案例（亚急性细菌性心内膜炎）的结果，亦可证明这一点。因此从中医学宝库入手，进行抗菌药的研究，有着很重要的实际意义。

此例用青霉素、合霉素及链霉素治疗皆无效，2次施用中药，症状及体征皆迅速消失，也说明五味消毒饮有独特的抑菌作用。可惜患者因急于返回包头，未能进行较长时间的中药治疗，以致后来又复发，诚属遗憾也。

急性支气管炎

李某，女，62岁。

初诊：2018年11月30日。**主诉：**3日来剧咳痰多。

患者于2018年11月27日晨凌寒后，引起剧烈咳嗽，伴不停地咳吐白色痰涎黏液，达120口之多，使患者的精神十分困乏，萎靡无力。胃纳不香，影响睡眠，脉细数，苔薄腻。

辨病:急性支气管炎。

辨证:属外感引起咳嗽痰多之证。

治法:拟疏邪宣肺的止嗽散加味治疗。

处方:荆芥穗 9g,嫩白前 9g,苦桔梗 6g,生甘草 6g,炙紫菀 9g,蒸百部 30g,陈皮 6g,泽漆 30g,白果 10g。7 剂,水煎服。

二诊(2018 年 12 月 7 日):药后,咳嗽大见好转,痰涎明显减为 10 口 /d 左右,胸闷减轻,大便每日 2 次、不成形,脉细,苔薄。续服原方,以巩固疗效。

荆芥穗 9g,嫩白前 9g,苦桔梗 6g,生甘草 6g,炙紫菀 9g,蒸百部 30g,陈皮 6g,泽漆 30g,白果 10g。14 剂,水煎服。

【按】本案患者感寒起病,发作支气管炎,剧烈咳嗽,咳大量痰涎黏液,经止嗽散加泽漆、白果治疗后,迅速见效。可见中医中药亦能治疗急性病证。

考止嗽散为清代程国彭《医学心悟》所载方,系主治肺寒咳嗽之良方。本案之咳,用此方治之,确有显著功效。

黄吉赓对《金匮要略》泽漆汤研究多年,发现若有寒痰在 200 口 /d 以上者,用泽漆 150g/d 治疗,可有显著功效。本案痰量日达 120 口之多,经用泽漆 30g/d,1 周即见显著功效。好友黄医师之言,确实可信矣。

肺　炎

案 1:肺炎

张某,女,50 岁。

初诊:2009 年 12 月 7 日。**主诉:**3 周来咳嗽、痰多。

患者在无明显诱因下,于 2009 年 11 月 15 日起时有身热面赤,咳嗽、咳痰,痰多色黄,烦渴喜饮。2009 年 11 月 24 日 CT 示右肺下叶有条片状阴影,诊断为肺炎。患者两脉滑数,苔黄腻,质红。

辨病:肺炎。

辨证:属肺热痰喘之证。

治法:拟宣肺消痈、泄热化痰。

处方:生石膏 30g,生麻黄 6g,光杏仁 9g,生草 6g,紫花地丁 15g,蒲公英 15g,大青叶 30g,鱼腥草 30g,芙蓉叶 9g,七叶一枝花 30g,黄芩 9g,竹叶 12g,知母 9g,象贝母 12g,苏子 9g,蒸百部 30g,天将壳 12g,生苡仁 15g,黄精 12g,灵芝 30g。28 剂,水煎服。

二诊(2010 年 1 月 4 日):服药后身热渐退,咳嗽咳痰较前好转,痰液较前清稀,寐纳可。2009 年 12 月 15 日 CT 示右肺下叶处条片状阴影已大部分吸收。脉滑数,苔黄腻,质淡红。再宗原意化裁。

处方:生石膏 30g,生麻黄 6g,光杏仁 12g,生草 6g,紫花地丁 15g,大青叶 30g,金银花 15g,鱼腥草 30g,开金锁 30g,漏芦 30g,土茯苓 30g,苏子 12g,前胡 12g,白芥子 12g,冬瓜子 12g,芦根 30g,生苡仁 15g,黄精 12g,灵芝 30g。56 剂,水煎服。

三诊(2010 年 3 月 15 日):身热已净,咳嗽咳痰减轻,痰液已清稀,胃纳可,夜寐差。2010 年 3 月 9 日复查 CT 示右肺下叶处条片状阴影已基本吸收。脉细,苔薄,质淡红。辨证属邪衰正弱、心肺两虚之象。治拟清化痰热、养肺宁心。

处方:鱼腥草 30g,开金锁 30g,大青叶 30g,嫩射干 15g,苦参片 20g,炙天龙 6g,前胡 12g,白芥子 12g,生黄芪 30g,黄精 12g,生苡仁 15g,枣仁 12g,柏子仁 12g,夜交藤 30g,灵磁石 30g,灵芝 30g,香甘松 15g,合欢皮 12g。28 剂,水煎服。

【按】肺炎为常见病、多发病,一年四季均可发生,尤以冬春两季多见。中医学有关肺炎的论述,可散见于“咳喘”“外温病”“肺热病”等病证之中,尤其与“风温”“肺热痰喘”“肺炎叶举”“伏感温郁肺”更为相当。如《素问·刺热》载:“肺热病者,先淅然厥,起毫毛,恶风寒,舌上黄,身热。热争则喘咳,痛走胸膺背,不得大息,头痛不堪,汗出而寒。”《陈平伯外感温病篇》指出:“风温为病,春月与冬季居多。或恶风,或不恶风,必身热,咳嗽,烦渴,此风温证之提纲也。”丁甘仁《孟河丁氏医案·风温案》称述:“肺炎叶举,故咳嗽胁痛膺痛。”以上描述与肺炎病颇为近似。

本例为肺炎病,辨证属肺热痰喘之候。治拟宣肺化痰、消痈泄热。方中麻黄、射干宣肺透热;石膏、知母、竹叶清热泻火;杏仁、生草、贝母、百部、前胡、芦根、苏子、白芥子、冬瓜子、天将壳润肺治咳;金银花、紫花地丁、蒲公英、鱼腥草、开金锁、大青叶、芙蓉叶、漏芦、土茯苓、七叶一枝花消痈泄热;苦参、黄芩清热燥湿;炙天龙息风散结;枣仁、灵芝、柏子仁、灵磁石、夜交藤、合欢皮、香甘松养心安神;生黄芪、黄精、苡仁补肺健脾。此方以麻杏石甘汤为主,所以具有能使肺炎病邪得以很快消除的良好作用。

案 2:肺炎

李某,男,67 岁。

初诊:2019 年 4 月 26 日:**主诉:**咳嗽气喘痰多已 2 个月余。

现病史:缘患者于 2019 年 2 月 3 日起,发热 39.6℃,伴咳嗽,于 2 月 6 日住入某医院,经抗生素等治疗后 1 周热退,但咳嗽逐渐加重,伴气喘痰多,虽经吸入氧气,加用激素,病情时轻时重,缠绵难愈,只能于 3 月 22 日带着氧气瓶出院。出院诊断:间质性重症肺炎(病毒性?),Ⅰ型呼吸衰竭,肺癌术后,肺气肿,24 小时吸氧中,冠心病,心功能不全,心律失常(突发性快速型心房颤动、房性期前收缩),1 型糖尿病(胰岛素:早 20U、晚 20U)。

刚来我院时,咳嗽频多,咳痰约 200 次 /d,气急喘促,鼻扇抬肩,整天需要吸入氧气,血氧饱和度仅 80%。脉滑数,苔黄厚腻。

辨病:间质性重症肺炎(肺风痰喘)。

辨证:属痰热壅盛、正气亏虚之候。

治法:拟清肺涤痰、益气扶正重剂。

处方:生黄芪 30g,生石膏 30g(打,先煎),光杏仁 12g,蒸百部 30g,淡黄芩 18g,川黄连 6g,苦参片 18g,板蓝根 30g,鱼腥草 30g,开金锁 30g,洗地龙 30g,胡颓叶 30g,漏芦 30g,土茯苓 30g。7 剂,水煎服。

二诊代(2019 年 5 月 3 日):咳嗽气喘如故,咳痰约 150 次 /d。宗原意。

生黄芪 60g,潞党参 18g,天麦冬各 18g,五味子 9g,生苡仁 15g,制黄精 9g,蒸百部 30g,淡黄芩 18g,川黄连 6g,鱼腥草 30g,开金锁 30g,泽漆 30g,洗地龙 30g,胡颓叶 30g,漏芦 30g,土茯苓 30g。14 剂。水煎服。

佛葴合剂 1 瓶(500ml),每次 10ml,每日 3 次,口服。

三诊代(2019 年 5 月 17 日):病情如前,咳痰约 150 次 /d。宗原意。

5 月 3 日方。14 剂,水煎服。

佛莪合剂 1 瓶（500ml），每次 10ml，每日 3 次，口服。

四诊（2019 年 5 月 31 日）：原医院（2019 年 5 月 23 日）CT 示两肺间质性改变，双侧胸膜增厚。患者服药后，咳嗽气喘已有明显好转，不动气已不喘，咳痰约 100 次 /d，氧饱和度 80%~92%。脉弦数，苔薄腻。拟麻杏石甘汤加味治疗。

生黄芪 60g，生麻黄 6g，生石膏 30g，光杏仁 9g，生甘草 6g，潞党参 18g，天麦冬各 18g，五味子 9g，生苡仁 15g，板蓝根 30g，淡黄芩 18g，川黄连 6g，鱼腥草 30g，开金锁 30g，洗地龙 30g，胡颓叶 30g。14 剂，水煎服。

佛莪合剂 1 瓶（500ml），每次 10ml，每日 3 次，口服。

鸦胆子软胶囊 2 盒，每次 2 粒，每日 2 次。

五诊代（2019 年 6 月 14 日）：服药后，咳已轻，痰已不多，咳痰仅 30 次 /d，

3 日来大便干硬、有痔血，脚肿亦有好转。

生黄芪 60g，生麻黄 6g，生石膏 30g，光杏仁 9g，生甘草 6g，潞党参 18g，麦冬 18g，五味子 9g，淡黄芩 18g，川黄连 6g，鱼腥草 30g，开金锁 30g，槐花米 30g，生侧柏叶 18g，洗地龙 30g，胡颓叶 30g。14 剂，水煎服。

佛莪合剂 1 瓶（500ml），每次 10ml，每日 3 次，口服。

鸦胆子软胶囊 2 盒，每次 2 粒，每日 2 次。

六诊代（2019 年 6 月 28 日）：咳轻痰少，咳痰仅 30 次 /d，自觉胃纳增进，中气充足。

6 月 14 日方。14 剂，水煎服。

佛莪合剂 1 瓶（500ml），每次 10ml，每日 3 次，口服。

鸦胆子软胶囊 2 盒，每次 2 粒，每日 2 次。

七诊（2019 年 7 月 12 日）：咳轻，咳痰仅 5 次 /d，行动时稍喘，坐位已不吸氧，口腔已无溃疡，胃纳佳，大便每日 1 次，已无便血。脉细数，苔薄腻。拟小青龙汤加味治疗。

生黄芪 30g，生麻黄 6g，干姜 6g，川桂枝 6g，生白芍 18g，细辛 3g，姜半夏 9g，五味子 9g，麦冬 12g，潞党参 18g，生甘草 6g，制黄精 9g，生苡仁 15g，川黄连 6g，鱼腥草 30g，开金锁 30g，胡颓叶 30g，洗地龙 30g，火麻仁 18g。14 剂，水煎服。

佛莪合剂 1 瓶（500ml），每次 10ml，每日 3 次，口服。

鸦胆子软胶囊 2 盒，每次 2 粒，每日 2 次。

八诊代（2019 年 7 月 26 日）：原医院（2019 年 7 月 24 日）CT 示两肺间质性改变，对比 2019 年 5 月 23 日片，左肺上叶情况有好转，建议随访。目前有咳嗽，咳痰约 60 次 /d，每日断续吸氧共 6 小时，大便每日 2 次，胃纳尚佳，说话底气逐渐充足。

生黄芪 30g，生麻黄 6g，干姜 6g，川桂枝 6g，生白芍 18g，细辛 3g，姜半夏 9g，五味子 9g，麦冬 12g，潞党参 18g，生甘草 6g，川黄连 6g，开金锁 30g，香青蒿 18g，制黄精 18g，鹿角片 9g，泽漆 30g，胡颓叶 30g，洗地龙 30g。14 剂，水煎服。

佛莪合剂 1 瓶（500ml），每次 10ml，每日 3 次，口服。

鸦胆子软胶囊 2 盒，每次 2 粒，每日 2 次。

九诊（2019 年 8 月 9 日）：痰多时，咳痰 50 次 /d；痰少时，咳痰 20 次 /d，氧饱和度 99%，大便每日 1 次、不成形，脉弦数，苔薄腻。

7 月 26 日方，加板蓝根 30g。14 剂，水煎服。

佛莪合剂 1 瓶（500ml），每次 10ml，每日 3 次，口服。

鸦胆子软胶囊 2 盒,每次 2 粒,每日 2 次。

十诊代(2019 年 8 月 23 日):每日能停止吸氧达 2~3 小时。现尚痰多,咳痰 50 次 /d 左右,进食尚可。拟泽芪黄龙汤加味治疗。

泽漆 45g,生黄芪 30g,生麻黄 9g,洗地龙 30g,射干 18g,板蓝根 30g,川黄连 6g,干姜 6g,川桂枝 6g,生白芍 18g,枳实 9g,苦桔梗 6g,川朴 9g,制黄精 18g,郁李仁 18g,火麻仁 18g。14 剂,水煎服。

佛蕺合剂 1 瓶(500ml),每次 10ml,每日 3 次,口服。

鸦胆子软胶囊 2 盒,每次 2 粒,每日 2 次。

十一诊代(2019 年 9 月 6 日):每日能停止 2~3 小时不吸氧,咳痰 30 次 /d,进食尚可,大便每日 1 次,尚不畅。

8 月 23 日方。14 剂,水煎服。

佛蕺合剂 1 瓶(500ml),每次 10ml,每日 3 次,口服。

鸦胆子软胶囊 2 盒,每次 2 粒,每日 2 次,口服。

胆宁片 100 片,每次 5 片,每日 3 次,口服。

十二诊代(2019 年 9 月 20 日):咳喘明显好转,每日可有 4 小时不吸氧,咳痰仅 10~20 次 /d,胃纳增进,每日可吃红烧肉六七块,大便日 1 次,已通畅,夜寐安。

8 月 23 日方。14 剂,水煎服。

佛蕺合剂 2 瓶(1 000ml),每次 10ml,每日 3 次,口服。

鸦胆子软胶囊 2 盒,每次 2 粒,每日 2 次。

十三诊代(2019 年 10 月 4 日):咳喘已少,每日可有 3~4 小时不吸氧,咳痰仅 10~20 次 /d,胃纳增进,能看电视 8 小时。

8 月 23 日方。14 剂,水煎服。

佛蕺合剂 1 瓶(500ml),每次 10ml,每日 3 次,口服。

十四诊代(2019 年 10 月 18 日):咳已轻,夜寐已不吸氧,痰已少,仅 10 次 /d,精神好转,每日能散步 1 000 步,胃纳佳,大便每日 1 次,体重恢复到 103kg。

8 月 23 日方。14 剂,水煎服。

佛蕺合剂 1 瓶(500ml),每次 10ml,每日 3 次,口服。

鸦胆子软胶囊 2 盒,每次 2 粒,每日 2 次。

十五诊(2019 年 11 月 1 日):原医院(2019 年 10 月 25 日)CT 示两肺间质性改变,对比 2019 年 7 月 24 日 CT 有好转,请随访。如今已不咳,痰亦少,色白,仅 1~2 次 /d,夜寐已不吸氧,白天活动多时稍吸氧,查血氧饱和度 96%,胃纳佳,大便每日 1 次、通畅。脉细濡,苔薄白。

8 月 23 日方。14 剂,水煎服。

佛蕺合剂 1 瓶(500ml),每次 10ml,每日 3 次,口服。

鸦胆子软胶囊 2 盒,每次 2 粒,每日 2 次。

十六诊代(2019 年 11 月 15 日):已不咳,痰少,白天不活动时已不吸氧,查血氧饱和度 97%,胃纳佳,大便每日 1 次、通畅。

8 月 23 日方。14 剂,水煎服。

佛蕺合剂 1 瓶(500ml),每次 10ml 每日 3 次,口服。

鸦胆子软胶囊 2 盒，每次 2 粒，每日 2 次。

十七诊（2019 年 11 月 29 日）：咳停，痰少，全天已不吸氧，每日能走 1 000 步而不觉累，大便每日 1 次、通畅，寐食均佳。脉细弦，苔薄白。拟人参养荣汤加减。

生黄芪 30g，潞党参 18g，云茯苓 18g，炒白术 18g，熟地黄 12g，生白芍 18g，五味子 9g，川桂枝 9g，生甘草 6g，川黄连 6g，泽漆 30g，洗地龙 30g，胡颓叶 30g，佛耳草 30g，葎草 30g，陈皮 6g。14 剂，水煎服。

十八诊（2019 年 12 月 13 日）：咳停，痰少，全天已不吸氧，精神逐渐恢复，夜间汗多。脉细弦，苔薄白。

11 月 29 日方，加糯稻根 30g、煅牡蛎 30g。14 剂，水煎服。

十九诊（2019 年 12 月 27 日）：近日汗出较多，尤以夜间为甚，胃纳尚佳，脉细弦，苔薄白。宗原意出入。

生黄芪 30g，潞党参 18g，云茯苓 18g，炒白术 18g，熟地黄 12g，生白芍 18g，五味子 9g，川桂枝 9g，生甘草 6g，川黄连 6g，泽漆 30g，洗地龙 30g，胡颓叶 30g，佛耳草 30g，浮小麦 30g，麻黄根 9g。14 剂，水煎服。

廿诊$_{代}$（2020 年 1 月 10 日）：汗出已少，胃纳稍差，夜寐一般。宗原意出入。

12 月 27 日方，加生鸡金 9g、香青蒿 30g。14 剂，水煎服。

鸦胆子软胶囊 2 盒，每次 2 粒，每日 2 次。

廿一诊$_{代}$（2020 年 1 月 17 日）：原医院（2020 年 1 月 9 日）CT 示两肺间质性改变，与 2019 年 10 月 25 日 CT 相仿。现今患者不咳，痰亦少，汗出好转，胃纳尚可，两脚稍肿。宗原意加减。

12 月 27 日方，加赤小豆 30g、葫芦瓢 30g。14 剂，水煎服。

【按】患者高年，患复杂性肺系病，为间质性重症肺炎，经住院吸氧、激素等多种治疗而无效告终。后来我院时，病情仍然严重，一刻不停地吸氧，仍胸闷如塞，咳吐大量痰涎，以图改善呼吸急迫状态。起初应用麻杏石甘汤治疗，续用小青龙汤，稍见功效，后来换用泽芪黄龙汤后，咳喘即见好转，吸氧亦见减少，咳痰明显改善，病情日见好转，先是夜间不需吸氧，后能全日不需吸氧，胃纳增进，可吃红烧肉，大便逐步通畅，能每日走 1 000 步而不觉累，精神状态亦全然改变了模样，多次复查 CT 示两肺间质性改变，对比前片均有好转，遂拟人参养荣汤加减，以巩固其显著好转的疗效。

肺 脓 肿

刘某，女，82 岁，家务。

初诊：2008 年 12 月 5 日。**主诉**：1 个月来咳嗽痰血痰臭。

现病史：缘患者于 2008 年 11 月 19 日因咳嗽痰血痰臭而住某医院，查抗结核抗体弱阳性。摄胸片及增强 CT 示右上叶肺脓肿，有空洞、液平。曾用抗生素（头孢噻肟、左氧氟沙星），以及采用化痰（氨溴索）、营养（复合维生素）支持、抗血小板聚集（拜阿司匹林）、活血化瘀（银杏叶胶囊）等治疗未效，而来我中医院。刻下：咳嗽较甚，痰黄带血，有腥臭味，胃纳较差，夜寐安。脉细弦，苔厚腻。

辨病：肺脓肿（肺痈）。

辨证：属痰热蕴结肺脏之象。

治法：拟清肺化痰。

处方：鱼腥草 30g，金银花 12g，净连翘 12g，车前子 30g（包），板蓝根 30g，芙蓉叶 30g，桑白皮 12g，野荞麦根 30g，苦桔梗 3g，炙紫菀 15g，嫩白前 12g，花蕊石 30g（先煎），白芥子 9g，泽漆 15g，陈广皮 6g，炒黑荊芥 6g，生甘草 3g。7 剂。

金水宝 1 瓶，每次 3 片，每日 3 次。

二诊（2008 年 12 月 12 日）：药后咳痰好转，由脓痰转为稀痰，不发热。

12 月 5 日方，去桑白皮，加甜葶苈 12g。14 剂。

金水宝 2 瓶，每次 3 片，每日 3 次。

三诊（2008 年 12 月 23 日）：咳出较多血痰后，近日痰色已白，胸闷好转。

12 月 5 日方，加旱莲草 12g、白及 12g。14 剂。

金水宝 2 瓶，每次 3 片，每日 3 次。

四诊（2009 年 1 月 6 日）：面色红润，偶有痰血，咳嗽好转，胸闷痛已轻，不发热。

12 月 5 日方，加白果 10 枚（打）、白及 12g。14 剂。

金水宝 2 瓶，每次 3 片，每日 3 次。

五诊（2009 年 1 月 23 日）：近日停药则痰少有血，胃纳不香，脉细弦、苔厚腻。今日来院摄胸片仍示右上肺脓腔和液平，说明痰湿依然胶固难化。再拟祛痰排脓、益气托毒之剂。

处方：鱼腥草 30g，甜葶苈 12g，泽漆 30g，野荞麦根 30g，苦桔梗 6g，生苡仁 30g，鲜芦根 30g，冬瓜子 12g，白芥子 12g，芙蓉叶 30g，旱莲草 12g，生黄芪 30g。14 剂。

金水宝 2 瓶，每次 3 片，每日 3 次。

六诊（2009 年 2 月 6 日）：改变体位使痰咳出较多，胃纳不香，夜寐尚安。

1 月 23 日方，加生鸡金 9g、炒谷麦芽各 12g。14 剂。

金水宝 2 瓶，每次 3 片，每日 3 次。

七诊（2009 年 2 月 20 日）：胃纳好转，向左侧卧便能排痰多量。

1 月 23 日方，加桃仁 12g、六曲 12g。14 剂。

八诊（2009 年 3 月 6 日）：咳嗽并能排出多量腐败臭痰，胃纳亦有好转。

1 月 23 日方，加桃仁 12g、桑白皮 12g。14 剂。

九诊（2009 年 3 月 20 日）：咳嗽与咳痰均见减少，今日胸片示右上肺仅存空腔，不见液平，说明服祛痰排脓方后，浊痰全部排出，明显好转有效。心情舒畅，胃纳增加（病初每顿一两左右）。续予前方加减，以巩固疗效。

1 月 23 日方，加桃仁 12g、白及 12g、蒲公英 30g、七叶一枝花 30g。14 剂。

【按】本患者病初住外院，摄胸片及 CT 后当作肺癌性空洞治疗多时，心情苦闷，压抑不畅，多忧善感。经来我院，明确诊断为肺脓肿（古医籍称肺痈），并经中医药治疗后，腐败臭痰随即排出，摄片显示有效，心头石块才算放下。

肺痈的病理演变过程，可以随着病情的发展，邪正相互消长，表现为初期、成痈期、溃脓期、恢复期等不同阶段（此病人表现为溃脓期、恢复期）。关于肺痈的病因病机、治疗，历代医家早有论述。《柳选四家医案》："肺痈之病，皆因邪瘀阻于肺络，久蕴生热，蒸化成脓……初用疏瘀散邪泻热，可翼其不成脓也。继用通络托脓，是不得散而托之，使速溃也。再用排脓泄热解毒，是既溃而用清泄，使毒热速化而外出也。终用清养补肺，是清化余热，而使其生肌收口也。"

说明古人早已有了分步骤的治疗妙法。例如，此患者能在溃脓期排出腐败臭痰，恢复期清养补肺，终于使肺痈的脓毒能得以很快祛除而彻底治愈也。

肺结节病

周某，男，38岁。

初诊：2019年6月10日：**主诉**：9个月来咳嗽，左胸疼痛。

现病史：缘患者于2018年8月间出现咳嗽，左胸疼痛，胸闷气短。于2018年8月初，就诊于某医院呼吸门诊。2018年8月18日胸部CT示：左肺下叶见一结节影，直径约9mm（图3-4）；右肺中叶少许条索影，所见各支气管腔通畅，肺门及纵隔未见肿大淋巴结，胸膜无增厚，胸腔内无积液。放射学诊断：右肺中叶少许慢性炎症；左肺下叶结节，请予6个月后随访。

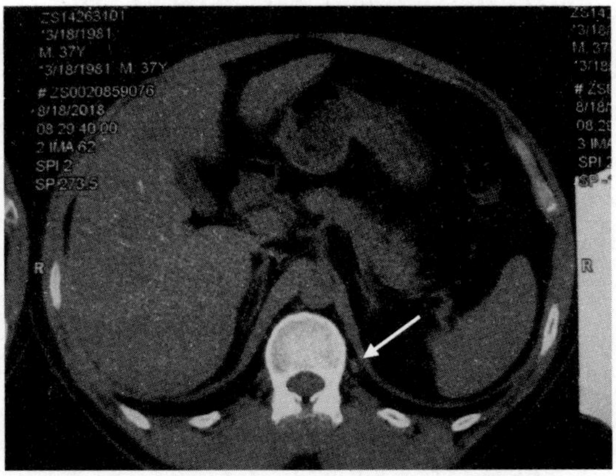

图3-4　中医药治疗前（2018-08-18，显示左肺结节）

经此诊治后，2019年5月9日该医院胸部CT示：左肺下叶基底段见一直径约9mm结节影，边界清晰；右肺中叶微小磨玻璃样影，所见各支气管腔通畅，肺门及纵隔未见肿大淋巴结，胸膜无增厚，胸腔内无结节；左肾微小结石影。放射学诊断：左肺下叶结节；右肺中叶可疑微小磨玻璃样结节（GGO），建议6个月后复查；右肺中叶少许慢性炎症或陈旧灶。与2018年8月18日CT表现相仿。

因患者续有咳嗽痰多、左胸疼痛、胸闷气短等不适，所以来我中医院门诊，查其脉弦细，舌苔薄白。

辨病：肺结节病。

辨证：属痰热壅结、肺气阴虚之肺积候。

治法：拟清热化痰，益肺气阴。

处方：生黄芪30g，轻马勃6g，淡黄芩18g，生石膏30g（打，先煎），潞党参18g，青黛9g，苦参片18g，香青蒿30g，全当归18g，山慈菇9g，生苡仁15g，制黄精9g，生白芍18g，怀山药9g。14剂，水煎服。

鸦胆子软胶囊2盒，每次2粒，每日2次。

二诊（2019年6月24日）：咳嗽胸痛好转，脉弦细，苔薄白。宗前治疗。

6月10日方。14剂。水煎服。

鸦胆子软胶囊2盒，每次2粒，每日2次。

三诊（2019年7月8日）：咳嗽已轻，痰液甚多，夜寐安，脉弦细，苔薄白。

6月10日方，加苏子9g、白芥子6g。14剂，水煎服。

鸦胆子软胶囊2盒，每次2粒，每日2次。

四诊（2019年7月22日）：痰液增多，胃纳尚可，夜寐欠安，脉弦细，苔薄白。原方增入化痰之品。

6月10日方，加姜半夏9g、陈皮6g、白芥子9g。14剂，水煎服。

鸦胆子软胶囊 2 盒，每次 2 粒，每日 2 次。

五诊（2019 年 8 月 5 日）：咳嗽，痰多色呈淡绿块状，脉细数，苔薄白。痰浊恋肺之候，拟加味止嗽散以增宣肺止咳之功。

蒸百部 30g，炙紫菀 9g，淡黄芩 18g，生黄芪 30g，生甘草 6g，荆芥 9g，嫩白前 9g，陈广皮 6g，苦桔梗 6g，天将壳 9g，枇杷叶 9g（包）。14 剂，水煎服。

鸦胆子软胶囊 2 盒，每次 2 粒，每日 2 次。

佛戟合剂 1 瓶（500ml），每次 10ml，每日 3 次，口服。

六诊（2019 年 8 月 19 日）：服药后，咳嗽咳痰明显好转，胸痛胸闷消失，脉弦细，苔薄白。

2019 年 8 月 14 日在原医院复做胸部 CT 检查，结果示：所见各支气管腔通畅，肺门及纵隔未见肿大淋巴结，胸膜无增厚，胸腔内无结节（图 3-5）；左肾微小结石影。放射学诊断：原右肺中叶及左肺下叶结节基本吸收，请随访。

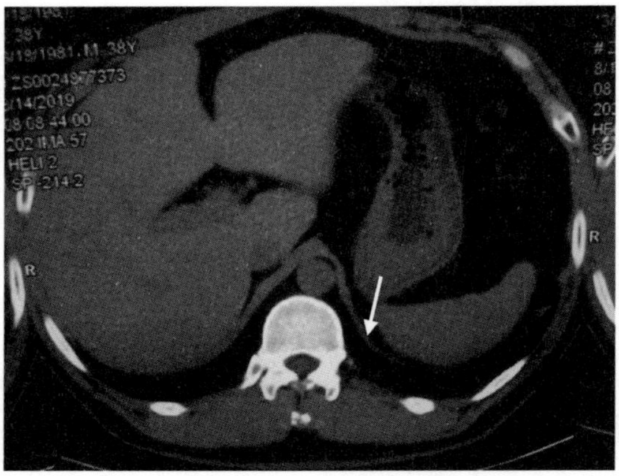

图 3-5　中医药治疗后（2019-08-14，显示左肺结节基本吸收）

病情已见稳定，继续巩固治疗之。

6 月 10 日方。14 剂，水煎服。

鸦胆子软胶囊 2 盒，每次 2 粒，每日 2 次。

【按】结节为原因不明的多系统肉芽肿病变，以肺部病变最为多见。

这例患者经过胸部多次 CT 确诊为左肺下叶肺结节病。临床表现为咳嗽，左胸疼痛，胸闷气短。经过 9 个月的临床观察，证情依然如故，肺部结节持续存在。自从来到我中医院后，经四诊合参，证情属于痰热壅结、肺气阴两虚所致。经过应用清热化痰、益肺气阴等中医药治疗后（近 3 个月），咳嗽、胸痛等症大见好转，再复做胸部 CT 检查，示左下肺部 9mm 直径的结节吸收消失。这说明清热化痰、益肺气阴治疗肺结节病，有着十分显著的治疗效果。

乳　腺　病

孙某，女，38 岁。

初诊：2010 年 1 月 25 日。**主诉：**1 年多来经前经期乳房胀痛。

现病史：患者于经前经期双侧乳房胀痛已历年余，此次经来 4 日，乳房胀痛情况如前（经期常 7 日才净），平摸双侧乳房未能摸及肿块。既往于 2009 年 4 月职工体检时 B 超发现右乳结节。2010 年 1 月 14 日某肿瘤医院 B 超示：双乳可符合小叶增生，右乳多发性结节（良性病变，乳腺病可能，BI-RADS 分级 3 级）；左乳外上方实质性结节（纤维腺瘤可能，BI-RADS 分级 3 级）；两侧腋下未见明显占位。X 线片示：左侧乳腺上方点状钙化，考虑为良性病变，BI-RADS 分级 2 级。舌质红，苔薄腻，脉细弦。

辨病：乳腺病（乳癖）。

辨证：属肝郁脾虚之象。

治法：拟疏肝解郁、健脾养血法，宗逍遥散加减。

处方：柴胡 6g，云苓 12g，全当归 15g，杭白芍 15g，熟地 12g，川芎 9g，炒黑荆芥 9g，黄芩 9g，五灵脂 9g，生蒲黄 9g，制香附 12g，广郁金 9g，黄精 12g，鹿角片 9g，益母草 15g，皂角刺 9g。14 帖。

二诊（2010 年 2 月 8 日）：药后，患者经前经期两乳已不胀痛，胃纳稍差。脉细弦，苔薄白。宗原方化裁。

柴胡 6g，云苓 12g，全当归 15g，杭白芍 15g，熟地 12g，川芎 9g，炒黑荆芥 9g，黄芩 9g，五灵脂 9g，生蒲黄 9g，广郁金 9g，制香附 12g，黄精 12g，鹿角片 9g，益母草 15g，皂角刺 9g，炒谷芽 12g，炒麦芽 12g，陈皮 6g。14 帖。

三诊（2010 年 2 月 22 日）：今日患者来经，两侧乳房已不疼痛，仅右乳稍有胀感，胃纳已香，夜寐亦安。脉细弦，苔薄白。仍宗原意。

柴胡 6g，云苓 12g，全当归 15g，杭白芍 15g，熟地 12g，川芎 9g，炒黑荆芥 9g，黄芩 9g，五灵脂 9g，生蒲黄 9g，广郁金 9g，黄精 12g，鹿角片 9g，制香附 12g，益母草 15g，皂角刺 9g，八月札 15g，娑罗子 9g。14 帖。

【按】乳腺增生病属于中医学的“乳癖”范畴。《圣济总录》谓：“妇人以冲任为本，若失于将理，冲任不和，阳明经热，或为风邪所客，则气壅不散，结聚乳间，或硬或肿，疼痛有核。”冲任之气血，上行为乳，下行为经水，女子月事由冲任所主，乳房与子宫亦通过冲任之脉而相连，故本病与月经周期关系密切。冲任失调，血络瘀滞，气机不畅，则导致气滞血瘀，痰凝积聚于乳房而形成乳癖之病。本案患者年近四十，冲任之气血见衰，七情内伤，肝郁脾虚，肾元亏损发为本病。方中柴胡、制香附，广郁金、八月札、娑罗子疏肝理气；熟地、当归、白芍、川芎养肝补血；云苓、黄精健脾益气；益母草、五灵脂、生蒲黄化瘀定痛；鹿角片、皂角刺活血消肿；陈皮、炒谷麦芽化痰消食；炒黑荆芥、黄芩清热调经。本方宗逍遥散加味，合奏疏肝解郁、健脾养血之功。

急性肠炎

案 1：急性肠炎

孙某，女，83 岁。

初诊：2014 年 3 月 22 日。**主诉：**4 日来腹痛、腹泻。

现病史：缘患者于 2014 年 3 月 19 日起，因进食生冷食品，引起大便泄泻，日 4 次，并带有黏液样的稀薄大便，腹痛较甚，难以忍受。曾服过香连片、头孢拉定胶囊、庆大霉素缓释片，均无效果，腹痛、泄泻如故。于是来中医院急诊，要求应用中药治疗。脉濡数，苔白腻。

辨病：急性肠炎（泄泻）。

辨证：属湿热下滞之象。

治法：拟清泄肠道湿热、消食化滞。

处方：白头翁 30g，北秦皮 15g，川黄连 6g，杭白芍 30g，全当归 15g，广木香 6g，粉葛根 9g，马齿苋 30g，焦山楂 9g，炒谷麦芽各 15g，生甘草 3g，陈广皮 6g。3 剂。

二诊（2014 年 3 月 25 日）：患者服此方 1 剂后，腹痛明显减轻，大便每日 2 次；服 3 剂后，痛苦全已消失。再宗原意，巩固治疗。

3 月 22 日方。3 剂。

【注】大便泄泻为常见疾病，系进食不慎，过食生冷不洁食品，积滞于内，加之脾胃失于

健运，不能熟腐水谷，以致湿滞食积，化热蓄毒为患，湿热下注肠道，成为泄泻病证。

此例处方由白头翁汤、葛根芩连汤、芍药甘草汤、保和丸等方剂，经化裁加减，在清除湿热、缓急定痛、消食化滞方面，作用明显，故对肠道泄泻的疗效比较突出。

案 2：急性肠炎

郑某，女，26 岁。

初诊：2016 年 8 月 23 日。**主诉**：2 日来腹痛、腹泻。

现病史：患者昨日起有腹痛，大便不成形、呈水样、每日 6 次，便时不爽，肛门有灼热感，伴有头痛，纳差，小便黄，夜寐尚安。平素贪凉，腹泻前曾吃过哈密瓜。脉弦数，舌质红，苔腻中黄。

辨病：急性肠炎（泄泻）。

辨证：属热毒湿滞，蕴结肠腑所致。

治法：拟清热解毒、化湿消滞。白头翁汤主之。

处方：白头翁 30g，秦皮 18g，黄柏 9g，川连 6g，黄芩 18g，葛根 9g，薄荷 6g（后下），金银花 9g，连翘 9g，杭菊花 9g，冬桑叶 9g，生甘草 3g。7 剂，水煎服。

二诊（2016 年 9 月 2 日）：药后头痛、腹痛已除，大便每日 2 次、尚不成形，胃纳尚可。脉弦滑，苔薄腻。湿热大部已清，尚有余邪食积。拟葛根芩连汤合二陈汤加减，调其余邪，消食除积，以善其后。

葛根 9g，黄芩 9g，川连 6g，连翘 9g，制半夏 9g，陈皮 6g，云茯苓 18g，炒白术 9g，生苡仁 15g，生鸡金 9g，焦六曲 9g，山楂 9g，炒谷麦芽各 15g。14 剂，水煎服。

【注】患者平素在空调房里工作，贪吃寒凉不洁食物，引起腹痛、腹泻频作，苔黄腻质红，脉象弦数。为热毒湿滞蕴结肠腑，由热邪上熏，故头痛不已。治拟清热解毒、化湿消滞。本案以《伤寒论》白头翁汤加减，用白头翁清热解毒为主药，黄连、黄柏清肠腑之热以助之，秦皮苦寒涩肠为佐使药，并用银、翘、桑、菊，取《温病条辨》银翘散、桑菊饮之意，可清上焦头面之热，使头痛可瘥；用生甘草可调和诸药。二诊时，诸证明显好转，取葛根芩连汤合二陈汤加减，巩固疗效以善其后也。

结肠息肉

谢某，男，53 岁。

初诊：2010 年 5 月 30 日。**主诉**：8 个月来 2 次摘除结肠息肉。

缘患者于 2009 年 7 月起反复黏液便[查大便隐血（+）]，于 2009 年 9 月 15 日经松江某医院做纤维肠镜检查，显示结肠多发息肉（盲肠、升结肠可见宽基底息肉，大小约 0.4cm × 0.5cm）；活检病理示（升结肠）腺瘤性息肉伴低级别上皮内瘤变；建议入院治疗。即时住该院，于 2009 年 9 月 25 日做结肠多发息肉 APC 术（内镜下氩离子凝固术）。病理诊断：（升结肠）腺瘤性息肉，伴低级别上皮内瘤变。出院时嘱门诊随访，定期复查肠镜。

后于 2010 年 3 月 1 日在该医院复做纤维肠镜检查，结果又示结肠多发息肉（横结肠、升结肠、降结肠见约 0.3~0.5cm 大小息肉多枚，表面黏膜光滑）；病理活检示（升结肠）腺瘤性息肉，伴低级别上皮内瘤变；建议再入院内镜下治疗。后住该院于 2010 年 5 月 27 日再做结肠多发息肉 APC 术，病理诊断同前。大便常规正常。出院时嘱门诊随访，定期复查肠镜。

由于2次肠镜均有结肠多发腺瘤性息肉，并伴低级别上皮内瘤变，虽经APC术后仍有反复发作，为防进一步癌变（因胞兄患结肠黏液腺癌刚去世），而来中医院谋求预防性措施。患者一般情况尚可，尚能坚持上班工作。两脉弦细，舌苔薄白。

辨病：结肠多发腺瘤性息肉（肠赘）。

辨证：系长期湿热下注之证。

治法：患者希望服药方便，于是给予简便廉验方治疗之。

处方：鸦胆子30g/每次10粒（去壳），每日3次，温开水送服。患者连续坚持服药。

二诊（2010年11月30日）：鸦胆子连服已达半年，无任何不适。为复查肠镜而第3次入住该院，于2010年11月25日做纤维肠镜检查，结果显示结肠直肠黏膜未见明显异常。大便常规正常。出院时嘱定期复查肠镜。

继用鸦胆子30g/每次10粒（去壳），每日3次，温开水送服，作为巩固性治疗。

【按】从这个病例中，可以观察到中医药有效验方具有十分可喜的疗效。应用鸦胆子口服，确实可以有效预防结肠腺瘤性息肉的复发。由于使用简便廉验，值得推广；对癌前期病变的预防，确有显著的实用价值。

考鸦胆子为枯木科植物鸦胆子树的种子，药用其仁，别名苦楞子、苦榛子，俗名苦参子，但不是苦参的种子（苦参为豆科植物，不能混为一谈）。清代赵学敏《本草纲目拾遗》引何梦瑶《医碥》云："鸦胆丸治痢，立止里急后重。"说明在18世纪中叶，鸦胆子在我国已成为治疗阿米巴痢疾的有效药物。现今还用作疟疾、肠鞭虫、蛔虫、寻常疣、扁平疣、尖锐性湿疣及乳头瘤的有效药物。

慢性肝炎

案1：慢性肝炎

孙某，男，36岁，已婚，上海人，工人。

初诊：1963年2月1日。**主诉：**2年半来纳呆、腹胀、胁痛。

现病史：患者于1960年8月起有食欲不振、恶心、尿色深黄、疲倦乏力，经某职工医院检查有肝肿大，肝功能不正常，诊断为急性无黄疸性肝炎，住院治疗至9月底肝功能正常而出院，出院后进疗养院疗养，疗养期间肝功能又趋恶化[麝浊22U，麝絮（++++），脑絮（++++），锌浊20U，谷丙转氨酶170U/L]，到1961年5月经中医综合治疗后肝功能一度恢复正常。1962年5月以后，肝功能又逐渐恶化，同年10月查肝功能示麝浊14U、麝絮（+++）、脑絮（+++）、锌浊15.6U、谷丙转氨酶85U/L，又经中医治疗，连续服用益气养血温阳之剂如参、术、归、芪、桂、芍、姜、枣等药3个月余，病情有增无减，谷丙转氨酶达200U/L，乃于1963年2月转入我中医院肝炎专科门诊使用清泄疗法治疗。当时有胁痛、纳呆、腹胀、嗳气、头晕、腰酸、大便不爽、尿色深黄、恶寒发热、牙龈出血等症状。

既往史：既往体健，无黄疸病史，无明显肝炎接触史，无血吸虫区河水接触史，无烟酒嗜好。

体格检查：脉象弦滑，舌尖部红，舌苔薄白。发育正常，营养中等，面色苍黄晦滞，面颊部有褐色素沉着，巩膜无黄染，颈部有蜘蛛痣，无朱砂掌，心肺（-），腹平坦，肝上界第5肋间、下界肋下2cm，硬度中等，无叩痛，无压痛，脾未触及，两下肢无浮肿。

化验检查：血、尿、便常规均正常，尿三胆均（-），大便毛蚴孵化（-）。肝功能检查：麝浊

12U，麝絮(++)，脑絮(++)，锌浊 14.4U，高田试验(+)，谷丙转氨酶 180U/L，血清铁 430μg/dl。

放射科检查：心肺及横膈膜均正常，食管造影无异常。

辨病：慢性活动性肝炎活动期。

辨证：胁痛、尿赤、舌尖红乃肝胆郁热之候，腹胀、嗳气、腑行不畅为脾胃实热壅滞之象。

治疗经过：治宜清泻肝胆之郁火，荡涤脾胃之实热。药用大柴胡汤(柴胡 6g，黄芩 9g，半夏 9g，生白芍 9g，枳实 9g，川军 3g，生姜 3 片，大枣 2 枚)加减，连服 6 剂后，胁痛已除，腹胀不显，腑行通畅，唯感神疲乏力、头晕、上半身烘热、牙龈仍有出血、舌苔薄白、舌尖微红、脉象弦缓，脾胃实热之象已除，呈现肝血虚而肝火郁热未尽之象，即进以芦连四物汤(芦荟 2g，黄连 1.5g，胡黄连 1g，当归 3g，生白芍 3g，川芎 2g，熟地 3g)加减，连服 27 剂，症状基本消失。1963 年 4 月 22 日复查肝功能：麝浊 5U，麝絮(+)，脑絮(-)，锌浊 11.3U，高田试验(-)，血清胆红素 0.4mg/dl，碱性磷酸酶 8U/L，谷草转氨酶 20U/L，谷丙转氨酶 15U/L。以后续进前药配合当归龙荟丸等药，到 1963 年 6 月，肝功能持续正常，症状消失，肝缩小 1cm，即进以补肝散(黄芪 9g，白术 9g，熟地 9g，山药 9g，山萸肉 6g，当归 9g，川芎 6g，酸枣仁 9g，五味子 6g，木瓜 9g，独活 9g)调理巩固，计服 18 剂，体力逐渐恢复。到 1963 年 7 月底，肝肋下刚触及，质软，颈部蜘蛛痣消失，肝功能稳定正常[麝浊 4U，麝絮(-)，脑絮(-)，锌浊 8.2U，胆红素 0.4mg/dl，血清铁 155μg/dl，谷草转氨酶 40U/L，谷丙转氨酶 40U/L]，即恢复全日工作。随访年余，每 1~2 个月门诊随访 1 次，仅在工作紧张时稍有疲乏现象，余均正常。(图 3-6)

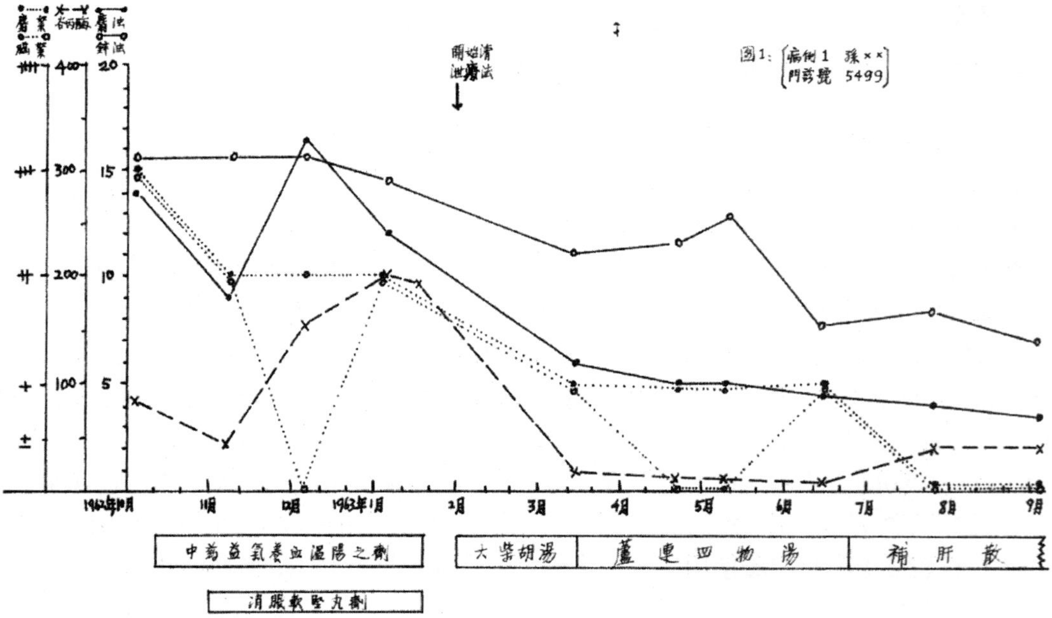

图 3-6　孙某治疗经过(慢性肝炎，原手绘图)

案 2：慢性肝炎

邹某，男，44 岁，已婚，辽宁籍，干部。

初诊：1964 年 5 月 2 日。**主诉：**1 年多来胁痛、神倦、乏力。

现病史：患者于1963年3月中旬起出现神倦、乏力、头晕、纳呆、恶心、厌油腻、腹胀、右胁胀痛等，在某医院检查发现肝大3cm，谷丙转氨酶200U/L，诊断为无黄疸性肝炎。经用中药、维生素B_{12}、肝精、酵母片、谷氨酸片、荣肝片及丙酸睾酮等治疗，在家休息5个月，症情减轻。同年7—8月复查肝功能二次正常而复工。到1963年12月又感头晕、神倦、乏力、胃纳不香，查谷丙转氨酶182U/L，未休息；1964年1月24日谷丙转氨酶上升达300U/L，且右胁疼痛如针刺状，胃脘作胀，大便干结、3日1次，于1964年2月3日住某医院，曾经丙酸睾酮每日25mg肌内注射，共46天；三磷酸腺苷（ATP）每日或隔日10mg肌内注射，共10次；泼尼松每日40~10mg口服，共50天，以及维生素B_1、维生素C、维生素E、谷氨酸片、理肝中药等治疗，肝功能仍持续升高，谷丙转氨酶介于400~260U/L之间，因此于1964年5月2日转来我中医院。当时有头晕、目赤、右胁疼痛作胀、神倦、四肢乏力、两足酸软、腰背酸痛等症状。

既往史：1961年曾患疟疾，服奎宁治愈。无血吸虫流行区河水接触史。有20年嗜酒史，每次白酒半斤。爱人分别在1943年、1946年患黄疸性肝炎，孩子在1961年春患黄疸性肝炎。患者与他们有明显接触史。

体格检查：舌苔薄白，中根部均黄，边尖部有红点，脉弦滑。发育正常，营养中等，慢性病容，面色棕黄少华，巩膜无黄染，右手背部有蜘蛛痣可见，无朱砂掌，两肺清，心（-），腹平坦，柔软，无压痛，肝上界在第5肋间、下缘在肋下1.5cm，中等硬度，有叩击痛，无压痛，脾未触及，神经系统无异常。

化验检查：血、尿、便常规均正常，尿三胆均（-），大便毛蚴孵化3次均（-）。肝功能检查：麝浊12U，麝絮（+++），脑絮（++），锌浊13.7U，高田试验弱阳性，碱性磷酸酶7U/L，谷丙转氨酶241U/L，白蛋白3.2g/dl，球蛋白2.3g/dl，电泳白蛋白60%，$\alpha_1$3.9%，$\alpha_2$5.6%，β10.0%，γ20.5%。

放射科检查：胸部透视心肺及横膈膜均正常。

超声波检查：肝区波形呈较密Ⅲ级微波、小波，偶见低级。

辨病：慢性活动性肝炎活动期。

辨证：目赤、右胁胀痛、舌苔黄、边尖有红点、脉弦滑为肝热之候；头晕、面色棕黄少华、神倦、乏力为血虚之象。

治疗经过：治宜清肝泄热、养血和营。住院后迭进芦连四物汤（芦荟2g，黄连1.5g，胡黄连1g，当归3g，生白芍3g，川芎2g，熟地3g），共服药64剂，诸症均轻，头晕目赤消失，右胁无疼痛，腹不胀，知饥欲食，大便通畅、日2~3行，面色正常，肝在右肋下刚可触及，无叩痛，无压痛，脾未触及，脉弦缓，苔薄黄，乃于1964年7月4日出院。7月15日复查肝功能：麝浊5U，麝絮（-），脑絮（±），锌浊10U，谷丙转氨酶40U/L。出院后续用芦连四物汤（同上）治疗，并在8月6日及9月4日复查肝功能，亦属稳定正常。（图3-7）

案3：乙型肝炎

孔某，女，48岁。

初诊：2009年2月16日。**主诉：**3周来纳呆胁胀。

现病史：患者近有头晕，胃纳差，泛恶呕吐，右胁作胀，腰部无酸痛。于2009年1月23日检查乙肝两对半，发现有小三阳。抗甲肝、丙肝均（-），甲胎蛋白（AFP）、癌胚抗原（CEA）、糖类抗原199（CA199）、糖类抗原125（CA125）均在正常范围。脉细弦，苔薄白。

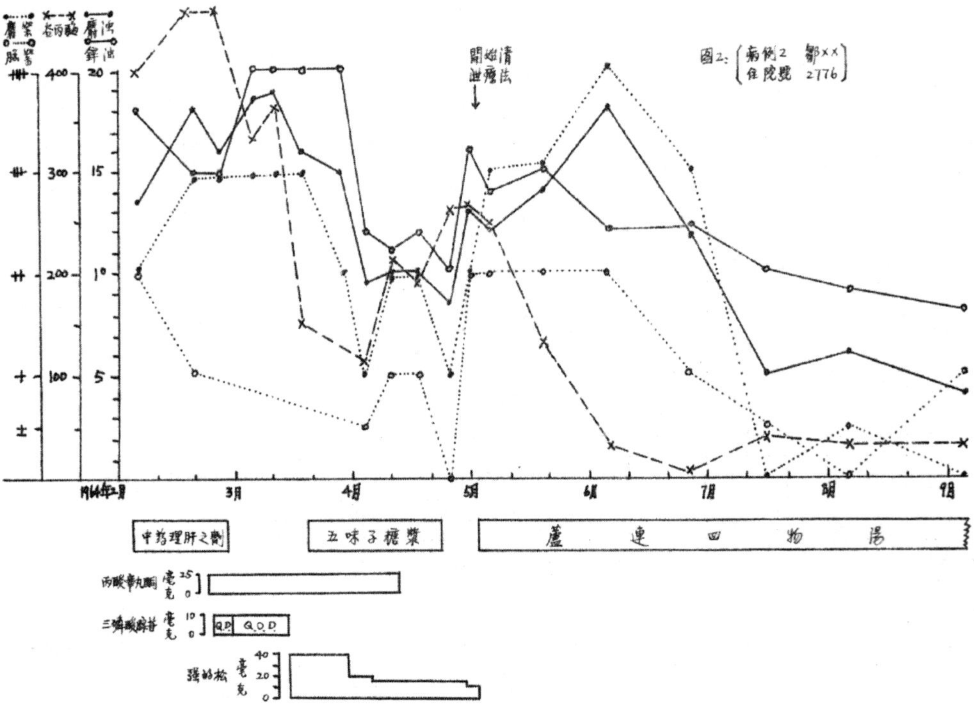

图 3-7　邹某治疗经过（慢性肝炎，原手绘图）

既往史：有癌病（父患胃癌已死亡；母患胆管癌已死亡.）家族史。曾于 2006 年 4 月在某医院体检发现宫颈原位癌，手术后，未做化疗，以后每半年复查 1 次，均属正常。1 年前双侧乳房有针刺样疼痛，2008 年 9 月 23 日某院 B 超及钼靶检查均示双乳腺病，建议随访。

辨病：乙型肝炎。

辨证：属肝郁血亏、脾虚气滞之象。

治法：拟养血疏肝、理气健脾。

处方：全当归 15g，杭白芍 15g，甘杞子 12g，太子参 15g，生黄芪 30g，生苡仁 15g，制黄精 12g，生甘草 3g，广郁金 9g，藤梨根 30g，苦参片 20g，漏芦 30g，土茯苓 30g，七叶一枝花 30g，炙天龙 6g，干蟾皮 12g。14 剂。

柘木糖浆，4 瓶，每次 25ml，每日 3 次，口服。

复方斑蝥胶囊，2 瓶，每次 2 粒，每日 3 次，口服。

二诊（2009 年 3 月 9 日）：2009 年 2 月 12 日某医院查 HBV-DNA 为 3.13E+3cps/ml（正常值 <1.0E+3cps/ml）。胃纳差，口苦咽痛，脘胁不适，乏力。舌质稍红，苔薄白，脉细弦。宗原意，拟方如下：

全当归 15g，杭白芍 15g，太子参 15g，生黄芪 60g，制黄精 12g，生苡仁 15g，六神曲 12g，生甘草 3g，煅瓦楞 30g（先煎），陈广皮 6g，苦参片 20g，地锦草 30g，七叶一枝花 30g，半枝莲 30g，干蟾皮 12g，炙蜈蚣粉 2g（分吞）。14 剂。

柘木糖浆，3 瓶，每次 25ml，每日 3 次，口服。

三诊（2009 年 3 月 23 日）：头晕已轻，胃纳好转，两乳房已不胀痛。脉细，苔薄腻。宗原意。

3月9日方，去陈广皮，加广郁金9g。14剂。

柘木糖浆，3瓶，每次25ml，每日3次，口服。

四诊（2009年3月30日）：神疲乏力，口苦，胃纳好转，头已不晕，寐不易醒。脉细，苔薄白。宗原意。

3月23日方，加脱力草30g、功劳叶15g、黄芩9g。14剂。

柘木糖浆，3瓶，每次25ml，每日3次，口服。

五诊（2009年4月20日）：服中药已2个月余，于2009年4月15日在某医院查HBV-DNA<最低检出限，肝功能均正常；胃纳增进，无腹鸣腹泻，偶有腹痛，夜寐安。脉细濡，苔薄白。宗原意。

全当归15g，杭白芍15g，生甘草3g，制香附12g，太子参15g，生黄芪60g，制黄精12g，生苡仁15g，六神曲12g，炒谷麦芽各12g，广郁金9g，煅瓦楞30g（先煎），苦参片20g，半枝莲30g，地锦草30g，七叶一枝花30g，干蟾皮12g，炙蜈蚣粉2g（分吞）。14剂。

柘木糖浆，4瓶，每次25ml，每日3次，口服。

六诊（2009年5月4日）：胃纳佳，腹已不痛，大便通畅，夜寐安。脉细，苔薄白。宗原意以巩固疗效。

4月20日方。14剂。

柘木糖浆，4瓶，每次25ml，每日3次，口服。

【按】乙型肝炎是乙肝病毒在人体肝细胞内复制，进而损害肝功能的疾病。本案HBV-DNA从高值降低至<最低检出限，说明患者的乙肝病状有了显著好转。中医学认为，肝主疏泄，亦主情志，能调畅情志；肝为阴脏，体阴而用阳，主升，主动为其功能；乳房、子宫颈属于肝，故乳腺病、子宫颈癌的发生与肝主情志有密切关系。乳腺病、子宫颈癌的根本病机为情志失畅，气虚血弱，冲任二脉空虚，气血运行失常，以致冲任失调，气滞血瘀，日久则聚痰酿毒，凝结于肝、乳中、子宫颈而发病。故对肝病应正确处理正邪二者关系，当以扶正为主、祛邪为辅的大原则，力争以扶正来祛邪，以祛邪来扶正。本例患者初时头晕呕吐，乳房刺痛，为肝气不舒，热毒阻结，正气营血俱虚，故宜疏肝解郁、养阴益气、活血散结、清邪攻毒。方用当归、白芍、杞子、郁金、香附、陈皮、功劳叶入肝经以疏肝理气、解郁散结；白芍合甘草酸甘化阴（养血益阴），缓急定痛；当归补血活血；太子参、黄芪、黄精、苡仁补脾益气以扶正；脱力草调补气血；漏芦、苦参、黄芩、土茯苓、藤梨根、半枝莲、地锦草、七叶一枝花清热解毒；蟾皮、蜈蚣、天龙攻毒散结；六曲、瓦楞、谷麦芽消食和胃。全方组成扶正祛邪合力，直达病所，共奏捷效也。

肝 硬 化

案1：肝硬化

徐某，男，45岁，干部。

初诊：1956年2月23日。**主诉：**2周来腹胀、10天来腹痛、5天来腹泻。

现病史：因2周来腹胀、10天来腹痛、5天来腹泻而于1956年2月23日入院。入院前2周有腹胀且逐渐加重，2月12日晨忽感阵发性腹痛，以上腹部及左腹部为重，不放射，进食后痛加重，腹内响鸣。5天来每日腹泻8~10次，便稀，无脓血、有黏液。此次发病前未进食生冷剩菜及不洁食物。

既往史：曾患疟疾，无黄疸病史，于 1955 年 9 月 19 日至 1955 年 10 月 5 日因肝硬化于本院第 1 次住院。经用维生素 B_1、酵母、砂糖、颠茄酊等治疗好转，出院后继续工作。无两腿浮肿、呕血黑便史，自幼即不吃猪肉，于 12 年前曾因荒年生活艰苦而吃过树皮草根，有 30 多年饮酒史，每天喝白酒 2~3 两，每天吸纸烟 20 支左右。

体格检查：发育中等，营养欠佳，于左腕部、上胸部可见到蜘蛛痣，全身淋巴结无明显增大，巩膜无黄疸，颈部及心肺正常，腹平坦，上腹部有压痛；肝在右肋缘下一横指，表面光滑，边缘清楚，脾未触知，有移动性浊音，腹壁无静脉曲张，有间歇发作的肠鸣音增强，两下肢无浮肿，神经系统检查未见异常。

化验检查：红细胞计数 488 万 /mm^3，血红蛋白 15.5g/dl，白细胞计数 6 900/mm^3，血浆白蛋白 2.2g/dl，血浆球蛋白 3.88g/dl，血清胆红素 1.2mg/dl，凡登白反应直接迟缓，麝香草酚浊度试验 16U，脑磷脂胆固醇絮状试验（++++），马尿酸试验排出安息香酸 1.6g。

辨病：肝硬化，失代偿期。

辨证：属肝郁脾虚、水湿内停之候。

治疗经过：住院后经用磺胺胍及杜佛氏散后腹泻停止，此外给予少油少盐饮食、酵母、维生素 B_1、维生素 C、静脉注射葡萄糖等治疗，但腹胀等不见进步，且腹水显著增加，腹围由 80cm 增加到 90cm 以上，两下肢出现可凹性水肿，经检查腹水比重 1.010，李凡他（Rivalta）试验弱阳性，总细胞 51 个，白细胞 30 个，蛋白定量为 0.47/dl，未见瘤细胞。试用汞撒利（Salyrgan）只有暂时利尿作用。乃于 3 月 8 日开始中医治疗。诊得脉象弦细，舌苔浊腻。初予疏肝健脾的柴胡桂枝汤合保和丸等未见显著效果，腹围继续增加。自 3 月 17 日后改予逐水轻剂大戟大枣煎剂，3 月 28 日加服逐水重剂舟车丸。从 4 月 13 日以后，小便明显增多，体重由 60kg 降到 53kg，腹围由 93.5cm 缩小到 74cm，腹水征消失，检查肝功能亦有明显进步，白蛋白 3.17g/dl，球蛋白 3.24g/dl，麝香草酚浊度试验 8U，脑磷脂胆固醇絮状试验（–），精神振作，腹胀消退，食欲甚佳，而于 1956 年 5 月 25 日出院。

出院后一直在门诊追踪检查，肝功能继续有好转（表 3-4），凝血相恢复正常（表 3-5），食管钡餐造影示静脉曲张亦有显著恢复（图 3-8），一般情况均甚良好。

【按】肝硬化是我国临床的常见病多发病之一，相当于中医学文献中的胀病、臌胀、积聚类疾病。其病程有气、血、水 3 个阶段。

1. 气分之为病　如无力、疲乏、体重减轻均可包含在“气虚”中；消化系不适如食欲不振、腹胀、腹痛（肝胃气痛）亦包含于“气郁”“肝气郁结”中。

2. 血分之为病　如肝脾肿大、皮肤蜘蛛痣、腹壁静脉曲张大都称“血积”“血瘀”；贫血证中的面色㿠白、爪甲不华、头晕、心悸、力竭统称“血虚”；出血证中的吐血、便血、衄血亦称“血热”“血溢”。

3. 水湿之为病　腹水及浮肿都是“水湿内停”；黄疸是“湿热留恋于脾”。

肝硬化的进程，古人认为是先犯气分，继侵血分，最后为水湿不行。明代李梴说：“胀初起是气，久则成水，病根深固，三五年而后成。”

本例患者经历多年，已届失代偿的水湿停潴期，故用疏肝健脾中药已无济于事，未见显著效果，当用了逐水重剂舟车丸后，才见小便显著增多，腹水消失，检查肝功能亦有明显好转（表 3-4），凝血相恢复正常（表 3-5），食管钡餐造影示静脉曲张亦有显著恢复（图 3-8），一般生活情况均甚良好。

表 3-4　治疗前后肝功能的改变

肝功能试验	日期															
	中医治疗前			中医治疗后												
	1955 年		1956 年								1957 年				1958 年	
	9 月 20 日	9 月 30 日	2 月 24 日	3 月 22 日	5 月 3 日	5 月 17 日	6 月 21 日	8 月 9 日	10 月 11 日	11 月 29 日	2 月 14 日	4 月 28 日	8 月 8 日	11 月 14 日	3 月 5 日	6 月 12 日
白蛋白 /(g/dl)	2.99		2.20	2.51	3.20	3.17	3.58	3.75	4.34	4.20	4.00	4.14	3.93	4.30	4.10	
球蛋白 /(g/dl)	3.23		3.88	3.85	3.34	3.24	2.97	2.92	2.47	2.40	2.58	2.52	1.97	2.60	2.60	
麝香草酚浊度试验 /U	16		16	15	10	8	13	13	15	7	4	6	4	6	7	6
脑磷脂胆固醇絮状试验	++++			++++	–	–	±	++	–	–	–	–	–	–	–	–
血清胆红素 /(mg/dl)	微量	0.6	1.2	1.0						微量	微量	微量	微量		0.6	微量

表 3-5　治疗前后凝血相的变化

项目	日期					
	中医治疗前		中医治疗后			
	1956 年 3 月 8 日		1957 年 4 月 29 日		1958 年 3 月 13 日	
	患者	对照	患者	对照	患者	对照
复钙时间	2′35″	6′55″	3′23″	4′10″	3′35″	3′34″
凝血酶原时间	15″	12″	14″	13″	$17_{1/2}$″	17″

续表

项目		日期					
		中医治疗前		中医治疗后			
		1956 年 3 月 8 日		1957 年 4 月 29 日		1958 年 3 月 13 日	
		患者	对照	患者	对照	患者	对照
血清凝血酶原变换力试验		12″	11″	12″	13″	13″	14″
凝血酶凝结时间		22″	16″	17″	15″	$11_{1/2}''$	$16_{1/2}''$
凝血酶 + 甲苯胺蓝凝结时间		13″	10″	14″	12″	10″	12″
乙型纤维蛋白原试验		++		–	–	–	–
血清剩余凝血酶原消耗试验	3 小时	>5′	56″	>3′	81″	–	–
	24 小时		160″	–	4′55″	–	–
凝血酶减能试验	1 分钟	20″	24″	11″	9″	15″	16″
	5 分钟	60″	82″	23″	22″	39″	56″
	10 分钟	164″	196″	104″	61″	>3′	173″
第五因子				15″	17″	$14_{1/2}''$	15″
结果		凝血酶原活动度降低 肝素血症 乙型纤维蛋白原增加 血内凝血活酶增加		正常		正常	

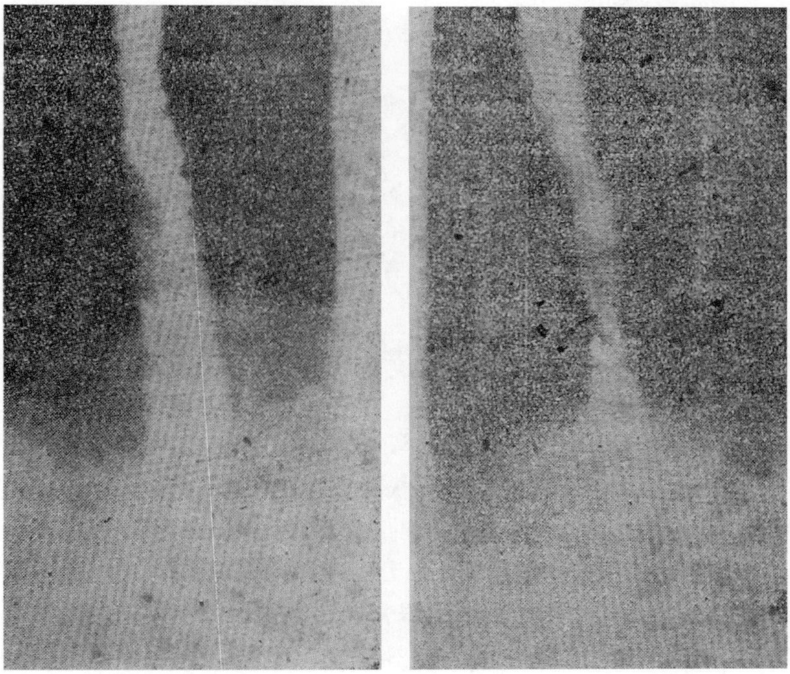

吸气相　　　　呼气相

例 1 治疗前的食管造影（1955 年 9 月 27 日）

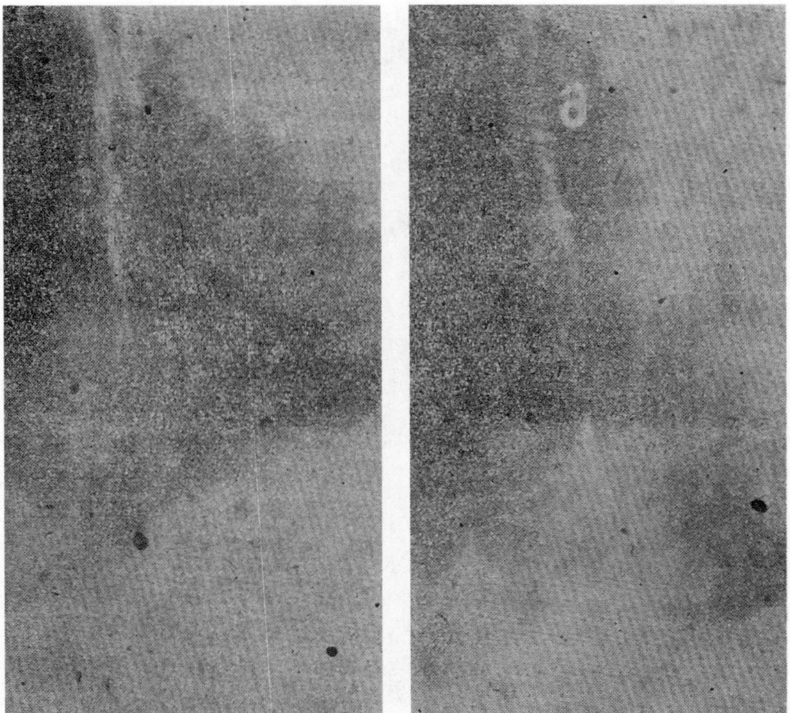

吸气相　　　　呼气相

例 1 治疗后的食管造影（1958 年 3 月 6 日）

图 3-8　治疗前后食管造影

案2:肝硬化

钱某,男,29岁,农民。

初诊:1957年2月26日。**主诉:**2个月来腹胀、下肢浮肿。

现病史:因2个月来腹胀、下肢浮肿而于1957年2月26日住院。患者于1949年时自己摸到左上腹部有一鸡蛋大的肿块,不疼,以后逐渐增大。在1951年有过一次呕血,并有下肢浮肿及腹部胀大,尤以饭后更甚,曾经中医治疗经2个月渐渐消退,但有时仍觉腹胀,并不影响工作。此后面色苍白,于1957年1月因工作劳累后又突然大呕血约有两饭碗,腹部又渐胀大,小便少,两腿浮肿日渐加重而住院。

既往史:幼时患过疟疾,无黄疸病史,生长于河南辉县,未去过南方,不嗜烟酒,否认性病史。

体格检查:发育尚好,营养欠佳,慢性病容,神志清楚,皮肤黏膜苍白,未见蜘蛛痣及出血点,无全身淋巴结肿大,巩膜无黄疸,颈软甲状腺不大,两肺清朗;心尖搏动在左第5肋间锁骨中线处,心尖部有收缩期吹风样杂音,无舒张期杂音;腹部高度膨隆,腹壁可见静脉曲张,有移动性浊音及波动感;肝触诊不满意,脾肿大但不易明确其界限;腹围96cm,腰背部、阴囊及下肢均有显著可凹性水肿,神经系统未见异常。

化验检查:红细胞计数225万/mm^3,血红蛋白7.7g/dl,白细胞计数3 100/mm^3,血浆白蛋白4g/dl,球蛋白2.72g/dl,麝香草酚浊度试验6U,脑磷脂胆固醇絮状试验(±),血清胆红素0.6mg/dl,凡登白试验直接迟缓,血沉35mm/h,门静脉循环时间65秒(对照25秒),血吸虫病及黑热病补体结合试验(-),大便孵化血吸虫毛蚴(-),骨髓穿刺未找到LD小体,马尿酸试验排出安息香酸3.7g,食管钡餐造影有显著静脉曲张,胸透除有两侧横膈高位外未见异常。

辨病:结节性肝硬化,脾肿大,腹水。

辨证:属肝脾亏虚、血瘀郁结之象。

治疗经过:入院诊断为肝硬化伴有班替综合征,住外科准备做脾切除术。住院后因患者腹水急剧增多,腹围增加到101.5cm,影响手术治疗,遂于3月6日开始用中医治疗。诊得脉弦数,苔薄腻,应用疏肝健脾、逐利水湿的中药春泽汤(《普济方》:泽泻、猪苓、云茯苓、白术、官桂、人参、柴胡、麦冬)、五皮饮、大戟大枣煎剂、舟车粉后,大小便次数均见增多,腰背部及两下肢浮肿均消失,腹水亦明显消退,腹围自101.5cm缩小到89cm,体重由61kg降低到54kg,腹壁静脉已不明显,乃于4月9日做脾切除术、大网膜包肝术。手术前脾门静脉造影发现脾门静脉扩张,胃短静脉及胃网膜静脉显影,证实肝内型门静脉高压症及侧支循环形成。手术经过顺利,肝活体标本病理报告为结节性肝硬化。术后又有腹胀,迅即又出现腹水及下肢可凹性水肿,胸透左侧胸腔有积液,乃于4月22日第二次中医疏肝逐水治疗,又有明显好转,腹围缩小到73cm,体重降到47kg,腹水征消失,腿肿消失,再经胸透检查左侧胸腔积液亦见消失,于1957年5月15日出院。

【按】本案例肝硬化、脾肿大者,因工作劳累后突然大呕血、面色苍白,此次原拟入院做切脾手术,何奈腹部日见胀大,腹水增多,小便短少,两腿浮肿日渐加重,影响手术。在此情况下,只能用中医药疏肝健脾、逐利水湿的春泽汤、五皮饮、大戟大枣煎剂、舟车粉,使大小便次数增多,腰背部及两下肢浮肿消失,腹水明显消退,才保证了脾切除术、大网膜包肝术的顺利进行;术后又有腹胀,迅即出现腹水及下肢水肿,又经中医药疏肝逐水治疗,见腹水、腿肿消失后才予出院。本案例说明了肝硬化腹水用疏肝逐水中药的显著有效性。

胆囊结石

王某,女,30岁,面制品厂工人。

初诊:1988年6月26日。**主诉:**1年半来右胁疼痛;1个月来加重。

缘患者于1年半前,开始右胁发作性疼痛,近1个月来胁痛加重,伴纳呆、腹胀、大便艰难。曾于1987年1月8日在某医院做B超检查,结果示胆囊壁毛糙,有53mm×37mm伴声影的强光团,伴有数十枚2~3mm强光团,提示多发性胆结石。后经多次B超复查,均证实上述诊断,并经多种药物治疗俱失效,遂来我院就诊。来院时检查:病人痛苦面容,舌苔薄白,脉象细弦。

辨病:胆囊结石。

辨证:属肝胆郁结之胁痛证。

治法:拟疏肝利胆法,宗大柴胡汤加减治疗。

处方:柴胡6g,黄芩9g,板蓝根30g,生川军6g后下,元明粉15g(分冲),金钱草30g,茵陈30g,白芍30g,当归15g,广木香6g,青陈皮各6g,云猪苓各12g,车前子30g(包煎)。10剂,水煎服。

二诊(1988年7月2日):药后大便日三行,胁痛消失,腹已不胀,胃纳增进,脉细濡,苔薄白。

6月26日方,去青皮、板蓝根、云猪苓、车前子、元明粉;改生川军3g后下;加佛手6g、枳壳9g、海金沙30g(包)、生甘草3g。20剂。

三诊(1988年8月9日):服上药后诸症均见减轻,唯于8月2日进食鱼籽后,右胁疼痛骤然发作,某医院急诊虽注射阿托品针2次亦未完全缓解,纳呆,小便黄,脉缓,苔腻。病有反复,再拟疏利之法。

处方:柴胡6g,茵陈30g,山栀9g,生川军6g(后下),元明粉15g(分冲),白芍15g,当归15g,金钱草30g,玉米须30g,延胡索30g,广木香6g,青陈皮各6g,制香附12g,广郁金9g。10剂,水煎服。

四诊(1988年8月24日):服上药后,大便日四行,为稀水状,顿觉右胁疼痛消除,胃纳增进,小便渐清,唯夜寐梦多。宗前法,增养心安神之剂。

8月9日方,去生川军、山栀、制香附,加夜交藤30g、枣仁9g、佛手6g、板蓝根30g、党参12g、生芪15g、云苓12g、白术12g。52剂。

五诊(1988年11月15日):经上法治疗后,诸症均见平静,情况日见良好。今日复查B超:胆囊52mm×18mm大小,内未见明显增强光团,提示胆结石已消除。再拟方调理以巩固之。

处方:金钱草30g,玉米须30g,茵陈30g,山栀9g,黄芩9g,板蓝根30g,当归15g,白芍15g,生芪15g,丹参15g,广木香6g,青陈皮各6g,佛手6g。7剂,水煎服。

随访(1989年1月17日):患者于1988年11月底曾去某医院行B超复查,结果示:胆囊内亦未见结石影,一般情况良好。体力已恢复而停服中药。

【按】胁痛是临床上一种常见病证,病因可有多端。若由胆石引起的胁痛,常因胆石难以祛除而胁痛缠绵难愈,且易反复发作,患者深以为苦。本案是经B超检查证实由胆石引致的胁痛,根据中医临床辨证为肝胆郁结,故应用疏肝利胆法,宗大柴胡汤加减治疗后,促使多发性胆结石的排出，因而胁痛亦告消失而获痊愈。

在本案的基本方中，应用柴胡能疏肝消滞；黄芩、山栀、板蓝根取清肝除热作用；生川军、元明粉有通里攻下功能；茵陈、金钱草、海金沙、玉米须有利胆排石之效；广木香、青陈皮、枳壳、广郁金、香附、佛手取理气和胃；延胡索、生甘草有缓急止痛之功；党参、白术、生芪、云苓能益气健脾；猪苓、车前子可利湿行水；当归、丹参、白芍取养血柔肝；枣仁、夜交藤能养心安神。用以上药物，辨证施治治疗胆石胁痛，常能避免手术的痛苦及手术后遗症的出现，取得良好效果。

再生障碍性贫血

案 1：再生障碍性贫血

李某，男，30 岁，已婚，干部。

初诊：1959 年 4 月 7 日。**主诉：**11 年来皮肤出血。

现病史：患者于入院前 11 年起，皮肤稍受压后常出现很多出血点。1955 年 9 月起牙龈常出血，且眩晕耳鸣。1956 年 4 月起症状加重，检查有“贫血”。1958 年 3 月曾在某医院诊断为“再生障碍性贫血”，服用氯化钴约 1 个月，无明显效果。

体检：脉弦大，舌色淡白。一般情况可，发育及营养正常，皮肤散在有瘀点，无淋巴结肿大，两肺无异常，心不大，心尖有二级吹风样收缩期杂音，腹平软，肝脾未触及。

化验：尿及大便常规正常，潜血亦阴性。红细胞计数 167 万 $/mm^3$，血红蛋白 4.3g/dl，白细胞计数 2 650$/mm^3$，网织红细胞 1%，平均红细胞体积 109μm^3，凝血时间（试管法）病人 35 分钟、对照 11 分钟，抗球蛋白试验阴性（直接）。肝功能检查正常，骨髓增生轻度低下，于 7 月初，按每日大便尿胆素量计算溶血指数为 18.8%。

辨病：再生障碍性贫血。

辨证：属气血不足、阴阳亏虚之象。

治疗经过：患者入院后仍经常有牙龈出血，用中药温养肾阳、滋补肾阴方[生黄芪 30g，潞党参 15g，生甘草 15g，生熟地各 15g，枸杞子 24g，制黄精 18g，制首乌 24g，上肉桂（后下）3g，肉苁蓉 9g，淫羊藿 9g，补骨脂 12g，龟甲胶（烊冲）15g，鹿角胶（烊冲）15g]后，病情趋于稳定，血红蛋白上升，合用肾上腺皮质激素及氯化钴后，血象逐步上升更明显，到 1959 年 11 月底出院时血红蛋白达 12.5g/dl，红细胞计数 335 万 $/mm^3$，白细胞计数 4 350$/mm^3$，血小板计数 46 000$/mm^3$。停用激素及氯化钴后，血象无明显下降，并无出血，目前已恢复工作。（图 3-9）

案 2：再生障碍性贫血

郭某，女，26 岁。

初诊：1959 年 5 月 15 日。**主诉：**5 年来头晕乏力，面色苍白。

现病史：患者自 1954 年初起，觉头晕乏力，面色苍白。1959 年 5 月 15 日入院时检查：血红蛋白 3.5g/dl，红细胞计数 126 万 $/mm^3$，白细胞计数 1 850$/mm^3$，血小板计数 4.2 万 $/mm^3$，网织红细胞 0.2%。

辨病：再生障碍性贫血。

辨证：属气血不足、阴阳亏虚之象。

治疗经过：经系统的以中药[生黄芪 30g，潞党参 15g，生甘草 15g，生熟地各 15g，枸杞子 24g，制黄精 18g，制首乌 24g，上肉桂（后下）3g，肉苁蓉 9g，淫羊藿 9g，补骨脂 12g，龟甲胶（烊冲)15g,鹿角胶(烊冲)15g]为主的中西医综合治疗后,证情与血象逐渐出现改善。1960 年 4 月 1 日出院时检查:血红蛋白 13.6g/dl,红细胞计数 338 万 /mm³,白细胞计数 8 300/mm³,血小板计数 10.0 万 /mm³,网织红细胞 6.1%,出血倾向得到改善。(图 3-10)

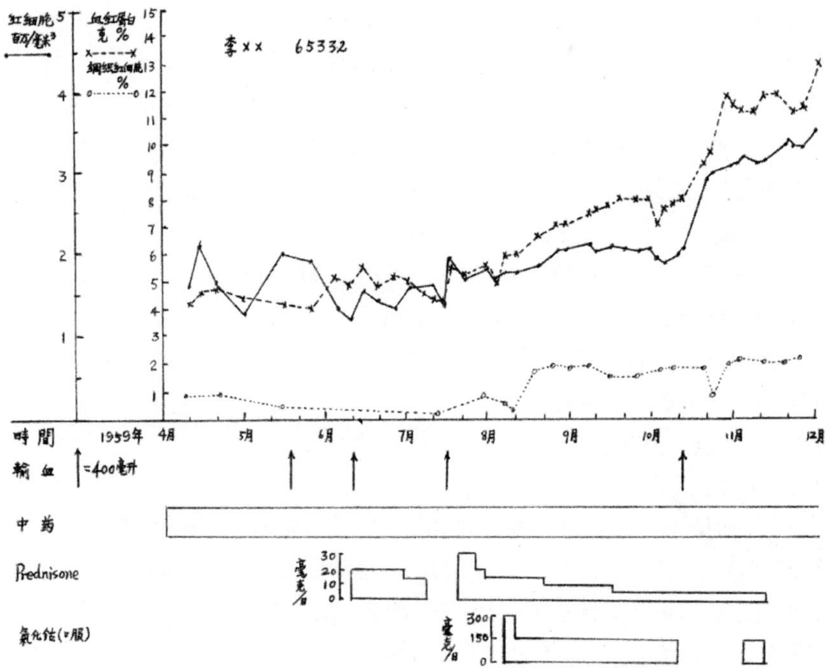

图 3-9　治疗过程中血象变化情况(李某,原手绘图)

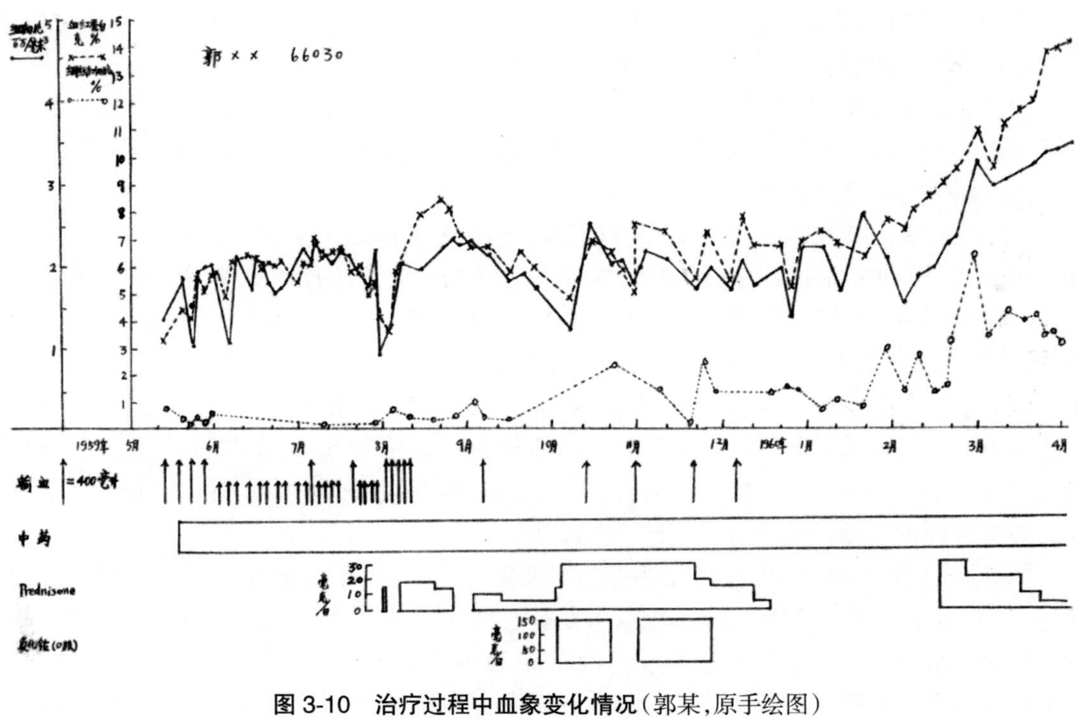

图 3-10　治疗过程中血象变化情况(郭某,原手绘图)

【按】这例再生障碍性贫血，经过中西医结合治疗后，证情与血象明显改善，取得了良好疗效。

慢性特发性骨髓纤维化

顾某，女，61岁。

初诊：2008年7月10日。**主诉**：2年来消瘦，面色㿠白。

患者于2006年5月起，出现发热，消瘦，汗多，在2年中，体重由74kg降至50kg，曾就诊于多家医院。2008年5月20日骨髓穿刺活检示“造血细胞少”，诊断为“慢性特发性骨髓纤维化”，B超示肝多处占位性病变伴脾肿大；2008年6月22日PET/CT示肝脾体积明显增大，腹膜后小结节，考虑：淋巴或血液系统病变；原发性脾肿瘤不完全除外。血液检查：WBC 4.6×10^9/L，RBC 3.85×10^{12}/L，Hb 97g/L，谷丙转氨酶（GPT）38.9U/L，谷草转氨酶（GOT）105.2U/L，标准碳酸氢根（SB）34.1mmol/L。患者消瘦明显，面容㿠白无华，汗多，乏力，腹隐痛，无发热，胃纳尚可，夜寐欠安，大便一日3次，小便通畅，舌质淡红，少苔，脉细弱。

辨病：慢性特发性骨髓纤维化。

辨证：属气阴两虚之血证。

治法：当益气养阴。

处方：生黄芪60g，炒白术15g，春柴胡6g，生熟地各9g，太子参15g，绿升麻15g，五味子6g，陈阿胶9g（烊冲），制首乌12g，旱莲草12g，山萸肉6g，七叶一枝花30g，全当归15g，女贞子12g，生甘草3g，垂盆草30g，杭白芍15g，补骨脂12g。7帖。

金水宝胶囊2瓶，每次3粒，每日3次，口服。

二诊（2008年7月20日）：患者血液检查：WBC 5.12×10^9/L，RBC 3.61×10^{12}/L，Hb 99g/L，GPT 24U/L，GOT 69U/L，SB 30mmol/L。刻下：患者腰酸腿软、乏力畏寒，背有隐痛，胃纳不佳，夜寐尚可，大便稀薄、每日1次，舌质淡红，苔白腻，脉细弱。血象恢复不明显，故结合患者当前气血阴阳俱虚证象，予益气温阳、养血滋阴之剂，继续治疗。

处方：生黄芪30g，全当归15g，肉豆蔻9g，鹿角胶9g（烊冲），太子参15g，杭白芍15g，淡吴萸6g，生熟苡仁各15g，制黄精12g，女贞子12g，五味子6g，赤灵芝30g，补骨脂12g，旱莲草12g，晚蚕沙9g，鸡血藤30g。7帖。

三诊（2008年7月30日）：患者服上药后检查血象：WBC 8.34×10^9/L，RBC 4.33×10^{12}/L，Hb 108g/L，GPT 30U/L，GOT 39U/L，SB 38mmol/L。刻下：患者胃纳尚可，胃脘食多则胀，夜寐尚可，无发热，腿脚不肿，大便1日或2日1次，小便通畅，舌质红，苔薄白，脉细。血象已有明显恢复，SB尚高，再拟益气温阳、养血滋阴，参合消黄去疸汤法，以巩固其疗效。

处方：生黄芪30g，金钱草30g，大熟地9g，鹿角胶9g（烊冲），杭白芍30g，玉米须30g，炮附片6g，陈阿胶9g（烊冲），全当归30g，绵茵陈30g，五味子6g，上肉桂6g（后下），枸杞子12g，左秦艽12g，宣木瓜9g，灵磁石30g，炒枣仁12g，赤小豆30g，生甘草3g。14帖。

金水宝胶囊2瓶，每次3粒，每日3次，口服。

【按】现代医学认为，慢性特发性骨髓纤维化通常是原发性的疾病，其特点是骨髓纤维变性，脾肿大，同时有白红系原始细胞增多性贫血，伴有泪珠状红细胞，其病因不明。疾病早期，病人可无症状，在常规体检中发现血象异常，随着时间的推移，可出现全身不适，体重减轻以及脾肿大或梗死所造成的症状。50%的病人可有肝肿大，淋巴结肿大虽可发生，但不典型。此病可归属于中医“血证”范畴,中医认为“血证”的常见病因为感受外邪、损伤血络,嗜食醇酒厚味,脾胃受伤,情志过极、肝郁化火、房劳、热病、精亏血竭等,引致火热熏灼、迫血妄行,气虚不摄、血溢脉外及血瘀阻络、血不循经而发病。正如《景岳全书·杂证谟·血证》所说:“凡治血证,须知其要,而血动之由,惟火惟气耳。故察火者但察其有火无火,察气者但察其气虚气实。知此四者而得其所以,则治血之法无余义矣。”因而血证的治疗可以归纳为治火、治气、治血、治虚四大原则。

本例患者感受热邪,邪气损伤脉络,迫血妄行,而致血不循经,又凡热邪皆具耗气伤阴之特点,进而阴损及阳,故久病则气血阴阳俱虚。治宜益气、温阳为主,辅以养血、滋阴,予益气温阳、补血滋阴之剂。方中黄芪、太子参、炒白术、生甘草、黄精、苡仁以益气;鹿角胶、补骨脂、吴萸、肉桂、附片以温阳;熟地、当归、白芍、鸡血藤以养血;阿胶、灵芝、首乌、山萸肉、五味子、旱莲草以滋阴;垂盆草、七叶一枝花、升麻、柴胡以清热解毒;金钱草、玉米须、茵陈以消黄去疸。尤以其中血肉有情之品为重点用药。患者服后,消瘦、乏力、汗多等症状明显好转,相关血象及 GPT、GOT 指标基本恢复正常,其疗效比较显著。

过敏性紫癜

龙某,女,12 岁,小学四年级学生,江苏高邮籍。

初诊:1965 年 6 月 5 日。**主诉:**1 个多月来双下肢出现紫色出血斑。

现病史:缘患者于 1965 年 5 月初曾经有 2 天隐隐腹痛(当时未注意大便颜色),胃纳欠佳,以后两下肢发出多数散在红色小点,逐渐增大成为紫色斑块,压之不褪色,伴有头晕及两腿酸软。自谓两腿用冷水冲洗后,紫斑可以加多加重,大便色黄,小便无色深频数。无关节肿胀疼痛现象,曾经于 1965 年 5 月 17 日就诊于某医院,给予 25% 葡萄糖溶液 20ml 加维生素 C 500mg 静脉注射 2 天,且予维生素 K 2mg、维生素 C 100mg,每日 3 次,口服。治后未见效果,紫斑未见消退,因此于 5 月 20 日加用泼尼松 5mg、每日 3 次,口服,共 5 天,治疗亦未见效。所以,6 月 5 日来我中医院治疗。平时无长期服药史,患者在发病前无感冒、发热、咳嗽、咽痛史,无便血史,亦未进食特殊海味等食物。1965 年 2 月 1 日起穿尼龙裤,5 月 1 日以后穿塑料鞋。

体格检查:两脉濡数,苔薄白,边尖有红点。发育中等,营养中等,巩膜不黄,两肺清,心界不大,律整,无杂音,腹平坦,无压痛,肠鸣音存在不亢进,肝未能触及,脾在右侧卧位时刚可触及,软无压痛,两大腿、小腿、足背部位有多数散在出血紫斑,稍隆起,关节无红肿压痛现象。

化验检查:白细胞计数 9 850/mm^3,中性粒细胞百分数 72%,嗜酸性粒细胞百分数 2%,淋巴细胞百分数 24%,单核细胞百分数 2%,血小板计数 23 万 /mm^3,出血时间 2 分钟,凝血时间 3 分钟。大便检查:色黄质软,无红细胞、白细胞,蛔虫卵(++)。小便检查:色黄而清,反应酸、蛋白少量,糖(-),红细胞 1~4 个 /HP,白细胞 3~5 个 /HP,管型(-),上皮细胞(+)。

辨病:过敏性紫癜。

辨证:脾居中焦,主运化,输布水谷精微。升清降浊为生化造血之源,具有益气统血,主肌肉四肢等重要生理功能。若脾气损伤,中虚气陷则统摄乏权,血无所归,不能循经,溢于四肢,发为出血紫斑、面无华色、肢软乏力、纳谷不香;不能濡养脾胃,气机失和则腹部隐痛。

治法:补中益气,复其统摄之权,使血能归经。宗补中益气汤。

处方：生黄芪 30g，升麻 9g，柴胡 3g，党参 4.5g，於术 4.5g，生草 3g，当归 9g，陈皮 4.5g。7 剂。

二诊（1965 年 6 月 14 日）：患者服补中益气汤后，两下肢出血紫斑已渐消退，仅残留一小部分，两腿酸软好转，脉濡数，苔薄白。

前方见效，再予原方 5 剂。

三诊（1965 年 6 月 19 日）：服上方 2 天后两下肢紫斑全部消失。今日上午上学时两腿部受冷雨淋湿，经冷风雨吹袭后，中午两下肢又有出血紫斑出现，数量较前为少，胃纳尚佳，脉濡苔薄白，由于大便中有蛔虫卵，因此除予原方 3 剂外，并予驱虫药（煨使君肉 18g，分 2 包，今晚、明晨各 1 包，嚼服；元明粉 12g，明晨进食使君肉后 2 小时温开水冲服）驱虫。

四诊（1965 年 7 月 17 日随访）：患者经服上方后第 2 天，两下肢出血紫斑全部消失，以后未再出现，虽赤足穿塑料鞋亦未发作。经服驱虫剂后，6 月 23 日排出蛔虫 6 条。睡眠、饮食均佳，无其他不适。

【按】过敏性紫癜是一种由于各种不同的抗原所引起的毛细血管的变态反应性出血性疾病，由于毛细血管内皮细胞渗透能力的增加，血液和淋巴由血管渗透到组织之中，因而发生各种临床表现，无血小板减少与血液凝固过程中的障碍。其临床表现在发作前，常有全身困倦、头痛、低度发热、急性上呼吸道感染等前驱症状，然后皮肤发出许多紫癜，有时呈风疹块样圆形丘疹四肢较躯干为多，亦有在肌肉内及骨膜下出血，严重的可有内脏损害而有腹部顽固疼痛及便血紫暗，关节疼痛及肿胀十分常见。急性出血性肾炎虽不多见，但是最危险的并发症。

由于本例患者是以皮肤出血为主，虽病初时有腹部疼痛，但内脏损害及关节肿痛并不明显，同时实验室出血及凝血检查阴性结果，因此是属于单纯性紫癜病。过敏性紫癜的临床表现按照中医辨证的观点来看，主要是由于中气不足，脾气受损，因脾居中焦，主运化水谷，输布精微，升清降浊，为生化造血之源，具有益气血、主肌肉四肢等重要生理功能，若中虚气陷，统摄乏权，以致血无所归，不能循经运行，或溢于四肢，或发为便血，成为本病。因此，中医治疗该病可用补中益气法，以恢复其统摄之权，使血能循经而不妄行则紫癜诸症逐渐消除矣。

方中重用黄芪和升麻两味中药。按其作用来说，黄芪甘温，入脾肺二经，有补气固表、托毒生肌作用。黄芪能逐"五脏间恶血"（《名医别录》），主治"肠风血崩"（《大明》），"实皮毛，益胃气，去肌热及诸经之痛"（张元素）。根据前人的经验及临床实践，黄芪对于肌肤出血及便血有很显著的作用，的确能有实腠理止肠血的效能。近代药理研究，证实黄芪有加强毛细血管抵抗力的作用，可以防止由于氯仿、组织氨或负压力所造成的毛细血管渗透性增加现象，并能使因 X 线过度放射所引起的毛细血管脆性增加的病理现象迅速恢复正常。由于这些作用，所以对具有毛细血管内皮细胞渗透力增加的过敏性紫癜的治疗方面有着明显的作用。升麻甘苦微寒，入脾、胃、肺、大肠四经，有升清提阳、清热解毒作用。升麻"解百毒"（《神农本草经》），"补脾胃，去皮肤风邪，解肌肉间风热"（张元素），"消斑疹，行瘀血……血淋下血"（《本草纲目》）。《金匮要略》有升麻鳖甲汤，治疗"阳毒之为病，面赤斑斑如锦文"。根据阳毒病的表现，很可能是肌肤出血性疾患，说明了升麻对于肌肤的斑疹出血及便血疾患，有透发解毒升阳举清的作用；方中柴胡亦有升举清阳，使下陷之脾气复其本位，并有和解退热疏肝开郁的作用；党参补气健脾；於术燥湿强脾；陈皮利气畅脾；甘草和中。诸药协同，而有补脾益气的作用。促使恢复脾胃运化功能即统摄血液之权，而使血液不再妄行；当归一药和阴养血，以使所补之气与所生之阳有所依附而不致空越；由于以上这些效用，用来治疗过敏性紫癜，从本病例的治疗效果来看，确是十分明显的。

引起过敏性紫癜的抗原性质，可以是多种多样的，有食物中的某些成分，如可可、番茄、虾、蟹等；有病菌的感染，如链球菌、结核菌等；有蠕虫的寄生，如蛔虫、血丝虫等；有药物的影响，如氯霉素、链霉素等。但是绝大多数的病例的特殊抗原常不能被发现，如能发现有特殊抗原时亦应尽量去除。本例患者大便中蛔虫卵（++），可能是引起本病的过敏性抗原；此外，寒冷及雨水刺激亦可能为其发作诱因。本病例的肠蛔虫症，经驱虫以后，对巩固疗效是有一定帮助的。

第四章 膏方医案集锦

第一节 肿瘤膏方医案

甲状腺腺瘤

张某，女，33岁。

初诊：2006年11月20日。**主诉**：4个月来瘿肿、畏寒心悸。

现病史：病者于2006年7月10日行B超检查，发现左侧甲状腺有11mm×7mm的腺瘤囊性变，经服消瘿软坚汤（消瘿软坚汤：海藻30g，夏枯草15g，白芥子6g，留行子12g，牡丹皮9g，艾叶9g，椒目3g，苍白术各12g，云猪苓各12g，泽泻15g，赤小豆12g，射干15g，七叶一枝花15g。每日1剂，水煎2次，分服）治疗3个月，于2006年11月6日B超复查已缩小为6mm×4mm。平素畏寒低热，心悸胸痹，失眠乏力，月经愆期稀少，少腹时痛。脉细弦，苔薄腻。

辨病：甲状腺腺瘤。

辨证：系由痰湿滞瘿，经事虚寒为患。

治法：拟消瘿软坚、温经补心。

处方：生黄芪500g，云茯苓300g，猪苓300g，苍术300g，白术300g，熟地200g，白芍500g，当归300g，枸杞300g，制首乌300g，酸枣仁250g，香甘松250g，薤白头250g，煅牡蛎600g，煅瓦楞500g，生艾叶200g，牡丹皮200g，红花150g，桃仁200g，皂角刺200g，夏枯草300g，海藻600g，白芥子200g，留行子250g，椒目50g，射干300g，七叶一枝花300g，赤小豆500g，淫羊藿300g。

另：鹿角胶300g，龟甲胶200g，阿胶200g，石柱参粉50g，紫河车粉200g，肉桂粉50g，桂圆肉200g，芝麻粉100g，核桃粉100g，砂仁粉50g，蔻仁粉50g，饴糖300g，冰糖300g。收膏。

二诊（2007年12月18日）：去年膏方治疗后，心悸失眠好转，经事准期，瘿瘤消除，唯入冬畏寒未除，脉细弦，苔薄白。再拟原意，从温肾补心立方。

处方：生黄芪500g，云茯苓300g，猪苓300g，苍术300g，白术300g，熟地200g，白芍500g，当归300g，枸杞300g，制首乌300g，酸枣仁250g，香甘松250g，薤白头250g，煅牡蛎600g，煅瓦楞500g，生艾叶200g，牡丹皮200g，红花150g，桃仁200g，皂角刺200g，夏枯草300g，海藻600g，白芥子200g，留行子250g，椒目50g，射干300g，七叶一枝花300g，赤小豆500g，淫羊藿

300g,仙茅300g,巴戟天300g,肉苁蓉300g。

另:鹿角胶300g,龟甲胶200g,阿胶200g,石柱参粉50g,紫河车粉200g,肉桂粉50g,桂圆肉200g,芝麻粉100g,核桃粉100g,砂仁粉50g,蔻仁粉50g,饴糖300g,冰糖300g。收膏。

【按】甲状腺腺瘤属于中医文献中的"瘿瘤"范畴。本病在临床是常见病。病者服消瘿软坚汤后已有阶段性成效。因值冬令,且伴失眠心悸,月事稀少等虚寒证象,故复加由温经汤、天王补心丹等组成的膏方治疗后,获得瘿瘤消除、经事准期、心悸失眠好转等功效。唯入冬畏寒未除,再拟温肾补心立方,继续调治巩固疗效。

甲状腺癌

吴某,女,44岁。

初诊:2005年11月18日。**主诉:**5个月来倦惫乏力。

现病史:病者于2005年初,体检时发现左侧甲状腺有结节,遂于2005年6月12日行左侧甲状腺结节切除术,病理诊断为左侧甲状腺腺癌。术后倦惫不振,体弱乏力,纳呆胁痛,瘿部拘急。既往有胆结石及乙型肝炎史,时有胁肋疼痛。脉细弦,苔薄腻。

辨病:甲状腺腺癌(石瘿)术后。

辨证:属于邪衰正虚、肝胆失于疏泄之候。

治法:拟扶正祛邪、疏肝利胆。

处方:潞党参300g,生黄芪600g,云茯苓300g,白术300g,生苡仁600g,黄精300g,制首乌300g,熟地200g,白芍500g,当归300g,麦冬200g,山萸肉150g,枸杞300g,桑椹子300g,旱莲草300g,女贞子300g,酸枣仁250g,柏子仁300g,香甘松200g,茵陈600g,山栀200g,金钱草600g,玉米须600g,七叶一枝花600g,地锦草600g,夏枯草600g,海藻600g,干蟾皮200g,绿萼梅100g。

另:生晒参250g,紫河车150g,鳖甲胶500g,龟甲胶500g,阿胶500g,炙蜈蚣粉60g,砂仁粉60g,蔻仁粉60g,冰糖500g,饴糖1 000g。收膏。

二诊(2006年12月8日):经1料膏方治疗后,体力明显恢复,唯肝胆区疼痛虽减未除,这与胆结石和乙肝病毒携带有关,脉细弦,苔薄白。再拟扶正祛邪、疏肝利胆立方。

处方:潞党参300g,生黄芪600g,云茯苓300g,白术300g,生苡仁600g,黄精300g,制首乌300g,熟地200g,白芍500g,当归300g,麦冬200g,山萸肉150g,枸杞300g,桑椹子300g,旱莲草300g,女贞子300g,酸枣仁250g,柏子仁300g,香甘松200g,茵陈600g,山栀200g,金钱草600g,玉米须600g,七叶一枝花600g,地锦草600g,夏枯草600g,海藻600g,干蟾皮200g,绿萼梅100g,柴胡200g,广郁金500g,制香附500g。

另:生晒参250g,紫河车150g,鳖甲胶500g,龟甲胶500g,阿胶500g,炙蜈蚣粉60g,砂仁粉60g,蔻仁粉60g,冰糖500g,饴糖1 000g。收膏。

【按】甲状腺腺癌属于中医文献中的"石瘿"范畴。早在陈言《三因极一病证方论》中就有瘿瘤"坚硬不可移曰石瘿"的记载。本病多因内伤七情,忧恚怒气,肝郁气滞,痰湿瘀滞所致。本案患者原有乙肝病毒携带及胆石症发作史,此番发现左侧甲状腺腺癌手术切除后,疲惫不振,体弱乏力,纳呆胁痛,瘿部拘急,证属邪衰正虚、肝胆失疏之候,法当扶正祛邪、疏肝利胆。经服由内消瘰疬丸、茵陈蒿汤、首乌延寿丹等组成之膏方后,体力大见恢复,未见癌瘤复发转移。唯胆结石疼痛虽减未除,继续调治巩固。

支气管肺癌

李某,男,54岁。

初诊:2006年12月22日。**主诉:**2年来咳嗽气短、腰酸乏力。

现病史:患者于2004年初出现咳嗽胸闷,痰多带血,CT检查发现左下肺肿块,于2004年5月18日行左下肺肿块切除手术,病理诊断为肺泡细胞癌。术后气短稍咳,腰酸乏力。平素体型肥胖,头晕头胀,偶有期前收缩,体重自术前100kg升至目前110kg,10年前查B超即有脂肪肝。苔白腻,脉细弦。

辨病:支气管肺癌(肺泡细胞型)术后。

辨证:肺脾肾虚为本,痰湿邪毒为标,相互为患。

治法:以标本兼顾治疗之。

处方:生黄芪600g,云茯苓300g,猪苓300g,制首乌500g,生地200g,熟地200g,白芍300g,天冬200g,麦冬200g,山萸肉150g,枸杞300g,杜仲300g,菟丝子300g,怀牛膝300g,灵芝500g,牡丹皮200g,鱼腥草500g,野荞麦根500g,苦参片500g,荷叶500g,生蒲黄100g,天麻100g,钩藤200g,石菖蒲500g,臭梧桐叶500g,豨莶草500g,虎杖500g,决明子500g,薤白头300g,山楂400g,六神曲500g,炒谷芽500g,炒麦芽500g,青皮100g,陈皮100g,姜半夏200g。

另:鹿角胶300g,龟甲胶200g,阿胶200g,生晒山参粉2g,紫河车粉200g,桂圆肉200g,黑枣肉200g,炙天龙粉50g,乌梢蛇粉50g,砂仁粉50g,蔻仁粉50g,饴糖500g,冰糖500g。收膏。

二诊(2007年11月2日):去年服膏方1料,今乏力已轻,精神颇佳。现胸闷稍咳,痰多黏稠。复查CT示两肺未见复发灶,B超示脂肪肝如前,甘油三酯1.85mmol/L,空腹血糖6.3mmol/L,体重100kg。苔薄腻,脉细弦。调理宜标本兼顾。

处方:生黄芪600g,制首乌500g,生地200g,熟地200g,白芍300g,天冬200g,麦冬200g,山药300g,山萸肉150g,枸杞300g,杜仲300g,怀牛膝300g,旱莲草300g,女贞子300g,桑椹子300g,灵芝800g,野荞麦根500g,忍冬藤500g,大青叶300g,荷叶500g,臭梧桐叶500g,豨莶草500g,虎杖500g,决明子500g,生蒲黄100g,天麻100g,钩藤200g,蒸百部500g,白芥子200g,晚蚕沙300g,生山楂500g,六神曲500g,炒谷芽500g,炒麦芽500g,青皮100g,陈皮100g。

另:鹿角胶300g,龟甲胶200g,阿胶200g,生晒山参粉2g,紫河车粉200g,桂圆肉200g,黑枣肉200g,炙天龙粉50g,乌梢蛇粉50g,砂仁粉50g,蔻仁粉50g,饴糖500g,冰糖500g。收膏。

三诊(2008年10月31日):前年、去年各服膏方1料,自觉精神体力颇佳。稍咳痰多色白,左背手术切口处隐痛。现寐食均佳,体重稳定。2008年10月27日复查CT:左肺术后改变,肺门及纵隔未见肿大淋巴结,胸膜无增厚,胸腔无积液。与2008年8月18日CT比,原右下肺炎性病灶基本吸收。B超仍有脂肪肝。苔薄白,脉细弦。

处方:生黄芪600g,制首乌500g,生地200g,熟地200g,杜仲300g,灵芝800g,旱莲草300g,女贞子300g,鱼腥草500g,野荞麦根500g,板蓝根500g,野菊花500g,紫花地丁500g,芙蓉叶500g,臭梧桐叶500g,豨莶草500g,桑白皮500g,夏枯草300g,荷叶800g,生蒲黄

100g，虎杖500g，决明子500g，钩藤200g，洗地龙500g，桃仁200g，红花200g，钻地风300g，蒸百部500g，炙紫菀300g，白果（去壳，打）100g，生山楂500g，六神曲500g，炒谷芽500g，炒麦芽500g，

另：鹿角胶300g，龟甲胶200g，阿胶200g，生晒山参粉2g，紫河车粉200g，桂圆肉200g，黑枣肉200g，炙天龙粉50g，乌梢蛇粉50g，砂仁粉50g，蔻仁粉50g，饴糖500g，冰糖500g。收膏。

【按】肺癌属于中医“肺积”范畴，由肺虚亏损，邪毒恋肺，脾酿痰湿，肾不纳气所致。本案患者平素体胖头胀，此番发现左下肺肺泡细胞癌经手术切除后，时有气短咳嗽，腰酸乏力，体重增加，血压稍高，伴脂肪肝及期前收缩，脉细，苔薄白。证属肺脾肾虚为本，邪热痰湿脂浊阻络为标。经服由月华丸、二冬汤、七宝美髯丹等组成润肺健脾、补肾固元、清热化痰、消脂通络之标本兼顾膏方后，精神体力好转，寐食佳，体重稳定，肥胖渐减。随访至2019年10月，复查CT示两肺未见转移复发等病灶。

胃 癌

张某，男，57岁。

初诊：2006年12月15日。**主诉：**3年来胃痛泛酸。

现病史：患者3年来胃脘疼痛，伴有泛酸，服药可以缓解。自2006年6月起胃痛加重，服药不能缓解，查胃镜发现胃癌。2006年7月7日行胃癌切除术，病理诊断为胃部低分化印戒细胞癌，周围淋巴结有3/4已转移，术后化疗5个疗程。如今体力衰退，畏寒腰酸，大便稀薄、每日2次，苔薄白，脉细弦。

辨病：胃癌（低分化印戒细胞型）术后。

辨证：属于脾肾阳虚之候。

治法：拟温壮脾肾。

处方：生黄芪500g，升麻100g，葛根200g，带皮茯苓300g，炒白术300g，生甘草100g，益智仁300g，炮姜150g，炮附块100g，吴萸30g，补骨脂300g，五味子50g，巴戟天300g，菟丝子300g，胡芦巴300g，肉苁蓉300g，生艾叶200g，白芍300g，枸杞300g，杜仲300g，灵芝500g，川连50g，白槿花200g，半边莲300g，七叶一枝花300g，黄毛耳草500g，干蟾皮100g，滑石300g，薤白头200g。

另：鹿角胶300g，龟甲胶200g，阿胶200g，生晒山参粉2g，紫河车粉200g，桂圆肉250g，核桃肉250g，炙蜈蚣粉50g，肉桂粉50g，砂仁粉50g，蔻仁粉50g，饴糖500g，冰糖500g。收膏。

二诊（2007年10月18日）：去年服膏方1料，完成第6个疗程化疗。今年体力恢复，胃纳良好，大便成形、日1次。经3次复查胃镜、CT、骨扫描均属正常。唯冬令仍觉畏寒腰酸，精神稍差，苔薄白，脉细弦。继方调治巩固。

处方：生黄芪500g，升麻100g，云茯苓300g，炒白术300g，生甘草100g，益智仁300g，炮姜150g，炮附块100g，吴茱萸30g，补骨脂300g，五味子50g，巴戟肉300g，菟丝子300g，胡芦巴300g，肉苁蓉300g，熟地300g，白芍300g，枸杞300g，杜仲300g，灵芝500g，白头翁500g，秦皮300g，半边莲300g，藤梨根500g，干蟾皮100g，黄毛耳草500g，鸡血藤500g，五加皮300g，功劳叶500g。

另：鹿角胶300g，龟甲胶200g，阿胶200g，石柱参粉100g，紫河车粉200g，桂圆肉250g，

核桃肉 250g，炙蜈蚣粉 50g，肉桂粉 50g，砂仁粉 50g，蔻仁粉 50g，饴糖 500g，冰糖 500g。收膏。

三诊（2007 年 12 月 21 日）：去年及今年各服膏方 1 料，现畏寒好转，腰酸消失，胃纳良好，大便通顺。苔薄白，脉细。今年续进温壮脾肾之膏方。

处方：生黄芪 500g，升麻 100g，云茯苓 300g，炒白术 300g，生甘草 100g，益智仁 300g，芡实 300g，生苡仁 300g，黄精 300g，炮姜 150g，炮附块 100g，补骨脂 300g，巴戟肉 300g，肉苁蓉 300g，仙茅 300g，淫羊藿 300g，大狼把草 300g，薜荔果 300g，熟地 300g，山药 300g，山萸肉 150g，枸杞 300g，桑椹子 300g，杜仲 300g，狗脊 300g，灵芝 500g，白头翁 500g，马齿苋 300g，半边莲 300g，干蟾皮 100g，鸡血藤 500g。

另：鹿角胶 300g，龟甲胶 200g，阿胶 200g，石柱参粉 200g，紫河车粉 300g，桂圆肉 250g，核桃肉 250g，炙蜈蚣粉 50g，肉桂粉 50g，砂仁粉 50g，蔻仁粉 50g，饴糖 500g，冰糖 500g。收膏。

四诊（2008 年 12 月 5 日）：胃癌术后，每年冬令均服膏方。现畏寒已轻，纳佳寐安，有时头晕腰酸，血红蛋白 90g/L（既往 30 岁起即贫血）。苔薄白，脉细弦。此属肝肾不足、气血俱虚之候。予滋补肝肾、益气养血之剂。

处方：生黄芪 600g，云茯苓 300g，炒白术 300g，黄精 300g，益智仁 300g，生地 200g，熟地 200g，白芍 300g，当归 300g，川芎 200g，山药 300g，山萸肉 150g，枸杞 300g，杜仲 300g，桑椹子 300g，旱莲草 300g，女贞子 300g，天冬 200g，麦冬 200g，玉竹 300g，酸枣仁 300g，木瓜 100g，五味子 100g，灵磁石 500g，制首乌 300g，灵芝 300g，补骨脂 300g，薜荔果 300g，大狼把草 300g，半边莲 300g，地锦草 500g，干蟾皮 100g，七叶一枝花 300g，鸡血藤 500g。

另：鹿角胶 150g，龟甲胶 150g，阿胶 400g，生晒山参粉 2g，紫河车粉 300g，桂圆肉 250g，红枣肉 250g，炙蜈蚣粉 50g，砂仁粉 50g，蔻仁粉 50g，饴糖 500g，冰糖 500g。收膏。

五诊（2009 年 11 月 27 日）：胃癌术后 3 年，每冬服膏方，去年服后头晕消失，夜能安眠，畏寒缓解，大便成形。多次复查未见复发转移灶。血红蛋白恢复至 110g/L。视力显著改善：由原先双眼 0.1，戴 600 度近视镜；现在左眼 1.0、右眼 1.5，已不戴近视镜，苔薄、脉濡。仍宗原意调治巩固。

处方：生黄芪 600g，云茯苓 300g，炒白术 300g，黄精 300g，益智仁 300g，生地 200g，熟地 200g，白芍 300g，当归 300g，川芎 200g，山药 300g，山萸肉 200g，枸杞 300g，杜仲 300g，桑椹子 300g，旱莲草 300g，女贞子 300g，天冬 200g，麦冬 200g，玉竹 300g，酸枣仁 300g，木瓜 300g，五味子 200g，灵磁石 500g，生铁落 500g，制首乌 300g，灵芝 300g，补骨脂 300g，薜荔果 300g，大狼把草 300g，半边莲 300g，地锦草 500g，干蟾皮 100g，七叶一枝花 300g，鸡血藤 500g。

另：鹿角胶 300g，阿胶 400g，生晒参（另煎，冲入）100g，紫河车粉 300g，桂圆肉 250g，红枣肉 250g，炙蜈蚣粉 50g，砂仁粉 50g，蔻仁粉 50g，饴糖 500g，冰糖 500g。收膏。

【按】本案病机较复杂，但归纳起来不外乎情志不畅，肝郁气滞，伤及脾胃，运化失职，痰湿蕴结，化火伤阴，瘀毒阻结，日久生化乏源，气血亏损，甚至阴阳两竭。所以正气不足，脏腑功能失调是胃癌发病重要因素。术后出现畏寒怕冷，体力衰败，不能支撑，食少纳差，腹泻频频，稀薄如水等脾肾阳虚证象。以温补脾肾、壮阳固元之附子理中汤、菟丝子丸等组成之膏方调理治疗。经治后，证情逐渐改善，畏寒缓解，胃纳增进，大便恢复每日 1 次，成形。并经多次胃镜、CT、骨扫描等检查，均未发现复发转移迹象。唯值冬令稍觉头晕腰酸，精神稍差，视力不足，血红蛋白 90g/L，遂即改服滋补肝肾、益气养血膏方调治后，头晕消失，夜能安眠，视力显著改善，血红蛋白亦恢复至 110g/L，整体状况大有改观。此后曾随访到 2019 年 4 月，尚无复发转移迹象，全身情况一直保持良好。

小肠恶性间质瘤

毕某，女，67岁。

初诊：2006年12月1日。**主诉**：2年来腹痛腹泻。

现病史：病者于2004年5月间因腹痛腹泻经检查发现小肠占位，行手术治疗，病理诊断为小肠恶性间质瘤，复经格列卫（甲磺酸伊马替尼）治疗3个月余。此后时有纳呆畏寒，神疲乏力失眠。检查甘油三酯11mmol/L、胆固醇6mmol/L、血糖7.2mmol/L，血压稳定，胃镜显示浅表萎缩性胃炎。脉细弦，苔薄白。

辨病：小肠恶性间质瘤（肠蕈）术后。

辨证：系由邪衰脾虚、心肾失交之候。

治法：拟扶脾抑邪、交通心肾。

处方：生黄芪600g，葛根500g，茯神500g，苍白术各300g，生甘草100g，生熟地各200g，白芍600g，当归300g，川芎200g，知母200g，天麦冬各200g，五味子100g，炙远志100g，天麻100g，灵芝500g，首乌藤各300g，柏子仁200g，酸枣仁250g，石菖蒲500g，灵磁石500g，煅珍珠母500g，煅瓦楞500g，煅牡蛎500g，虎杖500g，决明子500g，黄芩200g，川连100g，荷叶500g，生蒲黄100g，山楂300g。

另：鹿角胶300g，龟甲胶200g，阿胶200g，桃树胶500g，生晒山参粉2g，紫河车粉200g，肉桂粉50g，桂圆肉200g，黑枣肉200g，砂仁粉50g，蔻仁粉50g，元贞糖300g。收膏。

二诊（2007年11月15日）：去年患间质瘤术后体弱，服膏方1料，脾胃运化恢复，神疲畏寒好转，唯夜寐依然欠安，未见肿瘤复发转移。脉细弦，苔薄白。脾胃心肾亏虚，再拟健脾和胃、交通心肾立方调治，巩固疗效。

处方：生黄芪600g，葛根500g，茯神500g，苍白术各300g，生甘草100g，生熟地各200g，白芍600g，当归300g，川芎200g，知母200g，天麦冬各200g，五味子100g，炙远志100g，天麻100g，灵芝500g，首乌藤各300g，柏子仁200g，酸枣仁250g，石菖蒲500g，灵磁石500g，煅珍珠母500g，煅瓦楞500g，煅牡蛎500g，虎杖500g，决明子500g，黄芩200g，川连100g，荷叶500g，生蒲黄100g，山楂300g，香甘松300g，制半夏200g，北秫米300g。

另：鹿角胶300g，龟甲胶200g，阿胶200g，桃树胶500g，生晒山参粉2g，紫河车粉200g，肉桂粉50g，桂圆肉200g，黑枣肉200g，砂仁粉50g，蔻仁粉50g，元贞糖300g。收膏。

【按】小肠恶性间质瘤属于中医文献中的“肠中积聚”范畴。患者因腹痛腹泻发现小肠恶性间质瘤，术后即有纳呆畏寒，神疲乏力失眠。脉证合参，属于邪衰脾虚、心肾失交之候。经服由归脾丸、交泰丸、柏子养心丸等组成的扶脾抑邪、交通心肾膏方治疗后，脾胃运化功能恢复，神疲畏寒好转，未见肿瘤复发转移。仅夜寐依然欠安，续服膏方调治巩固。

乙状结肠癌

徐某，女，50岁。

初诊：2006年10月30日。**主诉**：3年来便血。

现病史：2003年6月便血，肠镜发现乙状结肠癌，于2003年7月14日行肠癌根治术。术后大便干硬不畅，腹胀乏力。苔薄白，脉细弦。

辨病:乙状结肠癌(脏毒)术后。

辨证:系由脾虚肠燥所致之候。

治法:拟健脾润肠。

处方:生黄芪600g,太子参350g,云茯苓400g,生白术300g,黄精300g,山药400g,益智仁250g,生地150g,熟地150g,白芍400g,当归400g,川芎200g,枸杞300g,桑椹子200g,知母250g,玉竹250g,天冬150g,麦冬150g,石斛150g,天花粉250g,制首乌300g,灵芝500g,酸枣仁150g,香甘松150g,夜交藤300g,桃仁150g,杏仁泥150g,全瓜蒌500g,麻仁250g,郁李仁250g,藤梨根300g,半枝莲300g,八月札200g。

另:龟甲胶250g,阿胶250g,生晒山参粉2g,核桃肉250g,黑芝麻250g,砂仁50g,蔻仁50g,饴糖500g,白砂糖500g。收膏。

二诊(2007年10月12日):乙状结肠癌术后,大便干燥硬结不畅,腹部作胀,苔薄,脉细。去年服膏方1料有效,再予健脾润肠之剂。

处方:生黄芪600g,葛根200g,云茯苓200g,苍术150g,白术150g,生甘草50g,山药400g,黄精250g,生地150g,熟地150g,白芍400g,油当归400g,枸杞250g,桑椹子250g,天冬150g,麦冬150g,石斛150g,天花粉250g,制首乌300g,灵芝500g,酸枣仁150g,柏子仁150g,郁李仁300g,麻仁300g,杏仁泥150g,全瓜蒌400g,枳实150g,厚朴150g,苦参片300g,猪苓200g,半枝莲300g,半边莲300g,白头翁300g。

另:龟甲胶250g,阿胶250g,生晒参粉50g,肉桂粉20g,核桃肉250g,黑芝麻250g,砂仁粉50g,蔻仁粉50g,饴糖500g,冰糖500g。收膏。

三诊(2008年10月31日):乙状结肠癌术后,大便干燥硬结不畅,前年、去年各服1料膏方,便结稍畅,检测肠癌标志物均属正常。近3个月来兼有头晕、咽干、腰酸,苔薄腻,脉细弦。再予健脾润肠、调益肝肾之剂。

处方:生黄芪600g,云茯苓300g,猪苓300g,苍术300g,白术300g,生甘草50g,山药400g,黄精300g,生地200g,熟地200g,白芍400g,油当归400g,枸杞300g,桑椹子300g,旱莲草300g,女贞子300g,天冬200g,麦冬200g,制首乌300g,灵芝500g,山萸肉200g,金石斛200g,杜仲300g,怀牛膝300g,肉苁蓉300g,酸枣仁200g,柏子仁200g,杏仁泥150g,郁李仁300g,麻仁300g,全瓜蒌400g,天花粉300g,枳实150g,夏枯草300g,半边莲300g,半枝莲300g,山豆根200g,炙僵蚕200g。

另:龟甲胶250g,阿胶250g,生晒参粉50g,核桃肉250g,黑芝麻250g,砂仁粉50g,蔻仁粉50g,饴糖500g,冰糖500g。收膏。

四诊(2009年11月13日):乙状结肠癌术后,大便干硬,秘结不畅。2006年起每冬各服1料膏方后,便结逐渐缓解,复查肠镜尚有慢性结肠炎,白细胞计数2.8×10^9/L,B超示肝囊肿、右肾错构瘤。近日腹胀、便臭,苔薄腻,脉细弦。再予运脾润肠、调益肝肾之剂。

处方:生黄芪600g,云茯苓300g,猪苓300g,苍术300g,白术300g,白扁豆300g,黄精300g,生地300g,熟地300g,白芍400g,油当归400g,山萸肉200g,枸杞300g,桑椹子300g,旱莲草300g,女贞子300g,制首乌300g,灵芝500g,杜仲300g,桑寄生300g,麻仁300g,郁李仁300g,全瓜蒌400g,花槟榔200g,桃仁200g,柏子仁200g,酸枣仁200g,白头翁300g,大青叶300g,半枝莲300g,鸡血藤300g,虎杖300g,生鸡金300g,六神曲300g,炒谷芽200g,炒麦芽200g,八月札300g,乌药300g。

另:龟甲胶 250g,阿胶 250g,生晒参粉 50g,核桃肉 250g,黑芝麻 250g,砂仁粉 50g,蔻仁粉 50g,饴糖 500g,冰糖 500g。收膏。

【按】乙状结肠癌属于中医“脏毒”范畴。《外科正宗·脏毒论》载:“生平情性暴急,纵食膏粱,或兼补术,蕴毒结于脏腑,火热流注肛门,结而为肿,其患痛连小腹,肛门坠重,二便乖违,或泻或秘,肛门内蚀,串烂经络。”这与肠癌极为相似。本案患者便血,肠镜发现乙状结肠癌,经手术切除后一直大便干硬不畅,腹胀乏力。苔薄白,脉细弦。脉证合参,源由脾虚肠燥所致,法当健脾运化、润燥通肠。经服健脾丸、五仁丸、活血润肠生津汤等组成之膏方,大便保持顺利通畅,亦使日常生活质量改善。故 4 年来一直坚持冬令进服膏方。

肝细胞癌

张某,女,75 岁。

初诊:2005 年 12 月 18 日。**主诉**:2 年来右胁疼痛。

现病史:2004 年初右胁疼痛,CT 发现肝部占位。2004 年 3 月 5 日行肝部占位切除术,术后病理诊断为肝细胞癌。2004 年 7 月 28 日复查 CT 显示肝癌术后复发、伴胰腺转移可能,复经介入治疗后好转。今年入冬畏寒怕冷较甚,腿酸乏力,大便尚畅,小便量多。平时信佛吃素,有糖尿病和胰腺炎发作史。脉细弦,苔薄腻。

辨病:肝细胞癌术后。

辨证:属于气阴两虚,肝胰火旺之肝积候。

治法:拟益气养阴、泄肝清胰。

处方:生黄芪 600g,葛根 250g,云茯苓 300g,炒白术 300g,黄精 300g,山药 600g,熟地 300g,白芍 600g,当归 300g,川芎 200g,山萸肉 120g,枸杞 300g,麦冬 200g,知母 200g,玉竹 200g,制首乌 200g,杜仲 200g,川断 200g,狗脊 200g,川连 100g,黄芩 200g,金银花 250g,连翘 250g,半边莲 600g,七叶一枝花 600g,半枝莲 600g,牡丹皮 200g,紫草根 300g,板蓝根 600g,玉米须 600g,青皮 100g,陈皮 100g,绿萼梅 300g,乌药 200g,香橼皮 200g,仙鹤草 600g。

另:生晒参粉 200g,桃树胶 500g,砂仁粉 50g,蔻仁粉 50g,元贞糖 300g。收膏。

二诊(2006 年 11 月 17 日):前服膏方后,精神好转,眩晕未作,胃纳增进,胰腺炎未有发作,癌瘤趋于稳定。仅觉畏寒乏力,腰腿酸痛。空腹及餐后血糖均升高。苔腻,脉细弦。继方调治巩固。

处方:生黄芪 600g,北沙参 250g,云茯苓 300g,炒白术 300g,黄精 300g,山药 600g,生地 200g,熟地 200g,白芍 600g,当归 300g,麦冬 200g,山萸肉 150g,枸杞 300g,旱莲草 250g,女贞子 250g,制首乌 200g,灵芝 500g,杜仲 200g,川断 200g,狗脊 200g,怀牛膝 250g,补骨脂 300g,菟丝子 300g,天麻 100g,柴胡 200g,黄芩 200g,苦参片 300g,茵陈 500g,金钱草 500g,玉米须 500g,紫草根 500g,板蓝根 600g,半边莲 600g,黄毛耳草 500g,徐长卿 500g,青皮 100g,陈皮 100g,乌药 200g,八月札 500g。

另:生晒参粉 100g,桃树胶 500g,砂仁粉 50g,蔻仁粉 50g,元贞糖 300g。收膏。

【按】肝细胞癌属于中医文献中的“肝积”“肥气”范畴。《难经·五十六难》载:“肝之积,名曰肥气,在左胁下,如覆杯,有头足。”本案之肝细胞癌,术后又有复发和转移,复经介入治疗而康复。初诊诉入冬畏寒怕冷较甚,腿酸乏力,大便通畅,小便量多。原有胰腺炎发作和糖尿病史。脉证合参,属于气阴两虚、肝胰火旺之候,经由左归丸、内疏黄连汤等组成之益气养阴、泄肝清胰膏方治疗后，二诊时精神振作，眩晕停发，胃纳增进，胰腺炎未再发作，癌瘤亦趋稳定。仅觉畏寒乏力，腰腿酸痛，继方调治巩固。

胰 腺 癌

乐某，女，78岁。

初诊：2007年11月16日。**主诉**：1年半来上腹疼痛。

现病史：患者于2006年6月间出现上腹疼痛不适，2006年9月20日查CT诊断为胰头钩突癌，2006年10月10日在某医院做伽玛刀治疗10次。此后一直胃纳减退，进食后上腹不适，头晕少寐。素有高血压、蛋白尿史。脉弦细，苔薄腻。

辨病：胰腺癌，伽玛刀治疗后。

辨证：属于邪衰正虚、阴虚火旺之胰腺癥积候。

治法：拟扶正抑癌、滋肾平肝。

处方：生黄芪1 000g，云茯苓300g，猪苓300g，苍术300g，白术300g，山药300g，生地300g，熟地300g，白芍300g，当归300g，山萸肉150g，枸杞300g，桑椹子300g，旱莲草300g，女贞子300g，菟丝子300g，天冬300g，麦冬300g，制首乌300g，灵芝300g，杜仲300g，怀牛膝300g，豨莶草500g，牡丹皮100g，天麻100g，黄芩300g，夏枯草500g，板蓝根300g，冬桑叶300g，钩藤200g，臭梧桐叶500g，苦参片300g，地锦草500g，七叶一枝花500g，金钱草500g，玉米须500g，干蟾皮100g，青皮100g，陈皮100g。

另：龟甲胶300g，阿胶300g，生晒参粉200g，炙蜈蚣粉50g，黑枣肉300g，桂圆肉300g，砂仁粉50g，蔻仁粉50g，饴糖500g，冰糖500g。收膏。

二诊（2009年12月18日）：前服膏方后，头部已不晕痛，脘腹不适消失，夜能安寐，唯胃纳稍差，腹胀胸闷，入冬尚有畏寒。2009年11月30日CT与2007年3月5日CT比较：显示胰头萎缩，呈团块状钙化。胰腺癌尚稳定，未见转移复发。尿蛋白阴性。苔薄白，脉细弦。继予醒脾抑癌、益肾疏肝之剂调治巩固。

处方：生黄芪1 000g，云茯苓300g，猪苓300g，苍术300g，白术300g，山药300g，生地300g，熟地300g，白芍300g，当归300g，枸杞300g，桑椹子300g，旱莲草300g，女贞子300g，山萸肉150g，制首乌300g，灵芝300g，杜仲300g，怀牛膝300g，菟丝子300g，豨莶草500g，天麻100g，钩藤200g，臭梧桐叶500g，黄芩300g，夏枯草500g，板蓝根300g，地锦草500g，七叶一枝花500g，干蟾皮100g，金钱草500g，玉米须500g，藿香100g，佩兰100g，晚蚕沙200g，青皮100g，陈皮100g，广木香150g，乌药150g，制香附150g。

另：龟甲胶300g，阿胶300g，生晒参粉200g，紫河车粉200g，炙蜈蚣粉50g，黑枣肉300g，桂圆肉300g，砂仁50g，饴糖500g，冰糖500g。收膏。

【按】胰腺癌属于中医“癥积”范畴。近年来，胰腺癌有明显增多趋势。本案患者先有脘腹疼痛，经CT确诊为胰头钩突癌，经伽玛刀治疗10次而康复。此后时有胃纳减退，食后脘腹不适，头晕少寐。脉证合参，属于邪衰正虚、阴虚火旺之候。经十全大补汤、首乌延寿丹等组成之扶正抑癌、滋肾平肝膏方治疗后，脘腹不适消失，夜能安寐，头已不晕痛，血压正常，尿蛋白转阴，检测癌瘤标志物处于正常范围内，复查CT显示胰头萎缩，呈团块状钙化，未见转移复发。唯胃纳稍差，腹胀胸闷，入冬尚有畏寒，继予醒脾抑癌、益肾疏肝膏方以调治巩固。

膀 胱 癌

倪某,男,51岁。

初诊:2005年12月18日。**主诉:**1年来尿血。

现病史:患者于2005年初出现尿血,2005年6月B超示膀胱占位,2005年8月行膀胱乳头状癌电灼手术。此后时有畏寒怕冷,腰酸乏力,夜寐欠安,胃纳一般。苔薄白,脉细弦。

辨病:膀胱乳头状癌。

辨证:属于邪衰正虚、阴阳两虚之血淋候。

治法:拟温阳滋阴、扶正达邪。

处方:生黄芪500g,茯神250g,炒白术250g,熟地200g,白芍300g,当归300g,川芎200g,枸杞300g,麦冬200g,知母150g,制首乌300g,杜仲300g,川断300g,狗脊300g,仙茅300g,淫羊藿300g,菟丝子300g,补骨脂300g,肉苁蓉200g,锁阳300g,煅牡蛎500g,灵磁石500g,酸枣仁250g,夜交藤500g,香甘松250g,半枝莲300g,绿萼梅200g,乌药200g。

另:鹿角胶300g,龟甲胶200g,阿胶200g,红参粉200g,紫河车粉200g,肉桂粉50g,桂圆肉200g,核桃肉300g,砂仁粉50g,蔻仁粉50g,冰糖500g,饴糖500g。收膏。

二诊(2006年11月10日):去年服膏方1料有效,精神显著好转,胃纳增进。今劳累后仍感腰酸乏力,脉细弦,苔腻。继予补肾固本之剂。

处方:生黄芪500g,益智仁250g,熟地200g,白芍300g,当归300g,川芎200g,枸杞300g,旱莲草300g,女贞子300g,知母300g,玉竹200g,制首乌300g,杜仲300g,怀牛膝200g,淫羊藿300g,补骨脂250g,巴戟天300g,胡芦巴200g,肉苁蓉250g,酸枣仁250g,香甘松250g,仙鹤草300g,黄柏100g,粉萆薢300g,凤尾草500g,金钱草300g,半边莲300g,八月札300g。

另:鹿角胶300g,龟甲胶200g,阿胶200g,红参粉200g,紫河车粉200g,肉桂粉50g,桂圆肉200g,核桃肉300g,砂仁粉50g,蔻仁粉50g,冰糖500g,饴糖500g。收膏。

三诊(2007年11月23日):连服2年膏方,精神振作,胃纳增进。今劳累后稍有腰酸,乏力畏寒,夜寐时好时差,小便不畅,有早泄感。近做膀胱镜检查:三角区有充血性炎症,未见复发转移迹象。苔薄白,脉细濡。再予补肾固本、利湿清热之剂。

处方:生黄芪800g,苍术300g,白术300g,益智仁300g,熟地300g,当归300g,枸杞300g,桑椹子300g,金樱子300g,五味子100g,知母300g,制首乌300g,灵芝300g,川断300g,狗脊300g,淫羊藿300g,补骨脂300g,菟丝子300g,肉苁蓉300g,薜荔果300g,大狼把草300g,功劳叶300g,酸枣仁300g,香甘松300g,夜交藤500g,黄柏100g,红藤300g,败酱草300g,椿根皮300g,粉萆薢300g,冬葵子300g,六月雪300g。

另:鹿角胶300g,龟甲胶200g,阿胶200g,生晒山参粉2g,石柱参粉250g,紫河车粉250g,肉桂粉50g,桂圆肉250g,芝麻粉250g,砂仁粉50g,蔻仁粉50g,冰糖500g,饴糖500g。收膏。

【按】膀胱癌属于中医文献的"血淋"范畴。是泌尿系最常见的恶性肿瘤。本案患者病初尿血,B超见膀胱占位,经膀胱镜检查,病理确诊为乳头状癌。后行电灼术而康复。此后时有畏寒,腰酸乏力,夜寐欠安,胃纳一般。苔薄白,脉细弦。经服赞育丹、全鹿丸等组成之温阳滋阴、扶正达邪膏方治疗后获效,精神明显好转,胃纳增进。仅劳累后稍感腰酸,乏力畏寒,夜寐时好时差,小便不畅,有早泄感,复查膀胱镜:三角区有充血性炎症,未见复发转移。

卵 巢 癌

孙某，女，45岁。

初诊：2007年11月19日。**主诉：**4年来腰酸乏力。

现病史：患者于2003年初，体检发现左侧卵巢囊肿和子宫肌瘤，遂于2003年7月11日在某医院做卵巢和子宫切除手术，病理诊断为左侧卵巢透明细胞癌和子宫肌腺瘤。术后复经化疗（顺铂40mg、丝裂霉素4mg、氟尿嘧啶500mg）6个疗程。此后体力疲惫，时有头晕乏力，腰酸腿软，腹部酸胀，夜寐欠安多梦，夜尿多达3次，血压偏低（100/65mmHg），空腹血糖偏高（6.4~14.5mmol/L）。苔薄白，脉细弦。

辨病：卵巢透明细胞癌术后。

辨证：属于气阴两虚之妇人癥积候。

治法：拟益气养阴。

处方：生黄芪600g，葛根300g，云茯苓300g，炒白术300g，生甘草200g，生地300g，熟地300g，白芍300g，当归300g，山药600g，山萸肉150g，枸杞300g，桑椹子300g，金樱子300g，覆盆子300g，杜仲300g，川断300g，狗脊300g，怀牛膝300g，菟丝子300g，补骨脂300g，肉苁蓉300g，天冬200g，麦冬200g，知母200g，玉竹200g，柏子仁200g，酸枣仁200g，制首乌300g，灵芝500g，明天麻100g，紫草根300g，荷叶500g，地锦草500g，干蟾皮100g，七叶一枝花600g，牡丹皮200g，生蒲黄100g，决明子500g，功劳叶300g。

另：龟甲胶300g，阿胶300g，桃树胶500g，石柱参粉300g，紫河车粉400g，炙蜈蚣粉50g，砂仁粉50g，蔻仁粉50g，元贞糖500g。收膏。

二诊（2008年11月17日）：卵巢癌手术和化疗后，去年冬令曾服膏方1料，今年精神和体力明显改善，感冒少发，胃纳增进，睡能安寐，夜尿减少，且不畏寒怕冷。唯腰腿酸痛，血压偏低（95/65mmHg），偏胖（68kg），血脂偏高（甘油三酯3.7mmol/L），空腹血糖尚高（从8.2mmol/L降至7.5mmol/L）。苔薄白，脉细。为求稳定病情，宗原意加减。

处方：生黄芪600g，葛根300g，云茯苓300g，炒白术300g，生甘草200g，益智仁300g，生地300g，熟地300g，白芍300g，当归300g，川芎200g，山药600g，山萸肉150g，枸杞300g，桑椹子300g，杜仲300g，旱莲草300g，女贞子300g，补骨脂300g，巴戟肉300g，肉苁蓉300g，怀牛膝300g，制首乌300g，灵芝500g，紫草根300g，荷叶500g，地锦草500g，七叶一枝花600g，牡丹皮200g，生蒲黄100g，决明子500g，川桂枝100g，防风200g，细辛30g，秦艽300g，独活300g，桑寄生300g，生山楂500g，六神曲500g。

另：龟甲胶300g，阿胶300g，桃树胶500g，石柱参粉300g，紫河车粉400g，砂仁粉50g，蔻仁粉50g，元贞糖500g。收膏。

三诊（2009年11月23日）：卵巢癌术后，每冬服膏方1料，诸证显著改善，寒天不感冒，冬天不觉冷，胃纳佳，无腹痛。仅稍腰酸乏力，空腹血糖尚高（7.7mmol/L）。苔薄白，脉细。为求持久巩固，宗原意化裁。

处方：生黄芪600g，葛根300g，云茯苓300g，炒白术300g，益智仁300g，生地300g，熟地300g，白芍300g，当归300g，山药600g，山萸肉150g，枸杞300g，桑椹子300g，旱莲草300g，女贞子300g，杜仲300g，石楠叶200g，菟丝子300g，补骨脂300g，肉苁蓉300g，怀牛膝300g，制首乌300g，灵芝500g，紫草根300g，荷叶500g，地锦草500g，七叶一枝花600g，牡丹皮200g，生蒲黄100g，决明子500g，川桂枝100g，防风200g，细辛30g，狗脊300g，桑寄生300g，六神曲500g，生山楂500g，仙鹤草300g，功劳叶300g。

另：龟甲胶300g，阿胶300g，桃树胶500g，石柱参粉300g，紫河车粉400g，砂仁粉50g，蔻仁粉50g，元贞糖500g。收膏。

四诊（2013年11月18日）：10年前患左卵巢癌子宫肌腺瘤术后，曾服中药和膏方多年，病情巩固良好。唯入冬稍畏寒、心悸、夜寐欠安、口苦且黏。B超示脂肪肝，空腹血糖8mmol/L，甘油三酯2.7mmol/L，体重由65kg降至62.5kg。脉细数，苔薄白，质稍红。证属气阴两虚，治宜益气养阴。

处方：生黄芪600g，云茯苓200g，炒白术200g，生熟地各200g，山药200g，山萸肉100g，全当归200g，杭白芍200g，甘枸杞200g，灵芝200g，制首乌200g，杜仲200g，金狗脊200g，川续断200g，桑寄生300g，益智仁200g，桑椹子200g，五味子50g，酸枣仁200g，夜交藤200g，旱莲草200g，女贞子200g，功劳叶200g，补骨脂200g，肉苁蓉200g，菟丝子200g，葛根300g，决明子500g（包），荷叶500g，茶树根500g，蛇舌草200g，紫草根300g，七叶一枝花100g，地锦草300g，生山楂300g，六神曲300g。

另：石柱参粉200g，紫河车粉200g，肉桂粉50g，桃树胶500g，鹿角胶300g，龟甲胶300g，蔻仁粉10g，砂仁粉10g，元贞糖500g。收膏。

五诊（2014年11月22日）：2003年7月11日行左卵巢癌子宫肌腺瘤术后，入冬服膏方已多年，体力恢复，畏寒轻，头不晕，胃纳佳，夜寐安，唯有口干苦，足抽筋，空腹血糖9.1mmol/L，脉细苔薄。续予益气养阴之剂调理之。

处方：生黄芪600g，灵芝200g，制首乌200g，葛根300g，宣木瓜100g，白茅根200g，荷叶300g，茶树根500g，决明子300g（包），炒白术200g，生熟地各200g，山药200g，山萸肉100g，甘枸杞200g，全当归200g，杭白芍200g，旱莲草200g，女贞子200g，杜仲150g，桑寄生150g，补骨脂150g，菟丝子200g，桑椹子150g，冬桑叶500g，生苡仁200g，夏枯草200g，藕节200g，蛇舌草200g，紫草根200g，地锦草200g，伸筋草200g，豨莶草200g。

另：生晒参粉200g，紫河车粉200g，桃树胶500g，鹿角胶300g，龟甲胶300g，砂仁粉10g，蔻仁粉10g，木糖醇500g。收膏。

六诊（2015年12月12日）：卵巢癌术后，伴有糖尿病，多年来一直服膏方及二甲双胍、格列本脲治疗，现空腹血糖7~8mmol/L，有时口干口苦牙痛，腰不酸，记忆力佳，脉弦数，苔薄白。证属肾元亏虚，拟补肾固元之剂。

处方：生黄芪300g，云苓150g，炒白术100g，熟地150g，全当归100g，杭白芍100g，川芎100g，麦冬100g，元参100g，甘枸杞150g，怀牛膝150g，狗脊100g，桑寄生150g，桑椹子100g，知母150g，玉竹100g，淡竹叶200g，黄芩200g，制半夏100g，柴胡100g，酸枣仁100g，柏子仁150g，杜仲150g，补骨脂100g，鹿衔草150g，旱莲草150g，女贞子100g，生苡仁150g，炙远志100g，五味子50g，灵磁石200g，甘松100g。

另：红人参50g，紫河车粉100g，桃树胶200g，阿胶150g，鹿角胶150g，砂仁粉20g，蔻仁粉20g，木糖醇400g。收膏。

七诊（2016年12月3日）：2003年卵巢癌术后，一直服中药和膏方治疗至今，病情稳定，稍有口苦、尿酸偏高，血脂正常，空腹血糖<7mmol/L，胃纳佳，夜寐安，腰不酸痛，冬不畏寒，每年外出旅游2次，脉细濡，苔薄白。证属气阴两虚，治宜益气养阴。

处方：生黄芪 300g，云苓 150g，生白术 100g，熟地 150g，全当归 100g，杭白芍 150g，川芎 100g，麦冬 150g，元参 150g，甘枸杞 150g，旱莲草 150g，女贞子 150g，怀牛膝 150g，补骨脂 150g，杜仲 150g，桑寄生 150g，桑椹子 150g，知母 150g，玉竹 150g，鹿衔草 150g，生苡仁 150g，山药 150g，山萸肉 100g，干荷叶 200g，五味子 100g，炙远志 100g，枳壳 100g，藿香 50g，广木香 100g，佩兰 50g，生谷麦芽各 150g，制香附 150g。

另：红人参 50g，紫河车粉 100g，桃树胶 200g，龟甲胶 150g，鹿角胶 150g，砂仁粉 20g，蔻仁粉 20g，木糖醇 400g。收膏。

八诊（2018 年 12 月 10 日）：卵巢癌术后，入冬自服膏方以来，证情稳定至今，偶有口干眼干，牙龈疼痛，胸腰酸痛，空腹血糖 7~8mmol/L，血脂、血压均正常，从不感冒，冬不畏寒，纳佳便通，精力充沛，每年能外出旅游四五次，脉细苔薄。脉证合参，呈现阴虚有火之候，续予育阴清火调理之。

处方：生黄芪 300g，云苓 150g，炒白术 150g，生石膏 200g（打），知母 150g，玉竹 150g，淡竹叶 200g，五味子 100g，元参 150g，熟地 150g，山药 150g，山萸肉 100g，粉丹皮 100g，甘枸杞 150g，桑椹子 150g，旱莲草 150g，女贞子 150g，密蒙花 150g，青葙子 150g，全当归 150g，杭白芍 150g，薤白头 150g，川芎 150g，延胡索 200g，川楝子 150g，杜仲 150g，川断 150g，狗脊 150g，桑寄生 150g，徐长卿 200g，伸筋草 200g，黑芝麻 200g（打）。

另：生晒参粉 100g，紫河车粉 100g，桃树胶 200g，龟甲胶 150g，鹿角胶 150g，砂仁粉 20g，蔻仁粉 20g，木糖醇 400g。收膏。

【按】卵巢癌多由寒邪入侵，营卫失调，精血被夺，膏粱食积，湿蕴痰凝，气聚血瘀，使冲任滞逆，损气伤阴，日久而成癥积。本案患者行左侧卵巢透明细胞癌、子宫肌腺瘤手术后，一直体力疲惫，时有头晕乏力，腰酸腿软，夜尿增多，少寐多梦，血压偏低，空腹血糖偏高。两脉细弦，舌苔薄白。脉证合参，属于气阴两虚之候，法当益气养阴。经由补中益气汤、河车大造丸等组成之益气养阴膏方治疗后，诸证显著改善，虽入冬季亦不畏寒怕冷，亦无感冒，血压渐增，血糖渐降，并经多次癌瘤标志物检测、复查 CT，均未见卵巢癌的复发转移等迹象，遂继续取原意化裁，巩固疗效，已达 12 年之久。

第二节　杂病膏方医案

视神经萎缩

陶某，女，63 岁。

初诊：2010 年 12 月 18 日。**主诉：**2 年来头晕目花，视力模糊。

现病史：2009 年初起，头晕目花，耳鸣，口干，腰酸背痛，视力昏糊，夜间看电视精力差。查视力：右眼 0.3，左眼 0.5；眼底：视乳头色泽苍白。左上肺尖后段有钙化点，钼靶（–），癌指标（–）。脉弦细数，苔薄腻中黄。

辨病：视神经萎缩。

辨证：属气血两虚、阴虚火旺之象。

治法：拟滋肾平肝、养血明目。

处方：生黄芪 600g，云茯苓 200g，炒白术 200g，生苡仁 300g，熟地 200g，当归 200g，白芍

200g，川芎150g，麦冬200g，黄精200g，杞子200g，桑椹子200g，旱莲草200g，女贞子200g，益智仁150g，灵芝200g，桑寄生300g，杜仲150g，肉苁蓉200g，补骨脂200g，怀牛膝150g，密蒙花200g，青葙子200g包，大青叶300g，地锦草300g，鱼腥草300g，开金锁300g，石上柏300g，石打穿300g，干蟾皮150g。

另：生晒参粉100g，紫河车粉200g，阿胶200g，龟甲胶200g，鹿角胶200g，饴糖250g，冰糖250g，炙蜈蚣粉50g，砂仁粉30g，蔻仁粉30g。收膏。

二诊（2011年12月10日）：去冬服膏方1料后，现看电视精力已好转，头晕目花和腰酸背痛均有改善，胃纳增进，夜寐亦安，尚有入冬畏寒，右面麻木。2011年11月8日某院CT示老年脑改变，双侧额叶白质少许小缺血灶。脉弦细数，苔薄黄。证属气血不足，肝肾亏虚之象；治拟补气活血，滋益肝肾。

生黄芪600g，云茯苓200g，熟地200g，当归200g，赤芍200g，川芎150g，制黄精200g，杞子200g，桑椹子200g，制首乌200g，灵芝200g，桑寄生200g，山萸肉150g，巴戟天150g，肉苁蓉150g，补骨脂200g，怀牛膝200g，旱莲草200g，女贞子200g，密蒙花200g，青葙子200g包，杭菊花150g，板蓝根300g，地锦草300g，红花100g，桃仁100g，川桂枝150g，洗地龙300g，石菖蒲300g，陈胆星100g，干蟾皮150g。

另：生晒参粉100g，紫河车粉200g，龟甲胶300g，鹿角胶300g，饴糖250g，冰糖250g，炙蜈蚣粉50g，砂仁粉30g，蔻仁粉30g。收膏。

【按】本例是视神经萎缩患者，2年来头晕目花，耳鸣，口干，腰酸背痛，视力昏糊，夜间看电视精力差。查视力：右眼0.3，左眼0.5；眼底：视乳头色泽苍白。脉弦细数，苔薄腻中黄。本病归属中医“青盲”范畴，临床辨证多有虚实相夹存在。本案辨为气血两虚、阴虚火旺之候，治疗上拟滋肾平肝、养血明目法，采用左归丸、首乌延寿丹、八珍汤、密蒙花散等方加减治疗。二诊时，患者体会到，去冬服膏方1料后，现今看电视精力有好转，头晕目花和腰酸背痛均有改善，胃纳增进，夜寐亦安。于是再拟补气活血、滋益肝肾之膏方，继续巩固疗效。

甲状腺功能亢进症

谢某，女，40岁。

初诊：2009年11月20日。**主诉：**半年来咳嗽乏力，两膝酸痛。

现病史：在2007年底起，有怕热多汗、心悸多食等症，伴有实验室甲亢指标增高，经服清肝泻火的龙胆泻肝汤中药，使实验室甲亢指标恢复正常。近半年来，咳嗽痰多色黄，疲劳乏力，易郁闷生气，两膝酸痛伴钙化及退行性病变，月经超前5日、历12日才净。脉弦细，苔腻中黄。

辨病：甲状腺功能亢进症，恢复期。

辨证：属肺肝郁热、经络痹阻之象。

治法：宜清肺泄肝、宣痹通络。

处方：生黄芪300g，生熟地各100g，全当归200g，杭白芍200g，甘枸杞200g，灵芝200g，龙胆150g，山栀150g，淡黄芩200g，柴胡150g，金银花200g，杭菊花200g，板蓝根200g，苦参片200g，垂盆草200g，夏枯草150g，海藻200g，怀牛膝200g，京玄参200g，煅牡蛎200g，五味子100g，生苡仁200g，象贝母200g，酸枣仁200g，香甘松200g，车前子200g，青陈皮各100g，脱力草200g，补骨脂200g，益母草200g，七叶一枝花200g，地锦草200g。

另:生晒参粉50g,阿胶200g,龟甲胶200g,海蛤粉30g,冰糖250g,饴糖250g,砂仁粉20g,蔻仁粉20g。收膏。

【按】这是甲状腺功能亢进症恢复期患者。2007年底,出现怕热多汗,心悸多食等症,伴有实验室甲亢指标增高,可诊断为甲状腺功能亢进症,经服清肝泻火的龙胆泻肝汤中药后,使实验室甲亢指标恢复正常。近半年来,咳嗽痰多色黄,疲劳乏力,心情不舒畅,容易郁闷生气,两膝酸痛,与伴钙化及退行性病变有关,月经超前5日、历经12日才净。脉象弦细,苔腻中黄。证属肺肝郁热、经络痹阻之象。治以清肺泄肝、宣痹通络之膏方1料,冀其能有较长一段时间的治疗而获得较好的治疗效果。

慢性支气管炎

丁某,男,64岁。

初诊:2006年12月8日。**主诉:**7年来咳嗽痰喘胸闷,2个月来加重。

现病史:自57岁起,时有咳嗽气喘,痰多胸闷,夜寐欠安,腰酸乏力,大便每日3~4次;近2个月来,咳痰气喘加重;还时有左眼易于红肿多泪。舌苔腻中黄,脉象细弦。

辨病:老年性慢性支气管炎,左眼角膜炎。

辨证:属肺肾阴虚、肝火上炎之候。

治法:拟补肺固肾、清肝明目。

处方:生黄芪500g,熟地200g,杭白芍300g,全当归300g,甘枸杞300g,旱莲草300g,女贞子300g,五味子50g,钟乳石300g,蒸百部500g,象贝母300g,光杏仁200g,杜仲300g,脱力草500g,狗脊300g,肉苁蓉300g,怀牛膝300g,巴戟天300g,淫羊藿300g,补骨脂300g,酸枣仁250g,夜交藤500g,香甘松250g,密蒙花200g,青葙子200g(包煎),侧柏叶200g,白槿花300g,马齿苋500g。

另:生晒山参粉2g,紫河车粉200g,龟甲胶200g,阿胶200g,鹿角胶300g,桂圆肉250g,核桃肉250g,冰糖500g,饴糖500g,肉桂粉50g,砂仁粉50g,蔻仁粉50g。收膏。

【按】慢性呼吸系统疾病患者多有肺功能差,属于中医"正气不足、易感邪气"体质,特别是慢性支气管炎、慢性阻塞性肺疾病(慢阻肺)、肺纤维化患者,多为50岁以上或高龄患者,即使普通感冒,也可导致慢性呼吸基础疾病急性加重。所以,具有慢性呼吸系统基础病的患者,更应提高意识,做好个人防护。

本例患者有7年的老年性慢性支气管炎,正气不足、肺肾阴虚,冬令气候较寒冷,就易于加重发作。此时来我院进服扶助正气膏方,最为恰当。中医认为"正气存内、邪不可干",保持身体的最佳状态,就是为自己储备了预防疾病的正气,增强抵御外邪的能力。

高血压

黄某,女,43岁。

初诊:2008年12月8日。**主诉:**5年来头晕头痛。

现病史:已患5年高血压,常处于160/100mmHg左右,现虽服降压药,还时有高低波动,兼有头晕头痛,耳鸣乏力,口发热疮,眠安食香,月经尚属正常,脉弦细,苔薄腻中黄。

辨病:高血压。

辨证:属阴虚火旺之象。

治法:宜滋阴清火。

处方:生黄芪 600g,云茯苓 300g,生熟地各 200g,全当归 300g,杭白芍 300g,山萸肉 150g,灵芝 500g,甘枸杞 300g,桑椹子 300g,制首乌 500g,山楂 400g,六神曲 500g,炒谷麦芽各 300g,杜仲 300g,牡丹皮 200g,杭菊花 300g,怀牛膝 300g,炙僵蚕 100g,知母 200g,臭梧桐叶 500g,大麦冬 200g,玉竹 200g,豨莶草 500g,山药 300g,炒白术 300g,嫩钩藤 200g,明天麻 100g,姜半夏 200g,苦参片 300g,女贞子 300g,旱莲草 300g,薤白头 300g,夏枯草 300g,小青皮 100g,广皮 100g。

另:生晒山参粉 2g,阿胶 300g,龟甲胶 300g,冰糖 500g,饴糖 500g,砂仁粉 30g,蔻仁粉 30g。收膏。

二诊(2009 年 11 月 14 日):素有高血压,去冬服膏方 1 料有效,目前已无耳鸣乏力,血压已平稳在 130/90mmHg 左右。现口腔已无溃疡,夜寐稍安,脉弦细,苔薄白。阴虚火旺较前好转,再拟养血柔肝、宁心安神之剂。

生黄芪 300g,云茯苓 300g,生熟地各 200g,全当归 300g,杭白芍 300g,川芎 200g,山萸肉 100g,甘枸杞 300g,桑椹子 300g,制首乌 300g,生山楂 400g,六神曲 500g,炒谷麦芽各 300g,杜仲 300g,牡丹皮 150g,杭菊花 300g,怀牛膝 300g,明天麻 100g,荷叶 300g,知母 200g,臭梧桐叶 500g,天麦冬各 200g,玉竹 200g,豨莶草 500g,灵磁石 300g,嫩钩藤 200g,旱莲草 300g,女贞子 300g,夏枯草 300g,夜交藤 300g,酸枣仁 300g,香甘松 300g。

另:生晒参粉 50g,阿胶 200g,龟甲胶 200g,饴糖 250g,冰糖 250g,砂仁粉 30g,蔻仁粉 30g。收膏。

【按】这例是高血压患者,已患此病有 5 年之久,服膏方前,血压常处于 160/100mmHg,虽服降压药,还常有高低波动,兼有头晕头痛,耳鸣乏力,口发热疮。脉象弦细,苔薄腻中黄。证属阴虚火旺之象。治宜滋阴清火。去冬服膏方 1 料后,自觉有效,目前已无耳鸣乏力,血压已平稳在 130/90mmHg 左右。现口腔亦无溃疡,所以再来我处服膏方,脉弦细,苔薄白,夜寐稍差,阴虚火旺证较前有好转,再拟养血柔肝、宁心安神之膏剂常服,以巩固其治疗效果也。

胃 溃 疡

黄某,男,60 岁。

初诊:2011 年 12 月 17 日。**主诉:**1 个月来胃脘隐痛,泛吐酸水。

现病史:近 1 个月来多进甘薯后,胃脘作胀,隐隐作痛,泛吐酸水,脘痛时进食能缓解,入冬时有畏寒,嗳气及口腔溃疡发作。查胃镜:有胃小弯溃疡。脉弦细,苔薄腻。

辨病:胃溃疡。

辨证:属脾虚气滞,肾元亏虚之象。

治法:拟健脾消滞,益肾固元。

处方:生黄芪 600g,云茯苓 150g,炒白术 150g,生苡仁 150g,山药 150g,白扁豆 150g,生甘草 100g,熟地 150g,肉桂 50g,当归 300g,白芍 300g,川芎 100g,黄精 150g,杞子 150g,桑椹子 150g,制首乌 150g,灵芝 150g,陈皮 100g,佛手 100g,晚蚕沙 200g,炮姜 50g,肉苁蓉 100g,怀牛膝 150g,旱莲草 150g,女贞子 150g,淫羊藿 100g,仙茅 100g,菟丝子 100g,白及 200g,煅瓦楞 300g,香橼皮 100g,海螵蛸 200g。

另:红人参粉 100g,紫河车粉 200g,龟甲胶 250g,鹿角胶 250g,饴糖 250g,冰糖 250g,砂

仁粉 20g，蔻仁粉 20g。收膏。

二诊（2012 年 12 月 12 日）：去年服膏方 1 料后，体力渐恢复，胃脘已不胀痛，亦不泛吐酸水，口腔溃疡已消失，胃纳增进。冬令畏寒已轻，腰酸痛亦有好转。脉小弦，苔薄白。宗原意出入。

生黄芪 600g，云茯苓 150g，炒白术 150g，生苡仁 200g，山药 200g，白扁豆 200g，益智仁 200g，当归 300g，白芍 300g，黄精 150g，杞子 200g，桑椹子 250g，旱莲草 150g，女贞子 150g，制首乌 200g，灵芝 300g，香甘松 200g，柏子仁 150g，杜仲 200g，怀牛膝 200g，补骨脂 200g，肉苁蓉 200g，淫羊藿 150g，仙茅 150g，菟丝子 200g，白及 200g，煅瓦楞 300g，乌贼骨 300g，知母 200g，玉竹 200g，广郁金 150g，炒谷麦芽各 200g。

另：红人参粉 200g，龟甲胶 250g，鹿角胶 250g，饴糖 250g，冰糖 250g，肉桂粉 50g，砂仁 20g，蔻仁 20g。收膏。

三诊（2016 年 11 月 26 日）：历年冬服膏方后，胃病疼痛已不发作，亦不泛吐酸水。平素抵抗力较弱，在入冬寒冷季节易发口腔溃疡及腰背酸痛，胃纳尚可。脉弦细，苔薄腻。证属气血不足、脾肾亏虚之候，治拟补气养血、健脾益肾。

生黄芪 600g，云茯苓 200g，炒白术 200g，山药 300g，熟地 200g，当归 200g，白芍 200g，川芎 150g，黄精 200g，杞子 200g，桑椹子 200g，旱莲草 200g，女贞子 200g，金雀根 200g，酸枣仁 200g，柏子仁 200g，鹿衔草 200g，五味子 200g，怀牛膝 200g，补骨脂 200g，肉苁蓉 200g，淫羊藿 200g，仙茅 200g，菟丝子 200g，巴戟天 200g，麦冬 200g，土牛膝 300g，知母 200g，玉竹 200g，川石斛 200g。

另：生晒参粉 150g，紫河车粉 150g，龟甲胶 200g，鹿角胶 200g，桃树胶 200g，黑芝麻（打）200g，冰糖 250g，蜜糖 250g，砂仁粉 30g，蔻仁粉 30g。收膏。

【按】这是胃溃疡患者，1 个月来多进甘薯后，胃脘作胀，隐隐作痛，泛吐酸水，脘痛时进食能缓解，入冬时有畏寒，嗳气及口腔溃疡发作，查胃镜才知有胃小弯溃疡。脉弦细，苔薄腻。证属脾虚气滞，肾元不足之候。经给予健脾消滞、益肾固元之膏方治疗后，患者体会到：去年服膏方 1 料后，体力渐恢复，胃脘已不胀痛，亦不泛吐酸水，口腔溃疡已消失，胃纳增进。冬令畏寒已轻，腰酸痛亦有好转。脉小弦，苔薄白。为巩固疗效起见，再次继续进服补气养血、健脾益肾之膏方，希能加强其疗效也。

十二指肠溃疡

王某，男，44 岁。

初诊：2006 年 12 月 18 日。**主诉**：4 年来胃脘疼痛。

现病史：2003 年 1 月发现有胃脘痛，痛时得食能稍缓解，嗳气泛酸，大便 2~3 日 1 行，腰酸畏寒乏力，明显消瘦，体重仅 50kg，胃镜示胃窦炎、十二指肠溃疡，脉弦细，苔薄白。

辨病：十二指肠溃疡。

辨证：属脾虚肾亏之象。

治法：拟健脾益肾。

处方：生黄芪 500g，熟地 300g，怀山药 300g，山萸肉 150g，生甘草 150g，怀牛膝 300g，金狗脊 300g，制首乌 300g，熟附片 50g，杜仲 300g，脱力草 500g，炒白术 300g，桑椹子 300g，功劳叶 300g，云茯苓 300g，甘枸杞 300g，白及 200g，全当归 300g，杭白芍 300g，灵芝 500g，夏枯

草 300g，生苡仁 300g，黄精 300g，煅瓦楞 500g，乌贼骨 300g，鱼腥草 500g，全瓜蒌 500g，蒸百部 500g。

另：石柱参粉 100g，紫河车粉 200g，阿胶 200g，龟甲胶 200g，鹿角胶 300g，芝麻粉 200g，核桃粉 200g，黑枣肉 200g，桂圆肉 200g，冰糖 500g，饴糖 500g，肉桂粉 50g，蔻仁粉 50g，砂仁粉 50g。收膏。

二诊（2007 年 10 月 22 日）：原有十二指肠溃疡、胃窦炎，去年服膏方 1 料后，胃脘疼痛明显好转，体重增为 50.5kg。近日胃部尚有嘈杂感，尚有腰酸，乏力畏寒，胸胁刺痛，有肺气肿，皮肤发痒，大便 2 日 1 次，小便味重。脉弦细，苔薄腻。治拟补益脾肾、兼清湿热。

生黄芪 500g，生熟地各 300g，全当归 300g，杭白芍 300g，山萸肉 150g，生甘草 150g，怀山药 300g，巴戟肉 300g，补骨脂 300g，制首乌 300g，杜仲 300g，肉苁蓉 300g，苍白术各 300g，云茯苓 300g，甘枸杞 300g，桑椹子 300g，黄精 300g，功劳叶 300g，延胡索 500g，白及 300g，煅瓦楞 500g，乌贼骨 300g，夏枯草 300g，蒸百部 500g，灵芝 500g，牡丹皮 100g，黑山栀 200g，鱼腥草 500g，红藤 200g，败酱草 200g，苦参片 200g，白鲜皮 200g，地肤子 200g，郁李仁 300g。

另：生晒参粉 50g，紫河车粉 200g，鹿角胶 300g，阿胶 200g，龟甲胶 200g，芝麻粉 200g，核桃肉 200g，桂圆肉 200g，饴糖 500g，冰糖 500g，砂仁粉 50g，蔻仁粉 50g。收膏。

三诊（2009 年 11 月 28 日）：6 年前有陈旧性肺结核。今年复查 CT 仅有少许左上肺炎症，冬日稍有畏寒，体重已增至 51~52kg，夜寐欠安。脉弦细，苔薄白。证属正虚邪恋，治宜扶正祛邪。

生黄芪 600g，生熟地各 300g，全当归 300g，杭白芍 300g，甘枸杞 300g，灵芝 300g，苍白术各 300g，云猪苓各 200g，怀山药 300g，功劳叶 300g，生甘草 150g，象贝母 300g，野百合 200g，桃苡仁各 200g，知母 200g，夏枯草 300g，生麻黄 100g，光杏仁 200g，生石膏 300g，黄连芩各 200g，金银花 500g，净连翘 300g，紫花地丁 500g，蒲公英 500g，野菊花 500g，大青叶 500g，芙蓉叶 300g，泽漆 300g，鱼腥草 500g，七叶一枝花 300g，蛇舌草 300g，海藻 300g，败酱草 300g，蒸百部 300g，白及 300g，煅瓦楞 500g，煅牡蛎 300g。

另：生晒参粉 50g，紫河车粉 200g，龟甲胶 150g，鹿角胶 150g，阿胶 400g，饴糖 500g，冰糖 500g，砂仁粉 50g，蔻仁粉 50g。收膏。

四诊（2010 年 10 月 30 日）：7 年前有陈旧性肺结核，服上膏方后，复查 CT 已趋稳定，体重增至 54kg，入冬已不畏寒怕冷，腰酸背痛好转，咳稀痰少，胸闷心悸已轻，原有心肌缺血亦见改善，寐安纳佳。脉弦细、苔薄白。证属痰热恋肺、心肾亏虚，治宜清肺化痰、宁心固肾。

生黄芪 600g，生熟地各 200g，山萸肉 200g，石斛 200g，天麦冬各 200g，甘枸杞 200g，菟丝子 200g，补骨脂 200g，制首乌 200g，云苓 200g，全当归 200g，杭白芍 200g，灵芝 200g，厚杜仲 200g，夏枯草 200g，海藻 300g，海蛤壳 200g，煅瓦楞 200g，白果 100g（打），蒸百部 300g，象贝母 200g，干蟾皮 100g，鱼腥草 300g，开金锁 300g，青黛 100g，黄连芩各 150g，紫草根 300g，江枳壳 150g，苦桔梗 150g，酸枣仁 200g，香甘松 200g。

另：生晒参须 200g，紫河车粉 200g，龟甲胶 150g，鹿角胶 150g，阿胶 150g，炼蜜 250g，饴糖 250g，肉桂粉 50g，砂仁粉 10g，蔻仁粉 10g。收膏。

【按】这是已患 4 年之久的十二指肠溃疡患者，严重影响了脾肾功能，胃脘痛，痛时得食能稍缓解，嗳气泛酸，大便 2~3 日 1 行，腰酸畏寒乏力，导致胃脘疼痛，明显消瘦，体重仅有 50kg。自从 2006 年冬进服中医药膏方以后，胃脘已不疼痛，消化、吸收明显改善，第 2 年体重增加到 50.5kg；第 4 年体重已增至 51~52kg；第 5 年服膏方时，复查 CT 左上肺炎症已趋稳定，体重增至54kg，入冬已不畏寒怕冷，腰酸背痛好转，咳稀痰少，胸闷心悸已轻，原有心肌缺血亦见改善，寐安纳佳。说明进服数料膏方后，十二指肠溃疡的胃脘痛已缓解，消化吸收改善，体重增加，带动其他症状均见好转，可见膏方有着较强大的恢复机体功能的作用。

功能性消化不良

潘某，男，57岁。

初诊：2015年11月16日。

现病史：平素体弱，口苦黏腻，胃纳呆滞，嗳气多，腹胀满，伴有口臭，腰膝酸软乏力，夜寐欠安，记忆力差，大便不畅，无肝病史。脉细数，苔薄腻。

辨病：功能性消化不良。

辨证：属脾虚气滞，心神失宁之候。

治法：拟健脾理气、宁心安神。

处方：生黄芪300g，云茯苓100g，炒白术100g，炙甘草50g，大熟地100g，山药100g，山萸肉100g，脱力草100g，甘杞子100g，桑椹子100g，益智仁100g，酸枣仁100g，柏子仁100g，香甘松150g，五味子50g，补骨脂100g，厚杜仲100g，川续断100g，金狗脊100g，桑寄生100g，独活100g，秦艽100g，细辛50g，炙远志100g，石菖蒲100g，肥知母100g，藿香50g，佩兰50g，威灵仙100g，宣木瓜100g，汉防己100g。

另：生晒参50g，阿胶100g，鹿角胶100g，桃树胶200g，黑芝麻（打）100g，饴糖200g，蜂蜜200g，砂仁粉20g，蔻仁粉20g。收膏。

二诊（2016年11月21日）：去年服膏方1料后，胃纳增进，腹不胀满，口臭减轻，大便通畅，夜寐安宁。唯有头晕耳鸣，腰背酸痛，原有肾结石史。脉细弦，苔薄腻。证属心亏脾弱、肾虚浊恋之候，治拟调益心脾、补肾泄浊。

生黄芪300g，云苓200g，生苡仁200g，大熟地100g，全当归100g，杭白芍100g，山药200g，山萸肉100g，明天麻100g，甘杞子200g，桑椹子100g，旱莲草150g，女贞子150g，益智仁100g，酸枣仁100g，夜交藤100g，柏子仁100g，香甘松100g，五味子50g，补骨脂100g，萹蓄草150g，车前子50g（包），鹿衔草150g，冬瓜子皮各50g，广郁金100g，金钱草200g，石韦150g，海金沙150g（包），夏枯草150g，粉丹皮100g，杭菊花100g。

另：生晒参粉50g，阿胶100g，鹿角胶100g，桃树胶200g，黑芝麻（打）100g，饴糖200g，蜂蜜200g，砂仁粉20g，蔻仁粉20g。收膏。

【按】本案为功能性消化不良患者，平素体弱，口苦黏腻，胃纳呆滞，嗳气多，腹胀满，伴有口臭，腰膝酸软乏力，夜寐欠安，记忆力差，大便不畅，无肝病史。脉细数，苔薄腻。证属脾虚气滞，心神失宁之候。以健脾理气、宁心安神之膏方治疗后，使患者体会到：去年服膏方1料后，胃纳增进，腹不胀满，口臭减轻，大便通畅，夜寐安宁。唯有头晕耳鸣，腰背酸痛，原有肾结石史。脉细弦，苔薄腻。证属心亏脾弱、肾虚浊恋之候，再拟调益心脾、补肾泄浊之膏方继续治疗，以巩固其疗效。

慢性肝炎

顾某，女，46岁。

初诊：2008年12月8日。**主诉：**15年来胁痛乏力。

现病史:15年前患有黄疸肝炎,现虽肝功能正常,但乏力后肝区肿胀感,胃纳一般,口腔时患热疮,偶有心悸,月经已乱,B超显示肝颗粒增粗,无畏寒腿肿腰痛感。舌质红,苔薄腻,脉细数。

辨病:慢性肝炎。

辨证:属肝阴不足、心血俱虚之象,

治法:拟滋阴柔肝、养血宁心。

处方:生黄芪600g,大熟地300g,甘枸杞300g,灵芝500g,当归300g,白芍300g,川芎200g,桑椹子300g,山萸肉150g,制首乌300g,云茯苓300g,炒白术300g,黄精300g,生苡仁300g,山药300g,生甘草100g,杜仲300g,补骨脂300g,旱莲草300g,女贞子300g,五味子150g,柏子仁300g,柴胡200g,板蓝根300g,金钱草300g,脱力草300g,制香附300g,八月札300g。陈广皮150g,小青皮150g,江枳壳200g,酸枣仁300g,香甘松300g。

另:生晒山参粉2g,紫河车粉200g,阿胶200g,龟甲胶200g,鹿角胶300g,饴糖500g,冰糖500g,砂仁粉30g,蔻仁粉30g。收膏。

二诊(2009年11月14日):曾患慢性肝炎,去冬服膏方有效,已无头痛头晕,肝区肿胀已轻,乏力好转。现偶有心悸、血压正常。皮肤作痒,有过敏史。月经3个月1行,有时量多。脉细弦,苔薄腻。此乃肝阴心血亏虚之候,予滋阴养血、宁心益肝之剂。

生黄芪600g,云茯苓300g,炒白术300g,生甘草100g,大熟地300g,甘枸杞300g,灵芝500g,当归300g,白芍300g,川芎200g,桑椹子300g,山萸肉150g,制首乌300g,旱莲草300g,女贞子300g,五味子150g,明天麻200g,柴胡200g,金钱草300g,益母草300g,白鲜皮300g,地肤子300g,板蓝根300g,白扁豆300g,益智仁300g,制香附300g,柏子仁300g,鸡血藤300g,酸枣仁300g,香甘松300g。

另:生晒参粉50g,紫河车粉200g,阿胶200g,龟甲胶200g,鹿角胶300g,饴糖500g,冰糖500g,砂仁粉30g,蔻仁粉30g。收膏。

三诊(2011年11月28日):原有甲乙肝小三阳史,2008年、2009年冬各服膏方1料后,诸症均轻,乏力好转。去冬未服膏方,即易感冒乏力,肝区作胀,腰酸背痛,畏寒怕冷,旅游爬山即觉心悸气短,大便2日1行,纳寐尚可。脉细数,苔薄腻。证属心血肝肾阴虚之候,治宜养血宁心、滋益肝肾。

生黄芪600g,潞党参300g,云茯苓300g,炒白术300g,大熟地300g,当归300g,白芍300g,川芎200g,制首乌300g,甘枸杞300g,灵芝300g,桑椹子300g,山萸肉150g,五味子150g,厚杜仲300g,旱莲草200g,女贞子200g,平地木300g,怀牛膝200g,柴胡200g,菟丝子200g,补骨脂300g,板蓝根300g,垂盆草300g,宣木瓜150g,广郁金150g,桑寄生300g,川续断300g,金狗脊300g,酸枣仁200g,柏子仁200g,炙远志150g,香甘松200g。

另:紫河车粉300g,龟甲胶300g,鹿角胶300g,饴糖300g,冰糖300g,砂仁粉30g,蔻仁粉30g。收膏。

【按】这是原有慢性甲乙肝小三阳的患者,未服膏方前,自觉肝区肿胀,乏力后更甚,胃纳一般,口腔时患热疮,偶有心悸,月经已乱,B超显示肝颗粒增粗,服2料膏方后,自觉明显有效,诸症均有减轻,已无头晕头痛,肝区肿胀亦轻,乏力好转。去年冬天未服膏方,即易感冒乏力,肝区作胀,腰酸背痛,畏寒怕冷,旅游爬山即觉心悸气短,大便2日1行,于是再来我处继服膏方1料。说明每年1料的补益性膏方,对慢性肝病的康复疗养,是有很大帮助的。

围绝经期综合征

案1:围绝经期综合征

王某,女,50岁。

初诊:2008年12月8日。**主诉:**2年来少寐畏寒,腰背酸痛。

现病史:2年前绝经,此后夜寐欠安,耳鸣,腰背酸痛,畏寒,时发热疮,血压偏低90/58mmHg,时有脱发成斑秃。脉细弦,苔薄白。

既往史:有甲肝、室性期前收缩史。

辨病:围绝经期综合征。

辨证:属肝肾不足、阴阳俱虚之象。

治法:宜补益肝肾、滋阴温阳。

处方:生黄芪600g,云苓200g,炒白术200g,生甘草200g,黄精200g,熟地200g,全当归300g,杭白芍300g,川芎150g,明天麻100g,旱莲草200g,女贞子200g,灵芝300g,制首乌300g,金狗脊300g,川断肉300g,杜仲300g,桑寄生300g,牛膝300g,补骨脂300g,肉苁蓉300g,菟丝子300g,肥玉竹150g,肥知母150g,石斛150g,枣仁300g,灵磁石300g,五味子150g,香甘松300g,夜交藤300g,合欢皮300g,柏子仁300g,益智仁200g。

另:石柱参粉200g,紫河车粉200g,阿胶200g,龟甲胶200g,鹿角胶300g,冰糖250g,饴糖250g,砂仁粉30g,蔻仁粉30g。收膏。

二诊(2009年11月23日):去冬服膏方1料,功效显著,头发不秃,睡能安眠,信心大增。今冬畏寒怕冷已减轻,腰肌酸痛亦有好转;大便秘结,常3~4日1行。脉弦细,苔薄白。再予温阳宣痹、润肠通便之剂。

生黄芪600g,云苓200g,炒白术200g,黄精200g,熟地200g,全当归300g,杭白芍300g,川芎150g,明天麻150g,旱莲草300g,女贞子300g,灵芝300g,制首乌300g,牛膝300g,淫羊藿300g,锁阳300g,菟丝子300g,补骨脂300g,巴戟天300g,肉苁蓉300g,黑丑50g,两面针300g,钻地风150g,酸枣仁300g,柏子仁300g,灵磁石300g,香甘松300g,夜交藤300g,五味子150g,合欢皮300g,益智仁200g。

另:石柱参粉250g,紫河车粉250g,阿胶150g,龟甲胶150g,鹿角胶400g,核桃肉粉250g,黑芝麻粉250g,冰糖250g,饴糖250g,砂仁粉30g,蔻仁粉30g。收膏。

【按】这例是围绝经期综合征患者,在2年前已绝经,此后即夜寐欠安,耳鸣,腰背酸痛,畏寒怕冷,时有脱发,成为斑秃。经服1料膏方后,疗效十分显著,畏寒怕冷已减轻,腰肌酸痛亦有好转,睡能安眠,头发已不斑秃,信心大增,为巩固疗效起见,在第2年入冬时再来进服膏方1料,使患者身体更加安乐和健康。亦说明补益肝肾不足、阴阳俱虚的中医药,对维护中老年人健康,具有相当确切的作用。

案2:围绝经期综合征

顾某,女,49岁。

初诊:2008年12月8日。**主诉:**1年来头晕耳鸣,夜寐不安。

现病史:自从2007年冬日起,时有夜寐不安,梦多惊醒,耳鸣,头晕头痛,面暗痤疮,月经已乱,入冬畏寒,腰背酸痛。现查肝肾功能尚正常。脉细弦,苔薄白。

既往史:有过敏性鼻炎、右肾挫伤史。

辨病：围绝经期综合征。

辨证：属肝阴不足、肾元亏虚之象。

治法：宜滋阴养肝、温肾固元。

处方：生黄芪600g，炒白术200g，熟地200g，全当归300g，杭白芍300g，麦冬200g，灵芝200g，制首乌300g，旱莲草200g，女贞子200g，川断肉300g，杜仲300g，桑寄生300g，金狗脊300g，补骨脂300g，菟丝子300g，巴戟肉3 000g，肉苁蓉300g，明天麻100g，粉丹皮200g，酸枣仁300g，柏子仁300g，五味子150g，夜交藤300g，灵磁石300g，香甘松300g，夏枯草200g，忍冬藤200g，苦参片200g，猪苓200g。

另：石柱参粉200g，紫河车粉200g，阿胶200g，龟甲胶200g，鹿角胶300g，肉桂粉50g，芝麻粉200g，核桃肉200g，冰糖250g，饴糖250g，砂仁粉30g，蔻仁粉30g。收膏。

二诊（2009年11月23日）：年初绝经，此为围绝经期综合征；尚有10年过敏性鼻炎史。去冬服膏方后，精神体质均见充沛。已无头晕头痛，失眠多梦减轻，腰背酸痛好转，乍热乍寒及自汗盗汗均已减少，遇寒亦无喷嚏不断。脉细弦，苔薄腻。证属肝肾不足、阴阳失衡。治宜调补肝肾、平衡阴阳。

生黄芪600g，生熟地各200g，全当归300g，杭白芍300g，甘枸杞200g，灵芝300g，制首乌300g，淫羊藿300g，肉苁蓉300g，补骨脂300g，菟丝子300g，杜仲300g，石楠叶200g，女贞子200g，旱莲草200g，明天麻100g，粉葛根300g，粉丹皮200g，紫草根300g，制香附200g，灵磁石300g，夜交藤300g，忍冬藤200g，五味子100g，柏枣仁各300g，香甘松300g，夏枯草200g，嫩钩藤200g，辛夷100g，麻黄根100g，煅牡蛎300g。

另：生晒参粉50g，紫河车粉200g，阿胶200g，龟甲胶200g，鹿角胶300g，芝麻粉200g，核桃肉200g，饴糖250g，冰糖250g，砂仁粉30g，蔻仁粉30g。收膏。

【按】这例是年届49岁、月经已乱的围绝经期综合征患者，夜寐不安，梦多惊醒，耳鸣，头晕头痛，面暗痤疮，入冬畏寒怕冷，腰背酸痛，查肝肾功能正常。脉细弦，苔薄白。证属肝阴不足、肾元亏虚之象。针对此证，给予滋阴养肝、温肾固元的膏方后，自觉明显有效，精神体质均见充沛。已无头晕头痛，失眠多梦减轻，腰背酸痛好转，乍热乍寒及自汗盗汗均已减少，遇寒亦不喷嚏不断。故而再来我处进服1料调补肝肾、平衡阴阳的膏方，以求继续巩固治疗效果。

第五章

用药特色

土茯苓

土茯苓别名土苓、冷饭团、仙遗粮。因其形象茯苓，故名土茯苓。为百合科多年生常绿藤本植物光叶菝葜 *Smilax glabra* Roxb. 的干燥根茎。性平，味甘、淡。归肝、胃经。有解毒、除湿、通利关节之功效。土茯苓含有落新妇苷、异黄杞苷、土茯苓苷、槲皮素、薯蓣皂苷、提果皂苷、胡萝卜苷、生物碱、甾醇、有机酸、挥发油、淀粉、鞣质等。

【药理】

1. 抗病原微生物作用　用土茯苓 95% 乙醇和醋酸乙酯的提取物对革兰氏阳性菌和革兰氏阴性菌的抑菌活性进行检测，证实其抑菌范围广，抑菌活性强。用 K-B 纸片扩散法研究表明，100% 土茯苓浸出液滤纸片对金黄色葡萄球菌、白色葡萄球菌、铜绿假单胞菌、大肠杆菌、伤寒杆菌、甲型链球菌、乙型链球菌在体外均有明显抑菌作用。土茯苓水提物对大肠杆菌、表皮葡萄球菌也有较强抑制作用。此外，土茯苓抗人巨细胞病毒的作用略低于更昔洛韦，但治疗指数高。

2. 抗炎、镇痛作用　土茯苓注射液能抑制皮下注射右旋糖酐所致的足肿胀，减少灌胃冰醋酸后小鼠扭体反应的次数。土茯苓水煎醇沉物能抑制二甲苯所致的耳壳及蛋清所致的小鼠足趾炎症反应；落新妇苷对尿酸钠所致的大鼠痛风性关节炎、对醋酸所致的小鼠扭体反应和热板引起的小鼠足痛均有对抗作用。

3. 免疫抑制作用　土茯苓水提物在抗原致敏后及攻击后给药均能抑制三硝基氯苯所致的小鼠接触性皮炎和绵羊红细胞所致的足趾反应。此外，对小鼠 SRBC 抗体形成细胞无明显影响，但其溶血空斑较对照组为大，同时血清溶血素水平呈增加趋势，据此推断土茯苓对体液免疫无抑制作用，但可通过影响 T 淋巴细胞释放淋巴因子的炎症过程从而选择性抑制细胞免疫反应。

4. 抗动脉粥样硬化和抗血栓作用　土茯苓的提取物（主要是甾体皂苷成分）能够溶解粥样硬化斑块内的平滑肌细胞、纤维细胞及泡沫细胞，使已形成的硬化斑块减轻或消退，在不影响血清胆固醇水平的情况下，显著降低实验性鹌鹑动脉粥样硬化斑块的发生率。采用大鼠下腔静脉结扎法和血栓形成法研究显示，土茯苓注射液对下腔静脉血栓形成及体外血栓形成均有显著的抑制作用，且作用优于川芎嗪。光镜、电镜观察亦表明此注射液有保护大鼠下腔静脉内皮细胞、防止内皮损害的作用。

5. 利尿作用　尾静脉注射 0.5~2mg/kg 落新妇苷能使大鼠排尿量增加，且具有剂量 - 反应关系，给药后第 1 小时尿钠排出增加，但尿钾排出没有明显改变。

6. 抗肿瘤作用　土茯苓在体外试验对子宫颈癌培养株系 JTC-226 有抑制作用，抑制率在 90% 以上。土茯苓总皂苷对体外培养的艾氏腹水癌（EAC）、肉瘤 S180 和肝癌 H22 细胞均具有一定的细胞毒性，对荷瘤小鼠 S180 也有抑制作用，但在体内对 EAC 和 H22 小鼠无明显抑瘤作用，表明土茯苓总皂苷对 S180 有一定选择性，并与环磷酰胺无协同抗肿瘤作用。

【应用】用本品为君而组成的代表方剂有搜风解毒汤（《本草纲目》：土茯苓、防风、木瓜、薏苡仁、金银花、白鲜皮、皂荚子、木通）。土茯苓可用于痈肿瘰疬、带下淋浊、湿疹疮毒、肢体拘挛；亦可用于动脉粥样硬化、血栓性浅静脉炎、痛风性关节炎、丹毒、银屑病、带状疱疹、尿路感染、急性睾丸炎、肿瘤疾病（乳腺癌、肺癌、胃肠癌）。内服煎汤，15~30g。本品为渗利之品，故肝肾阴虚而无湿者，宜慎用。

山　慈　菇

本品为兰科植物杜鹃兰 *Cremastra variabilis*（Bl.）Nakai 或独蒜兰 *Pleione bulboco-dioides*（Franch.）Rolfe（又名冰球子）的假球茎。性寒，味甘、微辛。《本草再新》："入肝、脾二经。"功能清热解毒，消痈散结。山慈菇的主要成分有秋水仙碱、异秋水仙碱、β- 光秋水仙碱、角秋水仙碱、N- 甲酰 -N- 脱乙酰秋水仙碱等多种生物碱，还有葡配甘露聚糖、甘露糖等。

【药理】

1. 抑菌作用　杜鹃兰对铜绿假单胞菌、金黄色葡萄球菌及表皮葡萄球菌均有一定的抑制作用，抑菌浓度分别为 0.125g/ml、0.063g/ml、0.063g/ml。

2. 对白细胞的影响　家兔皮下注射秋水仙碱 3mg/kg，产生白细胞总数下降，持续 1 小时，在 2~6 小时后，白细胞显著增加，10~24 小时最大值可为正常的 2~5 倍；静脉注射后，外周血嗜伊红白细胞计数下降 70%，切除垂体后下降 50%，故认为是外周的作用。反复给药可产生积蓄作用，持续 8 天。在白细胞计数下降阶段，血凝加速；随着白细胞数增加，而血凝延迟。

3. 降压作用　杜鹃兰素Ⅱ犬静脉注入 15μg/kg 可降低血压 39mmHg，降压作用持续 30 分钟以上。

4. 保肝作用　用山慈菇提取秋水仙碱制成片剂，每片含秋水仙碱 0.5mg，每次 1 片，每日 3 次，用至症状消失为止，用于治疗迁延性肝炎和慢性肝炎，有良效。有人治疗黄疸，用山慈菇（连根）、苍耳草等份，捣烂，以好酒一盅，滤汁温服；或干之为末，每酒服 9g。在其他肝病的治疗中，加用山慈菇可以提高疗效，对肝病起保护和治疗作用。

5. 抗诱变作用　山慈菇可以诱发微核（MN）产生，但其诱变作用不强；山慈菇对镉、环磷酰胺的诱变作用具有明显抑制效果，并对镉的抑制作用明显强于对环磷酰胺的抑制作用。

6. 致应激反应　小鼠皮下注射秋水仙碱 25mg/kg 引起胸腺、淋巴结、骨髓、肾上腺和毛发的细胞有丝分裂，并可引起淋巴组织和胸腺组织退化，嗜伊红白细胞减少，肾上腺素释放，这些现象均为秋水仙碱所致的典型急性应激反应的特征。

7. 抗血管生成活性　利用活性跟踪法发现从杜鹃兰假鳞茎的乙醇提取物中分离出 5,7-dihydroxy-3-(3-hydroxy-4-methoxybenzyl)-6-methoxychroman-4-one，无论在体外还是在体内试验中都表现出很强的抗血管生成活性。在体外试验中，它对基本纤维母细胞生长因子

(bFGF)诱导的人类脐带血管内皮细胞(HUVECs)增殖表现出较强的抑制作用,其活性大小与剂量呈依赖关系,在提取物浓度为0.5μmol/L时仍有抑制作用;而在没有bFGF存在的情况下,则不抑制HUVECs的增殖。同时该成分可以抑制bFGF诱导的HUVECs毛细血管的生成,抑制程度呈剂量依赖关系,且在任何浓度下都未表现出细胞毒性。在体内试验中,用该成分处理成长的鸡胚胎绒毛尿囊膜,根据浓度不同,则表现出不同程度的抑制毛细血管生成的作用。

8. 抗肿瘤作用　从杜鹃兰假鳞茎乙醇提取物中分离出cirrhopetalanthrin对人结肠癌(HCT-8)、肝癌(Be17402)、胃癌(BGC-823)、肺癌(A549)、乳腺癌(MCF-7)和卵巢癌(A-2780)细胞表现出非选择性中等强度的细胞毒活性,其半抑制浓度(IC_{50})依次为11.24μmol/L、8.37μmol/L、10.51μmol/L、17.79μmol/L、12.45μmol/L、13.22μmol/L,这和山慈菇的传统抗肿瘤药效是相吻合的。山慈菇含药血清对肝癌SMMC-7721细胞的黏附和侵袭能力均有抑制作用。这种抑制作用可能来自原方剂的一些固有成分,但也不排除新产生的代谢产物的抗肿瘤作用。

9. 其他作用　秋水仙碱有增强或延长催眠药的作用,能降低体温,增加对中枢抑制药的敏感性,抑制呼吸中枢,增加对拟交感神经药的反应,收缩血管并通过对血管运动中枢的兴奋作用引起高血压。动物实验证明,秋水仙碱能选择性地抑制淋巴组织的呼吸,主要是影响肾上腺皮质功能而发挥作用。体外试验证明,秋水仙碱0.001mol/L可轻度抑制精氨酸酶,因而抑制了尿素的形成;0.01mol/L也能抑制氨甲酰谷氨酸的形成。

【应用】用本品为君而组成的代表方剂有玉枢丹(《百一选方》:山慈菇、麝香、千金子霜、雄黄、红芽大戟、五倍子、朱砂)。本品可用于痈肿疔毒、瘰积痞块;亦用于肺结核、肝炎、痛风、血栓性浅静脉炎、宫颈糜烂、卵巢囊肿、肿瘤疾病(肺癌、乳腺癌、胃肠癌)等。内服煎汤3~9g。《本草纲目》指出本品有小毒,主要有肠胃不适,轻度骨髓抑制和脱发等反应,故正虚体弱者慎服。

升　麻

升麻为毛茛科植物*Cimicifuga foetida* L.的干燥根茎。性微寒,味辛、微甘。归肺、脾、胃、大肠经。张元素称升麻"若补其脾胃,非此为引用不补",并认为升麻之用有四:"手足阳明引经,一也;升阳于至阴之下,二也;阳明经分头痛,三也;去风邪在皮肤及至高之上,四也。"后世医家,莫不遵循其法而从其说。临床验证,此确为经验之谈。

【药理】

1. 解热镇痛作用　升麻提取物灌胃对伤寒副伤寒混合疫苗所致大鼠发热有显著解热作用。且可明显提高小鼠压尾刺激痛阈。

2. 镇静和抗惊厥、解痉作用　升麻有镇静作用,尚可拮抗樟脑或士的宁所致小鼠惊厥。对肠平滑肌有解痉作用。升麻对动物妊娠子宫有抑制作用。对未孕子宫和膀胱有兴奋作用。

3. 对心血管和血液系统作用　升麻有减慢心率和降低血压的作用。有较强的抗凝作用,能显著缩短出血时间,也能缩短凝血的时间,有明显止血作用。升麻还有显著降血脂的作用,可使血清胆固醇、甘油三酯降低,因而有一定的抗动脉粥样硬他作用。

4. 抗肝损害作用　升麻提取物灌胃能减轻四氯化碳所致小鼠肝损害,抑制血清GOT和

GPT 的升高，并能减轻肝的组织学病变。

5. 抗病原体作用 升麻在试管内对结核杆菌、金黄色葡萄球菌和炭疽杆菌有较强的抑制作用，对乙型链球菌、白喉杆菌、伤寒杆菌、铜绿假单胞菌等也有不同程度的抑制作用。还对不少皮肤真菌有不同程度的抑制作用。升麻提取物在体外对人子宫颈癌细胞 JTC-26 株的抑制率在 90% 以上；和裸鼠体内移植人肺腺癌 A549 有抑制肿瘤细胞生长与诱导凋亡作用。

【应用】用本品为君而组成的代表方剂有升麻鳖甲汤（《金匮要略》：升麻、鳖甲、当归、甘草、蜀椒、雄黄）。升麻可用于下列病证。

1. 功能低下性疾病 脾宜升则健，胃宜降则和。脾胃同居中州，是升降运动的枢纽，脾胃同病则清气不得宣发升举，浊气碍于停滞失降。先贤李东垣创立"升清降浊"学说，设补中益气汤，主以升麻为例，足资效法；佐黄芪擅治内脏下坠、胃黏膜脱垂、胃张力低下、肠麻痹、肛门脱垂、子宫脱垂等；伍桔梗、甘草治慢性咽炎；配桃仁、赤芍、丹参治声带闭合不全；与苎麻根、贯众炭合治功能失调性子宫出血；加韭菜子、白茧壳治疗遗尿等，屡有所获。

2. 血象偏低的多种血证 包括再生障碍性贫血、白细胞减少症、血小板减少症等，均可用升麻治疗。高热、血象低，以升麻加清热凉血药，既有提高血象之功，又有清退高热之效；用在化疗或放疗引起的粒细胞缺乏症，升麻与红参、鸡血藤、虎杖投治尤佳。血小板减少性紫癜属中医"肌衄""血证"范畴，盖血热则妄行，瘀血不去则血络不安，故治疗血证，宜通不宜涩，否则反使血瘀胶滞，缠绵难愈，唯有行血则血循经络，不止自止。升麻既走气分，亦行血分，功能凉血化瘀，用于血证临床，多用升麻、虎杖配桃红四物汤以凉血消斑、化瘀生新，治疗再生障碍性贫血、白细胞减少、血小板减少等病证均有较好的疗效。

3. 老年疾病 如以升麻配苍术、白术治气虚湿阻的脾胃病，升清降浊，颇感满意；与益母草、王不留行、莪术、炮山甲治前列腺肥大、前列腺炎，屡有治验。老年人的风热头痛、消化不良与泌尿系疾患，非此不克。

4. 外科疾病 升麻生用有凉血解毒之功，炒用则有升提阳气之效。先贤王好古称升麻"为疮家圣药"，临床习用升麻代犀角[①]而用，泛治热毒诸证，颇有疗效，时邪高热如糜烂性口角炎、咽喉肿痛、急性中耳炎、丹毒、齿痛、腮腺炎、败血症、痧痘发斑、霉菌感染、狐惑等病症，以升麻率领清热解毒药物，独具殊功。

总之，升麻，能够发表透疹，升举阳气，清热解毒，补益不足，删除有余，虚实二证，皆可取用。每日 9~15g，煎汤分服。本品辛散力强，阳亢火旺者忌用。

水 蛭

水蛭为水蛭科动物蚂蟥 *Whitmania pigra* Whitman. 的干燥体。性微寒，味苦、咸而腥。功能破血瘀、散积聚、通经脉、利水道，而其散瘀活血之力尤强。近贤张锡纯曾谓水蛭"破瘀血而不伤新血，专入血分而不伤气分"。主治癥瘕痞块，血瘀经闭，跌打损伤诸证。

【药理】

1. 抗凝血作用 血液凝固初始阶段阻止凝血酶对纤维蛋白聚合。

2. 抗血栓作用 溶解血栓，抑制游离和凝血块上的凝血酶，影响血栓形成。阻断凝血

---

① 犀角：现为禁用品。

酶作用，抑制凝血酶诱导人脐静脉内皮细胞损伤及上调血管内皮生长因子 mRNA 表达。抗血小板凝聚。抑制胶原蛋白肾上腺素诱导小鼠体内血栓和大鼠动静脉旁路血栓形成，提高细胞膜和血小板膜流动性。降低高黏滞综合征患者血液流变学多项指标。

3. 促纤溶作用　缩短角叉菜胶诱发小鼠尾部血栓形成长度百分数，降低血浆纤溶酶原激活物活性。

4. 抑制血小板聚集　抑制凝血酶同血小板结合便可使血小板不聚集。如血小板受凝血酶刺激，就可使血小板聚集，以及大白鼠血小板黏附和聚集。

5. 降血脂作用　降低血胆固醇及低密度脂蛋白。

6. 改善血液流变学　降低正常大鼠全血黏度、RBC 聚集指数及还原性黏度，及血瘀模型大鼠血细胞比容、全血和血浆黏度。

7. 脑保护作用　保护缺血再灌注大鼠脑损伤。抑制脑细胞凋亡，促进脑水肿吸收，减轻周围炎症反应，改善局部血液循环。降低脑缺血再灌注损伤大鼠脑组织含水量及 Ca^{2+} 含量，及血清及脑组织丙二醛（MDA）、一氧化氮（NO）含量，提高超氧化物歧化酶（SOD）活性。减少补体沉积，保护脑缺血再灌注免疫损伤。抑制凝血酶致脑水肿。

8. 改善肾功能　减少蛋白尿，缓解肾病综合征临床表现，提高血浆白蛋白，降低血脂，减少肾炎患者血纤维蛋白原、血小板聚集力、尿 N- 乙酰 -β- 葡萄糖苷酶（NAG）。防治肾衰竭。

9. 抗肿瘤作用　抑制凝血酶，抑制纤维蛋白形成，防止肿瘤细胞与纤维蛋白或血小板凝集，充分发挥自然杀伤（NK）细胞或其他效应细胞作用。抑制体外血小板聚集，及血小板聚集功能亢进头颈部恶性肿瘤的转移。诱导肿瘤细胞凋亡，提高荷瘤小鼠细胞免疫功能，抑制肿瘤生长，延长存活时间。

【应用】用本品为君而组成的代表方剂有抵当汤（《伤寒论》：水蛭、虻虫、桃仁、大黄）。水蛭可用于下列病证。

证有虚、实、寒、热之异，病有脏腑、经络之别，瘀有新、久、轻、重之分，凡治瘀证，必先明此理。水蛭虽有逐瘀之力，若不加辨证，不重配伍，则获效甚微，甚则犯虚虚之弊。故用水蛭等活血化瘀之品，必须合理配伍；如配伍川芎、石菖蒲、蒲黄、通天草等，为通窍化瘀之法；配伍海藻、昆布、穿山甲等，为软坚化瘀之法；配伍黄芪、党参、白术等，为益气化瘀之法；配伍生地、地骨皮、鳖甲胶、龟甲胶等，为育阴化瘀之法。配伍金银花、连翘、牡丹皮等，为清热化瘀之法；配伍附子、桂枝、吴茱萸、细辛等，为散寒化瘀之法；配伍柴胡、枳壳、降香、小茴香等，为理气化瘀之法；配伍参三七、土大黄、蒲黄等，为止血化瘀之法；配伍大黄、枳实、厚朴、莱菔子等，为攻下逐瘀之法；配伍地龙、全蝎、䗪虫、马钱子等，为通络化瘀之法。凡此十法，治疗疑难顽杂诸证，多能获效。

对于瘀血证，或久病入络，或新病骤成，或气滞、气虚、血热、寒凝所致，均可选用水蛭治疗。临床见巩膜有瘀丝累累，或见瘀斑、瘀块，或眼睑青紫、暗黑，或口唇色紫、发黑，或肌肤甲错、青筋暴露，或皮肤粗糙、色素沉着，或毛发脱落、枯槁，或舌质紫暗、舌有瘀斑，或舌下系带血管怒张、充盈、色紫暗，或指端粗大、指甲暗黑，或癥积痞块，或痛有定处、痛如针刺，均为瘀血证。亦可以将甲皱微循环观察、血液流变学检查等实验数据作为瘀血证之佐证。凡用水蛭，必须审证而用药，有瘀就可服用，无瘀勿能滥施。

然而临床应用水蛭，尤应注意中病即止，以免攻伐太过，耗伤正气。水蛭服法：以生水蛭粉吞服为佳，其用量：少则每日 1g，多则每日 3g。生用者，乃取水蛭破血逐瘀之力。服用时可装入胶囊，以除其腥。新病之瘀多实证，宜大剂攻瘀，祛瘀务净，以免残瘀羁留，造成后患，故新病初用水蛭剂量大，使瘀血骤化，然后渐次减量，以祛残留之瘀；久病之瘀多虚证，宜峻药缓攻，缓缓图之，以免攻伐太过，耗伤正气，故用水蛭剂量小，待有疗效，渐次加重，使瘀结之凝血缓缓消散，达到气血调和，临床验证，多能获效。但必须注意：水蛭若经加热炮制，则其功效大减，几无活血散瘀之力焉。

临床习用水蛭主治瘀血所致的各种疑难杂症，如中风（脑梗死、脑出血颅内水肿），每宗“头为诸阳之会，唯风可到”之说，取水蛭配川芎、石菖蒲、蒲黄、通天草等治以通窍化瘀之法；治胸痹（冠心病、肺源性心脏病、高血压心脏病），则根据其“阳微阴衰”之病机，取水蛭、黄芪、党参、葛根、丹参等治以益气化瘀之法；治肾病（慢性肾炎、肾病综合征）等肾虚毒困者，取水蛭配熟地、萸肉、鳖甲等治以育阴化瘀之法；治癥积（肺癌、肝癌）等气结血凝者，取水蛭配海藻、昆布、穿山甲等治以散结化瘀之法。

凡服水蛭后，有出血现象；或凝血时间延长；或凝血酶原时间延长者，均需立即停药。

甘　松

本品为败酱科植物甘松 *Nardostachys chinensis* Batal 的干燥根及根茎。性温，味辛、甘。入脾、胃经。主含甘松香酮、缬草酮、甘松新酮、广藿香醇等成分。本品为理气止痛要药，并能开郁散滞，醒脾畅胃，辟恶止呕，镇静镇痉安定。

【药理】

1. 抗心律失常作用　甘松乙醇提取液（100%）2.4ml/kg 或浓度为 50% 的提取液 2ml/kg 静脉注射均能对抗氯化钡所致大鼠的心律失常，使心律失常大鼠在用药 1~3 分钟内转为窦性心律。25% 甘松乙醇提取物 2ml/kg 给家兔静脉注射，对注射肾上腺素诱发的心律失常有对抗作用，尤其是在用药 5~10 分钟内可预防快速静脉注射肾上腺素诱发的心律失常。Covier 采用成对刺激法研究甘松对离体家兔左心房不应期的作用，发现 0.05% 甘松溶液可明显延长心房不应期，其延长幅度在 13%~34%，而浓度增加到 0.1% 时，虽不应期仍有所延长，但收缩幅度有所减弱。由此可知，甘松抗心律失常作用可能是对心肌的直接抑制作用。

2. 抗心肌缺血作用　静脉注射甘松（2g/kg）后 4.5 分钟，家兔心律显著减慢，并对垂体后叶素所致实验性心肌缺血有明显保护作用，在用药 30 分钟内大部分时间显著减轻 T 波升高，对 S-T 段抬高也有所减轻。并对垂体后叶素所致家兔心动过缓有一定的预防作用。

3. 增强耐缺氧能力作用　腹腔注射甘松 16.7g/kg、40g/kg、60g/kg 等剂量能显著增强小白鼠常压耐缺氧能力，其中大剂量组（60g/kg）显著优于小剂量组（16.7g/kg）及潘生丁（双嘧达莫。）组（100mg/kg）。甘松 40g/kg 与心得安（普萘洛尔）20mg/kg 增强缺氧耐力的作用无显著差别。

4. 降压作用　甘松过氧化酮给高血压大鼠口服后，有降压作用。

5. 抗惊厥、抗癫痫的镇静作用　用青蛙、家兔及小白鼠作比较实验，证明甘松与缬草有相似的明显镇静作用。国外研究指出，甘松中的缬草酮对冷血动物有镇静作用，甘松过氧化酮给小鼠口服有中枢抑制作用。对青霉素致痫大鼠具有一定的抗癫痫作用，与丙戊酸钠联用有协同作用。

6. 对平滑肌的解痉作用　甘松醇提取物对大肠、小肠、子宫、支气管等离体平滑肌器官，具有拮抗组胺、5- 羟色胺及乙酰胆碱的作用，还能拮抗氯化钡引起的痉挛，表明对平滑肌亦有直接作用。

7. 抗抑郁作用　石油醚提取物中丙酮可溶物和氯仿可溶物给药，有明显的抗抑郁作用，乙醇提取物也有抗抑郁作用。6- 羟多巴胺诱导大鼠帕金森病模型的纹状体中酪氨酸羟化酶免疫纤维几乎全部损失，而甘松能使纤维密度增加，改善帕金森病。

8. 抗菌作用　甘松精油对伤寒沙门菌、野油菜黄单胞菌、副伤寒沙门菌、短小芽孢杆菌、炭疽芽孢杆菌和刺盘孢属菌有较高的抑菌活性；提取物在试管内对结核杆菌有抑制作用，有广谱抗菌作用。

【应用】用甘松为君而组成的方剂有大七香丸（《太平惠民和剂局方》：甘松、乌药、肉桂、丁香、藿香、香附、砂仁、陈皮、甘草、麦糵）。本品可用于心胸胁腹痞满猝痛，散精神忧郁，止老人头痛久泻不食；外治牙痛，脚肿。亦适用于心律失常、胃神经痛、痢疾、尿崩症、舞蹈病、癔症、抑郁症、癫痫、神经疾患之兴奋状态。内服煎汤 9~12g，或入丸、散。本品毒性很低，一般应用无明显副反应。

白头翁

白头翁有多种不同的植物来源，其中正品白头翁系毛茛科植物，学名为 *Pulsatilla chinensis*（Bge）Reg. 的干燥根。因其植物近根处有白茸，状似白头老翁，故名。性寒，味苦。归胃、大肠经。功能清热解毒、凉血止痢。《名医别录》称白头翁能“止毒痢”。唐代甄权《药性本草》也载白头翁能治“赤痢腹痛”。白头翁主要含有三萜皂苷、白头翁素、原白头翁素、胡萝卜苷、三萜酸、木脂素以及糖蛋白等成分。

【药理】

1. 抗病原微生物作用

（1）抗阿米巴原虫作用：白头翁煎剂及所含皂苷在体内和体外都有明显的抗阿米巴原虫作用，低浓度煎剂能减少阿米巴原虫的繁殖，而高浓度则可完全抑制其生长，白头翁水煎剂对溶组织内阿米巴滋养体有理想的杀灭作用。

（2）抗菌作用：白头翁浸出液对金黄色葡萄球菌、白色葡萄球菌、甲型链球菌、乙型链球菌、炭疽杆菌、伤寒杆菌、枯草杆菌、铜绿假单胞菌均有显著抑菌作用。白头翁正丁醇提取物在体外具有显著抗结核杆菌作用。白头翁水提液对羊毛状小孢子菌、许兰毛癣菌、断发样毛癣菌、紫色毛癣菌、红色毛癣菌、絮状表皮癣菌等多种真菌有抑菌作用。

（3）抗滴虫作用：白头翁水提液具有显著的体外杀灭滴虫作用。白头翁水提液 1∶1 浓度作用 2 小时、1∶2 浓度作用 4 小时，即可全部杀死滴虫，其中 1∶1 浓度 2 小时杀虫率 100%。白头翁抗滴虫作用与白头翁干扰毛滴虫的蛋白和氨基酸代谢有关。

2. 抗肿瘤作用　白头翁的皂苷组分对人肝癌、人子宫颈癌细胞株生长均有抑制作用。白头翁含药血清能抑制人肺巨细胞癌细胞株 PG 的增殖。原白头翁素衍生物对人乳腺癌细胞株生长具有显著抑制作用，其机制可能与诱导癌细胞凋亡作用有关。

3. 调节免疫作用　白头翁糖蛋白能显著增强体外培养小鼠腹腔巨噬细胞吞噬能力。白头翁水提物可明显提高小鼠脾细胞对伴刀豆球蛋白 A 及大肠杆菌脂多糖的反应性，刺激小鼠脾脏 T、B 淋巴细胞转化增殖，显著提高小鼠 NK 细胞的活性。

4. 止咳平喘作用　白头翁总苷可明显延长小鼠卵白蛋白诱发的哮喘潜伏期，抑制氨水诱发咳嗽次数并延长咳嗽的潜伏期，具有止咳平喘作用。

5. 保肝作用　白头翁提取物能降低 CCl_4 肝损伤小鼠血清谷丙转氨酶（ALT）、谷草转氨酶（AST）含量，减轻肝组织病理损伤。

【应用】用本品为君而组成的代表方剂有白头翁汤（《伤寒论》：白头翁、秦皮、黄连、黄柏）。白头翁善清疮疖痈肿、胃肠湿热，及凉血分之热毒，为治湿热痢、热毒血痢（均属于细菌性痢疾）的良药，并治妇女产后血虚，阴痒带下；亦适用于阿米巴痢疾（属于冷痢）、溃疡性结肠炎、肺炎、流行性腮腺炎、颈淋巴结核、室性期前收缩、消化性溃疡、胆囊炎、肠道易激综合征、尿路感染、盆腔炎、癌症（肺部鳞癌、未分化癌及黑色素瘤）等疾病。内服煎汤 15~30g；病重者，另用 30~60g 煎汤灌肠。一般服用量无明显副作用。但白头翁皂苷具有较强的杀精子作用，并对孕鼠有母体毒性。故虚寒泄痢及孕妇忌服。

地　龙

地龙别名“蚯蚓”“土龙”等，为 Pheretima Asiatica 的干体，系属毛足类纲的蠕形动物，生于潮湿的土地中，到处都有。性寒，味咸。《本草再新》：“入肝、脾、肺三经。”本品功能息风、止痉、清热、平喘、通络、利尿，可治疗肝阳上亢型高血压。《名医别录》曰：“疗伤寒伏热，狂谬，大腹，黄疸。”本品常为单用，或入复方应用。蚯蚓的主要成分有蚯蚓解热碱、蚯蚓素、蚯蚓毒素，以及氨基酸、黄嘌呤、腺嘌呤、鸟嘌呤、胆碱、胍和脂类等。

【药理】

1. 解热作用　古人记载蚯蚓能治“大热”，最早有日人沟口（1914）证实蚯蚓确含有解热性成分。嗣后田中与额田（1915）用动物实验明确其解热作用成分系 Lumbrofebrin；村山与青山曾用蚯蚓的酒精浸出物进行动物试验，也发现有解热作用。

2. 舒展支气管作用　赵承嘏、朱恒璧、张昌绍等（1937）曾用白鼠肺和家兔肺灌注试验，发生显著的舒展支气管作用，即在预先用组胺或毛果芸香碱处理的灌注肺，仍能表现这种舒展作用。

3. 抗组胺作用　赵承嘏等曾用蚯蚓含氮成分注射于活体豚鼠静脉内，进行抗组胺试验，结果发现能保护 50% 动物不致死于致死量的组胺。

4. 降低血压及抑制小肠紧张力作用　赵承嘏等称蚯蚓含氮成分的降低血压和抑制小肠紧张力与腺苷（Adenosine）的作用颇为相似，但其化学性质不同。

5. 溶血作用　据八木（1911）报告，蚯蚓成分 Lumbritin 具有溶血作用。

【应用】用本品为君而组成的代表方剂有小活络丹（《太平惠民和剂局方》：地龙、天南星、乳香、没药、川乌、草乌）。地龙可用于一般发热，有解热的疗效，因能扩张支气管，可用于气喘，亦可用于高血压；从其含有嘌呤衍化物来看，或可用以利尿，每次 9~15g，煎汤内服。鲜品 10~20g，研粉吞服，每次 1~2g。本品毒性较小，但有个别过敏体质者禁用。

青　蒿

青蒿为菊科植物青蒿 *Artenisia apiacea* Hance.（又名香蒿）或黄花蒿 *Artemisia annua* L. 的干燥地上部分。性寒，味苦、微辛。入肝、胆经。有清热，解暑，除蒸，截疟的功能。主治温病，暑邪发热，阴虚发热，骨蒸劳热，疟疾寒热和湿热黄疸。晋代葛洪《肘后备急方》治疟病方载：“青蒿一握，以水二升渍，绞取汁尽服之。”青蒿所合成分有青蒿素、青蒿素 G、青蒿甲素、青蒿乙素、青蒿丙素、青蒿丁素、青蒿戊素等倍半萜类；山柰黄素、槲皮黄素、黄色黄素、藤菊黄素、槲皮黄素-3-芸香苷、黄色黄素-7-O-葡萄糖苷等黄酮类；香豆素、6-甲氧基-7-羟基香豆素、东莨菪内酯等香豆素类。其挥发性成分以莰烯、β-莰烯、异蒿酮、左旋樟脑、β-丁香烯、β-蒎烯为主，约占挥发油总量的70%。

【药理】

1. 抗疟作用　青蒿乙醚提取中性部分和其烯醇浸膏对鼠、猴、人均有显著抗疟作用。鼠疟实验表明，青蒿素的抗疟作用快，抑制作用明显。其特点在于快速抑制原虫成熟。体外实验表明，青蒿可明显抑制恶性疟原虫无性体的生长，有直接杀伤作用。

青蒿素及其衍生物青蒿酯钠抗疟，主要作用于疟原虫的膜系结构，通过干扰原虫表膜——线粒体的功能，最终导致虫体瓦解、死亡。青蒿酯钠进入体内后则主要还原青蒿素抑制疟原虫表膜——食物泡膜、线粒体膜系细胞色素氧化酶的功能。也有研究用显微镜观察 ^{14}C 标记的青蒿素和 ^{3}H-双氢青蒿素对疟原虫超微结构的影响，作用4小时后核糖体消失，疟原虫的食物泡遭到破坏。青蒿素治疗猴疟2.5小时后，会使寄生虫的线粒体膨胀，但不影响未感染的宿主细胞。

2. 抗肿瘤作用　喂食含0.02%青蒿素的粉状鼠食可以延缓二甲基苯蒽诱导的大鼠乳腺瘤生长，有效预防肿瘤发生。青蒿素、双氢青蒿素、蒿甲醚和青蒿琥酯能体外选择性抑制人肺癌细胞、人胃癌细胞、人结肠癌细胞、人红白血病细胞和人肝癌细胞的活性。青蒿琥酯能抑制结肠癌细胞SW620侵袭和食管癌细胞及裸鼠移植瘤的生长；还能抑制小鼠移植性S-180肉瘤、小鼠子宫颈癌实体瘤和腹水瘤的生长，延长艾氏腹水瘤小鼠的生存时间。青蒿素衍生物作用于卵巢癌细胞及正常卵巢细胞，可抑制卵巢癌细胞的增殖，促进其凋亡，并呈时间剂量依赖性。另有研究显示，DHA对放射抗拒的人乳腺癌细胞HTB27表现出很强的杀伤作用，作用16小时后可观察到凋亡小体。

3. 抗血吸虫作用　青蒿素及其衍生物具有抗动物血吸虫、华支睾吸虫的作用。小鼠实验表明，青蒿素对血吸虫成虫有明显杀灭作用，其促使虫体“肝移”时间虽较缓慢，但杀虫作用则较迅速，对雌虫作用更为明显。蒿甲醚能治疗动物血吸虫病，但在治疗剂量时可引起宿主肝脏较明显的损害。DHA对感染日本血吸虫尾蚴的小鼠也有一定作用，对7日童虫和35日成虫较为敏感。

4. 抗病原微生物作用　青蒿水煎剂对表皮葡萄球菌、卡他球菌、炭疽杆菌、白喉杆菌有较强的抑菌作用，对金黄色葡萄球菌、铜绿假单胞菌、痢疾杆菌、结核杆菌等也有一定的抑菌作用。青蒿挥发油对所有皮肤癣菌有抑菌和杀菌作用。青蒿琥酯（青蒿酯钠）对金黄色葡萄球菌；福氏痢疾杆菌、大肠杆菌、卡他球菌、甲型和乙型副伤寒杆菌等也有一定程度的抗菌作用；对铁锈色小孢子癣菌、絮状表皮癣菌有抑制作用。

5. 解热、抗炎作用　青蒿注射液对百、白、破三联疫苗致热的家兔有明显解热作用。青蒿素类还有抗炎作用。青蒿琥酯具有治疗类风湿关节炎滑膜炎症的作用，其机制与诱导滑膜细胞凋亡有关，还能下调佐剂性关节炎血IL-17、MMP-3、MMP-9及血管内皮细胞生长因子的浓度，并与药物浓度呈正相关。另外，青蒿素、青蒿琥酯、DHA对多种致炎因子包括脂多糖（LPS）、肽聚糖、刺激性CpGODN［人工合成的含有非甲基化的胞嘧啶鸟嘌呤二核苷酸（CpG）的寡脱氧核苷酸（ODN）］、热灭活的大肠杆菌或金黄色葡萄球菌诱导的巨噬细胞释放促炎细胞因子TNF-α、IL-6也有明显的抑制作用。采用γ射线单次全肺照射15Gy建立大鼠放射性肺损伤模型，灌服DHA具有降低早期放射性肺损伤大鼠血清、肺组织TNF-α表达的作用。

6. 对免疫系统作用　蒿甲醚能明显降低正常小鼠血清 IgG 含量，增加脾的重量。青蒿素 50~100mg/kg 静脉注射能显著提高小鼠腹腔巨噬细胞的吞噬率和吞噬指数。青蒿素可提高淋巴细胞的转化率，促进机体细胞的免疫作用，并有某些抗病毒作用。

7. 对心血管系统的作用　青蒿素对离体兔心灌注，有减慢心率、抑制心肌收缩力、降低冠脉流量的作用。青蒿素口服或静脉注射，亦有减慢心率的作用。对于乌头碱所致兔心律失常，青蒿素 8mg/kg 静脉注射无作用，20mg/kg 静脉注射有一定的抗心律失常作用。青蒿素静脉注射对兔有降低血压的作用，此作用既无肾上腺素 α- 受体阻断作用，也无拟胆碱或组胺释放作用。

8. 对狼疮性肾炎的作用　DHA125 和 25mg/kg 均可明显降低 BXSB 小鼠血清中抗 ds-DNA 抗体水平，改善狼疮性肾炎的活动程度。DHA 还能抑制 BXSB 狼疮模型小鼠血清 TNF-α 的分泌，并能明显改善肾炎的病理状态。青蒿琥酯 50mg/(kg·d) 灌胃治疗狼疮模型鼠 16 周，能显著减少狼疮鼠的蛋白尿及血肌酐水平。

9. 利胆作用　黄花蒿水煎液氯仿提取物 0.6mg/kg 对大白鼠有明显利胆作用。

10. 防护辐射作用　青蒿醚对小鼠还有一定辐射防护作用。

【应用】以本品为君而组成的代表方剂有蒿芩清胆汤（《通俗伤寒论》：青蒿、黄芩、半夏、陈皮、茯苓、枳壳、竹茹、碧玉散）、青蒿鳖甲汤（《温病条辨》：青蒿、鳖甲、生地、知母、丹皮）等。《重庆堂随笔》载："青蒿，专解湿热，而气芳香，故为湿温疫疠要药。"在临床常用于疟疾[青蒿素（artemisinin），系从中药青蒿中提取的一种含过氧基团的倍半萜内酯，其结构超越现有抗疟药范围，对各种疟原虫的红内期无性体均有作用，其作用机制可能是抑制原虫蛋白合成。原虫血症于 48 小时内可被清除，故可迅速改善间日疟和恶性疟者的症状。其口服吸收良好，常用青蒿素片剂口服首剂 1g，于第 6 小时、24 小时、48 小时各服 0.5g，总量 2.5g（3 日疗法）；或肌内注射（深部），首剂 0.2g，于第 6 小时、24 小时、48 小时各注射 0.1g，总量 0.5g；或用 0.3g/d，连用 3 日，总量 0.9g；或静脉注射，首剂 120mg，于第 4 小时、24 小时、48 小时各注射 60mg。蒿甲醚（artemether）不仅保持青蒿素速效、低毒的优点，制剂稳定；口服首剂 160mg，第 2 日起每日 1 次，每次 80mg，连服 5~7 天；肌内注射，首剂 160mg，第 2 日起每日 1 次，每次 80mg，连用 5 天。青蒿琥酯（artesunate），口服首剂 100mg，第 2 日起每日 2 次，每次 50mg，连服 5 天；静脉注射，首剂 60mg，第 4 小时、24 小时、48 小时各重复注射 1 次，危重者首剂可加至 120mg，3 天为 1 个疗程，总剂量为 240~300mg。静脉注射时，临用前加入所附的 5% 碳酸氢钠注射液 0.6ml，振摇 2 分钟，待完全溶解后，加入 5% 葡萄糖注射液或葡萄糖氯化钠注射液 5.4ml 稀释，使每毫升溶液含青蒿琥酯 10mg，缓慢静脉注射]、登革热、肿瘤疾病（乳腺癌、肺癌、卵巢癌、白血病等）、血吸虫病、急性黄疸性肝炎、系统性红斑狼疮、口腔黏膜扁平苔藓、流行性结膜炎。内服煎汤（不宜久煎），6~12g；或鲜用绞汁服；或入丸、散。本品无毒，一般应用无明显副反应。

青　黛

青黛别名蓝靛、靛花。"黛"是眉毛的颜色，因唐代妇女曾以本品染眉，故名青黛。为爵床科植物马蓝 *Baphicacantllus cusia* (Ne-es.) Brem.、豆科植物木蓝 *Indigofera tinctoria* L.、十字花科植物松蓝 *Isatis tinctoria* L.、草大青 *Isatis indigotica* Fort. 或蓼科植物蓼蓝 *Polygonum tinctorium* Ait. 的叶或茎叶经加工制得的干燥粉末或团块。性寒，味咸。归肝、肺、胃经。功能清热解毒，凉血消斑，泻火定惊。主治温病热盛，斑疹。青黛的主要放分有靛蓝（5%~8%）、靛玉红（0.1%）等。

【药理】

1. 抗菌作用　青黛醇浸液和水煎剂在体外对炭疽杆菌、肺炎球菌、志贺痢疾杆菌、霍乱弧菌、金黄色葡萄球菌和白色葡萄球菌均有抑制作用。活性成分色胺酮对羊毛状小孢子菌、断发癣菌、石膏样小孢子菌、紫色癣菌、絮状表皮癣菌、红色癣菌等均有较强的抑制作用。

2. 抗肿瘤作用　靛玉红可促进白血病细胞变性坏死，并能延长淋巴细胞白血病 L7212 小鼠的生存时间。青黛所含的 18 种 7- 氮杂靛玉红衍生物对人白血病、卵巢癌、肝癌、乳腺癌等 6 种肿瘤细胞增殖具有显著抑制作用。

3. 抗炎镇痛作用　青黛颗粒可减少醋酸扭体法小鼠扭体次数，减轻大鼠棉球肉芽肿和角叉莱胶所致大鼠足肿胀。

4. 保肝作用　靛蓝有一定保肝作用。

【应用】用本品为君而组成的代表方剂有青黛石膏汤（《重订通俗伤寒论》：青黛、石膏、生地、升麻、黄芩、栀子、葱头）、青金散（《幼幼新书》：青黛、白及）。据《本草求真》载："青黛，大泻肝经实火及散肝经火郁。故凡小儿风热惊痫，疳毒，丹热痈疮，蛇犬等毒，金疮血出，噎膈蛊食，并天行头痛，瘟疫热毒，发斑、吐血、咯血、痢血等症，或应作丸为衣，或用为末干掺，或用水调敷，或入汤同服，或作饼子投治，皆取苦寒之性，以散风郁燥结之义。"现临床多用于慢性粒细胞白血病（口服靛玉红 100~300mg，每日 3~4 次，总有效率 89%）、过敏性紫癜、流行性腮腺炎、乙型肝炎、溃疡性结肠炎、带状疱疹、口腔溃疡、癫痫、银屑病、湿疹、褥疮。内服，煎汤，3~9g，或入丸、散。本品毒性很低，一般应用无明显毒副反应。

苦　参

苦参为豆科植物 *Sophora flavescens* Ait. 的根。性寒，味苦。《雷公炮制药性解》："入胃、大肠、肝、肾四经。"功效清热燥湿，祛风杀虫，利尿。主治黄疸，泻痢，小便不利等。苦参的主要成分有苦参碱、氧化苦参碱、苦参素和次苦参素等。

【药理】

1. 免疫抑制作用　以正常马血清作为过敏原致敏豚鼠，3 周后用同样的过敏原做心内攻击，使豚鼠产生过敏性休克。用 100% 苦参液从致敏前 3 日到致敏后 3 周，每日肌内注射，2ml/ 只，并于攻击前半小时再次腹腔注射，可降低过敏性休克的死亡率，由对照组之 100% 降低到 61%，显示苦参有显著的抗 Ⅰ 型变态反应作用。

2. 抗心律失常作用　以苦参总碱 25mg/kg、200mg/kg 给大鼠静脉注射，能显著提高乌头碱诱发的心律失常及心脏停搏用量，推迟心律失常发生的时间，使引起豚鼠室性心动过速、心室颤动及心脏停搏哇巴因用量明显高于对照组。同样剂量的苦参总碱对氯化钡诱发的大鼠心律失常及氯仿、肾上腺素诱发的猫心室颤动也有一定的对抗作用。给大鼠静脉注射苦参碱 18.75mg/kg，能显著对抗乌头碱、氯化钡、结扎冠脉所致心律失常，使心率减慢，心电图 P-R 及 Q-T 间期明显延长。离体动物（豚鼠、兔）心房实验结果显示，苦参碱 200μmol/L，或 0.1mmol/L、0.3mmol/L、1.0mmol/L、3.0mmol/L、10.0mmol/L 能减慢右心房自动频率，增加收缩力，使左房最大驱动频率降低，抑制乌头碱、哇巴因和儿茶酚胺（肾上腺素、去甲肾上腺素、异丙肾上腺素）诱发的心房节律失常。

3. 保肝降酶作用　苦参提取生物碱对大鼠四氯化碳中毒性肝炎有一定降酶作用，病理检查发现，肝细胞大片坏死的动物似可因其治疗药量的增加而减少。苦参碱有降血脂作用，能防止白细胞降低，有抗辐射作用。

4. 抗菌作用　苦参在体外对痢疾杆菌、大肠杆菌、变形杆菌、乙型链球菌及金黄色葡萄球菌均有明显抑制作用。也能抑制多种皮肤真菌的生长。

5. 抗肿瘤作用　苦参碱有比较广泛的抗肿瘤作用。苦参碱对人肝癌 HepG 细胞、人胃癌 NCI-N87 细胞、人肺腺癌 SPG-A-1 细胞、白血病细胞株 HL-60 细胞、鼻咽癌 CNE2 细胞、卵巢癌 SKOV3、人恶性黑素瘤细胞株 A375、胆管癌 QBC939 细胞、涎腺腺样囊性癌 ACC-M 细胞、人骨肉瘤细胞 MG-63、视网膜母细胞瘤细胞、人肾癌细胞系 GRC-1 细胞株等的增殖都有明显抑制作用。另报道，苦参碱可使大肠癌细胞出现皱缩、脱壁、漂浮，有的细胞出现破碎现象。苦参碱的主要抗癌机制与下列因素有关：①抑制肿瘤细胞增殖；②诱导肿瘤细胞分化；③抑制肿瘤转移；④诱导肿瘤细胞凋亡；⑤逆转肿瘤细胞耐药性；⑥免疫调节作用。

【应用】用本品为君而组成的代表方剂有苦参散（《太平圣惠方》：苦参、黄芩、甘草）。苦参可清除湿热蕴结、便濇尿涩、带下阴痒、疮疥顽癣等；亦可用为一般苦味健胃剂，利尿剂，现还用于心律失常、细菌性痢疾。尿路感染、慢性直肠炎、滴虫性阴道炎、肿瘤疾病（鼻咽癌、肺癌、胃肠癌、肝癌、卵巢癌、白血病）等。每日 9~15g，煎汤分服，外用煎汤洗疥疮及杀体外寄生虫。

鱼腥草

鱼腥草别名蕺菜、九节莲、肺形草。因其气味有鱼腥气，故名；为三白草科多年生草本植物蕺菜 *Houttuynia cordata* Thunb. 的干燥地上部分。性微寒能泄降，味辛以散结。入肺经。有清热解毒，排脓消痈，通淋利尿功效。含有效成分为鱼腥草素、癸酰乙醛、月桂醛、月桂烯、甲基正壬酮，尚含蕺菜碱、槲皮素、槲皮苷、原酸、亚油酸、金丝桃苷等。

【药理】

1. 抗病原微生物作用　鲜鱼腥草汁体外对伤寒杆菌、甲型副伤寒杆菌、枯草杆菌、福氏痢疾杆菌、铜绿假单胞菌、大肠杆菌、变形杆菌、肺炎球菌、金黄色葡萄球菌、白色葡萄球菌具有显著抑菌作用。鱼腥草水煎液具有抑制和杀灭幽门螺杆菌的作用，对耐甲氧西林金黄色葡萄球菌、耐甲氧西林溶血葡萄球菌、耐甲氧西林表皮葡萄球菌、耐高水平氨基糖苷类的肠球菌均有一定抑制作用。其乙醚浸膏体外对石膏样毛癣菌、红色毛癣菌、石膏样小孢子菌和絮状表皮癣菌均有明显抑菌作用。鱼腥草的水蒸馏物对单纯疱疹病毒 1 型、流感病毒、人体免疫缺陷病毒有直接抑制活性的作用，且无细胞毒性。鱼腥草所含成分槲皮素能抑制人巨细胞病毒在细胞内的增殖。鱼腥草的非挥发部分提取物对流感病毒感染过的小鼠具有保护作用。鱼腥草注射液对流行性出血热病毒有一定的抑制作用，对甲型流感病毒具有直接灭活作用以及预防、治疗作用。

2. 免疫调节作用　鱼腥草注射液能够显著提高外周血 T 淋巴细胞的比例，增强小鼠腹腔巨噬细胞的吞噬能力，促进绵羊红细胞免疫所致 IgM 的生成，从而可以提高机体的特异性免疫能力。给予鱼腥草素钠（合成鱼腥草素）能明显增加环磷酰胺所致免疫功能低下模型小鼠的脾指数、外周血淋巴细胞 ANAE 阳性百分率，增强单核巨噬细胞吞噬功能及伴刀豆球蛋白（ConA）诱导的脾 T 淋巴细胞增殖能力。

3. 抗辐射、抗肿瘤作用　鱼腥草水煎液能提高 ^{6}Gy X 线照射小鼠的血清溶血素含量，增强巨噬细胞吞噬功能，对小鼠 ^{6}Gy X 线照射引起的损伤有明显保护作用。给予小鼠鱼腥草醇提总黄酮灌胃后，可促进 ^{60}C-γ 射线照射后小鼠血白细胞、淋巴细胞数恢复正常，对辐射损伤小鼠具有良好防护作用。鱼腥草黄酮提取物能抑制人早幼粒白血病 HL60 细胞株和小鼠 B16BL6 黑色素瘤细胞株生长，具有诱导肿瘤细胞凋亡的作用。

4. 抗炎、解热作用　鱼腥草素灌胃给药对巴豆油致小鼠耳肿胀、角叉菜胶致大鼠足肿胀、醋酸致小鼠腹腔毛细血管通透性增高均有抑制作用。鱼腥草挥发油对小鼠耳肿胀和大鼠足肿胀、肉芽增生有抑制作用，并能降低血清中炎症因子白细胞介素 -1（IL-1）、肿瘤坏死因子 α（TNF-α）水平，发挥抗炎作用。鱼腥草注射液对皮下注射酵母混浊悬液致热大鼠模型具有解热作用，其机制可能是通过抑制下丘脑中环腺苷酸（cAMP）含量的升高，促进腹中隔区 AVP 的释放而发挥解热作用。

5. 抗氧化作用　鱼腥草多糖可提高小鼠血清和肝组织中超氧化物歧化酶（SOD）、谷胱甘肽过氧化物酶（GSH-Px）的活力，并可降低肝组织中丙二醛（MDA）的含量。体外研究显示，鱼腥草黄酮对氧自由基和羟自由基具有清除作用。鱼腥草注射液对 Fe^{2+}-L- 半胱氨酸诱导的大鼠肝脏脂质过氧化模型具有抑制作用。

6. 对肺的保护作用　鲜鱼腥草挥发油能降低趋化因子受体——半胱氨酸 - 半胱氨酸趋化因子受体 2 高表达，减轻脂多糖（LPS）引起的大鼠慢性肺损伤。鱼腥草提取液可以通过提高肺组织中 GSH-Px 活性和 SOD 活性，降低 MDA 含量，对被动吸烟小鼠所致肺组织氧化损伤发挥保护作用。

7. 对心血管系统的保护作用　鱼腥草素钠可抑制心室重构大鼠模型心肌组织 ET-1mRNA 的表达，调节蛋白激酶 C（PKC）和 p38 丝裂原激活的蛋白激酶（p38 MAPK）等信号通路，拮抗心室重构，保护心肌细胞。鱼腥草素衍生物可抑制肿瘤坏死因子 α 诱导的大鼠血管平滑肌细胞 Syndecan-4 表达，从而抑制血管平滑肌细胞增殖，保护细胞内皮。

8. 对肾的保护作用　鱼腥草素钠可降低对肾小球肾炎小鼠肾组织中单核细胞趋化蛋白 -1 的表达，减少蛋白尿，改善肾脏病理组织学。鱼腥草蒸馏液可通过降低尿蛋白及肾组织结缔组织生长因子和单核细胞趋化蛋白 -1 的表达，改善糖尿病大鼠肾脏病变。

9. 其他作用　鱼腥草黄酮能缩短悬尾实验和强迫游泳实验小鼠的不动时间，具有抗抑郁作用。鱼腥草注射液能抑制家兔小肠平滑肌收缩活动和电活动，其抑制收缩活动机制可能与通过激动 β 受体、增加一氧化氮浓度和抑制肌浆网 Ca^{2+} 释放有关。此外，鱼腥草还有利尿、镇静、抗惊厥作用。

【应用】鱼腥草可用于肺痈吐脓、痰热喘咳、疮肿疔毒、热淋泄痢等，现还用于急性出血性结膜炎、扁桃体炎、咽炎、肺炎、肺心病、肺癌、肠炎、小儿肾炎、盆腔炎、静脉炎、带状疱疹等。每日剂量 15~30g，煎汤分服；鲜品用量加倍；亦可捣汁外敷患处。鱼腥草口服不良反应较少，虚寒证及阴性外疡忌服。

鸦　胆　子

鸦胆子为枯木科植物鸦胆子 *Brucea Javanica* L.Merr. 的种子，药用其仁，别名苦椤子、苦榛子，俗名苦参子，但不是苦参的种子（苦参为豆科植物，切不能混为一谈）。赵学敏《本草纲目拾遗》引何梦瑶《医碥》云："鸦胆丸治痢，立止里急后重。"又引《吉云旅抄》治痢方："用鸦胆子去壳留肉，包龙眼肉，每岁一粒，白滚水下。"又称鸦胆子"治冷痢久泻"，其所述冷痢，"外无烦热躁扰，内无肚腹急痛，有赤白相兼，无里急后重，大便流痢，小便清长，证则乍轻乍重，或愈或发，便则乍红乍白，或硬或溏"，颇似慢性阿米巴痢疾。说明我国在 18 世纪中叶，鸦胆子已在经验上成为治疗阿米巴痢疾的有效药物。

【药理】

1. 抗阿米巴作用　鸦胆子仁对原虫如阿米巴士东滴虫、草履虫等具有特殊的亲和力，接触时即能把它们杀死。

2. 抗疟作用　鸦胆子仁经口给药，其水浸液肌内注射，每日 2 次，进行鸡疟的实验治疗，结果显示，用药第 2 天血中疟原虫即见减少，连用 3~4 天后，疟原虫迅速减少，终至消失。

3. 驱除肠内寄生虫　鸦胆子也可驱除肠内寄生虫如鞭虫、蛔虫和绦虫等。

4. 抗疣及乳头瘤作用　鸦胆子仁摩擦人体赘瘤如寻常疣和少年扁平疣时，局部皮肤出现红肿，甚或水疱，继续敷擦数日，疣渐低平，发炎变黑而结痂，痂落则疣亦消失。将鸦胆子仁的油用于外耳道乳头状瘤，屡试屡验。鸦胆子仁的油对生殖器尖锐性湿疣也有效。

5. 抗肿瘤作用　鸦胆子苷 A 和鸦胆子苷 B 均具有抗艾氏腹水癌、瓦克 256 肉瘤以及 P388 淋巴白血病作用，同时鸦胆子苷 A、鸦胆子苷 B 和鸦胆子素 E 均能抑制组织培养中的 P388 淋巴白血病细胞的 RNA 和蛋白质合成。鸦胆子油乳在体外能够诱导白血病细胞（U937）细胞凋亡，在体外能抑制肝癌细胞 Smmc-7721 的增生，抑制 p53 和 Bcl-2 的表达，诱导细胞凋亡。

6. 对胃黏膜的保护作用　鸦胆子油连续给小鼠灌胃，能抑制幽门结扎和阿司匹林灌胃导致的小鼠胃溃疡形成，对小鼠束水应激性胃溃疡和醋酸腐蚀所致慢性胃溃疡以及氨水所致大鼠慢性萎缩性胃炎均有抑制作用。

7. 调节血脂作用　鸦胆子油乳能降低高血脂沙鼠血清中甘油三酯（TG）、总胆固醇（TC）水平，并使血清卵磷脂胆固醇酰基转移酶活性升高，通过增高脂蛋白酶活性而发挥降脂作用。

8. 抗前列腺增生的作用　将 SD 大鼠去势 7 日后皮下注射睾酮 4mg/kg，同时腹腔注射 10% 鸦胆子油乳 5mg/kg，20 日后大鼠前列腺重量明显低于单纯注射睾酮组大鼠，鸦胆子油乳可破坏前列腺上皮细胞的细胞膜、粗面内质网和基膜等，使细胞变性坏死，从而发挥抗前列腺增生的作用。

【应用】鸦胆子的临床应用主要有下列数项：

1. 阿米巴痢疾　鸦胆子治阿米巴痢疾的剂量和用法：①鸦胆子仁 5 粒，装入一胶囊，每次 2~3 胶囊，每日 3 次，饭后吞服，连续服用 5~7 天；②鸦胆子仁研碎，装入胶囊，初量 10 粒，续用量每次 4 粒，每天 3 次，连用 6 天；③鸦胆子仁 20 粒，研碎，入 1% 重碳酸钠溶液 200ml 中浸渍，取浸液灌肠；④小儿剂量，每千克体重每天用鸦胆子仁 1 粒。

2. 疟疾　用鸦胆子仁胶囊，成人每次鸦胆子仁 5~15 粒（平均 10 粒），每日 3 次，饭后吞服，退热以后，减半剂量，全治程为 5 天。孕妇病例未见有特殊不良反应；也有用鸦胆子仁研碎，每次 12 粒，一日 3 次，装入胶囊吞服；也有用鸦胆子仁水提浸膏，每次 0.1g（相当于鸦胆子仁 20 粒），入胶囊，饭后吞服，每日 3 次，大多数病例于 3 天内退热。

预防疟疾：在疟疾流行地区，每日晚饭后服鸦胆子仁 5 粒，一日 1 次。

3. 赘疣及乳头瘤　治疣用鸦胆子或其油摩擦于局部，轻者 3~5 天，大抵可达治愈目的，重者须再摩擦数天。鸦胆子对乳头瘤、肠息肉病均有良好效果。

除此以外，鸦胆子能驱除肠寄生虫（鞭虫、蛔虫和绦虫），治疗肿瘤（皮肤癌、脑胶质瘤、鼻咽癌、乳癌、肺癌、食管癌、胃癌、肠癌、肝癌、胰腺癌、前列腺癌、子宫颈癌、卵巢癌、白血病)，还能治疗消化性溃疡、高脂血症等。

徐长卿

本品为萝藦科植物徐长卿 *Cynanchum paniculatum*(Bge.)Kitag. 的根及根茎或带根全草。性温，味辛、苦。有祛风化湿、活血镇痛，解毒止痒，利水消肿功能。徐长卿的主要成分有牡丹酚、肉珊瑚苷元、去酶牛皮消苷元、茸毛牛奶藤苷元和去酰萝藦苷元、黄酮苷等。

【药理】

1. 镇静、镇痛作用　小鼠腹腔注射徐长卿提取液(水煎浓缩，加酒精除去沉淀者，其中不含牡丹酚)，能显著减少自发活动，但并不延长巴比妥类的睡眠时间，也有镇痛作用(热板法)。

2. 降压作用　上述制剂并能降低狗、家兔和大鼠的血压，因此，除牡丹酚外，徐长卿尚含其他降压成分。

3. 抗变态反应　牡丹酚对Ⅱ型、Ⅲ型及Ⅳ型变态反应均有显著抑制作用。

4. 缓解心肌缺血作用　小鼠腹腔注射徐长卿提取液可增加冠脉血流量，改善心肌代谢，缓解心肌缺血。

5. 降血脂及抗动脉粥样硬化作用　用胆固醇食物引致家兔实验性高脂血症和实验性动脉粥样硬化模型。徐长卿 3g/kg，每日 1 次，有降血清总胆固醇和 β 脂蛋白作用，并可减轻主动脉粥样硬化及小动脉脂类沉积，从而表明徐长卿有抗动脉粥样硬化作用。

6. 抑菌作用　在试管内对痢疾杆菌、金黄色葡萄球菌等有抑制作用。

7. 其他　徐长卿尚有抗癌作用，肠管解痉作用等。

【应用】用本品为君而组成的代表方剂有徐长卿汤(《太平圣惠方》:徐长卿、茅根、冬葵子、滑石、槟榔、瞿麦、朴硝、木通)。徐长卿可用于风湿痹痛、湿疹、荨麻疹、牙痛、胃痛胀满、腹水水肿、腰痛、跌打损伤；亦可用于急性腰肌扭伤、腰肌劳损、风湿性关节炎、过敏性鼻炎、高脂血症、动脉粥样硬化、溃疡病、肠炎，肠道蛔虫、胆道蛔虫、胆道手术综合征、肝硬化腹水、蛇咬伤。内服，煎汤，9~15g；亦可入丸剂或浸酒。本品毒性很低，一般应用无明显副反应。

黄芪

黄芪别名黄耆、绵耆、芰草，为豆科植物 *Astragalus membranceus*(Fisch.)Bge. 的干燥根。入脾、肺二经。性微温，味甘。有补气固表，升阳益卫，消肿利水等功能。黄芪的主要成分有 2’,4’- 二羟基 -5,6- 二甲氧基异黄酮、多糖、多种氨基酸、维生素 P、胆碱、甜菜碱等。

【药理】

1. 增强机体免疫功能　黄芪能增强病毒诱生干扰素的能力，并能增强网状内皮系统的功能，使血中白细胞数及多核白细胞明显增加，巨噬细胞的吞噬百分率及吞噬指数明显上升，从而增强机体的免疫功能。

2. 增强 T 细胞亚群功能　黄芪多糖体(APS)能抑制 T 淋巴细胞中的抑制性 T 细胞亚群，从而导致其他 T 细胞亚群的功能增强，使患者 E- 玫瑰花结形成率显著提高。

3. 对循环系统的作用　黄芪对于正常心脏有加强其收缩的作用，对于因中毒或疲劳而陷于衰竭的心脏，黄芪的强心作用更加显著，黄芪又有扩张全身周围末梢血管，能使血压降低,心脏冠状动脉和肾脏血管的扩张与强心利尿作用很有关系。

4. 保肝解毒功能 黄芪对小白鼠急性四氯化碳中毒性肝炎,有保肝,防止肝糖原减少作用,小鼠服用黄芪后,组织化学法检查肝脏可见糖原增加,溶酶体及组织脱氢酶活跃,有促进血清和肝脏蛋白更新的作用。黄芪皂苷甲(ASI)能小鼠再生肝的DNA含量明显增加,提示了ASI有促进DNA合成,加速肝分化增殖的作用。并能使乙型肝炎表面抗原HBsAg滴度降低或使其转阴,对细胞免疫功能降低的慢性活动性肝炎和慢性肝炎、持续性肝炎患者,可增强细胞免疫,改善肝脏功能,在体液免疫方面,黄芪对正常的抗体生成有明显促进作用,对抗体形成细胞反应具有双向调节功能,它可以使抗体由低水平升高,又能使抗体从高水平降至正常范围,能增加形成抗体的主要器官脾脏的重量,细胞数及抗体反应,能使由泼尼松造成的免疫抑制状态明显好转。

5. 利尿作用 黄芪口服有利尿作用,用黄芪0.5~4.0g,经口给予三犬,测定服药后4小时及24小时的所排尿量发现黄芪确有利尿作用其中一犬的尿量比不服药的增加1倍。又曾用家兔2只进行同样实验,结果亦同。且不会引起蛋白尿或糖尿。

【应用】用本品为君而组成的代表方剂有补中益气汤(《脾胃论》:生黄芪、人参、白术、当归、升麻、柴胡、陈皮、甘草)。黄芪可用于肺虚脾弱、乏力多汗、中气下陷、脘腹胀满、尿少腿肿;亦适用于久病衰弱、慢性皮肤溃疡、后期高血压、毛细血管出血、慢性肝病、肾炎、蛋白尿。一般剂量每日9~15g,煎汤分服,或熬膏内服亦可。本品临床应用,未见明显副反应发生。

黄　精

黄精为百合科植物 *Polygonatum sibiricum* Redoute 的根茎。性平,味甘。入脾、肺、心、肾四经。有补脾益肺,滋肾养心等功效。黄精主要成分有黄精多糖、黄精皂苷A、黄精皂苷B、牡荆素木糖苷和5,4'-二羟基黄酮的糖苷、吖啶-2-羧酸、毛地黄精苷以及多种蒽醌类化合物、氨基酸和微量元素。

【药理】

1. 抗病原微生物作用 体外试验表明,黄精多糖水提液对大肠杆菌、副伤寒杆菌、白葡萄球菌以及金黄色葡萄球菌等均有较强的抑制作用。黄精多糖对非洲绿猴肾细胞在无毒性的浓度作用下,对单纯疱疹病毒1型(Stoker株)和2型(333株和Sav株)均有显著抑制作用。MTT染色结果表明,黄精多糖能显著提高病毒感染的Ver0细胞活力,对细胞有保护作用。0.2%黄精多糖滴眼液、2mg/ml黄精多糖注射液及0.5%黄精多糖口服液3种制剂治疗家兔实验性单纯疱疹病毒性角膜炎,结果黄精多糖滴眼液滴眼配合黄精多糖注射液结膜下注射组和黄精多糖滴眼液滴眼配合黄精多糖口服液组的疗效均优于无环鸟苷组($P<0.05$)。

2. 改善学习记忆作用 采用跳台法和避暗法对黄精改善学习记忆的作用进行研究。结果表明,黄精的乙醇提取物对东莨菪碱所致小鼠记忆获得障碍有明显改善作用,可使小鼠避暗错误次数明显减少。给血管性痴呆模型大鼠灌服黄精口服液,持续给药1.5个月和2.5个月,结果表明黄精口服液具有重塑突触结构与功能、改善血管性痴呆雌性大鼠学习记忆能力的作用。体外实验表明,缺氧前加入黄精多糖500μg/ml~1.5mg/ml,对于缺氧复氧培养诱导的新生大鼠大脑皮质神经细胞缺氧性凋亡起到保护作用,其机制可能通过上调缺氧神经细胞Bcl-2表达、下调Bax表达和提高Bcl-2/Bax的比值以避免缺氧神经细胞的凋亡,从而改善脑缺血引起的脑组织代谢活动,减轻机体在应激状态下自由基损伤而保护脑细胞膜结构,维持大脑正常功能。

3. 调节血糖的作用　黄精甲醇提取物能够降低链脲佐菌素诱发高血糖小鼠(胰岛素依赖型)的血糖升高,但不改变血清胰岛素水平。黄精多糖对正常小鼠血糖水平无明显影响,但可显著降低肾上腺素诱发高血糖小鼠的血糖值,也可降低实验性糖尿病鼠血糖和血清糖化血红蛋白浓度,升高血浆胰岛素及C肽水平,提示其可能为糖基化损伤的抑制剂,可通过促进胰岛素及C肽的分泌而降低血糖水平。

4. 对血脂和动脉粥样硬化的作用　黄精多糖溶液能够显著降低实验性高脂血症及动脉粥样硬化家兔模型中血清总胆固醇、甘油三酯、低密度脂蛋白胆固醇的含量,减少实验动物主动脉内膜泡沫细胞和脂质条纹形成的作用,其作用可能与抑制家兔主动脉内膜VCAM-1的表达有关。黄精能够明显抑制胆固醇生物合成的限速酶羟甲基戊二酰辅酶A还原酶活力,从而减少内源性胆固醇的生成,有防治动脉粥样硬化和肝脂肪浸润作用。

5. 对免疫功能的影响　黄精多糖能够增强小鼠体液免疫和细胞免疫的功能。免疫活性筛选表明,黄精可提高受环磷酰胺处理小鼠的骨髓造血功能,使其白细胞和红细胞数量上升,骨髓嗜多染红细胞微核率下降,小鼠腹腔巨噬细胞的吞噬功能提高。黄精水煎液可使正常小鼠血浆cAMP、环磷酸鸟苷cGMP含量降低,尤以cGMP降低显著,cAMP/cGMP比值略有升高(与对照组比较无显著差异);正常小鼠脾组织cGMP的含量却明显升高。

6. 对心血管系统的作用　用0.15%黄精醇制剂使离体蟾蜍心脏收缩力增强,但对心率无明显影响,而0.4%黄精醇液或水液则使离体兔心率加快。0.35%黄精水浸膏对离体兔心灌流有明显的增加冠脉流量作用,家兔静脉注射黄精液1.5g/kg,有对抗垂体后叶素所致急性心肌缺血的作用。黄精的正丁醇萃取物对异丙肾上腺素致大鼠心肌缺血具有保护作用,其作用机制可能与减轻缺血大鼠心脏组织中肌酸激酶、乳酸脱氢酶、谷草转氨酶的释放,防止心肌钙超载,减轻脂质过氧化等作用有关。

7. 抗衰老作用　黄精口服液能显著降低游泳90分钟后心、肝脂质过氧化物(LPO)生成,增加SOD及GSH-Px活力,呈剂量依赖性,其作用与西洋参组无明显差异。大剂量组还能降低CK值,说明黄精能提高机体抗自由基的能力。黄精水煎剂能减少半乳糖诱导的亚急性衰老小鼠脑组织中MDA的产生,提高机体抗氧化的功能,抑制机体、组织、细胞的过氧化过程,并能明显提高脑细胞Na^+-K^+-ATP酶及Ca^{2+}-ATP酶活性,防止细胞内Ca^{2+}超载从而起到抗衰老的作用。近期研究表明,黄精多糖能够提高大鼠海马组织中SOD活性,降低MDA含量,从而起到保护神经细胞的作用。

8. 抗肿瘤作用　体内实验表明,黄精多糖能抑制H22荷瘤小鼠实体瘤的增长,并可以显著延长S180腹水型荷瘤小鼠的存活时间,显著增加脾指数和胸腺指数。体外实验表明,湖北黄精根茎中分离的甾体皂苷能够显著抑制人白血病HL-60细胞、人子宫颈癌HeLa细胞、人乳腺癌MDA-MB-435细胞及人肺癌H14细胞的增殖,并具有良好的剂量依赖关系。甾体皂苷Dioscin可以诱导HL-60细胞的分化和凋亡,在1~8μmol/L下还可诱导HeLa细胞凋亡。Dioscin也可以下调存活蛋白Bcl-2表达,增强Caspase-9酶活性,其机制可能与线粒体途径诱导了HeLa细胞的凋亡有关。

【应用】用本品为君而组成的代表方剂有黄精丸(《太平圣惠方》:黄精、天门冬、白蜜)。古人认为,黄精乃芝草之类,得坤土之精粹,获天地之淳精,故名。黄精为滋养强壮药,可用于阴虚肺燥,劳嗽咳血,精血亏虚,内热消渴,脾胃虚弱,食少倦怠,亦适用于慢性支气管炎、肺结核、糖尿病、缺血性脑血管疾病、动脉粥样硬化、急慢性肝炎,病后衰弱患者、肿瘤(乳腺癌、肺癌、胃肠癌、白血病)患者。每日 9~15g,水煎分服。本品应用至今,未发现有副反应的报道。

野荞麦

野荞麦为蓼科多年生草本植物野荞麦 *Fagopyrum dibotrys*(D.Don)Hara 的根茎。别名金荞麦、开金锁。性微寒,味苦。归肺、脾、胃经。功能清热解毒,清肺化痰,消痈疖肿,健脾消食。

【药理】

1. 抑菌作用　金荞麦根茎醇提取物对金黄色葡萄球菌、肺炎双球菌、铜绿假单胞菌、福氏志贺菌、大肠杆菌有较明显抑制作用。金荞麦正丁醇萃取部分对乙型溶血性链球菌有明显抑制作用,其抗菌作用的物质基础为金荞麦的酚酸类及黄酮类化合物。

2. 抗炎作用　金荞麦氯仿部位与水液部位对小鼠耳郭肿胀有抑制作用,氯仿、正丁醇、水液部位均能抑制大鼠 CMC 背囊中白细胞游走,氯仿部位对大鼠足跖肿胀有明显抑制作用,氯仿、正丁醇和水液部位及水煎液均能降低大鼠肿胀足跖炎性组织中的 PGE_2 含量。

3. 止咳化痰作用　小鼠灌胃金荞麦浸膏可减少氨水引起的小鼠咳嗽次数,增加小鼠气管酚红的排泌作用,其作用强度与口服杜鹃素相似。

4. 免疫调节作用　口服金荞麦 E(从金荞麦中提取的一种鞣质类化学物质)不仅能显著提高小鼠网状内皮系统的吞噬指数及吞噬系数,而且能减轻环磷酰胺或接种肿瘤所诱导的小鼠网状内皮系统吞噬功能低下。金荞麦根乙醇提取物药物血清能促进鸡脾 T、B 淋巴细胞的增殖活性,并呈明显的时效及量效关系。

5. 抗癌作用　金荞麦提取物对体外培养的个旧肺腺癌细胞、宫颈鳞癌细胞、胃腺癌细胞及鼻咽癌细胞均有杀伤作用,在体内对小鼠移植性肉瘤、Lewis 肺癌、子宫颈癌有抑制作用。威麦宁(从金荞麦中提取出的单宁类化合物)对肺癌细胞株 PG、PAa、A549 和肝癌细胞株 BEL-7402、胃癌细胞株 MGC-803 以及黑色素瘤细胞株 B16-BL6 等均有不同程度的抑制作用,并与顺铂有协同抑瘤作用。

【应用】野荞麦可用于肺痈吐脓、肺痨咳嗽、瘰疬疮疖、咽喉肿痛、腹胀少食、疳积消瘦;亦可用于急、慢性支气管炎、支气管哮喘、肺炎、肺脓肿、细菌性痢疾、原发性痛经、肿瘤疾病(鼻咽癌、肺癌、胃癌、肝癌、子宫颈癌、黑色素瘤、肉瘤)。煎服 15~30g。本品一般应用无明显副反应。

斑蝥

斑蝥为芫青科昆虫南方大斑蝥 *Mylabris phalerata* Pall. 或黄黑小斑蝥 *Mylabris cichorii* L. 的干燥全虫。性寒,味辛。入大肠、小肠、肝、肾四经。具有攻毒蚀疮,破血散结等作用。斑蝥的主要成分有斑蝥素、脂肪、蚁酸、色素等。近年来,国内已合成的斑蝥素衍生物达 100 余种,主要有斑蝥酸钠、羟基斑蝥胺、甲基斑蝥胺、丙烯基斑蝥胺等。

【药理】

1. 抗真菌作用　斑蝥素 1∶4 水浸剂体外可抑制堇色毛癣菌等 12 种致病皮肤真菌。

2. 抑制磷酸二酯酶活性　去甲斑蝥素对钙调素激活的环核苷酸二酯酶具有抑制作用。

该作用可能是去甲斑蝥素抗癌作用的分子药理学基础之一。

3. 局部发疱刺激作用 斑蝥素可刺激人和动物皮肤发红起疱。

4. 升高血细胞作用 对骨髓造血干细胞有一定刺激作用,这在抗癌药物中,如此具有升高白细胞的药物尚不多见,故临床上可考虑与其他抗癌药物合并使用。

5. 促雌激素样作用 给每只雌兔灌服斑蝥素 1~20mg,20~45 天后,可见尿中雌性激素及黄体酮增加,并有明显的量效关系。

6. 促进白细胞介素生成 给小鼠隔日腹腔注射斑蝥素(0.75mg/kg 和 1.5mg/kg)3 次,2 个剂量组可使脾淋巴细胞产生白细胞介素 -2。结果提示,斑蝥素增强这些细胞因子的产生,可能是其增强机体免疫功能及抗肿瘤的主要机制之一。

7. 抗肿瘤作用 斑蝥素对小鼠腹水型肝癌和网织细胞肉瘤 ARS 均有一定的抑制作用,其首先抑制癌细胞的蛋白质合成,继而影响 RNA 和 DNA 的生物合成,最终实现抑制癌细胞的生长和分裂,并能引起肝癌细胞明显萎缩、退化、胞质多空泡等形态学改变。斑蝥酸钠能使小白鼠外周白细胞明显增多,甲基斑蝥胺在 16~18.5mg/ml 浓度时,可延长肝癌小鼠的生存时间,延长生存率为 31%~103%,该成分上的 2 个甲基可能是它的抗肿瘤活性基团。有人在电镜下观察到,^{3}H- 斑蝥酸钠直接进入小鼠肝癌细胞的核及核仁,抑制癌细胞的 DNA 核 RNA 含量及前体掺入。亦有人认为,斑蝥酸钠的抗癌作用可能与降低 cAMP 磷酸二脂酶的活性,以提高癌细胞的 cAMP 有关。

【应用】临床应用:主要用于治疗肝癌。举例如下。

1. 用斑蝥(生药)配合蜈蚣、地龙、全蝎等药制成的复方制剂对荷瘤小鼠的抗肿瘤作用明显,其抑瘤率可达 60%(P<0.001),并能提高机体免疫功能。

2. 每服斑蝥素糖衣片 1~2 片(每片含斑蝥素 0.25mg),日 3 次,或遵医嘱,服药期间多饮绿茶或开水,佐以健脾利水中药,同时配以化疗或放疗,治疗原发性肝癌 300 余例,近期总有效率 65%,能使主观症状改善,病情稳定,生存延长,部分患者肿块缩小。

3. 以复方斑蝥素片(每片含斑蝥素 0.25mg,并有白粉、氢氧化铝、三硅酸镁等),每日 2~6 片,分 3 次口服。多以小剂量法递增至常用量,治疗原发性肝癌 800 余例,总有效率为 45%~60%,部分病例肿块回缩,症状改善,生存时间延长,治后 1 年存活率 12.7%。

4. 以羟基斑蝥胺片剂或针剂,片剂常用量为 75~300mg,分 3 次口服;针剂 1 日常用量为 80mg,肌内或静脉滴注。疗程一至数月,治疗原发性肝癌 142 例,总有效率为 56.3%,半年存活率达 36%,部分病人甲胎蛋白转阴。

5. 用甲基斑蝥胺治疗Ⅱ、Ⅲ期原发性肝癌时,其半年以上存活率明显高于 5-Fu 治疗组,若将甲基斑蝥胺的单次用量增大 5~10 倍,半年以上生存率可得到明显提高(由 18.9% 升至 57.1%),且未见明显毒副作用。因此,甲基斑蝥胺的常规剂量以每日 200~400mg 为宜。

总之,斑蝥(生药)为有毒药品,在其主要成分(包括衍生物)中,以斑蝥素的毒性最大;斑蝥酸钠次之;羟基、甲基斑蝥胺的毒性很小。斑蝥素对肾的毒性明显,对肝、心、肺亦有一定损害,常饮绿茶和利水健脾中药,可获解毒增效作用。

漏 芦

漏芦别名龙葱、野兰,为菊科多年生草本植物祁州漏芦 *Rhaponticum uniflorum*(L.)DC. 的干燥根。性寒,味苦,归胃经。有清热解毒,消痈散结,通经下乳等功效。《日华子》谓:“通小肠，治泄精溺血，肠风乳痈，排脓止痛，通经脉，皆惟实热之症，可以暂用。”漏芦含挥发油、蜕皮甾酮、土克甾酮、漏芦甾酮、牛蒡子醛、β- 谷甾醇、豆甾醇、齐墩果酸、棕榈酸等。

【药理】

1. 抗真菌作用　漏芦根水浸剂在试管内对许兰黄癣菌、奥杜盎小孢子癣菌、紧密着色芽生菌和星形诺卡菌等 14 种皮肤真菌显示不同程度的抗菌活性，其中对紧密着色芽生菌作用最强。

2. 降血脂、抗动脉粥样硬化作用　用家兔、鹌鹑造模，以祁州漏芦水煎剂进行防治，可降低血浆胆固醇水平，抑制红细胞膜的脂质过氧化，使粥样硬化病变减轻，发生率降低；还可提高前列环素 / 血栓素 A_2 的比值，减少白细胞在动脉壁的浸润，并抑制平滑肌细胞增生。漏芦水煎剂使过多的脂质在体内经过脂肪酸代谢途径而被氧化分解，从而减轻了过氧化物对动脉壁的直接损伤，较好地保护了动脉细胞超微结构的完整性。漏芦可降低血清胆固醇和低密度脂蛋白（LDL）含量，降低血清和动脉壁的脂质过氧化物（LPO）水平，轻度提高血清 6- 酮 - 前列腺素 F_{1a}（6-K-PGF$_{1a}$）含量，明显减少血栓素 B_2（TXB_2）含量。

3. 保肝作用　漏芦水提物在体内可降低因 CCl_4 所致大鼠血清 ALT 和 AST 活性的升高，使糖原含量增高，在体外能降低肝匀浆脂质过氧化产物 MDA 含量。又报道，漏芦能通过提高 GSH-Px 和 SOD 活性，减轻 CCl_4 对肝细胞的损伤，减少 ALT、AST 的释放，降低 MDA 含量，从而起到保护肝细胞的作用。

4. 提高细胞免疫功能　采用颗粒性抗原（SRBC）和可溶性抗原（卵清蛋白）分别激发小鼠的免疫系统为基础免疫，然后用漏芦多糖灌服小鼠，发现灌服漏芦多糖的小鼠免疫应答水平高于对照组，同时检测调节细胞免疫的重要因子 IL-2、IFN-γ 均明显升高，说明漏芦多糖具有较强的免疫调节作用。漏芦醇提物 20mg/kg，1 次 /d，连续给药 21 日，可使小鼠脾指数明显升高。漏芦醇提物和水煎剂对小鼠脾指数也有升高的趋势。漏芦醇提物、水煎剂、醇提物大剂量 100mg/kg、小剂量 20mg/kg，灌胃，1 次 /d，连续给药 21 日，均能不同程度地提高正常小鼠体重增长率，表明漏芦不同提取物能提高正常小鼠免疫力，增加机体防御酶系能力。漏芦脱皮甾醇（EC）在 2.5~10μg/ml 时与 LPS 协同能显著地增强巨噬细胞产生 IL-1。

5. 抗衰老作用　漏芦能增强亚急性衰老大鼠脑组织的 SOD 活性，降低 MDA 的含量，抑制 MAO 活性，从而起到抗衰老作用。漏芦水提取物能提高小鼠脑组织中 NOS 活性及 NO 含量，降低 LPO 含量，对 D- 半乳糖致衰老小鼠具有抗衰老作用。

6. 抗缺氧、抗疲劳及对记忆障碍的改善作用　漏芦提取物对延长实验小鼠缺氧情况下的存活时间，使小鼠游泳 45 分钟后肝糖原的含量明显增加，乳酸含量明显减少。漏芦甾酮总提取物能显著对抗东莨菪碱所致的记忆获得障碍及环已酰亚胺所致的记忆巩固障碍，显著对抗东莨菪碱所致的小鼠空间辨别障碍，增强氧代震颤素（氧化震颤素）所致小鼠震颤的强度，改善小鼠学习记忆障碍的作用，该作用可能与其增强中枢胆碱能神经系统功能有关。

【应用】用本品为君而组成的代表方剂有漏芦汤（《卫生宝鉴》：漏芦、大黄、黄芩、升麻、玄参、兰叶）。漏芦可用于热毒壅聚，乳痈瘰疬，痈肿疮毒，湿痹拘挛；还适用于肥胖、动脉粥样硬化、疲劳综合征、肺癌、胃肠癌、肝癌、肾病蛋白尿、遗精。煎服 9~15g。本品一般应用无明显副反应。

（姚坚玮　整理）

第六章

验方辑要

消瘿方（又名：消瘿软坚汤）

药物组成：海藻 30g，夏枯草 15g，白芥子 6g，王不留行 12g，牡丹皮 9g，艾叶 9g，椒目 3g，苍白术各 12g，云猪苓各 12g，泽泻 15g，赤小豆 12g，射干 15g，七叶一枝花 15g。

用法：每日 1 剂，水煎 2 次服。

功效：消瘿软坚，化痰导滞。

主治：甲状腺腺瘤。

重症肺炎方（又名：泽芪黄龙汤）

药物组成：泽漆 45g，生黄芪 30g，生麻黄 9g，洗地龙 30g，射干 18g，板蓝根 30g，川黄连 6g，干姜 6g，川桂枝 6g，生白芍 18g，枳实 9g，苦桔梗 6g，川朴 9g。

用法：每日 1 剂，水煎 2 次服。

功效：祛痰化饮，宣肺止咳。

主治：重症肺炎，排痰不畅者。

肺积方（又名：扶正养阴汤）

药物组成：生熟地各 12g，天麦冬各 12g，京玄参 12g，生黄芪 30g，潞党参 15g，漏芦 30g，土茯苓 30g，鱼腥草 30g，升麻 30g。

用法：每日 1 剂，水煎 2 次服。

功效：养阴扶正，清热解毒。

主治：原发性支气管肺癌。

心内膜炎方（又名：清心汤）

药物组成：忍冬藤 30g，紫花地丁 15g，蒲公英 15g，野菊花 15g，大青叶 15g，板蓝根 15g，大蓟 15g，小蓟 15g，连翘 15g，黄芩 18g，甘草 9g。

用法：每日 1 剂，水煎 2 次服。

功效：清热解毒，凉血止血。

主治：心内膜炎，出现发热及皮肤瘀点者。

胃病方（又名：健脾和胃汤）

药物组成：旋覆花（包）9g，姜半夏9g，黄芩12g，全当归15g，杭白芍15g，黄精12g，白及12g，炙甘草9g，煅瓦楞30g（先煎），凤凰衣9g，炒谷麦芽各15g，香橼皮9g。

用法：每日1剂，水煎2次服。

功效：健脾理气，和胃降逆。

主治、胃病、慢性胃炎、胃肠消化不良、胆汁泛流者。

胃肠解毒方（又名：健脾抗瘤汤）

药物组成：生黄芪30g，潞党参15g，云茯苓15g，炒白术30g，生甘草6g，生苡仁12g，制黄精12g，八月札15g，漏芦30g，土茯苓30g，半枝莲30g，藤梨根30g。

用法：每日1剂，水煎2次服。

功效：健脾理气，解毒抗癌。

主治、食管癌、胃癌、肠癌、肝癌、胰腺癌。

急性肝炎方（又名：清肝疏利汤）

药物组成：藿香、薄荷（均后下）各6g，车前子（包煎）30g，飞滑石（包煎）15g，生苡仁15g，云茯苓12g，龙葵30g，马鞭草30g，生川军（后下）3g，枸杞子12g，白芍12g，五味子6g。

用法：每日1剂，水煎2次服。

功效：清肝、疏肝、利肝、益肝。

主治：急性肝炎。

慢性肝炎方（又名：芦连四物汤）

药物组成：芦荟2g，黄连2g，胡黄连1g，熟地3g，当归3g，生白芍3g，川芎2g。

用法：每日1剂，水煎2次服。

功效：清肝泄浊，养血和营。

主治：慢性肝炎活动期，谷丙转氨酶增高者。

肝胆湿热方（又名：金茵汤）

药物组成：金钱草30g，茵陈30g，柴胡6g，山栀9g，广郁金9g，当归12g，白芍12g，赤猪苓各15g，泽泻15g，飞滑石（包煎）12g，萹蓄草30g，车前子（包煎）30g。

用法：每日1剂，水煎2次服。

功效：清热利湿，消黄祛疸。

主治：急性肝炎，肝内胆汁瘀滞，出现显著黄疸者。

肝硬化方（又名：益肝滋肾汤）

药物组成：当归12g，白芍12g，枸杞子12g，制黄精12g，炙鳖甲（先煎）9g，生黄芪15g，党参15g，云茯苓12g，熟地黄12g，山萸肉9g，泽泻12g，苦参3g。

用法：每日1剂，水煎2次服。

功效:益肝滋肾,益气养血。

主治:肝硬化。

胆石方(又名:利胆排石汤)

药物组成:柴胡 6g,当归 15g,白芍 15g,山栀 9g,陈皮 6g,金钱草 30g,茵陈 30g,玉米须 30g,生川军(后下)6g,元明粉(分冲)15g,广木香 6g,制香附 12g,广郁金 9g,延胡索 30g。

用法:每日 1 剂,水煎 2 次服。

功效:疏肝利胆。

主治:胆道结石。

石淋方(又名:渗湿排石汤)

药物组成:金钱草 30g,赤苓 15g,猪苓 15g,萹蓄草 30g,飞滑石(包煎)15g,车前子(包煎)30g,甘草梢 6g。

用法:每日 1 剂,水煎 2 次服。

功效:渗湿利水,通淋排石。

主治:肾结石,输尿管结石。

缺铁性贫血方(又名:铁梅汤)

药物组成:生铁落 30g,乌梅 9g,杞子 9g,黄精 9g,生苡仁 15g,鸡血藤 30g,旱莲草 18g,女贞子 18g,熟地 9g,当归 18g,生白芍 18g,党参 9g,云苓 30g,炒白术 18g,生甘草 6g。

用法:每日 1 剂,水煎 2 次服。

功效:益气养血,滋补营养,促进造血功能。

主治:缺铁性贫血。

再生障碍性贫血方(又名:温阳滋肾汤)

药物组成:生黄芪 30g,潞党参 15g,生甘草 15g,生熟地各 15g,枸杞子 24g,制黄精 18g,制首乌 24g,上肉桂(后下)3g,肉苁蓉 9g,淫羊藿 9g,补骨脂 12g,龟甲胶(烊冲)15g,鹿角胶(烊冲)15g。

用法:每日 1 剂,水煎 2 次服。

功效:温养肾阳,滋补肾阴。

主治:再生障碍性贫血。

(姚坚玮　整理)

第七章

中医基本理论的阐释与研发①

对《内经》"肝生于左，肺藏于右"的见解

——说明含有"病理生理学"的内涵

关于"肝生于左，肺藏于右"这段文字的出处，是在《黄帝内经素问·刺禁论》里，原文如下：

"黄帝问白：愿闻禁数。岐伯对曰：藏有要害，不可不察。肝生于左，肺藏于右；心部于表，肾治于里；脾为之使，胃为之市。膈肓之上，中有父母；七节之旁，中有小心，从乏有福，逆之有咎。"

我们知道，从解剖学内脏部位来说，肝脏的位置生在腹部右侧，肺脏的位置是在胸腔占据两侧，因此，"肝生于左，肺藏于右"，从解剖部位来看，显然是难以解释清楚的。历来对"肝生于左，肺藏于右"的解释，有以下数种说法。

"肝象木，王于春，春阳发生，故生于左也。肺象金，王于秋，秋阴收杀，故藏于右也。"（王冰）

"肝为少阳，阳辰之始，故曰生。肺为少阴，阴藏之初，故曰藏。"（杨上善）

"肝象木，术主东方，故肝生于左。肺象金，金主西方，故肺藏于右，虽其形为五脏之华盖，而其用划在于右也。肝为少阳，阳主于生，故曰生。肺为太阴，阴主于藏，故曰藏。"（马莳）

"圣人南面而立，前曰广明，后曰太冲，左东而右西，是以肝左而肺右也。曰生、曰脏者，谓脏体藏于内，脏气之从左右而出于外也。"（张志聪）

"肝胆之气出于胁，肺脏之气出于右间。"（张志聪）

"左右者，阴阳之道路也。"（《素问·阴阳应象大论》）"阴气右行，阳气左行。"（杨上善）

"肝生于左，是言肝木生发之气着于左；肺藏于右，是指肺的清肃之气藏于右。"脏，在汉时通藏。藏，善也。（任应秋）

"肝之为藏，其治在左。"（滑伯仁）

综合以上各家讨论，归纳起来，不外以下几种解释：

---

① 本章内容均由王羲明写作（均于文末注明文献来源或初稿日期），编纂时进行了必要的修改。

1. 圣人向南面立时，左侧是东，右侧是西，因为肝配五行中的木，其位在东，在人体的左侧，肺配五行中的金，位置在西，在人体的右侧，所以说是肝在左边，肺在右边。

2. 肝胆之气是出在左胁，肺脏之气出在右间。

3. 肝的作用，在于左边。肺的作用，在于右边。

4. 左右是阴阳的通路，阴气向右行，阳气向左行，肝为阳辰的开始，所以说肝生于左，肺为阴藏的初期，所以说肺藏于右。

以上解释，虽可说明一些问题，但是还不能密切结合临床实际。对“肝生于左，肺藏于右”的理解，应从病理生理的角度着眼，是由于循环郁血的结果。

当肝脏有病时，门静脉系统郁血，门静脉压增高，引起脾脏充血肿大，在这时肝有病而表现脾大，脾在左侧出现，其病根在于肝，因此谓之“肝生于左”。

当肺部有病时（其病来自肺实质或心脏引起）腔静脉系统郁血，静脉压增高而致肝脏充血肿大甚至硬化，在这时表现肺部症状而同时出现肝大，肝在右胁下，因此谓之“肺藏于右”。

提出以上着法，并不是离开中医学的基础来说的，而仅是用现代医学的语言更好的表达出来而已。因为中医学早就知道“肝左三叶右四叶”（《难经》），“肝之为藏，其治在左，其藏在右胁右肾之前”（滑伯仁《十四经发挥》），可见肝在解剖部位上是偏于右的。“肺者……乃五脏之华盖也”（华佗《中藏经》），肺是居于胸腔，在各内脏之上的。在祖国医学的文献资料中，有很多地方的确说明了“肝生于左，肺藏于右”是病理生理的改变。当肝有病的情况下，表现为左侧脾肿大的病理情况；当肺有病的情况下，表现为右侧的肝脏肿大的病理情况，并且说明了它们之间传变的规律，兹列举如下：

“肝受气于心，传之于脾。”（《素问·玉机真脏论》）

“病先发于肝，三日而之脾。”（《灵枢·病传》）

“肝传脾。”（《难经》）

“肝之积，名曰肥气，在左胁下，如复杯，有头足，久不愈，令人发咳逆、痞疟，连岁不已……肺病传于肝，肝当传脾。”（《难经》）

“积在左胁下则伤肝。”（《脉经》）

“夫肝者，足厥阴之经，位居东方，属乎甲乙木，开窍于目，候于左胁。”（严用和《济生方》）

“左胁有块，杯大，大便小便自利，病在肝家。”（尤在泾《静香楼医案》）

以上是关于当肝有病表现肝病传脾而致脾肿大的“肝生于左”的病理情况的文献记载。

“肺受气于肾，传之于肝。”（《素问·玉机真脏论》）

“病先发于肺，三日而之肝。”（《灵枢·病传》）

“肺传肝。”（《难经》）

“肺之积，名曰息贲，在右胁下，复大如杯，久不已令人洒淅寒热，喘咳，发肺壅……心病传肺，肺当传肝。”（《难经》）

“本积息竟患，乘春右胁边。”（王叔和《脉诀·肺脏歌》）

以上是关于当肺有病表现肺病传肝而致肝肿大的“肺藏于右”的病理情况的文献记载。

我们在学习了祖国医学之后，认为祖国医学和现代医学互相各有特点。二者各尽其所长，各补其所短，对今后我国人民的卫生事业有着重大的意义。在学习了 1 月 25 日《人民日报》社论《认真贯彻党的中医政策》之后，对祖国医学与现代医学这二种学术的关系，更为明确了。研究、整理祖国医学不能离开现代科学。认真地吸收祖国医学里面的科学性的精华，是发展我国的新医学的必要条件。现在仅就“肝生于左，肺藏于右”的理论问题，提出自己的看法，希望大家参考和指正。[王青(羲明)，《江苏中医》1959(7):34-36.]

《神农本草经》药物三品意义的探讨

——上海市中医医院

《神农本草经》是祖国医学经典著作之一，至今对临床有重要指导意义。本文就《神农本草经》中药物三品意义进行探讨。

（一）药物三品名称的渊源

根据《神农本草经》序文(见《证类本草》白字)：“上药一百二十种为君，主养命以应天，无毒，多服久服不伤人。欲轻身益气，不老延年者，本上经。中药一百二十种为臣，主养性以应人，无毒有毒，斟酌其宜。欲遏病补虚羸者，本中经。下药一百二十五种为佐使，主治病以应地，多毒，不可久服。欲除寒热邪气，破积聚愈疾者，本下经。三品合三百六十五种，法三百六十五度，一度应一日，以成一岁。”这就是药物三品名称的由来，为以后从事药物分类者所推崇。

由上可知，《神农本草经》药物三品分类是依据各药的功用，凡有延年益寿功能者列为上品；凡有遏病补虚功能者列为中品；凡有除寒热、破积聚功能者为下品。

若从历史向上探索《证类本草》药物三品名称来源，发现始于陶弘景《本草经集注》，经过《唐本草》《开宝本草》《嘉祐本草》等数个阶段，才延续到《证类本草》。由于《本草经集注》已经失散，仅有目录和小部分卷子本存在，《开宝本草》《嘉祐本草》亦已经失传，到现在只有《证类本草》一书比较完整。所以有关《神农本草经》药物三品分类，可以根据《本草经集注》序录中的“七情畏恶药物表”、《唐本草》目录和《证类本草》中的药物三品分类进行考察。

（二）各家《神农本草经》药物三品分类的异同

已知《本草经集注》中“七情畏恶药物表”所载是现存最早的药物三品分类，其次是《唐本草》，然后是《证类本草》。现就这三本书中若干药物在三品分类中的异同进行比较，列为表7-1。

表7-1 《神农本草经》药物三品分类的异同(三书)

药物	《本草经集注》	《唐本草》	《证类本草》
水银、石龙芮、秦椒	上	中	中
石钟乳、防风、黄连、沙参、丹参、决明子、桑螵蛸、海蛤、龟甲、蘗木、五味子、芎䓖、续断、黄芪、杜若、薇衔	中	上	上
桔梗	中	下	下
巴戟天、飞廉、五加	下	上	上
款冬、牡丹、防己、女苑、泽兰、地榆、天鼠矢	下	中	中

从上列多种药物三品分类，可以发现《唐本草》目录和《证类本草》大体上一致，《本草经集注》中“七情畏恶药物表”药物三品分类则与之不同。这种三品分类的不同，可能出于对三品归类的观点不同，有些则可能是抄写时的差错。例如水银，古人认为它能炼丹，可以久服成仙，所以列入上品；续断、黄芪并不能久服成仙，只有补虚羸功用而列为中品；巴戟天、五加只能治疾愈病，所以列为下品。但后人发现水银有毒，不能久服多服，故移入中品；续断、黄芪、巴戟天、五加无毒，且能久服多服，故移入上品。这是由于人们对药物的毒性和治疗作用的认识不断深入，因此反映在对药物三品的归类也就产生了不同的结果。

由于《唐本草》更改了前代药物三品归类，而《证类本草》继承了《唐本草》归类，所以《证类本草》与《本草经集注》药物三品归类也就不同。然而《证类本草》与《唐本草》的药物三品归类亦不完全相同，所见如表 7-2。

表 7-2　《证类本草》与《唐本草》药物三品归类的不同之处

药物	《唐本草》	《证类本草》
水蛭	中	下
燕矢	下	中

从宋代以后，由于《本草经集注》和《唐本草》均已失散，人们仅能看到《证类本草》，所以宋以后各家所编辑恢复的《神农本草经》都是摘录《证类本草》的资料而来的。现存共有《神农本草经》9 种辑本。我国有卢复、孙星衍、顾观光、黄奭、王闿运、姜国伊、林屋洞仙九芝等七家辑本。日本有森立之、狩谷望之志两家辑本。如连抄本共计有 20 多种版本。现以孙星衍、森立之和顾观光三家所辑《神农本草经》为例，比较其三品分类很少相同，如表 7-3。

表 7-3　孙星衍、森立之和顾观光三家所辑《神农本草经》的比较

药物	孙星衍本	森立之本	顾观光本
石胆、白青、扁青、柴胡、芎䓖、茜草、白兔藿、蓍实、木兰、发皮、牛黄、丹雄鸡、雁肪、蠡鱼、鲤鱼胆	上	上	中
瓜蒂	上	上	下
薇衔、蘗木、海蛤、文蛤	上	中	中
五茄	上	下	中
殷孽、孔公孽、铁、铁精、铁落、松萝、蝟皮、蟹、樗鸡、蛞蝓、木虻、蜚虻、蜚蠊、䗪虫、大豆黄卷	中	中	下
燕矢、天鼠矢	中	下	下
桃核、杏核、豚卵、水靳、麋脂	下	下	中

又如《本草纲目》《本草品汇精要》和“孙星衍本”原与《证类本草》药物三品分类相近，但其间三品分类上也略有不同，如表 7-4。

表 7-4 《证类本草》《本草品汇精要》《本草纲目》和"孙星衍本"的三品分类

药物	《证类本草》	《本草品汇精要》	《本草纲目》	孙星衍本
龙胆	上	上	中	上
石钟乳	上	中	上	上
白胶	上	中	中	上
白马茎、牛角䚡	中	上	中	中
白芷、伏翼	中	中	上	中
龙眼	中	下	中	中
麋脂、卤咸	下	中	下	下
石灰、皂荚	下	下	中	下

（三）讨论

1.《神农本草经》药物三品分类的意义　《神农草本经》记载 365 种药物，在几千年前，能够排除药物外貌如草、木、玉、石、虫、兽、果、菜、米、食等界限而独根据药物内在性能、作用特点和应用目的不同，将药物分成上、中、下三品，可以说是非常先进的。

上品是无毒药物，能补身养命；中品是普通常用药，能补虚调理；下品是剧毒药物，专主除病愈疾。这样的分类，可以促使人们进一步探索更多新的药物，以发挥不同的作用和特性。药物三品分类可以说是药物学发展过程中的一个创举，是知识积累过程中所必要的发展，因此有它历史上的功绩。药物学虽然发展到现代这样的深度和广度，但从大体上来讲，仍然可以归纳为强身补养药、常用治疗药、专病特效药这三类，说明三品分类适应一般分类规律的要求，有着普遍的现实意义。

2.《神农本草经》药物三品分类差异的原因　若探索《神农本草经》药物三品分类的差异，大致可分为 3 个阶段。一是以陶弘景《本草经集注》序录中"七情畏恶药物表"为代表时期，属分类的初创阶段。二是以唐宋时期的《唐本草》《证类本草》为代表的时期，是三品分类发变动阶段。三是明清以后时期，诸家本草对药物三品分类变动最大的阶段。分析三品分类差异的原因，有下列因素：

（1）古代书籍的流传是靠手工抄录的，各人抄写时所依据的版本又不完全相同，随着抄录次数的增多及翻刻时的脱落和传误等原因，造成药物三品分类上的差异。

（2）各家编集资料时，常带上主观意识，进行随意更改。

（3）人们对药物作用、特性和毒性的认识逐步深入，不断补充，形成新概念，从而对三品分类进行补充修改。

由上诸种因素，使《神农本草经》药物三品分类难以保存原来面目而越趋向复杂化，所以我们要用辩证发展的观点来认识这个问题。

3. 如今，我们对药物三品分类认识的观点　若要讨论某一本书的药物三品分类的意义，应该首先恢复到这本书的本来面目，探索其最初的分类主导思想，然后讨论其得失，这样才能有个主要对象作为讨论出发点。所以若讨论《神农本草经》这本书的药物三品分类的意义，应以《本草经集注》为蓝本，因为这本书是目前所有《神农本草经》中药物三品分类最早记载的书籍。

若是讨论某一药物三品归类是否适当，应当用发展眼光，依据某一药物的性能、作用、特点、应用范围进行排比归类。一种药物随着历史进展，可能发现多种效用和功能，为了适应新的发现，更能阐明其本质，应当采集最新资料，给予确当评定。总之，根据新的认识，对药物进行新的归类，是允许的，也是应该的。这也就不难解释后世在药物三品分类上的诸多不同的复杂局面了。[王羲明，《上海中医药杂志》1987（1）：32-35.]

《伤寒论》纲要

——北京医学院中医学教研室

（一）引言

《伤寒论》是东汉（2世纪）张仲景的著作，原名《伤寒杂病论》内容包括了伤寒和杂病两部分，是一部理法方药具备的中医学经典著作。它是“勤求古训、博采众方”总结了汉代以前的医学理论和实践经验，在《内经》《难经》等著作的理论基础上进一步发展，确立六经证治使祖国医学“辨证论治”的体系更有系统更切合于临证上的使用，从而奠定了中医治疗学的基础。

由于后汉末年战乱频仍，致使仲景之书散佚不全，今存本《伤寒论》是经晋·王叔和（265—317）编纂过的，宋·林亿等作过校正，金·成无己开始作了注解。其后注解《伤寒论》的代有名贤，到现在已有百数十家，虽见仁见智，各有不同，然均可供给我们作为学习和研究的参考资料。

《伤寒论》的主要内容是以流行性疾病为对象，这可以从张仲景自序里得到说明：“余宗族素多，向余二百，建安纪年以来，犹未十稔，死亡者三分有二，伤寒十居其七，感往昔之沦丧，伤横夭之莫救。”《备急千金要方·伤寒》以横病为灾病，与自序所云“卒然遭邪风之气，婴非常之疾，患及祸至”及“遇灾值祸，身居厄地”的语气相一致。可见他所说的“伤寒”，确是一种流行病，而且是一种恶性的传染病。仲景致力于方术（医药）的动机，无疑是由于宗族死亡过多的巨大刺激。当时的知识分子，是把传染性热病都叫它“伤寒”的。如《千金》引《小品》：“伤寒，雅士之辞，云天行、瘟疫，是田舍间号耳。”《肘后方》曰：“贵胜雅言，总呼伤寒，世俗田号为时行。”更证明“伤寒”就是“时行温疫”所以仲景以此作为重点研究，并且把在当时临床上所曾遭遇到的多种流行性热病的发病规律和治疗经验，总结成《伤寒论》一书。

《伤寒论》一书，反复讨论随证候变化而施行治疗的规律，所以清·徐灵胎说：“它不仅是治疗伤寒的专书，而且是医治外感的总诀，如能弄清它的规律，对于一切外感病的治疗就有把握了。”陆九芝更扩大了《伤寒论》的应用范围：“如果能掌握它的辨证法则，来医治现代人的疾病，也已是够用了”；并且说：“后世的中医能够辨认病症，也全靠这一些书”。从以上所说，可见《伤寒论》一书在祖国医学中的重要性和它的实用价值。

《伤寒论》倡导“辨证施治”为主题，选用方药要有相当效能的要求，并不是验方的总汇。仲景书之所以可贵，因为他具有纯客观的思想，反对医家诊病处方轻视临床证候，草率从事的风气，若经临床实践时的直接经历，结合前人的经验成果，掌握了证候群而制定出了治验措施，获得许多规律性教益，这就是仲景书对后世学者们的重要启发，也证明《伤寒论》“辨证施治”所带来的实际意义。

仲景认识了流行性热病的状况，发现了多种热性病的共性，无不以发热为前驱。而且能把它和其他杂病区别出来，这是一项很大的成就。又因为热性病和杂病有不同的特性，病情复杂，变化急剧，治疗上困难最多，他在临床实践中掌握了病症不同的进展状态，于是借用古代沿用的六经旧名词，代表着热性病进展中的几个不同阶段，以这种六大证候群作为提纲，而细加分析（辨证）在当时医学上是一大发明。这样不但为热性病的治疗，定出了许多有效果的方法，而且也推广运用到具有同样证候的杂病中去，为中医整体性综合疗法，奠定了牢固基础。

《伤寒论》不仅集汉以前中医学的大成，并且为后世中医学开辟了医学发展的道路。温病学说的成长，显然是在《伤寒论》的基础上发展起来的，《伤寒论》对汉以后的中医学术起着决定性的示范作用，应该说承先启后是《伤寒论》最大的贡献。

根据近代陈方之的研究，在《伤寒论》里至少包含了以下 10 个病种：①肠热病；②流行性感冒；③结核性疾病（尤以肠结核为著）；④败血病；⑤胸膜炎、脓胸；⑥急性风湿热；⑦单纯性下痢；⑧赤痢；⑨痉挛性便秘；⑩糖尿病之化脓性合并感染。

由于《伤寒论》原文的内容很多，限于时间，不能每条进行讨论，现在仅把《伤寒论》内的一些主要的问题，加以讨论，可给进一步研究《伤寒论》原文的学者，打一个基础。

（二）伤寒的含义

学习《伤寒论》首先应了解它所论述的主题及其意义。《伤寒论》既以“伤寒”命名，就必须对“伤寒”二字，有一明确认识，这在祖国医学书籍中，有着两种涵义。

1. 广义的伤寒　这是说多种外感热病都称为伤寒，是一切外感热病的统称。例如《黄帝内经素问·热论》载：“今夫热病者，皆伤寒之类也。”又说：“人之伤于寒也，则为病热。”

2. 狭义的伤寒　这是说伤寒是多种外感热病中的一种，是指外受寒邪感而即发的疾病。如《难经》所说：“伤寒有五：有中风、有伤寒、有湿温、有温病、有热病。”它把广义伤寒分成 5 种类型，其中第二类所说的伤寒，就是指外受寒邪感而即发的狭义伤寒。

《伤寒论》既以伤寒二字作为书名，统括了六经的病象，而且在太阳病篇又分别讨论了“中风”“伤寒”“温病”等病症，因此可以知道它的意义，既包含了书名中的广义伤寒，又分述于六经太阳病中的狭义伤寒。

同时还必须指出，不能因古今病名的偶然相合而鹿马莫辨。其实现代医学中的“伤寒”病与仲景书中指出的“伤寒”是两回事，涵义不同，只是日本人当时在翻译工作中轻易地用片面的对照方式把现代的“肠热病”译为“伤寒”，因而引起了很多误会。虽然肠热病临床表现的证候是可以在《伤寒论》各篇中找到线索，但是肠热病不能就等于《伤寒论》的全部内容，《伤寒论》亦不单是治疗现代肠热病的专书，这一点必须分辨清楚。

（三）六经的概念

《伤寒论》以六经作为辨论论治的纲领，六经就是太阳，阳明，少阳，太阴，少阴和厥阴。其中有三个阳和三个阴，所以又称三阳三阴。

《伤寒论》中“六经”的名称，渊源于《内经》。但其实际意义已经与《内经》中的论述不尽相同。它是仲景借古代沿用的旧名词，赋予了新的内容，是从《素问·热论》六经分证的基础上，进一步充实性发展的证候群分类法。《伤寒论》中“六经”的“经”是“经界”的意思，“六经”就是六个不同的经界。所以，不同于“经络”中的“经”。仲景根据外感热病在进展过程中所出现的各种证候，结合病的部位，病势的进退缓急，患者的体质，给予综合分析，找出相应规律,归纳为6个不同的证候群类型——六经,而便于给予相适应的治疗,这是人类对疾病认识的一大创造性发明,也使汉代临床医学前进了一大步。

《伤寒论》是三阳三阴论病,它的阴阳标准,从正邪方面不同状态来区分,如正气充实,抗病力强盛,病势亢奋的为阳;正气不足,抗病力衰弱,病势虚衰的为阴。病情属表、属实、属热为阳;属里、属虚、属寒的为阴。这样就把各种症状分辨成三阳三阴六大纲,这是综合证候群的归纳法,对于大家在临床辨证和用药时,都有了明确的准则作指导,可得到不少方便。证候群的产生既是生理病理的反映,因此六经病证的表现和内脏等都有一定的关系,所以六经分型不能仅看作是简单的孤立的六个证候群的划分,而必须从全面的深刻理解,才能对六经分型的意义有正确的认识。

总之,明确了《伤寒论》的六经含义,便能在临床时掌握三阳三阴六大纲,即摸清六经的不同证型及其进展规律。然后依照其某个方证的范畴来制定治疗的方针,即可获得正确的途径,这就是六经分型的真实价值,由此可见,六经对诊断治疗具有十分重要的积极意义。

(四)六经的病象

一般地说,三阳经病的共同点是有热,而三阴经病的共同点是无热。《伤寒论》说:“病有发热恶寒者,发于阳也,无热恶寒者,发于阴也。”(太阳篇上)现有热和无热是阳经病和阴经病的主要区别。但也有例外,即阳经病也有无热的时候,如“太阳病或已发热或未发热的时候”(太阳篇上),阴经病也有发热的时候,如:“少阴病始得之,反发热”(少阴篇)。

1. 太阳病　太阳病是热性病过程中的最初阶段,在病位上是机体的最外表的一层,所以说“太阳主表”,古人亦有“太阳为诸经之藩篱”的比喻,因此一切外感客邪的侵袭,太阳首当其冲。太阳经病是说:“一切外感客邪侵袭于外,正气抗邪于肌表,因而出现一系列的症状。”

(1)太阳病的病象:多表现于人体外表,如皮肤和口鼻、上呼吸道黏膜等,其一般临床症状为恶寒、发热、头痛、项强、身痛、脉浮等。如太阳篇说:“太阳之为病,脉浮,头项强痛而恶寒。”发热恶寒是卫气和风寒外邪相争的反应,卫阳被束,所以恶寒,郁而相争,因而发热;邪束太阳经脉,所以头痛,正气抗邪于外,所以多见浮脉。凡是见到以上这些症状,就可称为太阳病。

太阳病既是各种热病都有,可能呈现的一种综合症状类型,所以又有各种不同的表现:

1)太阳病、发热、汗出、恶风、脉缓,名为中风,还可以呈现鼻鸣(鼻黏膜症状)干呕等症状。

2)太阳病或已发热,或未发热,但必有恶寒,全身疼痛而呕吐等症状,脉尺寸俱紧,名为伤寒。

3)太阳病,发热而口渴,不恶寒,这是温病

4)太阳病,脉尺寸俱浮,自汗出,身体沉重困倦,老想躺着睡觉,鼻腔阻塞,呼吸有鼾声,连说话都有妨碍,如果用发汗药发汗以后身热不退的,名为风温。

由此可见,太阳病是多种热病都可以呈现的“表证”。太阳病的不同类型可作简表如下(表7-5)。

太阳病有经病与腑病之分,所谓经病就是全身性表现较突出的证候。足太阳经络起于目内眦,上额交巅,下项循脊抵腰而至足小趾外侧主要行于人体背部,所以太阳经病则有头项强痛腰脊强等症状,已如上所述。所谓腑病则是限局在某一部位较显著的证候。膀胱为太阳之腑,太阳腑病可分为蓄水证和蓄血证。

表 7-5　太阳病的不同类型

类型	证候				
	发热，头痛，项强	恶风，恶寒	出汗	脉象	其他症状
伤寒	有	有	无	浮紧	全身疼痛，呕吐
中风	有	有	有	浮缓	鼻鸣，干呕
温病	有	无	无	浮数	口渴
风温	有	无	有	浮数	身重多睡，鼻鼾语难

1）蓄水证：主要是因为在经的表热，不经汗解，而随经入于膀胱腑的气分，水与热互结，气化不行影响了水道的通调和津液的输布，因而津液不能上承，水气不得下达，形成气结水停的蓄水证的现象。

蓄水证的症状：小便不利（气化不行）烦渴不解，或渴欲饮水，水入即吐（津液不能输布于上）或兼有发热汗出的表证。

2）蓄血证：太阳经病不经外解，邪热传入膀胱腑的血分，与血搏结，血受煎迫而瘀积停滞，形成了热结血瘀，蓄积在少腹部位。

蓄血证的症状：少腹硬满急结，小便自利，如狂发狂。一般是没有表证存在。

（2）太阳病的传变：太阳是六经的藩篱，一切外感客邪的侵袭，太阳首当其冲。太阳和其他各经的关系很密切，从疾病的传变方面，就可以看出，如太阳病既能传入阳明，亦能传入少阳，也可能直接传入三阴，尤其与少阴的关系最为密切，如果阳气虚弱，外卫功能不固，则太阳表热证就可能转为少阴的虚寒证，所以说："太阳之里，就是少阴"及"实则太阳，虚则少阴"。这些都是古人在不断的实践中所总结出来的理论。

2. 阳明病　阳明病是热盛于里的病情，阳明居三阳之里，太阳表热不能及时解除，必然会向里进展，机体的反应表现为异常的亢奋，形成了阳明燥实的热性病的高峰期。

（1）阳明病的病象：主要呈现于肠胃，一般临床症状为高热、自汗、大渴引饮、不恶寒、反恶热、腹满痛，大便燥结，谵语，脉洪大有力等。因为此时在表的风寒已经传变成为里热，表邪已解，里热已成，所以不再恶寒，只有恶热，这是阳明病热型的特征，也是和太阳病恶寒发热的不同处，此外由于里热向外蒸发，所以汗出很多，邪热旺盛势必伤及津液，所以多见口渴，脉大也是邪热旺盛的现象，这些都是阳明病邪热亢盛，病邪在里的证候，所以简称为里热实证。

阳明病亦有经病和腑病之分：

1）阳明经病：是指无形热邪弥漫内外，肠中的糟粕，尚未成为燥屎。

阳明经病的症状：高热，汗出如蒸，不恶寒，反恶热，心烦，口渴引饮，脉象洪大或浮滑。没有便秘、腹满、燥屎内结等症状。

2）阳明腑病：不但热盛，而且热毒集结在里，肠中已有燥屎阻滞。

阳明腑病的症状：潮热有汗，口渴烦躁，大便秘结，腹满坚硬，绕脐疼痛，谵语，甚则神志昏糊，如见鬼状，视物模糊，脉象则沉实而大。

（2）阳明病的来路

1）由太阳病而来：本来是太阳病，到第二、三日传变而成，如太阳篇说："伤寒一日，太阳变之，脉若静者为不传，颇欲吐，若躁烦，脉数急者为传也。”又说：“伤寒二三日，阳明少阳证不见者为不传也。”

因太阳病发汗太过；或利小便；或误用攻下，津液受耗，以致胃中干燥，大便秘结，叫作脾约。或太阳病，发汗不彻底，坐使邪气鸱张，皆是以使表邪入里化热化燥。因而进展成为阳明病，这就叫作太阳阳明。如阳明篇载：“问曰：何缘得阳明病，答曰：太阳发汗，若下，若利小便，此亡津液，胃中干燥，因转属阳明，不更衣，内实，大便难者，此名阳明也。”又说：“本太阳，初得病时发其汗，汗先出不彻，因转属阳明也。”这就是说本太阳病，如不及时医治或医治不得法，到了二三日会转变为阳明病。

2）由少阳病而来：本少阳病，因误用发汗和利小便的治法耗伤津液，以致大便涩而难出，而引起阳阳病，叫作少阳阳明。如阳明篇说：“少阳阳明者，发汗利小便已，胃中燥烦实，大便难是也。”

3）一开始就表现阳明病的症状：胃肠本有郁热或宿垢，表热与之交并，以致大便不通，腹部胀满或疼痛，叫作正阳阳明。如阳明篇说：“正阳阳明者，胃家实是也。”又说：“问曰：病有得之一日，不发热而恶寒者，何也？答曰：虽得之一日，恶寒将自罢，即自汗出而恶热也；问曰：恶寒何故自罢？答曰：阳明居中，土也，万物所归。无所复传，始虽恶寒，二日自止，此为阳明病也。”总之，形成阳明病的主要因素之一为“亡津液”。无论是太阳病或少阳病，病人发热汗出过多或误用发汗、利小便、攻下等法，使体内水分缺失过多，都可形成阳明病。

4）由三阴病而来：在三阴病当正气逐渐恢复的时候，战胜病邪也会阴证转阳传入阳明。如《伤寒论》三阴篇中都有可下之证，就说明了由阴转阳，脏邪回腑的这一机转。阴证转阳是好现象，病部回入阳明，一般预后转佳。因为此时病人胃气盛，阳气旺，抗病能力强，治疗得当，把病邪祛除，往往很快痊愈。

（3）阳明病的传变：阳明病的预后虽较良好，并不等于绝对没有传变。如患者脾胃虚弱，中阳不足，由阳明病而转为腹满，下利，呕吐，不渴等，这就变成太阴病了。所谓“实则阳明，虚则太阴”，即是阳明转为太阴的例证，甚至还可以转变成为四肢厥冷，脉沉细的少阴病，因此，古人说：“阳明为三阴之外蔽。”在临证时亦须注意及之。

3. 少阳病　少阳病是病象呈现于半表半里的部位。所谓半表半里，是病邪已经离开了太阳之表，尚未传入阳明之里的中间阶段，等于表里之间，所以又称半表半里证。

（1）少阳病的病象：少阳病所表现的症状为寒热往来，胸胁苦满，默默不欲饮食，心烦喜呕，口苦、咽干、目眩、耳聋、脉象弦细等。往来寒热，是正邪交争于表里之分，胸胁部，是少阳经脉循行之处，邪郁少阳之经，所以胸胁苦满，口苦心烦，呕吐不欲食，乃是胆胃有热、咽干、是热而津少，但是都不如阳明口渴喜冷，热盛津伤的严重。目眩，是胆火上炎，根据这一系列的症状，可以看出病邪已不在表，但尚未成为阳明里证，也没有完全化热，所以说这是半表半里的热证。总之，少阳病的特征，主要在往来寒热的热型，和口苦、胁下痞满，干呕不能进食等症状。

由于少阳病，正是表证和里证之间的中间阶段，因此每有兼表或兼里的证候出现。如“发热微恶寒，骨节烦疼，微呕心下支结”等，这是少阳证兼有太阳表邪未解的证候，又如“胸胁满而呕，日晡潮热，或大便不通”等，这是少阳兼有阳明里实的证候。

（2）少阳病的来路

1）由太阳病而来：本来是太阳病转变为少阳病。如少阳篇说：“本太阳病不解，转入少阳者。”

2）本来就是少阳病。如少阳篇说：“伤寒、脉弦细、头疼发热者少阳。”

（3）少阳病的传变：少阳病是介于太阳和阳明之间，病势的进展就有向表和向里两种趋势，也就是说病邪随着正气的盛衰而有着两种不同的转归。正盛邪却，病邪迈出于太阳之表，是好的机转；邪盛正衰，病邪就可以转入阳明之里，呈坏的转归。向表为轻，入里为重。所以说少阳为枢。所谓枢就是出入的转折点。因此，少阳病是伤寒病进退的关键。

至于和三阴的关系，以厥阴较为密切，因为少阳和厥阴相为表里，在病理机转和证候上有着相似之处，如少阳病的寒热往来，默默不欲饮食，心烦喜呕，厥阴病的寒热胜复，饥不欲食，气上撞心，心中疼热，仅在病情方面有深浅的不同，实际上都是邪正相互争胜的征象。因此，少阳的病势严重，可以传入至厥阴；厥阴的病势减退，也可转出至少阳。

4. 太阴病　太阴病是里证属寒的病情。太阴病与阳明病在病位上讲同属里证，但在性质上两者恰恰相反，阳明病为里之阳证，发热属实；太阴病是里之阴证，属寒属虚，阳明病热从燥化，太阴病寒从湿化。

（1）太阴病的病象：主要呈现于肠胃，其临床症状为腹满而痛、呕吐、腹泻、口不渴、食不下、身无热、手足温、脉缓而弱等。这是一种脾胃虚寒证。脾阳衰损，水湿不能运化，则见下利、呕吐、口不渴。气结不化，则腹满腹痛。阳气不充，故身无热，手足温。太阴病和阳明病都是中土的疾患，所以都有腹满等肠胃症状，但一虚一实，一阴一阳，性质相反。阳明病是燥热实证，太阴病是寒湿虚证。因此口不渴、身无热、自利、脉弱是太阴病的特点，它和阳明病的口大渴、身大热、便秘、脉实大的证候绝对不同。

（2）太阴病的来路

1）由太阳病而来：由太阳病误下而成。如太阴篇说：“本太阳病，医反下之，因而腹满时痛者属太阴也。”

2）由阳经病转变而成：如少阳篇说：“伤寒三日，三阳为尽，三阴当变邪，其人反能食而不呕，此为三阴不变邪也。”从文意可以看出，如果病到三日以后，病人不能食而呕即为传入太阴。

3）本来就是太阴病：如太阴篇说：“自利不渴者属太阴，以其藏有寒故也。”这是病人身体胃阳不足，病邪直接侵犯，因此发病就见太阴证候，这就是所谓直中太阴。

（3）太阴病的传变：太阴与阳明互为表里，它们的部位相同，同主胃肠疾患，因此它们的关系密切，所以太阴转实，可以变成阳明：阳明转虚亦能转变为太阴。后人所说“虚则太阴，实则阳明”，就是这个道理。

太阴病为里证属寒之证，进一步可以传变为少阴病的全身属虚属寒的病证。

5. 少阴病　太阴病是全身属虚属寒的病情，少阴病是机体功能已频于衰减的状态。由于少阴统括心肾，自然便兼水火二气，所以它的机转，既可从水化寒而亡阳，也可从火化热而伤阴。阳虚和阴虚是少阴病的两大关键。总起来说少阴病为伤寒六经病变发展过程中最危险的阶段。所以少阴病的死候，较其他各经为多，因此，对待少阴病，就必须时时注意，处处提防才是。

（1）少阴病的病象：可分为阳虚和阴虚 2 个类型

1）阳虚：阳虚则生外寒，表现为脉微细，但欲寐，无热、恶寒、四肢厥冷，下利清谷，蜷卧等，这是心肾阳气不足所呈现的全身虚寒证，很像循环衰竭或全身衰竭的情况，表寒则恶寒、肢厥；里寒则下利并脉微，蜷卧。这一类的证候，乃是阳虚阴盛病从寒化的结果。这种病变死候最多，其预后当以阳气之存亡为主要依据，阳存者生，阳亡者死。

2）阴虚：阴虚则生内热，表现为下利、口渴、心烦不得卧、咽痛、咽痒、胸满等证。阴虚则心火上炎，心神不安，所以心烦、不得卧。虚热证的下利，必须阴液耗伤，虚火上升，故并见咽痛、胸满等。

（2）少阴病的来路

1）由太阳病而来：少阴与太阳互为表里，可以从太阳传来，所以说“太阳之里就是少阴”及“实则太阳，虚则少阴”。

2）由太阴病而来：少阴为三阴之枢，可由太阴病进一步传变为少阴病。

3）本来就是少阴病：由患者体质虚弱，抗病功能衰减而直中少阴。

（3）少阴病的传变：少阴与太阳互为表里，促使阴证回阳，便有可能转属太阳。在少阴化热之后，热伤津液，传入胃腑，出现口燥、咽干、腹胀、不大便，或泄利清水，心下疼痛便是转为阳明里实之证。

少阴病是伤寒六经病变发展过程中最危险的阶段，所以少阴病的死候，较其他各经为多，少阴病预后以阳气之存亡为主要依据，阳回则生，阳亡则死，阴竭亦死。当功能不断在衰竭，如脉不至，则阳气已绝，难以挽回。先吐利烦躁，而后四逆的，属阴寒内踞，真阳外浮，为正不胜邪，有阴无阳；虽然没有吐利，但恶寒蜷卧，脉不至，并且不烦而躁，是真阳已绝，独阴无阳，两者都是死证。如果呼吸障碍，呼出多而吸入少，肾气已绝，真阳涣散，亦属死候。下利止而头眩，时时自冒，确断下利止是脏阴已竭，无液下流，头眩自冒，为真阳无附，涣散上脱，那是阴竭于下，阳脱于上，阴阳俱虚，也是死证。又脉微而沉，但欲卧，汗出不烦，自欲吐，已到了真阳外泄的阶段，再加上自利，烦躁不得卧，这已是阳处扰乱，阴虚转衰，阳亡阴竭，回春乏术了。

6. 厥阴病　厥阴病一般是急性热病的末期即最后阶段。厥阴病是伤寒六经传变的最后一经，也是疾病发展过程中的垂危阶段及恢复阶段。这一阶段是邪正相争的生死存亡关头，因此所表现的病情也比较错综复杂。

（1）厥阴病的病象：由于厥阴是三阴经最末了的一经，也是邪正抗争的最后关头，这时由于正气不支，阴阳的气失去平衡调节紊乱所以主要表现是阴阳错杂，寒证和热证混同出现，基本上可分为四种类型。

1）上热下寒证：如厥阴病提纲所说的“厥阴之为病，消渴，气上撞心，心中疼热，饥而不欲食，食则吐蛔，下之利不止”，是胃肠症状较显著的表现。口渴不止，气上冲胸，心中热痛，是上焦有热；饥不欲食，有肠寄生虫的病人还会吐出蛔虫，这是中、下焦的虚寒现象。

2）寒热胜复证：如厥阴篇说：“伤寒，病厥五日，热亦五日，设六日当复厥，不厥者自愈。”又说：“伤寒发热四日，厥反三日，复热四日，厥少热多，其病当愈。”又说：“伤寒厥四日，热反三日，复厥五日，其病为进，寒多热少，阳气退，故为进也。”这是由正邪消长，阴阳胜复，而成厥与热交替的证候，如果厥多于热或厥逆不复，是正虚邪胜为病进的现象；看见热多于厥或厥去热回这是正气恢复邪气退却，为病退的现象。从厥热时间的多少，可测知阴阳的消长，正邪的盛衰。

3）厥阴寒证：这是阴寒内盛亡阳危症，表现为下利，四肢厥寒、脉细欲绝。如厥阴篇说：“伤寒发热、下利、厥逆、躁不得卧者死。”又说：“伤寒发热，下利至甚，厥不上者死。”又说：“下利，手足厥冷无脉者，灸之不温，若脉不还，反微喘者，死。”

4）厥阴热证：厥阴邪热下迫大肠表现为里急后重，窘迫不爽，腹痛拘急，大便脓血黏腻，渴欲饮水等证。如厥阴篇说：“热利下重者，白头翁汤主之。”又说：“下利欲饮水者，以有热故也，白头翁汤主之。”又说：“下利脉数而渴者，全自愈，设不瘥，必圊脓血，以有热故也。”又说：“下利，寸脉反浮数，尺中自涩者，必圊脓血。”

（2）厥阴病的来路

1）由少阳病而来：少阳和厥阴互为表里，少阳的病势严重的传入厥阴；厥阴的病邪减退也可转出少阳。

2）由少阴病而来：由少阴病进一步进展而转变为厥阴病。

（3）厥阴病的传变：厥阴是伤寒六经传变的最后一经，也是疾病发展过程中的最后阶段。这一阶段是邪正相争的生死存亡关头，假如正气能够战胜邪气，就可以获得好转；如其正气不能战胜邪气，病势就必然发生恶化，甚而至于死亡。

六经病的病象，大至叙述如上。今根据以上六经病之主证，别列一表如下（表 7-6）。

表 7-6　六经病的病象

病别	《伤寒论》原著中之主证		今日观之所属系统病		
	一般特征	脉象	热型	消化障碍	循环障碍
太阳病	头痛、恶寒、恶风、发热	浮	恶寒，发热	—	—
少阳病	往来寒热、胸满胁痛	弦	寒热往来	呕	—
阳明病	恶热（潮热）有里证（烦渴、燥屎）	大	壮热，不恶寒	便闭	—
太阴病	自利、腹痛、手足自温	弱	—	下利	—
少阴病	下利、咽痛、欲寐、手足逆冷、蜷卧	微细	—	下利	轻度
厥阴病	手足厥冷、下利、消渴	细，欲绝	—	下利	重度

（五）六经的传变

1. 什么叫作“传”“变”？　“传”是传经，是指病情进展，循着一定的规律，如太阳传阳明或传少阳。如果某经病始终是某经病，不传变为其他经的病，就是不传经。

“变”是变化，是指病情变化，超出了一般的规律，如阳证转为阴证，阴证转为阳证等。

2. 传经的意义　简单地说，传经就是六经病的转化。传经和不传经的辨认，主要依靠脉证，已经如上面所谓六经病各有其典型的脉证，如果本来是太阳病的脉证，经过二三日，出现了阳明病、少阳病的脉证，就是传经；如果仍旧呈现太阳病的脉证，就是不传经。因此可以说：传经、不传经就是临床脉证类型转变、不转变的意思。古人把一个脉证类型转化为另一个脉证类型的临床证候，理解成从这一经传到另一经的病位转移，不传经应同样理解为病的部位没有转移。

《伤寒论》中传经的概念，是由《黄帝内经素问·热论》发展而来的，这个概念反映了中国古代医学家是以动的观点来理解伤寒之类的热病的发展。其主要作用在于对热性病的发展过程的解释。例如对热病到了一定日期自愈的原因，解释为行经已尽，对脉证类型的转变解释为传经，对脉证类型固定的情形解释为不传经，在理论上起到了一定的作用，而且传经和不传经的判定，完全取决于脉证，所以传经的概念是有一定的物质基础，换句话说，传经和不传经的说法，是以临床实践为根据的。

3. 传经的一般规律　大凡疾病的传变与否，决定于 3 个主要因素，一为受邪的浅深；二为病体的强弱；三为治疗得当与否。至于传经的情况，约有下列几种：

（1）循经传：循经传，就是按照六经次序相传，如太阳病不愈传入阳明，阳明病不愈传入少阳；三阳不愈，则传入三阴，首传太阴，次传少阴，最后传至厥阴。这是热病过程中依次转化的一般规律。循序渐进的传变，说明病情由表入里，由浅而深，由轻到重，由实成虚的逐步发展趋势。

（2）越经传；就是不按循经的次序，隔一经或隔两经相传。如邪在太阳不愈，不传阳明，而传少阳，或不传少阳而直传三阴，这是一种超出一般规律的传变方式，越经而传的原因，大多由于邪旺盛，正气不足所致。

（3）表里传：是指两经关系密切，互为表里，阴阳经相互影响而传。如太阳传少阴，少阳传厥阴，阳明传太阴，这是由阳入阴，由实转虚的一面；另一方面，如果病势化热，也可以反过来传，那就叫作脏邪返腑，阴证转阳证。

（4）直中：病邪不经过三阳传入，而是直接侵犯三阴，起病就出现三阴的症状，这就叫作直中。例如起病的时候，见到呕吐、下利、手足不暖、腹满、小便不利、口不渴等一系列症状，那就是直中太阴的证候。这一类的病变，大多由于体质素亏、阳气不足、正气衰退、一受外邪就直接陷入三阴经，成为虚证寒证。三阴证候，都是直中的病变，其中要以太阴、少阴比较多见。

我们知道病情的变化是随着各种客观因素的影响而演变，亦随着治疗的得当而变化，所以以上所说的传变，只是说明疾病变化的一般规律，不是一种固定的方式。

（六）合病与并病

在发病过程中，除了上述的一般传变规律以外，还有合病与并病 2 种方式。

1. 合病　合病就是两经或三经同时发病的意思，每有两经或三经的症状同时出现。如清·喻昌说："合病者两经之证各有一半，如日月之合朔，如王者之合圭璧，界限中分，不偏多偏少之谓也。"舒驰远也说："合病之例，乃自受之邪互相见而不传也，其三阳合病即三经同见，非如传经之邪，一经证罢，复传一经也。"程钟龄也说："或两经同病，或三经同病，名曰合病。"这都是说明合病的意义。

2. 并病　并病是一经病未解，另一经病又起的情形。清·程钟龄曾经说过："若一经病未已，复连及一经，名曰并病。"由此可见，两经并病是先一经病，后两经病，从横断面来看，虽和合病无别，但从纵的发展来看，却是先后并发的才是并病。

为了明确传经、合病、并病的概念，兹用图解说明（图 7-1）：

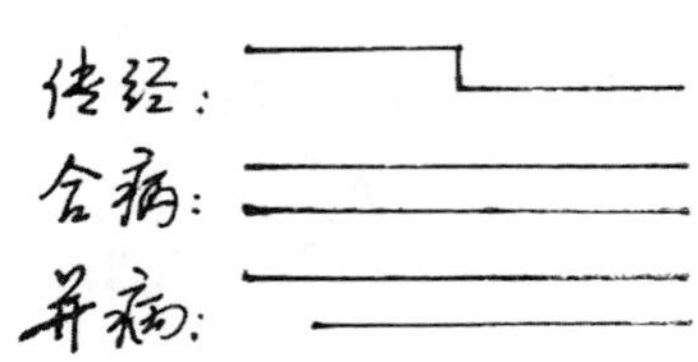

图 7-1　传经、合病、并病概念示意图

《伤寒论》把伤寒热病多种多样的脉证归纳成六经病，这在辨证上是完全必要的，但是疾病的发展变化非常复杂，也就是说不可能完全呈现像六经病那样单纯的典型脉证，单靠六经病 6 个单纯的概念来概括所有的病象，是和客观事实不能相适应的，所以还必须用合病这个概念来概括两经同时发病的情形；用并病来概括两经先后兼并的病情，才能和六经病及其他说法一起，全面地反映病变的真相，给随证治之的具体措施指出方向。

（七）六经病的治疗

1. 太阳病的治法　太阳病有经证和腑证2个类型。因此在治疗方面，主要针对着这两方面来进行治疗。

（1）太阳经证的治法：太阳病属于表证，原则上应当使用解表的汗法，但太阳经证又可分为寒、热两大类，前者又可以分为伤寒和中风，后者又可以分为温病和风温，在治疗上，风寒在表宜用辛温解表法，温邪初受宜用辛凉解表法。

1）辛温解表法

桂枝汤：适用于“太阳中风”，头痛、发热、汗出、恶风、身疼痛、鼻鸣、干呕、脉浮缓等。

桂枝、芍药、甘草、生姜、大枣。

麻黄汤：适用于“太阳伤寒”头痛，发热，恶寒，全身疼痛、呕逆、无汗而喘、脉浮紧等。

麻黄、桂枝、杏仁、甘草。

2）辛凉解表法：辛凉解表法宜于温病初起呈现表证的时候，后世学者在具体用药方面历有发展，给温病的治疗上开辟了更宽阔的道路。《伤寒论》虽然已经提出辛凉解表法，但具体应用较少，可举麻黄、杏仁、石膏、甘草汤为例。

麻黄杏仁石膏甘草汤：适用于太阳病发汗后或下后，汗出而喘无大热者。

麻黄、杏仁、石膏、甘草。

（2）太阳腑证的治法：太阳腑证有蓄水和蓄血的分别。

1）蓄水证：如发热烦渴，小便不利的蓄水证，可用利水解表、表里双解的治法，主要方剂是五苓散。

五苓散：适用于蓄水证，发热烦渴，小便不利。

猪苓、茯苓、泽泻、白术、桂枝。

2）蓄血证：此外还有小便自利，少腹急结，如狂发狂的蓄血证，则以行瘀逐血的治法为主，轻型的如狂少腹急结，可用核桃承气汤缓攻。

严重型的像发狂，少腹硬满，可用抵当汤峻下。如果病势稍缓于抵当汤证，有如狂或发狂，少腹满，蓄血程度较轻，所以变汤剂为丸剂，改用抵当丸治疗。

桃核承气汤：适用于蓄血证，少腹急结。

桃仁、大黄、芒硝、甘草、桂枝。

抵当汤（丸）：适用于蓄血证，小腹梗满发狂。

桃仁、大黄、水蛭、虻虫。

2. 阳明病的治法　阳明病属于里热实证，阳明病为胃家实，本质是亡津液，但是又可分经证和腑证两种情况。

（1）阳明经证的治疗：经证就是病邪在阳明经，散漫而无形，宜用白虎汤清之。

白虎汤：适用于发热，烦渴引饮，汗出不退，不恶寒反恶热，脉洪大等。

石膏、知母、甘草、粳米。

（2）阳明腑证的治疗：腑证就是病邪在阳明胃腑而有形，宜用承气汤下之。

大承气汤：适用于胃中有燥屎，腹满痛而结实（坚结），潮热不恶寒，谵语，脉沉实等证。

大黄、厚朴、枳实、芒硝。

小承气汤：适应证与大承气汤相同，而程度稍轻，腹满而不结实（痞满）。

大黄、厚朴、枳实。

调胃承气汤：适用于胃气不和，结实而腹不满（宿结），发热，不恶寒，谵语。

大黄、芒硝、甘草。

3. 少阳病的治法　少阳病是半表半里证，症状为寒热往来，胸胁苦满，默默不欲饮食，心烦喜呕、口苦、咽干、目眩、脉象弦细等，在治疗上只适用小柴胡汤的和解方法。然而还由于少阳经的病邪介于表里之间，和太阳及阳明的关系较为密切，因此每多外兼太阳之表，内兼阳明之里的证候。如果伴有表证的，应当兼用汗法，如柴胡桂枝汤等；伴有里证的也可兼用下法，如大柴胡汤等。

小柴胡汤：为少阳病主方，适用于往来寒热，胸胁苦满，默默不欲饮食，心烦喜呕，口苦，咽干，目眩，脉象弦细等。

柴胡、黄芩、半夏、人参、甘草、生姜、大枣。

柴胡桂枝汤：这是小柴胡汤和桂枝汤的复方，适用于“伤寒六七日，发热微恶寒，支节疼烦（桂枝证），微呕，心下支结（柴胡证），外证未去者”。

柴胡、黄芩、半夏、人参、桂枝、芍药、甘草、生姜、大枣。

大柴胡汤：适用于“伤寒十余日，热结在里，复往来寒热”。

柴胡、黄芩、半夏、生姜、大枣、芍药、枳实、大黄。

4. 太阴病的治法　太阴病为里虚寒证，症状主要表现于肠胃，如腹满而痛，呕吐，腹泻，口不渴，食不下，身无热，手足温，脉缓而弱等。治宜温补，主要方药为理中汤。

理中汤：适用于太阴病，自利不渴，腹痛呕吐，脉弱等。

人参、干姜、白术、甘草。

5. 少阴病的治法　少阴病是全身属虚寒的病情。可分为阳虚和阴虚 2 个类型，因此在治疗上，就须针对这些情况而予以治疗。

（1）阳虚的治法：阳虚是因为从阴化寒，脉微细、但欲寐，恶寒身蜷、手足厥冷等是其主证。这种病变死候最多，其预后当以阳气之存亡为主要依据，阳存者生，阳亡者死，因此在治疗上以扶助阳气为急务，如四逆、附子等汤，都是主要方剂。

四逆汤：适用于脉微细，但欲寐、恶寒身蜷，手足厥冷等。

附子、干姜、甘草。

附子汤：适用于少阴病身体痛、手足寒、骨节痛，脉沉者。

附子、人参、茯苓、白术、芍药。

（2）阴虚的治法：阴虚是从阳化热，它所表现的症状有下利、口渴、心烦不得卧、咽痛等，在治疗上必须用来育阴清热的方法，如黄连阿胶汤、猪苓汤等都属于这一范畴。

黄连阿胶汤：适用于少阳病心中烦不得卧。

黄连、阿胶、鸡子黄、黄芩、芍药。

猪苓汤：适用于少阴病，下利咳而呕渴，心烦不得眠者。

猪苓、茯苓、泽泻、阿胶、滑石。

6. 厥阴病的治法　厥阴病是伤寒传变的极期，所出现的证候真是错综复杂，因此必须根据不同类型而给予治疗。

（1）上热下寒证的治疗：表现为消渴，气上撞心，心中疼热，饥而不欲食，食则吐蛔，下之利不止的上热下寒的现象，治疗亦宜寒热并用。

乌梅丸：适用于少阴病心烦，得食则呕，久利或手足冷而吐蛔虫者。

乌梅、细辛、干姜、附子、蜀椒、桂枝、人参、当归、黄连、黄柏。

干姜黄连黄芩人参汤：适用于少阴病虚寒下利，饮食入口即吐者。

干姜、黄连、黄芩、人参

（2）寒热胜复证的治疗：厥与热互相胜复，如果厥多于热是正虚邪胜，为病进的现象，治疗当以扶正为主；热多于厥是正复邪却，为病退的现象。治疗当以清除余邪。

（3）厥阴寒证的治疗：阴寒内盛亡阳危证表现为下利，四肢厥寒，脉细欲绝，应当用四逆汤温经散寒，回阳救急。在伤寒后期病人，由于营血已虚，阳气衰微，不能布达四肢，营养经脉，因此出现手足寒冷脉象微细欲绝的证候，可以用养血散寒、温经通络的当归四逆汤来治疗。

四逆汤：见少阴病的治法。

当归四逆汤：适用于血虚阳微，手足厥寒，脉细欲绝者。

当归、细辛、通草、桂枝、芍药、甘草、大枣。

（4）厥阴热证的治疗：厥阴邪热下迫大肠，表现为热利下重，可用白头翁汤泻火清热。

白头翁汤：适用于里急后重，腹痛拘急，大便脓血黏腻等。

白头翁、黄连、黄柏、秦皮。

（八）结语

《伤寒论》是祖国医学中的一部经典名著，内容丰富，含意深刻，本文所介绍的，都是重要的基本精神，目的在于引起大家对《伤寒论》的关注和兴趣，具备初步概括性的认识，为进一步研读原文，打下必须的基础。（王羲明，1958 年 1 月初稿）

祖国医学家张仲景的伟大贡献

——上海市中医医院

张仲景（约 150—219），南郡，涅阳（现在的河南省南阳）人。是我国汉代杰出的医学家，他把毕生的临床实践总结成《伤寒杂病论》一书。他的医学思想——仲景学说，至今仍然具有重大的现实意义。为祖国医药学的发展作出了巨大的贡献。我们现在纪念他，就是要学习他这种献身医学事业的崇高精神。

（一）张仲景是一个为人民服务的高明医生

张仲景的一生是处在后汉末年“天下乱离，民弃农业，诸军并起”的桓帝、灵帝、献帝三朝时代，而且自从建宁四年（171）到中平二年（185）的 15 年中常有疫病流行。张仲景亲眼看到当时的人民群众受到严重的政治压迫和自己的宗族大量死亡的缘故：“余宗族素多，向余二百，建安纪年以来，犹未十稔，其死亡者三分有二，伤寒居其七。感往昔之沦丧，伤横天之莫救……”《千金翼方》伤寒，以横病为灾病，以及仲景所云“遇灾值祸，身居后地”相呼应，可见仲景所谈的“伤寒”却是一种流行病，而且是一种恶性的传染病。当时的知识分子是把传染性热病都称之为“伤寒”。如《千金方》引《小品》：“伤寒，雅士之词，云天行、瘟疫，是田舍间号耳。”《肘后方》曰：“贵胜雅言，总呼伤寒，世俗因号为时行。”亦证明“伤寒”就是“时行瘟疫”。所以仲景以人民疾苦之忧为忧，立志发奋，以此为研究重点，才有这部《伤寒杂病论》的伟大著作创造出来。

张仲景在业务上是“精益求精”的人民医生，严厉地谴责了当时轻视医学“唯名利是务”不关心医学的居世之士。在他的自序中曾说：“怪当今居世之士，曾不留神医药，精究方术，上以疗君亲之疾，下以救贫贱之厄，中以保身长全，以养其生。但竞逐荣势，企踵权豪，孜孜汲汲，惟名利是务，崇饰其末，忽弃其本，华其外而悴其内。皮之不存，毛将安附焉?”这说明仲景具有不贪图名利，恨荣势豪门的崇高品质，并且非常同情当时的劳动人民处在兵荒马乱，水深火热之中，得了流行疫病而不能治疗的悲惨境地，于是满怀热情地提出必须“留神医药，精究方术”的重要性。

张仲景针对当时信巫不信医的社会风气，指出：“卒然遭邪风之气，婴非常之疾，患及祸至，而方震栗，降志屈节，钦望巫祝，告穷归天，束手受败。”又指出：“痛夫！举世昏迷，莫能觉悟，不惜其命，若是轻生。”因此，解放了思想，公开反对迷信巫术和灵魂不灭的有神论。阐明生了病去求巫祝是救不了命；认为人死之后，就“厥身已毙，神明消灭，变为异物”的唯物论观点。由于他的这种革新精神和认真踏实的作风，从而能够使他在医学上取得了超越前人的伟大成就。

（二）开创了“辨证施治”的重大法则

张仲景是一个重视实践的临床家。因此他的《伤寒杂病论》不同于《备急千金要方》《外台秘要》《圣济总录》等类书籍。他在我国首先开创了“辨证施治”的原则，在仲景书中选用的方药，有它一定的规律和范围，而不是属于“验方”的组合。仲景《伤寒杂病论》的最可贵之处，就在于处处地方，以病家主诉和客观存在的“证”作为依据，经过细心的“辨”别和分析，然后实行适宜确切的治疗，反对一般庸医诊病处方时草率从事，墨守成规，忽视病家证候的恶劣态度。尖锐地批评了那些“各承家技，终始顺旧，省疾问病，务在口给，相对斯须，便处汤药”不负责任的医疗作风。所以从他自己的临床实践过程中，结合前人的经验成果，掌握症候群，定出了许多临床应用治疗的规律，为中医整体性的综合疗法，奠定了基础，“辨证施治”可以说是张仲景的一大发明，也是张仲景的伟大成就和贡献。

张仲景所创导的“辨证施治”的特点，主要在“辨”字上狠下功夫。“辨”是鉴别，是区别和分析，是识别此事物不同于他事物的特点，总之是区别各种不同的“证”的性质，这个“证”既包括了“症状”，也包括了“体征”而言，张仲景是很重视病家的主观症状，也重视客观的体征表现，取得主客观一致的特征性的病理变化，达到更深刻的疾病本质的认识。张仲景除了重视患者的主诉和客观的切脉之外，更重视望诊、问诊和腹部切诊，获得更多有关疾病的信息，以便得到更明确的诊断，大力反对那些粗枝大叶、不细心诊察的医疗态度：“按寸不及尺，握手不及足；人迎趺阳，三部不参；动数发息，不满五十。短期未知决诊，九候曾无髣髴；明堂阙庭，尽不见察，所谓窥管而已。夫欲视死别生，实为难矣！”

张仲景还主张在“辨病”的基础上进行“辨证”。他所著的《伤寒杂病论》是以各种疾病为单元的论著。他以“辨某某病脉证并治”名篇。就是说明首先要“辨病”，只有在“辨病”的基础上才讨论“辨脉”“辨证”及“治疗”等一系列问题，这样对各种疾病进行了较全面的阐述和叙述。由于张仲景在“辨病”基础上对该病各个不同阶段的“证候”认识的深化和提高，而逐步地了解该病“辨证”方面的内容及其相应的治疗方法，从而使临床医学能够更进一步地向前发展。

（三）“勤求古训”的治学精神

张仲景主张继承古代医学家地宝贵医疗实践经验曾感慨地说：“余每览越人入虢之诊，

望齐侯之色，未尝不慨然叹其才秀也。”批评那些不求上进的“观今之医，不念思求经旨，以演其所知”。因此，一贯提倡“勤求古训”，留神医药，精求方术，探其理致，达到博闻多识，才高识妙的境地。他效法“上古有神农、黄帝、岐伯、伯高、雷公、少俞、少师、仲文，中世有长桑、扁鹊，汉有公乘阳庆及仓公”。处处学习他们的长处，追求医学上成熟经验，广泛地参考了《素问》《九卷》《八十一难》《阴阳大论》《胎胪药录》等书籍，写成《伤寒杂病论》，合十六卷，成为后世“勤求古训”的很好榜样。虽然如此，他还谦虚地说：“虽未能尽愈诸病，庶可以见病知源。”

张仲景在“勤求古训”的思想的指导下，能够很好地继承前人的经验，因此能够集汉以前医学大成，同时在这基础之上“精益求精”以使古为今用，能够在临床上发挥更大的作用取得更多的进展。

张仲景是一位临床家，在医疗实践过程中掌握了伤寒杂病等病证发展的客观规律，在仲景《伤寒论》中的六经名称，虽然是沿用了渊源于《内经》六经的名词，作为纲领，代表热病的60类性质不同的证候群，但是更赋予了新的涵义和新的内容，使六经的含义更为丰富和更能发挥指导临床的作用。归纳起来有以下三方面：

1. 发展了六经证候的范围　《内经》六经是以经脉论证为中心，从经脉循行路线和表里相关来归纳证候，其范围较狭，只有实热证而无虚寒证；仲景既继承了古代传统并加以发展，使《伤寒论》六经是以辨证论治为中心，从病情属性、邪正消长的情况来归纳证候，其范围较广，既有实热证，还有虚寒证。使后者可以概括前者，扩大了应用范围。

2. 丰富了六经传变的规律　《内经》六经的传变规律是六经循次相传，一日传一经，六日传遍六经，周而复始，固定不移，至七日复转太阳。仲景丰富了六经传变规律的3个基本原则：①六经的传变是以客观的脉与证为唯一的依据；②六经的传变不能拘于日数；③六经的传变不是机械的，除循经传之外，还有越经传、表里传、直中及合病、并病等多种方式，更全面地反映了病情转变的真相。

3. 扩大六经治疗的法则　《素问·热论》中只提出了“其未满三日者，可汗而已；其满三日者，可泻而已”，亦就是三阳病只用汗法，三阴病只用泻法的2个治疗原则；按其作用仅为热证实证而设。在《伤寒论》中是具备了汗、吐、下、和、清、温、补、涩等诸法，可应用于热证和实证、虚证和寒证，这说明了仲景扩大了六经治疗的法则，使更能解决临床上的实际应用。

由于张仲景能够虚心地“勤求古训”结合自己的临床实践，进一步发展、丰富、扩大了“辨证施治”的内容，为经方的正确发展创造了有利的条件，为祖国医学的整体性综合疗法奠定了良好基础。

（四）“博采众方”的优良典范

张仲景既有“勤求古训”的治学精神，又是“博采众方”的优良典范，能够广泛地吸取了前人的有效医疗经验和有效方药，及通过自己的实践达到集汉以前医学发展的大成，是一个学问非常渊博的临床家，这种实事求是的优良传统是我们应该学习的榜样，因而他在医学上取得重大的成就，奠定了中医治疗学的基础，可分以下几方面来谈：

1. 中医治疗学上的进展　在于治疗病的手段和方药的多种多样化，在这基础上并且能按客观规律进行有条理的系统研究。仲景学说就是在这种情况下用“辨证施治”的原则对患者各种类型的证候、病变部位和所处阶段，以及病势传变等情况进行了系统地全面地研究的结果。并且采取了各种有效的治疗方剂，能够指导临床取得较好治疗效果。

张仲景是一个孜孜不倦虚心好学的医学家。凡是当时出现的很多方剂，以是否具有疗效为标准，广泛收集和应用，例如越婢汤原是当时底层婢女治疗水肿的方剂，由于有效仲景书中就加以采用了；又如侯氏黑散，原是侯家治疗大风、四肢烦重的方剂，由于有效，亦予应用；其他如大小青龙汤、白虎汤原是道家所用；对临床病状能够取效，亦予采纳，所以仲景书可说得上是“博采众方”的优良典范。

2. 在药物作用方面　广泛地采纳以发挥治疗各类疾病的效能，除常用的汗法（麻黄汤、桂枝汤）、吐法（瓜蒂散）、下法（三承气汤）、和法（小柴胡汤）、温法（理中汤、四逆汤）、清法（白虎汤）、补法（黄芪建中汤、肾气丸），涩法（桃花汤、赤石脂禹余粮丸）外，还开创和扩大了多种治疗范围，例如抵当汤、大陷胸汤的应用是张仲景首先倡导的排毒疏导疗法；又如白头翁汤治痢、蜀漆散治疟的应用是张仲景首先开发了针对病原体的疗法；在急性传染性疾病中，张仲景是首先注意循环系统心力衰竭的发生，创用通脉四逆汤、附子汤以保护心力防治亡阳，一再告诫：“少阴病脉细沉散，病为在里，不可发汗”，“少阴病脉数，不可发汗亡阳故也”，“少阴病吐痢烦躁，四逆者死”。又如大黄䗪虫丸、鳖甲煎丸中应用水蛭、虻虫、䗪虫、蜣螂等药物是张仲景首先创用虫类药物的搜风剔络抗凝疗法治伤寒的多种方剂中主用人参是张仲景首先应用高级植物类激素的创导者。又如小建中汤、薯蓣丸等的应用是张仲景首先重视营养疗法的创导者。

3. 在给药时间方面　仲景最讲究实效，他不是千篇一律地应用汤剂一天一剂分头、二煎口服地方法而是根据不同情况来应用。例如在仲景书的桂枝汤的服法中，“若一服汗出病瘥，停后服，不必尽剂，若不汗更服，依前法，又不汗，后服小促使其间，半日许令三服尽，若病重者，一日一夜服，周时观之，服一剂尽，病证犹在者，更作服，若汗不出者，乃服至二三剂”，说明每日服药 1~3 剂是以病证好否为根据的。

4. 在给药途径及剂型方面　亦是丰富多彩的。仲景除多数应用汤剂外，还有丸剂（乌梅丸、麻仁丸、皂荚丸）、散剂（五苓散、排脓散、硝石矾石散）、酒剂（红蓝花酒），更有热稀粥以助发汗，或用酒服以助药力。除口服治疗外还有导法（蜜煎导法猪胆汁方）、熏法（雄黄熏法）、洗法（百合洗方、苦参汤、狼牙汤）、纳法（蛇床子散、矾石丸）、散法（刺期门法）等等，说明仲景是主张应用多种整体性综合疗法讲究实效的临床家。

（五）仲景学说对后世的影响

张仲景是我国著名的医学家，他创立的“仲景学说”辨证施治的原则大大地促进了祖国医药学的发展。主要有以下数方面：

1. 仲景学说反复讨论随证候变化而施行治疗的规律，说明仲景方是大经大法，仲景书成为中医辨证施治最有系统地经典著作。所以清代徐灵胎说它不仅是治疗伤寒的专书，而且是医治外感的总论。如能弄清它的规律，对于一切外感病的治疗就有把握了，陆九芝更扩大了《伤寒论》的应用范围，如果能掌握它的辨证施治法则来医治现代人的疾病，也已是够用了，并且说后世的中医能够辨认病症也全靠仲景学说的指导，由此可见仲景学说为祖国医药学的发展作出了重大的贡献。

2. 仲景学说不仅集汉以前医学的大成，并且为后世的中医开辟了医学发展的道路。温病学说的成长显然是在仲景学说的基础上发展起来的。可以说，仲景学说对汉以后的中医学术起着决定性的示范作用。应该说仲景学说起到了“承先启后”的作用，这是张仲景对我国医学发展上的最大贡献。

3. 仲景学说是论述治疗伤寒和杂病的典范作品，书中理法，长期以来起着指导临床实践的作用，可用处方和制剂从临床实际出发。所以仲景方千百年来能行之有效，到现在仍为大家所研究，后世的方剂很多是从仲景中演变而来。因此仲景方号称“祖方”张仲景被推崇为“医圣”是有很多道理的，对我们今后用现代科学对仲景方进行实验研究和扩大治疗范围发挥祖国医学整体性疗法的特点有着无比重要意义。

4. 仲景时代所用方剂的药味，仅得80余种，能够按其有效作用，三五成群互相结合，组成了很多著名的有效经方，至今仍被医家所常用，比较起近代化学药物应用得进展，亦有主张联合起来组成种种治疗方案应用的趋势，这样可以相辅相成，为了避免副作用和发挥协同增效的长处，亦是三五样药物结合起来应用，这很像重温了仲景时代的情景，历史的车轮循环往复竟如此类同，亦可说是仲景学说对近代联合化疗的影响和指导作用吧！（王羲明，1963年1月初稿）

《温热论》纲要

——北京医学院中医学教研室

（一）什么是温病？

温病又称温热病，与伤寒一样，也是多种具有传染性质的流行性热病的总称。例如吴瑭《温病条辨》说：“温病者：有风温、有温热、有温疫、有温毒、有暑温、有湿温、有秋燥，有冬温，有温疟。”吴瑭在这一条提纲中举出9种，还有疟、痢、疸、痹4种附于湿温之下。王士雄《温热经纬》收集的资料更丰富，扩大了温病的范围。

温病，是热性病的一个大类。这一类热性病，在发展过程中，具有它们一般共有的特性。因之治疗这一类热性病，便须要有切合它们发展规律的方法，更须要有适合这种治法的理论来指导。这种理论，我们称它为温病学说，可以《温热论》成为其代表作。

《温热论》已经能较《伤寒论》时代更认识到传染病的“季节性”划分，也揭开了不同季节所发生温热病的治法也不尽相同。同时也对常见呼吸系统传染病和发瘢、疹性传染病以及出现痉厥性神经系统传染病的重视，还发现其间独立发病等特点，这些均是我国医学家对温热病所作的杰出成就和贡献。

在临床诊查方面，温病学家相当重视温热病的舌苔色泽、瘢疹变化，尤可补前人之不足，充实了“辨证”的内容。

就治疗来说，如芳香化浊、逐秽排毒、保津增液、开窍醒神、镇痉息风等更适用于温热疾病；常用的清热消痈药如银花、连翘、黄芩、黄连、山栀、蒲公英、茅根等，今日已证明其部分具有抗生灭菌作用，或含有微量元素、营养成伤等。既扩充了原因疗法和营养疗法的临床应用，这是温热学家的进步之处。

我们必须肯定伤寒、温病之不可分割，因为吴瑭摘录《伤寒论》的条文，编入《温病条辨》，如“下后虚烦不眠，心中懊侬，甚至反复颠倒，栀子豉汤主之”。这原是《伤寒论·太阳篇》中的一条，吴瑭把它编入《温病条辨·中焦篇》。王士雄采集《伤寒论》和《金匮要略》的条文，编为《仲景伏气温病篇》《仲景伏气热病篇》《仲景外感热病篇》《仲景湿温篇》《仲景疫病篇》，这说明了《伤寒论》与《温热论》关系的密切。同时在治疗上，温热家除了新创少数方剂以外，他们原不反对使用仲景方。如《南病别鉴》书中论“邪留三焦”篇，引用栀子柏皮汤、附子理中汤；论“里结阳明”篇，引用小陷胸汤、泻心汤；论“黑舌”篇，引用黄连阿胶汤等。由此证明，“经方”“时方”的界限，实际上原不存在。此乃后人不清楚医学发展规律的事实，过分扩大温热病时方的作用，以致造成许多文字辨难的纠纷，反使人们产生了不必要的误解。

张仲景《伤寒论》时代虽然已经能把热性病与其他杂病分别开，由于时代知识的限制，当然还不能认识各个热病的本质，因为同样是发热的病，只好把他作为同一个单元（伤寒）来讨论了。温病学家在临床实践中进一步认识热性病中某些疾病是另一独立单元，因此在医学研究方法上，新创了“卫、气、营、血”，“三焦”等症候群，找到了新的出路，充实了祖国医学“辨证论治”理论的内容，并推广了方药的作用，所以我们在今天一定要能认识“伤寒”“温病”的统一性，张仲景的《伤寒论》为《温热论》奠定了基础，而《温热论》则是在《伤寒论》“辨证施治”基础上的进一步发展，这样才能使多种传染病的“辨证”与“治疗”的发展，获得正确途径。

（二）温病学说的发展概况

温病学说的发展，大致可以分为3个时期：①从《内经》时代到唐代，这是温病学说（奠基和发展的时期）的萌芽时期；②从宋代到明代，是温病学说有新发现的时期；③从清代到现代，是温病学说形成更完善的体系及继续发展的时期。

1. 从《内经》时代到唐代　温病一名，首先见于《内经》。温病学说也是在《内经》理论基础上发展的。如《素问·生气通天论》谓：“冬伤于寒，春必温病。”《素问·金匮真言论》载：“夫精者身之本也，故藏于精者，春不病温。”指出了温病原因是冬伤于寒和冬不藏精所致。又以发病季节的不同，而分别出温病的名称有了温和暑的分别，如《素问·热论》：“凡病伤寒而成温者，先夏至日者为病温，后夏至日者为病暑。”此外，在症状方面，也略有记述。如《素问·评热病论》：“有病温者，汗出辄复热，而脉躁疾，不为汗衰，狂言，不能食。”这些均是温病学说最早的文献根据。

《难经》是阐发《内经》的著述，对各种热性病做了分类工作，根据《黄帝内经素问·热论》所载“今夫热病者，皆伤寒之类也”，分伤寒为中风、伤寒、湿温、热病、温病。所以后世有广义伤寒与狭义伤寒之分，温病则属于广义伤寒内的一种。

东汉张仲景的《伤寒杂病论》一书，是祖国医学治疗热性病的第一部专书，其中理法方药又是后世治疗热性病的规矩准绳。唯对温病方面除仅提出不恶寒而渴与恶寒而不渴作为温病与伤寒的鉴别和指出温病误作伤寒治后的变证以外，但未正面直接提到温病的具体治法。

晋代王叔和在《伤寒例》中，根据《内经》加以阐发。他认为春天的温病，夏天的暑病，都是冬天受了寒邪，没有立即发病，寒毒藏于身体里面，过时而发的缘故，这便是后世所谓伏气温病。又提出冬季有非时之暖，人感之成为冬温，这便是后世的所谓新感温病。

隋唐两代对于温病也继续有所发明。隋代巢元方著《诸病源候论》，分温病为22候；唐代孙思邈《备急千金要方》有治肝病阴阳毒等方剂10首，王焘《外台秘要·温病门》已详述温热、温毒、冬温等症状，并已提及温病发癍的病象。

在这一个时期，温病学说在理论方面除初步叙述了各种温病的症状、鉴别诊断和方剂等方面之外，并且孕育了新感和伏气的胚芽。

2. 宋代到明代　宋代朱肱《活人书》首先提出：风温治在少阴、厥阴；湿温治在足太阴，都不可发汗。这些意见对于后世温病学家都很有影响和一定的启发。

金代刘完素认为热病初起，单用辛温热药解表不但不能，病势反而危殆，因而自制双解散（防风、川芎、荆芥、麻黄、薄荷，连翘、石膏、山栀、黄芩、大黄、芒硝、滑石，白术、甘草、当归、芍药、桔梗等），一面解表，一面清里。天水散诸方，以矫求时弊，这虽然不是纯粹的温热家的辛凉解表法，但比起纯用辛温法，已经有了新的发展，刘守真治疗热病，善于运用清法，这是他的独到之处。

元代罗天益《卫生宝鉴》中将热证分上焦热、中焦热、下焦热 3 类，又另列气分和血分的热证。叶桂三焦说，当是受罗天益的影响。

明代王安道提出辛凉解表，这是对后世温病学家的一个启发。更指出“经病不得混称伤寒。治当以清里热为主，而解表兼之；也有治里而表自解者，此是以明其热之自内达外”。王安道所说温病之热自内达外，治当以清里热为主的说法，对后世温病学之影响最大。

汪机对温病的成因方面也正式提出了伏气和新感两种。他说：“冬伤于寒……至春而发……必伏气温病也。又有不因冬伤于寒而病温者，此特春温之气，可名曰春温。始冬之伤寒，秋之伤湿，夏之中暑相同，此外感之温病也。”前面王安道所说的温病之热“自内达外”。这是指的伏气温病。在汪机提出新感与伏气的两大成因以后，后人在他们的启发下，又提出新感温病“自表入里”的说法。于是在治法上，前者则以清里热为主；后者则以解表为先。

明代末年的吴有性著《温疫论》，指出伤寒与温疫感受的途径不同及疗法的不同。他认为伤寒之邪自毫窍而入，温疫之邪自口鼻而入，主张在伤寒初起以发表为先，温疫初起如用辛温升散的方药强求其汗，妄耗津液，邪气不损，依然发热，治法当以疏利为主。又认为伤寒与温疫虽有种种不同，其所同者，伤寒、温疫皆能传胃。这些论述对于温病学说起了推进的作用。

在这一时期，温病学说最大的成就是：明确提出了温病的成因有伏气与新感的不同。温疫之邪自口鼻而入，新感温病自表入里，初起不可辛温发汗，宜用辛凉解表之法，伏气温病自内达外，治以清里热为主，这些都是很有价值的新发现，在温病学说发展的过程中是有一定贡献的。

3. 从清朝到现代　温病学说的形成，以清代学者的贡献最大，尤其是叶桂、吴瑭、王士雄等更是其中的代表人物，他们的著述便成为后世研究温病学的主要文献，也是本文的中心内容和取材的主要来源。然而在叶桂之前，有几个先驱者，也是应该表彰的，那就是喻昌、张璐及周扬俊。

喻昌著有《温证论》3 篇和《瘟疫论》1 篇。《温证论》认为，热邪久留则真阴消耗，“无以制元阳而燎原不息也”，所以后人治温病有滋阴增液的疗法。《瘟疫论》提出了预防性措施以及既病后的三焦分治“治法：未病前预饮芳香正气药则邪不能入，此为上也。邪既入，则以逐秽为第一义：上焦如雾，升而逐之，兼以解毒；中焦如沤，疏而逐之，兼以解毒；下焦如渎，决而逐之，兼以解毒”。这种逐秽的方法，启发了后人使用芳香化浊及至宝丹、紫雪丹、安宫牛黄丸之类的方法。

张璐认为：“伏气发于少阴……少阴之伏邪，虽发阴经，实为热证。邪热充斥，上下中间，无所不到。”他又说：“伤寒自气分传入血分，温病由血分发出气分”。

周扬俊所著《温热暑疫全书》，分为温病、热病、暑病、疫病四部分。在伏气方面有新邪引出旧邪的说法，治疗倡导清法。在《温病条辨》出世以前，是一部初具规模的温病著作。

然而，这些先驱者还没有树立十分完整的学说体系。到了叶桂，他广泛吸收了前人理论的精华，结合了自己的临床实践，提出了不少的新见解，丰富了温病学说的内容。他在《外感温病篇》中，开始便以“温邪上受，首先犯肺，逆传心包”作为新感温病的纲领。叶桂认为所有温病（暑温、热、疫）是从上焦侵入的，王士雄在按语中更根据该篇“不从外解，必致里结”两句语，说明温邪袭肺以后，“由上焦气分以及中下二焦者，为顺传”，“邪不外解，又不下行，易于袭人是以内陷营分者，为逆传也”。更指出了新感温病的受病起点以及发展趋向。

叶桂在《临证指南医案》中，已提出伏气温病有两种：一种即“冬不藏精、冬伤于寒、春必病温”的温病；一种是“长夏受暑，深秋发病”的伏暑。

此外，叶桂更认为：对温病的诊疗，好些地方和伤寒不同。叶桂认为：伤寒病在足经；温热病在手经。伤寒的六经以足太阳为首；温病这手经，以手太阴为首。初病手经，不当用足经方。在《临证指南医案·暑门》中，也曾提及“仲景伤寒，先分六经，河间（刘守真）温热，须究三焦”明示温病治究三焦与伤寒分六经不同。在《外感温热篇》中更提出：“辨营卫气血，虽与伤寒同，若论治法，则与伤寒大异也。”并继续详细介绍了他的理论：“大凡看法，卫之后方言气，营之后方言血。在卫汗之可也，到气则可清气，入营犹可透热转气……入血就恐耗血动血，真须凉血散血。”

吴瑭师承了叶桂的学说，并与古人的学说贯串起来，再加上了自己的心得，著成《温病条辨》一书，指明了温病过程中的变化：“温病由口鼻而入，鼻气通于肺，口气通于胃，肺病逆传则为心包。上焦病不治则传中焦，胃与脾也；中焦病不治即传下焦，肝与肾也；始上焦终下焦。”他以三焦学说为经，以卫气营血学说为纬，构成了温病辨证论治的纲领。

此外，吴瑭治湿温用三仁汤祛湿化浊；治邪入心包用清营汤、至宝丹、紫雪丹、安宫牛黄丸，还有其他的各种疗法，都有独到之处。把叶桂散见于医案中的经验教训贯穿起来成为系统性的温病专著，吴瑭的功绩是不可磨灭的。

王士雄著《温热经纬》5卷，以《内经》、仲景的学说为经，以叶桂、薛雪传家的学说为纬。其中注释，择善而从。由此可以看出王士雄的思想，认为《内经》、仲景等对于温病都有发挥，应该把先圣、后贤的学说组织在一起。这是全面的看法。温病学说，到了王士雄已经集其大成。

另有雷丰著《时病论》一书，按时令分别温病，每季都有伏气与外感两类。治疗方法，一一归纳清晰，使学者容易运用。这是一部简明扼要，容易掌握的温病专著。

自清代以迄现代，又经过了许多学者的努力，温病学说的内容，更趋于完善、充实。

中华人民共和国成立以来，在党和人民政府的领导下，温病疗法在继承和发挥祖国医学优势的方针政策下，得到了发扬，运用温病学说治疗乙型脑炎、传染性疾病的显著疗效，便是实际的例证。同时也说明了祖国医学在新中国的中医药发展事业中仍能发挥重要作用。所以，必须加以重视和进一步研究、整理、提高和发扬。

在这一个时期中，建立了三焦和卫、气、营、血学说，明确温病始于手太阴肺，治疗方面提出辛凉清温、祛湿化浊等优秀方剂和疗法，并且融会了《内经》、仲景学说，跟叶桂的学说贯穿在一起，使后世学者获得全面的认识，并在人民革命胜利之后，温病的学说，得到发扬。温病的疗法，也将得到现代科学技术的帮助而提高和发扬。

我们研究温病学说的源由，应该用历史发展的观点来看，因为温病学说的内容是逐渐丰富和充实，不是凭空长出来的，它必然有其根本，才能生出枝叶而开花结果。从温病学说的发展过程中，使我们知道温病学说体系的形成是来之不易，这是我们应该重视的一份宝贵中医文化财富。

（三）温病所包含的热性病

从温病的内容进行分析，我们知道它包含了若干种热性病，古人已经有所叙述。如吴瑭在《温病条辨》中说，“温病者，有风温，有温热，有温疫，有温毒，有暑温，有湿温，有秋燥，有冬温，有温疟”等9种。而王士雄在《温热经纬》中，又增加了张仲景的“湿家、阳毒、阴毒、百合病、狐惑”等疾病。王士雄在节录余霖《疫疹一得》时，扼要地叙述了疫疹的证治。雷丰的《时病论》，按照四时所伤，分述了多种急性热病。

吴、王、雷三家就发病原因，时令、症状等分述于各种温病，并作了有系统的研究，使后世探索温病者有门径可入。如果从温病的证候方面来观察，我们可以初步整理出一些贯穿这三家著作的温病或者是某一温病书所单独记载的温病。现在选择临床常见的几种温病，分别介绍如下：

（1）风温：发于春季，是感受当令温风而发的新感温病，主要症状为身热、口渴、自汗、恶风、头痛、咳嗽、痰喘、鼻涕、胸闷等，病势发展有两种趋向，一种是传入阳明，见证发热、不恶寒、汗出气粗、口渴引饮，大便秘结等，称为顺传，预后多佳；一种是传入心包，证见谵语、不寐、手足瘛疭、肢厥神昏等，称为逆传，预后多不良。

（2）春温：也发于春季，由于冬藏不密，感受寒邪，伏藏体内，郁久化热，春末阳气外泄，或由新感触发，症状与风温相似而较重，初起有发热口渴，舌红溺赤等里热现象比较显著，一般不因新感触发者，都不恶寒，即因新感触发，而未入肺络者，亦不发生咳嗽，病程也比风温长，后期多传入肝肾，出现阴伤液涸的征象。

（3）暑温：是夏月新感暑邪而发生的，主要症状为发热身困，多汗口渴，头晕而痛，面垢，齿燥烦则喘喝，静则多言。甚则脉虚，夜寐不安，烦渴，舌赤，时有谵语神昏，目常开不闭，或喜闭不开，为入心包之证。亦有身热，猝然痉厥者，名曰暑痫。夏令发热，昏迷若惊者，则为暑厥。

（4）湿温：多见于夏末秋初，其时湿土主令，余暑还没有消退，氤氲郁蒸，感人而成本病。发病缓慢，病程亦较长，初起恶寒身重，头目昏重胀痛，胸闷不饥不渴，午后身热，热势不扬，舌苔白滑而腻，脉濡而缓，继则但热不寒，湿热郁而成瘖。其偏重于湿者，则见足太阴脾经症状（身热不扬，午后较甚。体痛且重，胸闷不饥，泛恶欲呕，大便溏薄，苔滑腻脉缓等）。偏重于热者，则见阳明胃经症状（发热不恶寒，反恶热，日晡益甚，面目均赤，语声重浊，呼吸气粗，大便秘，小便涩，苔黄，甚则焦黑起刺）。延至后期热邪往往窜入营分血分，灼伤阴络，引起下血。

（5）秋燥：为秋令因新感燥邪而引起的疾病。有凉燥、温燥之分，初起时较易区别，凉燥头痛身热，恶寒无汗，鼻鸣而塞，状类风寒，但有唇燥咽干，干咳胸满，两胁窜痛，皮肤干燥，舌苔白薄而干等乏津的现象，病至后期，寒凉化热，则与温燥的发展趋势相同。温燥的症状为头痛、身热、干咳无痰、或痰稀而粘，气逆而喘，咽喉干痛，鼻干唇燥，胸闷胁疼，心烦口渴，舌苔白薄而燥，边尖俱红等，其肺燥乏津的现象，尤较凉燥为甚，故极易蔓延及于肝肾，损耗真阴。

（6）伏暑：长夏受暑，至秋冬因新凉而触发，新邪欲入，伏气欲出，脘痞恶心，口渴心烦，大便或闭或溏，色红如酱，溺黄浊而热，午后则甚，入暮更剧，天明得汗，诸恙虽稍缓，而胸腹之热不除。如果暑邪深伏于营分，更容易传入厥阴出现昏厥现象。

（7）冬温：初冬晴暖，气候温燥，这种非时之气，首先犯肺，再感受了冷风，遂致发生本病。故症状和风温大致相似，但较悍烈，初起头痛身热，微恶风寒，鼻塞流涕，咳嗽气逆，咽干痰结，舌红口渴，与伤寒不难鉴别，继则不恶寒而恶热，心烦口渴，甚或胸闷胁痛者。

(8)疫疹：为伏气热蕴三焦所致，初见于胸背两胁，继而可以遍及全身，以云头隐隐琐碎小粒者为疹，点大而在皮肤之上者为斑，疹属气，斑属血分，若斑色紫小点者，心包热也。点大而紫，胃中热也，斑疹皆是邪气外露之象。宜神情清爽为外解里和之意，如斑疹出而神昏者，正不胜邪，内陷为患，或胃津内涸之故，推其预后，如斑松散色红者为佳，密集而紫黑者，属热深毒盛，预后不良。

(9)烂喉丹痧：此为伏温外窜血络兼有时行疫毒，发热一二日，头面胸前出现痧疹而喉中已糜烂矣。

(10)大头瘟：又名温毒、虾蟆温或痄腮。可有恶寒发热脉浮数，其证耳前耳后肿痛，有左肿者，有右肿者，有右及左或由左及右者，甚则耳聋，有时肿痛将退睾丸忽胀，亦有转成神昏谵语者。

(11)湿热痉病：为湿热侵入经络脉隧中，其证口噤，四肢牵引拘急，甚则角弓反张而神昏。

(12)温疟：本病由于冬令感受风寒，伏藏于骨髓之中，至春不发，交夏阳气大泄而成，以先热后寒，热多寒少，定时发作，为主要特征，故不难与一般疟疾发作时先寒后热者相鉴别。

(13)湿热痢：夏秋之季，感受湿热，过食生冷，饮食停滞，内外合邪，停于肠胃，气不得运，血不得行，郁而成滞，遂发本病。其主要症状是痢下赤白，里急后重，腹痛如刮，肛门如灼，身热胸闷，苔黄中腻，渴不多饮等。

(14)霍乱：其证呕吐泻利，腹中大痛，脉多微涩或沉而伏，或大而虚，邪在上焦则吐多，下焦则泻多，中焦则吐泻俱甚，其风甚者则头痛寒热；寒甚者则转筋厥冷；暑甚者则大渴引饮。

(15)黄疸：湿热不解久酿成疸，其证一身面目俱黄，胸痞恶心，胃纳不香，大便秘结，小便短赤。

(16)温病积留支饮：伏暑湿温，积留支饮，悬于胁下而成胁痛之证，或咳或不咳，无寒但潮热，或竟寒热如疟状。

以上列举了各种温病，可以使我们感到温病所包含的急性热病，大体上都是常见的。而其内容是广泛和丰富的。虽然有各种名称不同的温病，但以“三焦”和“卫气营血”为纲领，把它们贯穿起来，那么病名虽然很多，也都可以应用“辨证施治”方法进行统一处理的。

(四)温病的辨证纲领——三焦和卫气营血

三焦和卫气营血，在温病学说的领域里，也和伤寒六经一样，同样是辨证施治的纲领。温病学说是叶桂所创立，他在《内经》的理论基础上，吸收了清初名贤对三焦的见解，通过了《伤寒论》六经的启发，体会了他们的精神，从而发表了温病必须辨卫、气、营、血和三焦论治的卓见，再经过吴瑭等的阐述和充实，才形成这一套完整的辨证的理论体系。

1. 三焦　吴瑭曾将三焦学说有关温病方面的精神实质作了一个概括性的介绍。他说：“温病由口鼻而入。鼻气通于肺，口气通于胃，肺病逆传，则为心包；上焦病不治，则传中焦，脾与胃也，中焦病不治，即传下焦，肝与肾也。始上焦，终下焦。”

三焦的传变有二：一为顺传，即如吴瑭所说的由上焦而中焦而下焦；一为逆传，如温邪犯上焦肺，逆传心包；或邪搏阳明，上冲心包。在温病的整个过程中，不一定传遍三焦，有的愈于上焦，有的愈于中焦。这和温病的种类，体质及治疗都有关系。

同时在三焦的各个阶段，亦均有危证出现。如吴瑭《温病条辨·上焦篇》所说：“细按温病。死状百端不越五条：在上焦有二：一曰肺之化源绝者死，二曰心神内闭，内闭外脱者死；在中焦亦有二：一曰阳明大实，土克水者死，二曰脾郁发黄，黄极则诸窍为闭；在下焦则无热邪深入，消烁津液涸尽而死也。"

从以上所说，可见三焦在温病学说上，具有两方面的意思。

（1）三焦是指温病发展的3个阶段。上焦指温病的初期；中焦指温病的极期；下焦指温病的末期。

（2）三焦是指病变的所在处。上焦的病变在肺和心包；中焦的病变在脾和胃；下焦的病变在肝和肾。

2. 卫气营血　"卫气营血"的学说，与三焦学说是相辅而行的。在叶桂的《温热论》中，对于"卫气营血"就说得比较详细："大凡看法：卫之后，方言气，营之后，方言血；在卫汗之可也，到气才可清气，入营犹可透热转气……入血……直须凉血散血。"王士雄说："外感温病，如此看法，风寒诸感，无不皆然。……若伏气温病，自里出表，乃先从血分而后达于气分……不比外感温邪，由卫及气，自营而血也。"

总之，卫、气、营、血的传变，可分为2种：一种是由卫而气而营而血，见于外感温病；一种是由血分而至气分，见于伏气温病。外感温病入营，如治之得法，亦有透转气分而解者。

从以上所说，可知卫、气、营、血在温病学说中，也具有下列两方面的意义：

（1）卫气营血是用来指出病邪的所在处。邪在卫分为在表，最浅，到气分已传入于里，较深一层；传入营分，更深一层；侵入血分，是最深的境界，同时这也表示了病势轻重不等的四个层次，邪愈浅，病愈轻；邪愈深入，病势愈重。

（2）卫气营血也能表示病势发展的趋向。初起必从卫分开始，继之便是气分，营分以及血分。这是一般外感温病的规律。王士雄更从成因方面补充了伏气温病的规律是自里达表，乃先从血分而后达于气分。其实外感温病深入以后，在好转的机转中，也和这种趋向一样。

病发生在什么场所，病势发展就到什么程度。所谓"三焦"和"卫、气、营、血"，它们各自代表了一系列的证候，但也指出了症状浅深的程度。同时，我们也了解：温病学者的辨证论治，是以"三焦"为经，以"卫、气、营、血"为纬的。三焦划分了温病发展的三个时期，而再以卫、气、营、血来分析三个时期的证候。实际上和卫、气、营、血都是证候群。这是前人临床观察和实践的结果，也是我们应该运用的指导。

（五）温病的诊断方法

诊断温病，虽然也是应用四诊、八纲等方法，但是由于温病在发展过程中的某些特点以及温病学说中有一套自成体系的辨证纲领，所以除了诊断一般热性病应用的常规之外，更要善于运用这种自成体系的诊断纲领，才能与温病的某些特点相适应，温病的辨证纲领，便是上节所说的卫气营血和三焦等。温病的特点，在成因方面，有新感与伏邪的不同；在后果方面，最主要的是容易伤阴。前者可以综合全身的见证，确定病变所在，后者则以观察舌苔的润燥，以消息津液的存亡。同时舌质的深浅荣枯，舌苔厚薄松紧等的表现，更有助于判定邪正盛衰，预后良恶。本节所述的内容，也就是看重于分三焦、辨营卫气血、辨新感与伏邪，以及观舌、察瘢疹、白瘖等这几方面。

1. 分三焦的辨证方法　在上节所引吴瑭的原文里，可见三焦在辨证施治上，还是比较概括的名词。因为它们都包括两个部分的病变，每一个部分所表现的征象，都是我们所要掌

握的对象。现在从各家著述中采撷,综合介绍如下:

(1) 上焦:包括手太阴肺、手厥阴心包两个部分的病变。

1) 手太阴肺病的特征:是头痛、微恶风寒、身热自汗、口渴或不渴而咳,脉浮而动数,两寸独大。

2) 手厥阴心包病的特征:是夜寐不安,甚则神昏谵语,舌蹇肢厥,舌色绛赤。

(2) 中焦:包括足阳明胃、足太阴脾两个部分的病变。

1) 足阳明胃病的特征:是发热不恶寒、反恶热,日晡益甚,面目均赤,语声重浊,呼吸气粗,大便秘、小便涩,苔黄,甚则焦黑起刺。

2) 足太阴脾病的特征:是身热不扬,午后较甚,体痛且重,胸闷不饥,泛恶欲呕,大便溏薄,苔滑腻,脉缓。

(3) 下焦:包括足厥阴肝、足少阴肾两个部分的病变。

1) 足厥阴肝病的特征:是厥热交替,热深厥深,心中憺憺,手指蠕动,甚则神倦瘛疭,舌卷囊缩等现象。

2) 足少阴肾病的特征:是身热面赤,手足心热甚于手足背,口干舌燥,甚则舌黑唇裂,心中烦,不得卧,溲短赤涩等现象。

2. 分卫气营血的辨证方法　叶桂《外感温热篇》原则性提出了温病的诊断方法——辨别病邪在卫、在气、在营、在血。兹分别将卫、气、营、血 4 类证候,介绍如下:

(1) 卫分证候:发热恶寒为必有的现象,其他如头痛、咳嗽、自汗、口渴、倦怠等都是或有症状,脉象多浮数,舌苔白薄;传入气分时,每从原有咳嗽中,增加胸痞气粗,胸膺背痛,舌苔由白转黄。

(2) 气分证候:但恶热不恶寒,舌苔黄,溺色多赤,这是气分的必有现象。若内结胸中和肠胃,则有懊侬呕吐,胸腹部胀满且痛,大便秘结,或自利灼肛,小便秘或涩,谵语潮热。

(3) 营分证候:舌质红绛,烦躁不眠,夜以继日,或斑疹隐隐,严重时有神昏谵语,这都是在营分的必有之据。

(4) 血分证候:舌色绛或紫晦,外透斑疹,内则吐衄或便血,大便黑而易解,小便自利,昼静夜躁,谵语发狂,或痉挛昏厥等,这是在血分的症状,但这些症状不一定都完全出现。总的说,有两三种症状同时出现,对这个病在血分的名称,就可成立。

温病辨别卫、气、营、血,舌苔的颜色居于重要地位。今就舌、脉等项立一简表如下(表 7-7)。

表 7-7　卫气营血证候

	卫	气	营	血
恶寒	恶寒或微恶寒	不恶寒		
发热	发热	恶热,潮热	热盛,或朝凉暮热	
汗	自汗或无汗	或大汗出		
渴	口渴或不渴	口渴,口干	或反不渴	
神识		甚则谵语	烦躁不眠,夜以继日,神昏谵妄	烦扰不眠,昼静夜躁,或有谵语,发狂妄笑,肢体震颤或痉挛昏厥

续表

	卫	气	营	血
吐血衄血				吐血，衄血
斑疹		或发痞子	斑疹隐隐	斑疹或紫或黑
小便		色黄或赤，秘或涩		小便自利
大便		甚或大便秘结，或自利灼肛		或便血，大便黑而易解
舌苔	舌苔白或白薄	舌苔黄	舌质红绛	舌深绛，或光绛，或紫晦，或焦黑
脉象	多浮数	洪或大，或弦长等	脉数，或大而数等	脉数，或促等

病邪在三焦和卫气营血的任何一部分，便要出现该一部分的症状，所以三焦和卫气营血学说，在温病临证上实则各自代表了 1 个或包括了 2 个证候群。同时，也从每个证候群的特点上分别出这些证候群的各个类型。

各个证候群的分别叙述，只是为了说明每一个类型的特点，其实临证所见时，很少如此单纯，往往是 2 种或 3 种合并的混合类型，临证时只要抓住几个特点，便可辨析这个混合类型。

3. 辨新感与伏邪　新感温病，随感随发；伏气温病，伏邪自行外达的很少，一般的常为新感所激发，因此在临证上就可见到 3 种类型，一是单纯的新感；一是单纯的伏气；一是伏气兼新感。

（1）单纯新感的特征：是由表入里，始于手太阴卫分，所以发热恶寒，无汗或少汗，苔白脉浮等，是起病必见的症状。

（2）单纯伏气的特征：是起病径发热而不恶寒，同时兼有口渴溺赤，苔滑腻或舌赤无苔，脉细数或沉数而躁等里热蕴盛的现象。

（3）伏气兼新感的特征：是初病而有里热的病人，同时更伴有恶寒现象，这表示新感引动伏邪。这里，更可以看出，所谓新感与伏邪，仍然脱离不了临证上的证候来做基础的。

4. 察舌　要分辨温病究在卫、气、营、血的那一部分，除依据一般症状外，必须结合舌和苔的变化来下诊断，这个舌是指舌的本质，苔是指舌面所生的苔垢。一般来说，卫分与气分的病变多反映在苔上，营分与血分的病变反映在舌上。根据苔的干燥湿润，可以测知患者的津液是否受伤，从舌质的坚敛与胖嫩中又可以推测到患者体质的虚实。还有，苔的厚薄，可以测知邪气的浅深；舌的荣枯，能够测知正气的虚实。其他，如舌斜属风、舌短属火、舌胀属湿等，都具有一定的诊断价值。现在将温病中常见的舌苔扼要的介绍如下：

（1）白苔：白苔主表。温邪在卫分时必见薄白苔（白苔有寒证、有热证，属热的边尖带红）如逐渐传入气分，苔才逐渐由白转黄。苔白薄而干，是表邪未解，津液已伤，或为感受燥气的现象；苔白厚腻，是挟有湿浊；苔白舌绛，是温遇热伏的征象。

（2）黄苔：邪入气分，苔便由白转黄。但黄苔中夹有一分白色，那就还带有一分表证。必待全黄无白，才是病邪全部离表入里的现象；苔若黄厚而糙，有口渴便秘，腹满拒按等，便是热邪结于阳明，劫灼津液，必须苦寒下夺，清热救液；若苔黄而不焦老燥裂，热邪尚未燥结，是里热而不是里实，只宜清气，不可遽用下法；若苔色黄腻或浊，又是湿中生热的见证了。

（3）黑苔：黑苔有寒热的不同。黑而燥裂，是热极阴伤的现象，病已进入危险阶段；若苔色虽黑，但舌质滑润而不紫赤，便是虚寒的表现，与上面所说的黑苔恰恰相反。另外，刚吃过酸味的食物（如橄榄）舌苔上也常常染成黑色（白苔吃枇杷也能变黄色）谓之染苔，最易混淆，必须进行详细的问诊，不可疏忽。

（4）红舌与绛舌：一般地讲，邪入营分则舌色绛，入血分则舌色深绛，甚则绛而紫晦。若舌尖独绛而干，乃心火上炎之象。如果满舌鲜红起刺，又是营热燔炽的象征；红而干燥，是胃津已伤，红而无苔，是阴虚火炎。反之，若舌见淡红，光而无苔，便是气阴两伤的虚证了。

（5）紫舌：紫舌在温病中大多由于热毒深入足厥阴肝、足少阴肾，阴精劫灼而成。若素有瘀伤宿血，热与瘀结，其色紫暗，扪之潮湿；若紫而干晦如猪肝色或暗晦绝无津液，是肾液已涸，多属不治。然而，寒证亦可见到紫舌，但必淡紫而带青滑，不可混淆。

5. 验齿　验齿对于观察患者津液的枯润有很大的意义。叶桂说："齿为肾之余，龈为胃之络，热邪不燥胃津，必耗肾液。"事实上，验齿对温病的诊断，确有相当作用，其内容大约可分三方面：

（1）牙齿的本质光燥如石，是胃热甚；若伴有恶寒的现象，是卫分感邪偏胜，当从辛凉泄卫透汗，汗出则内热而从表散；若色白如枯骨的是肾液枯竭，病多难治；若上半截润、下半截不润，为心火上炎，津液当未枯竭，急投以清心救液之剂，即可由枯转润。

（2）齿面的积垢如灰糕色的，是胃津亡而又有湿浊留恋，预后不良，如有结瓣色紫如干漆，是热灼胃津；黄如酱瓣，是热伤肾阴。

（3）齿龈出血为火甚的现象，兼有痛感是胃火冲激；无痛感的是肾火内燔。

察舌验齿，是望诊中的一部分，在温病诊断上占着很重要的地位，但必须与其他诊断方法（包括闻诊、问诊、切诊和望诊中的其他部分）密切配合起来，决不能单从这一方面作出诊断，这是应该注意的。

6. 诊察斑疹白㾦　温病热毒过甚，窜入营血、多出斑疹，点大成片平摊于皮肤之上的，叫作斑；如云头隐隐，或见琐碎小粒高出于皮肤之上的叫疹。关于斑疹对预后的鉴别，可分以下几点：

（1）温热病见到发斑疹，本是邪从外达的标志，但亦不宜多见，多见了就是热毒深重的现象。

（2）颜色的红活鲜润为佳，不宜见紫色、黑色，见黑色者多死。前贤有云："斑色红者属胃热；紫者热极，黑者胃烂。"但黑色也有可以治活的，叶桂说："黑斑而光亮者，热胜毒盛，虽属不治，若其人气血充者，或依法治之当可救；若黑而晦者必死；若黑而隐隐，四旁赤色，火郁内伏，大用清凉透发，间有转红或可救者。"

（3）斑疹的分布稀疏均匀，出齐后，逐渐消退为顺，若斑出不全，出后疏密不均，或根脚不清，颜色紫晦，或甫出即隐，都非佳象。

（4）出斑疹时要神情清爽，方为邪已外达、外解里和的现象；如斑疹出而神志昏糊乃正不胜邪，温毒内陷或胃津内涸之征。

（5）白㾦是突出皮面之上的一种水晶色小水疱，在温热病中常常见到。它的发生，多由湿热之邪久郁气分，失于透达，酝酿而成。白㾦色泽的荣枯，对温病的预后有很大的参考价值。一般来说，白如水晶色，颗粒分清而饱满有浆的，预后多佳；若色白如枯骨的，属气阴内竭，预后不良。

（六）温病的治疗

由于温病有新感和伏邪的分别，容易伤津耗液的特性，因此在治法上，势必采取不同的措施，并时时刻刻顾护病人的阴液，这是治疗温病的关键。

1. 新感温病和伏气温病的治疗原则

（1）新感温病的治法：新感温病之邪，从上焦手太阴肺侵入，叶桂所谓温邪上受，首先犯肺，邪由表而渐入于里，由卫而气而营而血，因之，在治法上宜轻清宣透，逐邪外出，杜绝它内入的路径，这是唯一的治疗原则。叶桂所说"在卫汗之可也，到气才可清气，入营犹可透热转气……入血……才须凉血散血"乃是治疗新感温病的具体步骤。

（2）伏气温病的治法：伏气温病的治法与新感温病不同，这是由于发病机转上的差异。叶桂说："冬寒内伏，藏于少阴，入春发于少阳，以春木内应肝胆也。寒邪深伏，已经化热，昔贤的黄芩汤为主方，苦寒直清里热，热伏于阴，苦能坚阴，乃正治也。温邪忌散，不与暑感门同法。"因为伏气温病由内而发，渐渐外达，乃先从血分而后达于气分，所以初起即可从清泄里热入手。柳宝诒说过："即初起有表证者，亦以清泄里热导邪外出为主。"

（3）伏气新感兼病的治法：叶桂说："若因外感先受，引动在里伏热，必先辛凉以解新邪，继进苦寒以清里热。"不过兼感的温病，也不一定单由外邪引动伏热，同样也有伏温已发而继感新邪的，必须看表邪的轻重决定治疗步骤。表邪重者，首当解表兼以清里；表邪轻者，当以清里热为主。王安道说："亦有里热清而表邪自解者。"这种说法，确实是经验之谈。

2. 常用的几个温病治法

（1）辛凉解表法：温病初起，邪在卫分，没有入里之前，必须疏散发表，使邪随汗出。凡见有发热恶寒，头痛体痛，咳嗽脉浮数等症状时，都可用本法。因为温为阳邪，只宜辛凉，切忌辛温，否则劫灼阴液，变证丛生，一般常用的辛凉解表方剂有桑菊饮、银翘散等。

桑菊饮：适用于温病初起、咳嗽、身不甚热、微渴者。

桑叶、菊花、薄荷、甘草、桔梗、连翘、芦根、杏仁。

银翘散：适用于温病初起、发热、恶寒、头痛、口渴、咽痛、咳嗽，脉浮数，舌尖红，苔薄黄者。

银花、连翘、薄荷、甘草、桔梗、竹叶、芦根、荆芥、牛蒡子、淡豆豉。

（2）清气法：这是采取寒凉性质的药物，直接挫折热势的方法，具有清热保津除烦解渴的作用，是治疗温病很重要的一个方法。适用于表证已罢，热邪入里，蒸腾于气分，出现身热自汗、不恶寒、反恶热、口渴、脉洪大等表现的时候，一般常用的方剂，有白虎汤、竹叶石膏汤等。

白虎汤：适用于身热自汗，不恶寒，反恶热，口渴，脉洪大者。

石膏、知母、甘草、粳米。

竹叶石膏汤：适应证与白虎汤相同。

竹叶、石膏、甘草、粳米、人参、麦冬、半夏。

（3）通下法：温病不从表解，邪热入里，内结阳明之腑，劫夺津液，产生腹坚满，大便闭，口燥渴，脉沉实等表现，必须采用本法，使热从下泄，津液方能保存。还有一种腹痛坚满，利下稀水，肛门灼热的，叫热结旁流，也宜清泄。此外，郁热在里，大便稀溏如酱，滞涩难下，臭秽难闻，肛门灼痛，虽无燥结，也可应用本法。一般常用的通下方剂，有大承气汤、小承气汤和调胃承气汤。

大承气汤：适用于腹满而大便坚结不下者。

大黄、厚朴、枳实、芒硝。

小承气汤：适用于腹满而不结实者。

大黄、厚朴、枳实。

调胃承气汤：适用于大便结实而腹不满者。

大黄、芒硝、甘草。

（4）清营凉血法：温邪由气入营，舌绛而干，反不甚渴，宜用本法，清凉透泄，使病邪转出气分而解；若传入血分，舌色深绛，甚则紫晦，谵语发癍，吐衄便血者，则比营分更深一层，势已不能转出气分，只有直接凉血了。其实清营和凉血，在处方原则上和治疗方向上完全是一致的，所不同的，只是程度上的轻重而已。清营的代表方剂有清营汤；凉血的代表方剂有犀角地黄汤。

清营汤：适用于温病高热，夜不安寐，时有谵语，舌绛而干者。

犀角[①]、生地、元参、麦冬、金银花、连翘、黄连、竹叶心、丹参。

犀角地黄汤：适用于温邪传入血分，壮热谵语发癍，吐衄便血，舌色深绛紫晦者。

犀角、生地、白芍、牡丹皮。

（5）透窍法：温邪逆传心包，闭塞灵窍，致令神明瞀乱，意识昏蒙，谵语痉厥，撮空理线，甚则尸厥不语，急宜清宫开窍，如清宫汤、紫雪丹、安宫牛黄散、至宝丹等。

清宫汤：适用于温病高热，神昏谵语者。

犀角尖、元参心、连心麦冬、连翘心、竹叶心、莲子心。

紫雪丹：适用于热邪内陷，神志昏糊，谵语痉厥，便秘，舌赤无苔者。

犀角、羚羊、朱砂、朴硝、硝石、磁石、寒水石、滑石、石膏、丁香、沉香、木香、麝香、升麻、甘草、元参。

安宫牛黄散：适用于高热，烦躁不安，神昏谵语者。

牛黄、黄芩、黄连、山栀、郁金、朱砂、雄黄、犀角、真珠、冰片、麝香。

至宝丹：适用于高热不退，神志昏糊谵语，手颤痉厥者。

麝香、安息香、雄黄、犀角、牛黄、金箔、银箔、龙脑、琥珀、朱砂、玳瑁。

（6）息风法：邪入下焦，干扰厥阴，发生痉厥抽搐，或牙关紧闭等，是火旺生风，属实，宜清火息风，如羚羊钩藤汤，并应重用紫雪丹、安宫牛黄散、至宝丹等；或者蒸涸肾阴，产生筋脉拘挛，手足蠕动，或瘛疭之象，是水不涵木，血不养筋，属虚，宜滋阴潜阳，如大定风珠、小定风珠、三甲复脉汤等。

羚羊钩藤汤：适用于温病高热而有痉厥抽搐，或牙关紧闭者。

羚羊角片、钩藤、桑叶、菊花、生地、白芍、茯神、甘草、川贝、竹茹。

小定风珠：适用于温病阴损而有手足蠕动者

鸡子黄、阿胶、龟甲、童便、淡菜。

大定风珠：适用于温邪久羁，邪微阴损，神倦瘛疭，脉气虚弱，舌绛苔少者。

鸡子黄、阿胶、龟甲、鳖甲、牡蛎、干地黄、白芍、麦冬、五味子、麻仁、炙草。

三甲复脉汤：适用于温邪久羁，身热面赤，口干舌燥，齿黑唇裂，脉虚大，手足心热而瘛疭者。

---

① 犀角：现为禁用品，临证时用相应代用品（如水牛角，剂量加大）。下同。

牡蛎、鳖甲、龟甲、阿胶、干地黄、白芍、麦冬、麻仁、炙草。

（7）滋阴法：这也是温病治法中的一个重要方法，在热邪久羁，屡清不退，阴液已损耗的时候，表现为舌燥唇干，烦渴引饮，五心热甚者，适合使用本法。

五汁饮：适用于温病口渴甚者。

梨汁、藕汁、荸荠汁、麦冬汁、鲜芦根汁。

麦门冬汤：适用于热邪久羁，阴液损耗者。

麦冬、半夏、人参、甘草、粳米、大枣。

增液汤：适用于热邪久羁，舌燥唇干，烦渴引饮，五心热甚者。

生地、元参、麦冬。

（8）化湿法：温病往往兼感湿邪，尤以长夏湿土主令时为多，湿热一相结合，湿为热蒸，热为湿遏，更加缠绵不解，必须清化湿邪，使湿去而热无依附，才能逐渐痊愈，但感湿有表里之分，必须随证施治。

1）湿邪在表：蒙蔽清阳，必有头目昏重，如裹如蒙等感觉，可以芳香宣透之剂，以开逐之，如藿香正气散、不换金正气散等。

藿香正气散：适用于湿温寒热，头痛头目昏重，胸膈满闷者。

藿香、紫苏叶、白芷、大腹皮、茯苓、白术、陈皮、半夏、厚朴、桔梗、甘草、生姜、大枣。

不换金正气散：适应证与藿香正气散相同。

藿香、半夏、苍术、厚朴、陈皮、甘草。

2）湿邪在里：困于太阴，必有胸闷脘阻、泛恶欲呕等感觉，便要看热势的轻重，分别论治，热势轻者，可以辛温燥湿为主，如三仁汤；热势重者，以辛开苦降为主，如连朴饮；湿热并重的，则必清热化湿并用，如甘露消毒丹。

三仁汤：适用于湿温，湿重于热者。

杏仁、蔻仁、薏苡仁、厚朴、半夏、通草、滑石、竹叶。

连朴饮：适用于湿温，热重于湿者。

黄连、厚朴、豆豉、栀子、半夏、石菖蒲。

甘露清毒丹：适用于湿温，湿与热并重者。

薄荷、藿香、茵陈、滑石、木通、豆蔻、菖蒲、黄芩、连翘、贝母、射干。

以上 8 种常用的温病治法，并不是孤立运用，而是根据病情相互配合的，如阳明发癍，气血两燔时所用的化斑汤（犀角、元参、石膏、知母、甘草、粳米）、清瘟败毒饮（犀角、生地、赤芍、牡丹皮、石膏、知母、甘草、黄连、黄芩、山栀、元参、连翘、竹叶、桔梗）等方，便是清气和凉血并用的复合疗法。又如阴亏燥结，大便不行，用增液承气汤（生地、元参、麦冬、大黄、芒硝）便是通下和滋阴并用的复合方剂。这是方法的运用，虽有一定的成规可循，而主要的还是根据病情来取决的。

（七）结语

温病学说，自《内经》开始记载有关的部分理论以后，在《伤寒论》的治疗体系中，逐渐发展起来，通过历代名贤们的努力，到清代而趋于成熟。这门学术，最堪宝贵的，就是在温病发展过程中，在错综复杂、变化万端的症状中，找出了一般的规律，用三焦和卫气营血来分划了它们的类型，给诊疗工作，带来了莫大的便利。此外，在治疗方面，如清营凉血、开窍息风等法的创立；在方剂方面如紫雪、至宝、增液等方的运用，都是温病学说上的伟大成就，在热性病的辨证施治上，给热性病（指广义伤寒）的治疗补充了不少新的内容。

温病是热性病中最多的一些疾病，因此，温病学说，是中医临床的重要议题。所以，必须进一步地去钻研它。（王羲明，1958年1月初稿）

《温热论》著书者探秘纪实

——上海市名中医王羲明工作室

有关《温热论》亲笔著书者究竟是谁？数百年来一直说法纷纭，至今仍是一个"谜"。

第一种说法：叶桂（1667—1746）生平无著作，传世者皆借名而已。这是姜春华在《中医与科学——姜春华医学全集》（上海科学技术出版社，2009年1月第1版）一书中，真是这样说的。

第二种说法：《温热论》非叶桂亲笔、乃由叶桂口讲，门人记录而成。这种说法，比较普遍，并且早在光绪戊寅（1878）年间，就有宋兆淇佑甫作序于《南病别鉴》，指出"惜香岩先生论口授，门人随笔记录"之论。后来，这种说法传播极广，如《中医人物词典》（李经纬主编，上海辞书出版社1988年7月第1版）97页"叶天士"条中，明文写道："《温热论》一卷，相传系其门生顾景文在舟中记录其言论整理而成。"《肝胆证治广纂》（王育群主编，内蒙古科学技术出版社2000年9月第1版）第318页"叶桂"条中，同样有"《温热论》一卷，相传系其门生顾景文整理而成"等记载。

以上两种说法，一直流传至今，使大家难以明辨是非，混淆事实真相，已经有了很长一段时间。

直到章次公先生撰文《叶桂传》发表于《中华医学杂志（外文版）》1950年第68卷1-2期第49~50页，文中有："以其生前医务极忙，故无暇著述，惟《温热论》一卷为天士手著，此有天士晚年自跋《医学辩害》之文可证。（《辩害》一书，去夏为汤溪范行准氏所得，今藏其处）。"直至此时，才恍然大悟也。现在我将《叶桂传》附录于后，以资证明其实也。

叶桂传（章次公先生撰）

叶桂，字天士，号香岩，别号上津老人。世为歙之著姓，自天士某世祖始迁吴之阊门外下塘之上津桥畔，遂为吴人。其号上津老人，盖以地望也。曾祖隆山，祖时，字紫颿，父朝采，字阳生，逮天士三世，并以医著于世。而天士之名最盛。天士幼从名家受经学，才一寓目，即能彻其大意，故其夙慧闻，而以余晷，依其父习医，又从其父执王子接（字晋三）游。康熙十九年（1680）父阳生卒，时天士才十四岁也。益苦心研究，从其父之门人朱某，专学为医，朱某即举阳生平日所教教之，天士性既聪察，而又苦学，未几，所学即能突遇其师。以其不耻下问，故相传某医善治某证，即执贽为弟子礼，既得其学，即弃去，如此者前后更十七师。

案其乡先辈有吴有性、王子接、刘默（侨居吴门，原籍钱塘）及同时周扬俊等，与其学问，并有影响，故其学深博，为侪辈所罕及，凡病之极难摸索者，一经诊视，指示灼然，论者以为吴中中兴之大名家，固不仅自天士祖孙以来之堂构，至天士而始大也，天士父祖以小儿科闻于世，而天士尤擅内科，故名著朝野，且有许多神话性之传说，流行于士大夫及村氓之口。

先是天士幼年习闻师友之言，谓其祖紫颿公，曾睹日人宇田治（字友春，号云庵）者，所著《医学辩害》一书，于心包三焦之理，推阐玄微，发中土前人所未发，惜中土颇少传本，至雍正元年(1723 年),以治愈朝鲜进士许德树之疾,始获见其书,故自述所著《温热论》一书,多窃取此书中心包三焦诸篇之义,而此诸篇中所言者,又多本之《内经》《难经》及张景岳、赵献可诸人之书,故治疗伤寒,益推发明未以来张赵诸家滋阴存津之法,兼以吴人性轻脆,故其用药,于滋阴存津法中,兼用轻清之剂,以是颇为医家所师法,自十七世纪以来,凡习湿温之学者,无不汲驭天士之说,故其学支配三世纪之久,自东汉张仲景以来,其影响于医家之大,未有如天士者。天士生于康熙六年(1667 年),卒于乾隆十一年(1746 年),得年八十岁。子二,奕章、龙章,世其业。孙二,堂、坚。曾孙三,玄孙十二,五世孩三人,或儒、或医,多有闻于世者。以其生前医务极忙,故无暇著述,惟《温热论》一卷,为天士手著,此有天士晚年自跋《医学辩害》之文可证。(辩害一书,去夏为汤溪范行准氏所得,今藏其处)又《临证指南医案》十卷,《种福堂公选良方》四卷,则并其门人辑白天士平日方案之书也。其他以天士之名传世者,尚有十余种,惟或为天士平时读书时偶尔批眉之作,或为他人伪讬,甚难定其真伪,故不著录其书名云。

Chinese Medical Journal, **68:** *49-50, Jan.-Feb., (1950).*

LIFE OF YEH KUEI WITH AN AUTOGRAPH

C. K. TSANG (章次公)

Yeh Kuei (葉桂) also named Tien-shih (天士) and Hsiang-yen (香巖) (sobriquet "The Old Man of Shang Tsin") was originally a native of Hsieh, Anhwei. Since one of his ancestors moved to Hu Hsien (Soochow), Kiangsu, outside the city gate of Hsia Tang near the Shang Tsin bridge, he became a native of Soochow and was given the above sobriquet. His great grandfather was named Lung Shan, his grandfather alias Taz Tung, and his father Chiao Tsai alias Yang Sheng. The three generations were all famous physicians and Kuei was best known of all. In his youth he first studied for the civil examinations and was considered a clever boy. During his spare time his father gave him medical training. He also studied under Wang Tsz Chih. In the 19th year of Kang Hsi (1680 A.D.) his father died when he was only 14 years old and he continued to study under Chu, one of his father's pupils. Being intelligent and studious he soon outstripped his teacher. It is said that his thirst for knowledge was such that whenever he heard of anyone who was proficient in a certain branch of medicine, he immediately went to take lessons from him. Thus he served under seventeen tutors.

In the place where he resided there were a galaxy of old physicians such as Wu Yiu-hsing, Wang Tsz-chih, Liu Mei-sheng and his contemporary Chow Yang-tsin and others. Yeh learned from these men and his knowledge was comprehensive and profound. Yeh's grandfather and father were famous pediatricians while he himself specialized in internal medicine. Soon his fame spread far and wide and many legends were given to his wonderful cures.

Ever since his boyhood Yeh frequently heard from his teachers and friends that his grandfather had seen a book "A Discussion on the Mistakes of Medicine" written by a Japanese named Yu Tien-chih. This book described the pericardium and *san chiao* (三焦) in great detail which was not known to the Chinese. Unfortunately, very few copies of this book were available. It was not until the first year of Yung Cheng (1723 A.D.) that he had the opportunity of securing this book through his cure of Hsu Teh-shu, a Korean doctor of literature. Yeh admitted that when he wrote the "Eassay on Fevers", he appropriated his ideas from the Japanese treatise especially from the chapters on pericardium and *san chiao*. These chapters, in turn, were mostly based on the Nei Ching, Nan Ching and other works by Chang Ching-ngo, Chao Hsin-ko, etc. It is therefore apparent that Yeh's method of treating typhoid fever with mild nourishing tonics was built upon the principles laid down by the previous doctors mentioned above. Later physicians studying typhoid fever all drew extensively from Yeh's teachings and its effect was felt for three centuries. Since Chang Chung-ching of the Han dynasty and the "Four Masters" of the Chin Yuan period there was none to compare with Yeh as to his influence on medicine. He was born in the sixth year of Kang Hsi (1667 A.D.) and died in the eleventh year of Chien Lung (1747 A.D.) at the age of eighty. He had two sons and numerous offsprings. He deeply

Received for publication Feb. 10, 1950

realized the difficulties of medical profession and just before his death he warned his sons not to follow his footsteps. In his lifetime he was too busy to write any books. Only one small monograph "Essay on Fevers" is from his pen. Another book "Commentary on Hsu's Prescriptions" 10 vols. is apparently composed by him. The "Guide to Chinese Medicine" and "Popular Formulary" are compiled by his disciples. There are about ten other books bearing his name but these were either forgeries or books he had read or commented upon. The present autograph was written on the fly page of a copy of the "Discussion on the Mistakes of Medicine" bought from a bookstore by Mr. H. C. Fan in the summer of 1949.

AUTOGRAPH OF YEH KUEI

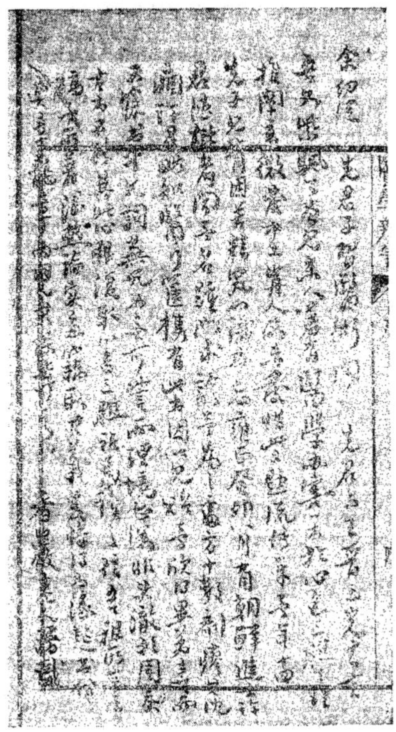

湯溪范氏藏 (Courtesy of Mr. H. C. Fan)

[原载于《中华医学杂志(外文版)》1950,68(1-2):49-50]

从上文所示,足以证明《温热论》一书为叶桂本人亲手自著,可有天士晚年自跋《医学辩害》之文可证。由此可以澄清"叶氏生平无著作""《温热论》乃由叶氏口讲,门人记录而成"等的奇谈怪论,可以休矣。(王羲明,2017 年 3 月初稿)

"急则治标、缓则治本"是辩证法的治疗观

——学习《矛盾论》后,对祖国医学治疗法则的体会

"急则治标,缓则治本"这个治疗法则,有些人认为仅是特殊情况下的一种机动性、变通性的权宜措施,不是大法,不能作为指导临床治疗工作的根本原则。但是,仔细的考察,这两句话是辩证法的,是和形而上学的治疗观相反的,它是标本关系在不同状态下进行辨证论治的重要原则。

应用“急则治标，缓则治本”这个治疗法则的关键处，在于辨别缓与急两种不同的状态。无论什么事物的运动都采取两种状态。相对地静止的状态和显著地变动的状态。这用祖国医学的术语来说，前者属缓，后者属急。疾病的发展变化，贯串在这两种状态中。

现在先用矛盾对立统一的观点，分析缓和急两种状态的实质及其相互转化的关系。然后再着重地分析标本两者在缓急不同状态下所起的作用。这样对“急则治标，缓则治本”所以能够成为祖国医学辨证论治中的重要治疗原则，才能有深刻的认识。

（一）缓是事物发展的量变阶段

当着事物的运动在“缓”的状态时，矛盾斗争局限于矛盾本身原来的统一关系内进行。在矛盾的主要方面未开始转化的范围内进行。正因此，矛盾斗争的结果，只引起事物在数量上的增加或减少，仅是事物逐渐地、不显著地变化，没有性质的变化。即是处在矛盾运动和事物发展的量变阶段。所以，显出“缓”或好似静止的面貌。

事物处于“缓”或量变状态时，自身是相对稳定的。其所以如此，因为它包含的主要矛盾或主要矛盾方面相对不变地存在着。而其主要矛盾或主要矛盾方面所以以相对不变的姿态存在，乃是由事物内部矛盾的统一性相对稳定存在着所规定。矛盾的统一性是事物的相对稳定性和相对静止状态的基础或根据。因此，这时尽管事物内部包含有矛盾斗争，表面上都呈现出“缓”或相对静止的面貌。

物质世界的任何事物，自始至终都处在永不停息的运动、变化和发展的洪流之中。其质态都并非时时刻刻在变化着。恰恰相反，由于事物内部矛盾的统一性有着相对稳定的特性，才决定了事物的质态本身在一定阶段和一定时期具有相对静止或暂时平衡的可能性。例如某个生物机体在它没有死亡以前总是这个生物。疾病在它性质没有转变以前仍是原有的疾病。由于事物有“缓”或相对静止、暂时平衡的状态，人们才能区别事物，才能认识和把握千千万万的事物的具体形态，才能分别对不同事物进行具体的科学的分析研究。否则就会认为，世界上的万事万物都是瞬息万变，无从捉摸、不可理解的东西。

总之，“缓”是矛盾统一性相对稳定存在的状态，是矛盾运动和事物发展的量变阶段。

（二）急是事物发展的质变阶段

当着事物的运动在“急”的状态时，矛盾有的统一性开始破坏，矛盾的主要方面开始转化或矛盾斗争进入解决阶段，它已由相对地静止状态中的数量的变化达到了某一个最高点，引起了统一物的分解，发生了性质的变化。即是处在矛盾运动的转化和事物质变的阶段。所以显出“急”或显著地变化的面貌。

事物的“缓”的状态或“急”的状态，均依矛盾的统一性为转移。任何矛盾的统一性不能永久地稳定着，到了一定的时机即事物急剧变化的阶段，原来的统一性就要开始破裂，一旦矛盾斗争达到矛盾的统一性开始破裂，事物的“缓”的相对静止状态便让位给“急”的显著变动的状态，即事物进入质变，矛盾进入解决阶段，直到最后原来的统一性完全破裂而被另一新的统一性代替了为止，这时原来的矛盾解决了，代之而存在的是另一个矛盾。

一个事物开始进入“急”的质变状态之中，意味着其主要矛盾或主要矛盾方面正在转化或解决之中，说明它在向别一个性质的矛盾过渡，被另一个性质的矛盾代替。是事物由前一种质的形态向后一种质的形态的突变或飞跃。旧质归于消灭，出现了新质。

一切事物发展时新旧过程的代替，事物内部新旧两个方面的转化、旧的统一性转化为新的统一性、旧事物转化为新事物、原有的疾病转化为新的疾病、这些均是事物处于“急”或质变状态时的结果。

总之，“急”是矛盾统一性急剧变化破裂的状态，是矛盾运动和事物发展的质变阶段。

（三）缓和急的相互转化

事物在发展过程中必然转化为自己的对立面。疾病的发展和向对立面的转化表现为由缓到急的过程。缓和急这两种形式，乃是不可分割地联系着的。

缓是矛盾运动和事物发展的量变阶段，只是事物数量方面的变化，其结果还不是事物在性质上发生了变化。缓的作用，在于为解决和克服矛盾本身作准备，为推动事物由一质态过渡到另一质态、由低级向高级过渡作准备。

急存在于事物转化的过程中，是矛盾斗争以自己的力量打破矛盾双方原有的统一性关系，是矛盾双方相互依存的统一性采取正在破裂的状态。其结果才是矛盾的解决和事物的质变，才是事物由旧质转化为新质的决定环节。旧质限制了量的活动范围，如果不通过质的根本变革，量的变化就不能超出这个限制范围，发生了质变，旧质归于消灭，出现了新质，新的质是同新的量有机地结合在一起的，在新质的基础上又开始了新的量变过程。

矛盾的斗争性贯串在缓和急两种状态之中。缓只是急的准备，它决不能代替急。缓的变化积累起来达到一定程度，就不可避免地引起急的变化。所以，急以缓为前提和基础，缓又必然引导和转化到急。没有缓的变化，就不能引导到急，同样也没有不引导到急的缓。宇宙间矛盾运动的发展是无穷无尽的，事物总是循着由缓到急和由急到缓的途径，如此不断地循环往复，实现着由低级到高级、由简单到复杂，无限上升、无限多样的发展过程。

（四）标本在缓急不同状态下对疾病性质的决定作用

引起缓和急及其相互转化的根源，在于事物内部的矛盾斗争。任何事物的内部都包含新旧两个方面，当旧的一方居于矛盾主要方面，而新的一方居于矛盾非主要方面时，事物的性质暂时不起变化，事物处于量变阶段。当着矛盾斗争的发展达到一定的限度，矛盾双方的力量对比发生了根本的变化，新的方面就由矛盾的非主要方面转化为主要方面，它战胜和克服了旧的方面，于是事物就发生根本的质变。

祖国医学标本论的基本概念，将原因称之为本，将结果称之为标；前一种质的形态为本，后一种质的形态为标；旧为本，新为标。疾病的性质及其相互转变，应用标本理论就能全面的概括起来。

标和本是紧密联系不可分离的。标和本是对立的统一：一方面，一定的本决定一定的标，本规定着标的活动范围，不同本的事物具有不同的标和标的界限。所以，标是以本为基础，本制约着标；另一方面，本又以一定的标作为必要的条件，它决定于标的界限。各种事物的标都有一定的限度，当标的变化一超出了这个限度，事物的原有性质，就会改变，产生了新的性质，从这个意义上来说，标是从本的发展，标否定了本。若要研究疾病的发生和发展必须全面地揭露疾病的标本联系，具体分析标本联系中的不同地位和作用，并且具体分析标本联系中的各种条件。

事物在变化过程中，由原因所产生的结果，对整个事物的性质说来，有两种不同的影响：有些时候，结果的产生不会引起事物根本性质的变化，因为这些结果对事物性质说来不具有决定意义。有些结果能左右事物的性质，一经产生，就会引起整个事物性质的改变。

标本对疾病性质的决定上，同样有着以上两种不同的影响，这二种不同的影响，主要存在于疾病的缓急二种不同的状态：当在“缓”的相对静止状态下，只有量变没有质变，疾病的性质,乃由“本”所决定着;当在“急”的剧烈变动的状态下,发生了质变,这时,所产生的结果“标”,左右着疾病的性质,疾病的性质,乃由“标”所决定着。说明了疾病在一定状态下,能够保持自己性质的相对稳定性;在另一状态下,疾病的性质超出它自己的原有限度,因而变成另外性质的疾病。这就是标本处在缓急不同状态时对疾病性质的决定作用。

(五)“急则治标,缓则治本”的理论基础

综合以上讨论,可以明白:在缓的状态下,疾病的质态处在相对稳定或好似静止的面貌,这时疾病的性质,由本决定着标,即本的一方居于矛盾的主要方面,而标的一方居于非主要方面时,疾病的性质暂时不起变化,事物处于量变阶段。因此,在“缓”的状态下,治疗的措施当针对着标本中的“本”的方面,这就是“缓则治本”这个治疗法则所依据的理论基础。

在急的状态下,疾病的性质处在急剧飞跃的转化过程中,显出显著地变化的面貌,疾病性质的发展达到了某一个最高点,标本双方的力量对比发生了根本的变化,标的方面由小变大,由弱变强,已由矛盾的非主要方面转化为主要方面,它战胜和克服了本的方面而居于疾病的主导和支配地位,引起了整个疾病根本性质的改变。由于不同质的矛盾,只有用不同质的方法才能解决。现在矛盾转化了,解决矛盾的方法也必须随之而转化。所以,在“急”的状态下,治疗的措施,亦当立即转移到标本中的“标”的方面,不然则疾病急剧恶化,甚至可有危及生命的后果,这就是“急则治标”这个治疗法则所依据的理论基础。

在临床工作中要注意疾病发展的客观规律,需要从缓来把握疾病的性质,从急来区分疾病性质的转化,要善于全面的分析和识别疾病的相对稳定性及注意疾病之间相互联结和相互转化的条件,从而作出正确的医疗措施,使疾病向有利于健康的方向发展。

(六)“急则治标,缓则治本”的实践基础

在临床上,“急则治标,缓则治本”的实例是普遍存在的,兹举数例于下:

由于脾虚逐渐而成的胀满是病从本生,由本决定着病的性质,此时当补脾以治其本:若腹胀由体虚遭致水湿侵袭者,其来必急速,是标决定着病的性质,这时当利水除湿以治标则胀自止。

又如类中风一病,俱因本元不足而成痰火之症,患者表现为猝然跌仆、痰涎壅塞,若不能口开窍通则死,是标证决定着生命的存亡,这时的紧急措施,自然是治其标证,先通其窍、稀其涎、吐其痰使得开口;待其病势稳定缓和下来,然后再究本源而用药以治其本。缠喉风一病,亦宜吐痰开口为急务。

又如吐血、衄血之后,由于血停瘀在内而成瘀血之证,使人面黄唇白、大便黑、脚弱气喘、甚则狂闷或懵不知人,此时治疗不得不去瘀导滞,这亦是急则治标的意思。

这种“急则治标,缓则治本”的治疗思想,并不是后世才发展起来,追溯其起源可以上及于汉张仲景时代,仲师在《金匮要略》一书中有“夫病痼疾加以卒病,当先治其卒病,后乃治其痼疾也”。如用标本理论来说明,则痼疾为本,卒病为标,当本病转化为标病的仓促时际则治其标病,然后在缓和平稳时期再治其本病。在《伤寒论》中,仲师具体地应用了这个法则,例如“伤寒,医下之,续得利清谷不止,身疼痛者,急当救里;后身疼痛,清便自调者,急当救表。救里宜四逆汤,救表宜桂枝汤”。

祖国医学家把这些临床治疗经验总结和概括起来,就成为“急则治标,缓则治本”的医疗思想,这种思想反映了在临床工作中必须视疾病主要矛盾方面的转移而治疗亦当转移的辩证法思想。

（七）结语

“急则治标，缓则治本”这个视疾病主要矛盾方面的转移而转移的治疗思想，不仅是临床实践经验的总结，而是有深刻辩证法思想的治疗观。这种治疗思想就是要使人的头脑不应当把疾病的标本对立关系看作反的、凝固的东西，而应当看作是动的、有条件的、可变动的、暂时的、相对的东西，疾病的标本都依一定条件向它们的反面转化着。由于客观疾病联系的复杂性，同一现象在一种关系中是标，在另一种关系中又是本。在一定条件下，本和标可以互相转化，一种本产生一定的标，这个标又反过来影响着本。正确地把握疾病的标本联系是做好临床治疗工作的根本条件。在临床工作中，只有正确认识疾病的标本联系，善于估计疾病发展的趋向和后果，才能正确地指导临床治疗工作。病情的发展过程虽然千变万化，而运用这一标本理论，细致地分析疾病发展过程中缓和急不同状态时的矛盾变化，则不难抓住疾病的实质，从而得到正确地处理。标本缓急治疗问题的提出，正是要促使我们注意和分析这些矛盾问题。

恰恰相反，形而上学者看不到标本联系的复杂性，认为本只是本，标只是标，二者不能互相转化。这种机械的标本观不能正确地说明疾病的联系，和正确地处理疾病的转变。

由此看来，“急则治标，缓则治本”不是一种权宜变通的临时性措施。它是祖国医学临床治疗规律的高度概括和总结，是富有辩证法思想的治疗观点，是生动活泼地运用祖国医学辨证论治的结果，是标本论治中的重要原则。继承和发扬祖国医学，发掘和整理这些丰富和宝贵的治疗经验，提高成为系统的理论，就能够更有成效地指导我们的临床治疗工作。（王羲明，1961 年 11 月初稿）

论祖国医学理论体系的核心

——上海市中医医院

湖北省中医学院第二届西医离职学习中医班所写的《从脏腑学说来看祖国医学的理论体系》一文（以下简称为《前文》），觉得什么是祖国医学理论中的基本问题，是重要的。现对这一问题，提出一些不同的看法。

（一）脏腑学说和阴阳学说均是说理工具

理论的基础是实践，人的认识开始于“实践”，在实践过程中，开始只看到各个事物片面的、表面的、现象的、外部的联系的东西，这种感性认识提供了作为理论研究的基础，必须经过思考作用，将丰富的材料加以去粗取精，去伪存真，由此及彼，由表及里的综合、抽象、概括过程，而形成概念和理论的系统，这种经过提炼的理性认识，乃是更深刻、更正确、更完整地反映客观事物全体的、本质的、内部联系的东西，才能够使我们通观全体，给实践过程中所看到各个事物丰富现象的发生予以解释和说明，这就是理论形成的过程。世界的全部理论，就是社会历史发展过程中所积累起来的关于自然和社会知识的总和。所以，没有实践就不可能有科学的理论，实践对于科学理论的发展始终具有决定性的意义。理论的基础就是实践，又转过来为实践服务，服务于实践活动的需要，解答实践活动过程中所提出来的问题，这种理论的作用就是说理工具的作用。

脏腑学说是祖国医学理论之一，阴阳学说也是祖国医学理论之一，二者都包含在祖国医学理论体系之中，所有理论都是实践活动的说理工具，因此，阴阳学说是说理工具，脏腑学说也何尝不是说理工具。《前文》对阴阳学说及脏腑学说有如下的论述:“至于阴阳五行学说,在祖国医学理论体系中,是作为说理的工具,借此来认识和说明人体一切生命活动的规律。”又说:“我们认为在祖国医学上所运用的阴阳五行,只是认识脏腑的生理机能活动和病理变化的一种说理工具,祖国医学理论的核心看来应该是脏腑学说。”又谓:“我们通过学习后,感到阴阳五行学说可以看作是祖国医学理论体系的说理工具,而在这个理论体系中,若以脏腑学说为核心,则可以将这个理论体系中的经络、营卫气血、津液、精神等一些基本理论概括地统一起来。”可以看出,《前文》既将阴阳学说包含在祖国医学理论体系之中;又将阴阳学说列于说理工具之列,逐出于祖国医学理论之外。对脏腑学说来说,既将它包含在祖国医学理论体系之中,又将它逐出说理工具之外。似乎在祖国医学理论体系之中,有一部分是说理工具,另有一部分是理论。《前文》将理论和说理工具分裂开,作为理论就不是说理工具,作为说理工具就不是理论,这样会造成了对“理论作用”的认识模糊不清,这与客观实际是不相符的。当然,从认识的全部过程来说,从感性认识上升到理性认识,不仅是要解释和说明事物作为说理工具,而且要回到实践中去指导实践达到改造客观世界的目的,这样才完成了对一个具体过程的认识运动。

(二)阴阳学说在祖国医学里的重要意义

“阴阳学说才能作为祖国医学理论体系的核心。”为了阐明这问题,有必要先来叙述阴阳学说的基本内容,它在祖国医学里的重要意义,它同祖国医学中的其他理论有怎样的关系?

1. 阴阳学说的基本概念　阴阳学说认为,世界上一切物质运动过程都包含着对立,构成对立的双方就用阴阳来代表。这两个部分相互联系、相互依赖又相互对立、相互排斥,构成一个统一的整体。例如《吕氏春秋》谓:“太一出两仪,两仪出阴阳,阴阳变化,一上一下,合而成章,浑浑沌沌,离则复合,合则复离,是谓天常。”古代学者认为,在一切事物之内,存在着对立两面的阴阳,阴阳两方面的变化决定了这一事物的发展变化,阴阳对立的离而复合、合而复离,意味着旧的对立的解决;新的对立的产生,说明了一个事物内的对立转化和发展过程。阴阳对立不断地产生和克服,才能推动事物的变化和发展,所以,事物内阴阳对立的存在,是宇宙间的普遍规律,故称为天常。

在祖国医学里,阴阳是从各种具体属性中抽象出来的,具有极大的普遍性。因为任何事物都有相互对立面存在着,而阴阳是从各种事物中概括出来的,它所能概括的范围很广泛,而不是局限在某一事物或某一现象上,因而阴阳的含义就必然具有广泛普遍性。

阴阳各以其对立着的对方为自己存在的依据,缺少任何一方则对立不能成立。正如《医原》所说:“阳不能自立,必得阴而后立,故阳以阴为基而阴为阳之母。阴不能自见,必待阳后见,故阴以阳为统而阳为阴之父。”赵献可在《医贯》中谓:“阴阳又各互为其根,阳根于阴,阴根于阳,无阳则阴无以生,无阴则阳无以化。”祖国医学把这种阴阳之间的互相依存关系叫作阴阳互根。

在发展过程中,阴阳对立着的两方面,各有向着其相反方面的转化。如《素问》谓:“重阴必阳,重阳必阴”,“重寒则热,重热则寒”,“寒极生热,热极生寒”,就是这个意思。

2. 阴阳学说在生理方面的应用　阴阳学说可用来认识和说明人体一切生命活动的规律。《素问》谓:“人生有形,不离阴阳”,“阴阳离决,精气乃绝”,这类似于恩格斯在《反杜林论》所说“生命也是存在于物体和过程本身中的不断地自行产生并自行解决的矛盾;这一矛盾一停止,生命亦即停止,于是死就来到”。并且阴和阳的内部还存在着阴阳对立,即“阴中有阴,阳中有阳”(《金匮要略》),“阳中有阴,阴中有阳”(《黄帝内经》)。由于机体内存在着大大小小的阴阳对立,彼此错综交织,构成了机体内十分复杂的生命活动规律,中医所说的脏腑,一方面是指实质脏器;另一方面也指某一系统的生理机能及病理变化。由于脏腑内的阴阳对立经常处于不断的消长变化之中,从而使脏腑之内及脏腑动的平衡,祖国医学学者就以这样的阴阳对立统一学说来观察人体生理病理机制的变化,并用它来说明脏腑之内和脏腑之间的相互联系又相互排斥的复杂过程。从这里可以知道阴阳对立统一是普遍存在于一切结构之中,并贯串于脏腑机能活动过程的始终。

3. 阴阳学说在经络方面的应用　经络是人体气血运行时所经过和联络的通路。十二经脉是经络学说的主要部分,是人身中主要的经络,分为手三阴和手三阳,足三阴和足三阳,在阴经与阳经之间,有其表里相合的关系。在手经与足经之间,有阴阳同属的关系。分布于全身内外下上。《灵枢》谓:“经脉者所以行血气而营阴阳,濡筋骨利关节者也。”《难·二十三难》曰:“经脉者,行血气,通阴阳,以荣于身者也。”可见经脉的作用是气血运行的通道及传导机体各部分阴阳对立统一的信息,内连五脏六腑、外及四肢百骸、经筋皮部、五官七窍、把人体各部脏与腑、脏与脏、五官与内脏、四肢与躯干紧密地联系在一起,构成一个活动的、统一的有机体。

此外,奇经八脉能补充十二经脉循行流注之不足,其中有督脉(为诸阳之海,统督全身之阳气)、任脉(为诸阴之海,总调全身之阴气)、冲脉(为十二经之海,又名血海)、带脉(统束诸经)、阳跷(主一身左右之阳)、阴跷(主一身左右之阴)、阴维(维络诸阳)、阴维(维络诸阴)等。对调节机体内的阴阳平衡及十二经脉的血气盈虚,有密切的关系。

由此看来,经络学说是离不开阴阳的,经络学说是以阴阳学说为基础,阴阳对立也是贯串于经络学说之中的。

4. 阴阳学说在病因学方面的应用　中医所讲病因有外因、内因和不内外因三类。外因包括六淫;内因包括七情以及痰、火、食滞、劳倦、房室不节等;不内外因是指虫兽咬伤和跌仆刀创损伤等。《素问》谓:“夫邪之生也,或生于阴,或生于阳,其生于阳者,得之风雨寒暑,其生于阴者,得之饮食居处阴阳喜怒。”风雨寒暑由外界侵入人体,使人能发生外感的疾患,是属于阳邪,而饮食起居所伤,阴阳失调、喜怒不节、均由内而发生,使人能生内伤的疾患,是属于阴邪,所以致病因素的属性,也可以用阴阳来概括起来。

5. 阴阳学说在发病学方面的应用　人体内部时刻进行着一系列生理的阴阳对立的互为消长及转化统一的活动。以消化、营养及机体器官活动的生理过程来说,饮食入于中焦、由脾与胃内部的阴阳对立活动的作用,把食物转化为精微吸收入于血脉,运行全身,以供脏腑、五官、四肢、筋骨等组织器官进行阴阳对立统一的生理活动,由这一系列生理的阴阳对立统一,才维持了生命总体的阴阳平衡。这对人体来说是健康的指针,如《内经》谓:“阴平阳秘,精神乃治”,“阴阳和调,则血气淖泽滑利”,“阴阳匀平,以充其形,九候若一,命曰平人”。古人对保养身体主张遵循维护阴阳平衡的规律,因而取得了长寿的结果,如“上古之人,其知道者,法于阴阳,和于术数,食饮有节,起居有常,不妄作劳,故能形与神俱,而尽终其天年,度百岁乃去”。

对于发病机制来说,祖国医学认为外界因素虽然构成了发病的条件,但就其根本来说,在于机体内部“阴阳平衡失调”的结果,这就是疾病产生的根据,阴阳平衡失调的过程,就是原有生理状态的阴阳对立统一被破坏,代之以新的疾病状态的阴阳对立统一的过程。因而发生阴阳偏盛或偏衰的现象,如“阴阳相错,变即由生”“阴胜则阳病,阳胜则阴病,阳胜则热,阴胜则寒”“阳虚则外寒,阴虚则内热;阳盛则外热,阴盛则内寒。”甚至从阴阳失调的现象，进一步发展到亡阴、亡阳及“阴阳离决，精气乃绝”而结束生命。

如果从机体的出生、成长、衰老、疾病、死亡的全部生命过程来说，就是机体新陈代谢作用中表现出来的阴阳对立统一的过程。所以阴阳对立统一规律是贯串在生命的始终，因而是绝对的，而阴阳之间的平衡或相对静止的健康状态是相对的、暂时的、有条件的。对医学的职责而言，就是为了维护人类的健康，因而要研究疾病发生发展的阴阳对立统一的规律，通过实践消除阴阳失调的因素，逆转病理过程，使疾病向健康方向转化，使恢复生命总体的阴阳平衡。

6. 阴阳学说在病理方面的应用　中医根据疾病的所在部位，分成表证和里证，根据疾病的征象，分为寒证和热证；根据病人的体质，分成虚证和实证。表证、热证、实证均属阳，而里证、寒证、虚证均属阴。所以阴阳是表、里、寒、热、虚、实的总纲。

中医把阴、阳、表、里、寒、热、虚、实统称为八纲。是临床上疾病证候分类的纲领，是一切复杂病证重要的分析归纳方法。所以八纲是祖国医学理论体系的重要部分。

疾病的产生，不是功能（属阳）的病变，便是物质结构（属阴）的病变。病变的部位，不是在外属表（属阳）便是在内属里（属阴）。证候的表现，不是亢进属热（属阳）便是减退属寒（属阴）。正邪斗争的形势，不是病邪旺盛属实（属阳）便是正气不足属虚（属阴）。疾病种类虽多，临床表现虽错综复杂，但总不出八纲范围，不出阴阳范畴。故有人称为“两纲六要”或“两纲六变”。

阴阳除了作为分析归纳表、里、寒、热、虚、实等证候分型的属性外。还作为某些疾病或某些证候的归纳。如阳厥和阴厥、阳黄和阴黄、阳水和阴水、狂（属阳）和癫（属阴）、亡阳和亡阴、阳亢和阴盛，阳虚和阴虚。阳虚尚可分析为心阳虚、脾阳虚、肾阳虚等类型；阴虚尚可分析为心阴虚、肺阴虚、肝阴虚、肾阴虚、胃阴虚等类型。

7. 阴阳学说贯串在疾病发展过程的各阶段　阴阳学说还贯串在疾病发展的各个阶段中，伤寒之分太阳、阳明、少阳、太阴、少阴、厥阴六经，是贯彻了阴阳学说的动的发展观点来辨别疾病过程中的阶段性。

伤寒论中首先把伤寒区分为阳证及阴证两大阶段，“病有发热恶寒者，发于阳也，无热恶寒者，发于阴也”。凡人体机能旺盛、抵抗力亢进的证候，属于阳。机能减退、抵抗力不足的证候，属于阴。但因为疾病的各个阶段发展不同，机体反应性的强弱及阴阳盛衰和消长的程度各不相同，因而又可把阳证分为太阳、少阳、阳明 3 个阶段，把阴证分为太阴、少阴、厥阴 3 个阶段，这样就以六经三阳三阴的对立变化来概括了伤寒热性病在发展过程中的各个不同阶段。同时在这阳证与阴证之间以及三阳之间三阴之间，可以在一定的条件下而转化（亦称传变）和发展，这样就使三阳三阴各个发展阶段之间虽有区别却又互相密切地联系起来，在临床上，注意了疾病过程中的阴阳对立状态的不同阶段然后治疗，才有成效。

8. 阴阳学说在诊断方面的应用　中医应用望、闻、问、切四诊来诊断疾病，用八纲辨证来分析疾病的具体情况，判断病证，从而决定治疗办法。认为疾病的发生，是由于“阴阳失调”也就是阴阳偏盛偏衰的结果，所以诊断的目的就是要寻求“阴阳失调”的所在。《素问》谓：“善诊者，察色按脉，先别阴阳”，“审其阴阳，以别柔刚”，“谨熟阴阳，无与众谋”，说明阴阳是诊断的关键。

在临床上要广泛地从病证的各方面来辨别阴阳。张景岳特别指出：“凡诊病施治，必须先审阴阳乃为医道之纲领。”又说：“以证而言，则表为阳，里为阴；热为阳，寒为阴；……以脉而言，则浮大滑数三类皆阳也，沉微细涩之类皆阴也。”

9. 阴阳学说在治疗方面的应用　中医辨证论治的原则，脱离不了阴阳变化的范围。《素问》谓：“治病必求其本。”这个“本”，就是指“阴阳”。疾病的产生，不外体内阴阳平衡失调的结果，求本就是寻找阴阳平衡失调的所在，又谓：“谨察阴阳所在而调之，以平为期，正者正治，反者反治”。阴阳平衡失调表现为偏盛偏衰，所以要寻找病者那里的阴阳发生偏盛或偏衰，然后进行治疗，以达到恢复平衡的目的。

治疗的法则有正治和反治两种，正治又名逆治法。《内经》谓：“逆者正治”“同者逆之”，“气相得者逆之”，就是针对疾病的本质与外部表现相一致时而采用与病气相反的药物来治疗的方法，也就是“见于阴者以阳法救之，见于阳者以阴法救之”。如“寒者热之，热者寒之，虚则补之，实则泻之……”这是从正面着手以调节阴阳平衡的疗法，都属于正治的范围，是治疗中的一种基本方法。

反治又叫从治法，《内经》谓：“从者反治”，“异者从之”，“气……不相得者从之”，就是当疾病中出现假象或阴阳格拒等疾病的本质与外部表现不一致时，采用与疾病的外部表现相同的药物来治疗的方法。例如“热因热用、寒因寒用、阴胜则阳病时用‘阳病治阴’的方法，阳胜则阴病时用‘阴病治阳’的方法，真寒假热时用‘以热治热’之法，真热假寒时用‘以寒治寒’之法”就是指反治法而言。《素问》又谓：“寒之而热者取之阴”，这时的病机为“阴虚而致阳亢”，非火之有余，乃真阴之不足，阴不涵阳而致虚火上亢，故这时需要应用“取之阴”的壮水之主以制阳光补阴配阳（反治）之方法来治疗，才能使阴虚恢复而热象自退。

另一种情况为“热之而寒者取之阳”这时的病机为“阳虚而致阴盛”非寒之有余乃其阳之不足，故这时需用“取之阳”的益火之源以消阴翳补水中之火（反治）之法治疗，使阳虚恢复而寒象消失。这亦是反治法的临床具体应用。

这两大治疗法则的具体措施虽不同，但都是针对疾病的本质阴阳偏盛偏衰的失调而给予“扶弱抑强，扶正祛邪”的治疗，从而达到机体内“阴阳平衡”的目的，说明阴阳学说在中医治疗中的指导意义。

10. 阴阳学说在中药药理方面的应用　中药是中医治疗的重要工具。它具有寒热温凉之气，酸苦咸辛甘淡之味及升降浮沉之性的不同，形成了中药学中的四气、五味、升降浮沉等理论。这些理论，仍然可以概括于阴阳学说中。《素问》有“阳为气，阴为味”之称，故四气为阳，五味为阴。但其中又各存在阴阳的不同，以四气而言：寒凉属阴，温热属阳；以五味而言，“辛甘发散为阳，酸苦涌泄为阴，咸味涌泄为阴，淡味渗泄为阳”。在气味之中，又有厚薄的区别，如“味厚者为阴，薄为阴之阳；气厚者为阳，薄为阳之阴”。至于升降浮沉的功能，升浮药具有向上，向外的发汗、催吐、止泻、升阳作用，属于阳；沉降药具有向下、向内的止咳、平喘、止吐、止汗、泻下、利尿作用，属于阴。后世医家根据这些原则，按药物的效用分为 12 类，其中宣、补、轻、滑、燥、热等作用属阳性部分；通、泄、重、澁、湿、寒等作用属阴性部分。这说明中药的作用有的偏于阴，有的偏于阳，在临床上应用了这种阴阳偏胜的性能，以解决疾病中阴阳对立的偏盛或偏衰。

由此可见，古代医家运用了阴阳学说来说明祖国医学在与疾病作斗争时所积累起来的丰富经验，结合粗浅的人体解剖知识，对人体的生理和病理现象，作了全面的系统的概括和总结，故阴阳学说成为祖国医学理论的重要部分，是祖国医学家观察疾病变化、指导治疗和预防疾病的发生的基本思想方法。正如张志聪所说：“本者，本于阴阳也，人之脏腑、气血、表里、上下、皆本乎阴阳，而外淫之风寒暑湿、四时五行，亦总属阴阳之二气。至于治病之气味，用针之左右，诊别色脉，引越高下，皆不出乎阴阳之理。故曰：'治病必求其本。'”可见在祖国医学领域内，如生理、病理、药理、诊断、治疗等各个方面，无一不应用阴阳对立统一的原理。故《阴阳离合论》谓：“阴阳者，数之可十，推之可百，数之可千，推之可万，万之大，不可胜数，然其要一也。”说明了应用阴阳对立统一的法则，可以指导我们深入研究事物内部的各个相互依赖又相互排斥固有复杂联系。由于阴阳对立统一法则是观察事物的重要法则。故《内经》谓：“阴阳者，天地之道也，万物之纲纪，变化之父母，生杀之本始，神明之府也，治病必求其本。”说明了宇宙间事物都不能离开阴阳对立统一的规律。

（三）阴阳学说是祖国医学理论体系的核心

“理论”是来自实践过程中对于客观事物的抽象，到达了事物的内部联系的认识，具有更深刻反映着客观实际的知识。“体系”是各种物体相互联系的总体。所以“理论体系”就是由许许多多的理论相互联系组合而成的总体。在这个理论体系所包含的许多理论中，那个最一般性的理论才是“理论体系的核心”。其他理论则是围绕着这个核心各在此理论体系中有一定的位置。

祖国医学是一个伟大的宝库，在它悠久的历史发展过程中，形成了一个独特的理论体系。在这个理论体系中，哪一个理论是核心，就得探讨祖国医学理论体系中哪一个理论具有最一般性的特点。阴阳学说是普遍存在于机体内一切结构之中，又贯串于一切机能活动的始终，能辩证地说明机体内的对立统一的复杂联系。祖国医学的其他理论如五行、脏腑、经络、营卫、气血、三因、四诊、八纲及药物的四气、五味、升降浮沉等等理论，都包含着阴阳的对立统一，都可以用阴阳学说来概括之。因此阴阳学说是祖国医学理论体系中最一般性的理论，只有阴阳学说，才能作为祖国医学理论体系的核心。但是《前文》是怎样来看这一问题的呢？他们有如下的讨论：“这样看来，人体内的阴阳是相对而不是绝对，既矛盾而又统一，普遍存在于一切结构之中，又贯穿于一切机能活动的始终，而五行生克制化关系，又说明了机体内的复杂关系。祖国医学就是这样以阴阳矛盾的相对统一观念和五行生克制化规律，来辩证地说明脏腑之间和脏腑之内的对立统一和复杂联系。”从这里可以看到，《前文》一方面承认阴阳对立统一不但存在于脏腑之间和脏腑之内，可以概括了脏腑学说而能“辩证地说明脏腑之间和脏腑之内的对立统一和复杂联系”，并且“普遍存在于一切结构之中，又贯穿于一切机能活动的始终”，而能概括祖国医学中的其他理论，说明它同意在祖国医学理论体系之中，阴阳学说比脏腑学说及其他学说更具有普遍性的理论。另一方面又把不是最一般性的理论——脏腑学说，作为祖国医学理论体系的核心，这就未免扩大了脏腑学说的概括能力，似乎有本末倒置之嫌。

阴阳的两个方面是相对而立，说明了阴阳相互为根的特效。但是阴阳对立统一的现象在体内是普遍存在的，因此阴阳学说在人体内是普遍性，是共性，必然也是绝对性。《前文》在观察了阴阳学说在人体内的情况后的同一个判断里有“这样看来，人体内的阴阳，是相对而不是绝对”的论点，与其下文所说“既矛盾而又统一，普遍存在于一切结构之中，又贯穿于一切机能活动的始终”的论点，无疑地存在着自相矛盾。甚至于像能够概括疾病复杂症状的八纲辨证的“一般的方法”，也认为“不可能适应所有的情况”，这与以上的逻辑矛盾是属于同样的性质。

脏腑学说在祖国医学里面有它重要的位置，这是不可否认的。《前文》在讨论疾病的发病因素时归结为“脏腑机能的变化”“脏腑机能的失常”“脏腑机能的改变”“脏腑机能之偏”“脏腑的功能发生异常变化”“脏腑机能失调”“脏腑机能的紊乱”，认为这就是脏腑学说作为祖国医学理论体系的核心的理由。究竟这些脏腑的机能发生什么样的病理变化？是什么因素致成脏腑机能的改变？未能直接明言。实际上，内因是变化的根据，这脏腑机能失调的因素还得向脏腑的内部来寻找。在脏腑的内部是包含有阴阳对立的两面，这是《前文》所承认的，因此这些脏腑机能失调的现象，就是由于脏腑内部阴阳平衡失调的结果，由于《前文》特别强调了脏腑学说，反而使得不能解释和说明临床的病理现象脏腑功能失调的原因。

《前文》甚至倒果为因的说：“脏腑机能的变化，决定着它属阴或属阳，而绝不是阴阳发生了变化，才使脏腑机能引起变化。”又说：“脏腑决定着阴阳，而不是阴阳决定着脏腑。”这个论点是站不住脚的。《内经》谓：“阴阳者……变化之父母。”《前文》“脏腑决定阴阳”的论点，与自己所提出的“祖国医学就是这样以阴阳矛盾的相对统一观念和五行生克制化规律来辩证地说明脏腑之间和脏腑之内的对立统一和复杂联系”的论点是自相矛盾的。由于单纯的脏腑学说是不能完全说明体内的生理机能和病理变化的。其结果仍然不得不使《前文》承认脏腑内阴阳对立决定着脏腑的生理机能和病理的变化。如说明脏腑学说的一段中就有：“利用了阴阳的对立统一来说明肝脏生理、病理的变化……例如在生理上，肝有肝阴、肝阳，在病理上，有肝阴虚、肝阳亢。”这反映了脏腑学说离开了阴阳学说则什么也不能说明。

就临床治疗来说，仅凭“脏腑机能失调”的概念，是不解决临床的实际问题的。如以“肾病”为例，必须要辨清是“肾阴虚”，还是“肾阳虚”，才能选用“滋肾阴”或“温肾阳”的药物来治疗。这说明了“脏腑机能失调”，有待于深入鉴别脏腑内阴阳的偏胜偏衰，才能给予准确的治疗，不然，病机不明会造成治疗上的大错。

从以上讨论可以知道，阴阳高于脏腑之中，决定着脏腑机能的变化。阴阳学说可以概括脏腑学说，而脏腑学说不能概括阴阳学说，因此说明了祖国医学理论体系的核心，不是脏腑学说而是阴阳学说。只有应用阴阳学说的普遍原理指导临床，与临床的具体实践相结合，才能使临床工作有所遵循而真正地解决疾病的预防和治疗问题。

（四）祖国医学理论体系的基本性质

我们不但要讨论什么是祖国医学理论体系的核心，而且要进一步讨论其性质是唯心主义还是唯物主义思想体系。作为祖国医学理论体系核心的阴阳学说，从其性质来看，具有朴素的唯物主义观点和自发的辩证法思想，基本上属于唯物主义观点和自发的辩证法思想，基本上属于唯物主义思想体系，但还不是完整的，正如卫生部副部长郭子化同志所指出的：“我们祖国医学遗产虽有自发的朴素的辩证观点指导实践，虽有从临症经验推想出的理论，但是它还不是完整的马克思主义哲学辩证唯物主义的思想体系，还缺乏现代自然科学的理论基础。”①

这可以从阴阳学说与矛盾法则的比较来作说明。虽然阴阳学说的基本精神与矛盾法则有很多相同的共性，但是毕竟还存在着许多不同点，例如表现在属性问题上，阴阳学说与矛盾法则虽然都是说事物内部有着对立的两个方面，共处于一个统一体中，但就矛盾法则来说，矛盾的两方面一般没有固定的属性，而阴阳学说阴阳的两方面，一般均有固定的具体的属性。如：天为阳，地为阴；日为阳，月为阴；背为阳，腹为阴；腑为阳，脏为阴；……因此，可以从具体事物内部对立双方的固有特性来分：凡是亢进的、有力的、积极的、活动的、进行的、生

---

① 郭子化．西医学习中医问题[J]．中华医学杂志，1956，42(6)：507.

长的、强盛的、兴奋的、明显的、向外的、向上的、表面的、正面的、温热的、光亮的、轻清的、机能的、男性的都属阳的方面；而衰退的、无力的、消极的、静止的、后退的、消亡的、柔弱的、抑制的、隐晦的、内向的、向下的、里面的、反面的、寒冷的、黑暗的、重浊的、器质的、女性的都属阴的方面。可见阴阳两方面有其属性，而在每一个统一体中绝不可颠阴倒阳。

另一方面，阴阳两方面虽然亦可以像矛盾双方根据一定的条件各向着其相反的方面转化，但受到很大的限制，当阴阳双方是指状态属性时则多可随着属性的转化而转化，如兴奋转化为抑制，抑制转化为兴奋，活动转化为静止，静止转化为活动，重寒则热，重热则寒，重阴则阳，重阳则阴等，当阴阳双方是指具有某些绝对的不变的物质属性时则多不能转化，如男不能变女，女不能化男，脏不能转化为腑，腑亦不能转化为脏等。

因此阴阳的对立统一，虽是矛盾现象，但由于具有属性，所以应用起来，就有一定的局限性，正由于阴阳对立的双方在祖国医学里具有这种属性而且密切结合起来，因而能够成为祖国医学领域内的基本理论，成为祖国医学理论体系的核心。而矛盾的对立统一，由于没有固定属性，因此较阴阳学说更具有广泛的概括能力，更具有最普遍存在的最一般的性质，所以矛盾对立统一法则能够成为辩证唯物主义哲学的核心，可普遍应用于自然科学以及社会科学的整个科学领域的根本法则。由于这样的道理，阴阳的对立统一，可用矛盾概括起来，而矛盾的对立统一，非阴阳所能概括。所以不能把阴阳对立统一学说与矛盾对立统一法则完全等同起来看待。另外阴阳学说对一些问题的阐述和认识，还很笼统和粗糙，有时还不足以完全说明事物的真实联系。所以是带有自发的和朴素的性质。[王羲明，《广东中医》，1963(6):4-10.]

再论祖国医学理论体系的核心

——答唐永怡同志《论脏腑阴阳的实体与理论工具问题》

在《广东中医》1963年第6期中，发表了我写的《论祖国医学理论体系的核心》一文（以下简称为《上文》），这是我对湖北省中医学院第二届西医离职学习中医班《从脏腑学说来看祖国医学的理论体系》一文（以下简称为《鄂文》）所提出来一些问题的看法。自从《上文》发表后，在《广东医学》1963年3期中，登载了唐永仪同志《论脏腑、阴阳的实体与理论工具问题》一文（以下简称为《唐文》）。这是对我《上文》一些看法的意见，现将这些意见进行讨论如下：

（一）“认识开始于实践”还是“实践开始于认识”

认识是客观世界及其规律在人们头脑中的反映。我们的认识只能从实践中来。没有实践，不可能有认识。辩证唯物主义的认识论，把实践提到首要的地位，认为人们认识一点也不能离开实践。无论任何人，若要认识事物，除了同那个事物接触，既实践于那个事物的环境中是没有法子解决的。列宁曾经说过：“实践高于认识，因为实践不仅有普遍性的优点，并且有直接的客观性的优点。”（列宁《黑格尔逻辑学一书摘要》，载《哲学笔记》，人民出版社1960年第2版第230页）。阶级性和实践性是马克思主义哲学辩证唯物主义的两个最显著的特点，强调理论对于实践的依赖关系，理论的基础是实践，又转过来为实践服务。

认识开始于实践，实践是认识的起源和发展的基础，也是检验认识的真理性的标准，认识来源于实践，然后回到实践，指导实践，并在实践中加以检验，纠正错误的认识，不断发展正确的认识。任何科学原理都是在实践中来的，都是在实践中不断检验、补充、修正而充实起来的，认识的任务在于改造客观世界和主观世界（系人的思想、意识、认识能力等等）改造主观世界同客观世界的关系。

辩证唯物主义者认为客观世界是可以认识的，人们可以无止境地认识客观世界，但由于人们的认识受到了历史条件的限制，如社会和科学实践的发展水平，人们认识的阶级局限性等，每一个人或每一代人的认识有都是有限的。随着社会和科学实践的发展，人们就会越来越深刻的认识客观世界。认识的过程是从感性认识到理性认识。这是一个不断反复、日益深化、日益精确的接近客观现实的过程，若要得到正确的认识和进到高一级的程度，只有通过这个实践、认识、再实践、再认识的形式，循环往复以至无穷的复杂过程，才能达到主观和客观的一致。

在认识论问题上，辩证唯物主义是同唯心主义和形而上学唯物主义根本对立的。唯心主义的认识论主张人的认识看作是天赋的或是主观自生的，即大脑凭空想出来的认识是否正确又依主观上觉得如何而定，认识可以脱离实践，人不必通过实践去接触外界事物，而只靠"先天理性"或来自圣贤的天赋智慧"良知良能"就可以获得知识，这样就把知识的来源神秘化了。无论哪一种形式的唯心主义都否认认识是人脑对客观世界的反映。在认识论上，坚持从意识到物质的错误路线。形而上学唯物主义的认识论虽然承认认识是对于客观世界的反映，但把认识只是看做照相式的机械的反映，看成是消极的、被动的、直观的、僵死的反映。只是把客观世界当作感觉的对象，而不是把它当作人们用自身的活动来改造客观世界的实践对象。它不把人类的认识看作是由不知到知，由不深刻的知到较深刻的知的一个无限发展的历史过程。否认了人的主观能动性，使认识脱离了实践，离开人的社会性，离开人的历史发展去观察认识问题，因此和唯心主义相同，它们都不能了解实践是认识的源泉，不了解社会实践对认识的决定作用。辩证唯物主义击溃了这些错误的理论，以各种规律的知识武装科学。根据这些规律人们就愈来愈深入的认识客观世界。

现在我们来看《唐文》之中，有这样的论点："实践开始于认识""实践固应为理论之基础，但其源于认识"。这种观点就不是"实践第一"，不是"认识依赖于实践"，相反的，完全颠倒了认识和实践的关系，成为"认识第一"，"实践依赖于认识"了。这样的认识论就根本不是辩证唯物主义的论点，而是成为《实践论》中所排斥的，"否认实践重要性，使认识离开实践的错误理论"（《毛泽东选集》（第一卷），人民出版社，1952 年第 2 版第 273 页。）

（二）"理论与说理工具的统一性的观点"还是"理论与说理工具相互分裂的观点"

人的认识开始于实践，理论的基础是实践，又转过来为实践服务，解答实践活动过程中所提出来的问题。这种理论的作用就是说理工具的作用，但从认识的全部过程来说，从感性认识上升到理性认识，不仅是要解释和说明事物作为说理工具，而且要回到实践中去达到改造客观世界的目的，这样才完成了对一个具体过程的认识运动，这就是我在《上文》中所提出来的"理论与说理工具的统一性的观点"。

列宁早在《马克思主义的三个来源和三个组成部分》一文中这样说过："马克思加深和发展了哲学唯物主义，使它成为完备的唯物主义哲学，把唯物主义对自然界的认识推广到了对人类社会的认识。马克思的历史唯物主义是科学思想中的最大成果。人们过去对于历史和政治所持的极其混乱和武断的见解，为一种极其完整严密的科学理论所代替。这种科学理论说明由于生产力的发展，从一种社会生活结构中会发展出另一种更高级的结构，例如从农奴制度中生长出资本主义……马克思的哲学是完备的哲学唯物主义，它把伟大的认识工具给了人类，特别是给了工人阶级。”（《列宁全集》第19卷，人民出版社1959年第1版第5页）指出了马克思主义不仅是科学理论，也是认识工具。可以说，这是理论和认识工具统一性观点的典范。在这里所说的认识工具就是认识客观世界的工具。当然对客观世界认识之后，既能给客观世界的规律性或道理予以解释和说明，亦就是说理工具的作用，因而认识工具的含义较说理工具的含义更为广泛，认识工具能够概括了说理工具的意义在内。

根据这种“理论与说理工具的统一性观点”，因而我在《上文》中，才提出了脏腑学说是祖国医学理论之一，阴阳学说也是祖国医学理论之一，二者都包含在祖国医学理论体系之中，所有理论都是实践活动的说理工具，因此阴阳学说是说理工具，脏腑学说也是说理工具，脏腑学说与阴阳学说有着同样的理论作用。

然而《鄂文》与《唐文》中，所根据的都是以“理论与说理工具相互分离的观点”为特征的。我在《上文》中曾经对《鄂文》提出了商榷的意见，不在这里赘述，但在《唐文》中除了附和《鄂文》的观点外，而且这种“理论与说理工具相互分裂的观点”更为突出。可取《唐文》数段记载如下“……将脏腑学说与阴阳学说均等同起来而为说理工具，我对这点有不同看法”，“……脏腑学说是祖国医学理论体系的核心，不应作为工具使用”。“在阴阳学说是重要理论，也是说理工具”的大标题下，称述：“1. 在哲学范围内，阴阳理论的重要性：……阴阳能通观宇宙之万事万物，且可为之根本的、本质的、相互联系的加以概括起来，成为古代哲学上十分重要的理论。2. 在祖国医学领域中，阴阳是说理工具，在哲学范围内，阴阳成为阐述诸事物矛盾对立统一性的理论。阴阳被引入医学领域，是在‘天人合一’的整体观念中，用以说明人体对自然界，脏腑与外界，脏腑之间及脏腑所化生之精神、气血、津液等之属性的关系而言，因此而成为阐述脏腑功能变化者，故为说理工具。”“阴阳在用到人体是说理的。”“《鄂文》……将理论的核心与说理工具阐述分明，明眼人一看便知，本人在此只是赘述耳。”“祖国医学中脏腑是构成理论中具本质性的实体，是认识的对象。亦是实践的根本，所以脏腑学说是理论体系的核心，不是工具。”“将脏腑学说与阴阳学说等同起来为说理工具，那是否承认脏腑为人体的实体内容物否认物质的作用，是非唯物论思想，可称为唯工具论。”“阴阳学说被引入祖国医学中，其地位为说理所用之工具，其作用仅限于此。”我对这种把“理论与说理工具相互分裂的观点”有不同的看法，若根据这种观点就可以导致以下几个结果：

1. 否认了说理工具的实践性，陷入于工具主义　“理论与说理工具相互分裂的观点”可以使得说理工具的来源神秘化，辩证唯物主义认为理论的基础是实践。理论是来自于实践。正由于理论起源于实践，才使得理论的说理工具的作用与实践有了密切联系，使说理工具的起源以来自于实践。如果把说理工具与理论相互分裂，因此说理工具与认识的来源——实践隔绝了，因而这种说理工具的作用不是从客观世界而是从意识理性中推演出来，从而把说理工具的作用同自然界实践性割裂开来，这样就与工具主义没有丝毫差别了。

工具主义把自然或客观实在当作主观经验，世界上的一切都是由没有任何物质基础和客观内容的“纯粹经验”所构成的，把真理和效用、利益混为一谈，不认真理的客观性，认为真理原来是人造的，是为了人造的，是人造出来供人使用的，什么理论有用就是真理，因为它们大有用处，所以才给他们“真理”美名的，并且主观唯心的把人的思想、逻辑的概念、观念、科学规律和理论、道德以及一切社会机构都看作只是供人使用实现一定目的的工具，公开否认一切科学规律和理论是客观实在的反映，而把它们看作只是帮助人们整理经验、应付环境的一种手段或工具。

由此可见把"理论与说理工具相互分裂的观点"根本就不是辩证唯物主义的观点。

2. 否认了阴阳学说对祖国医学发展的推动作用和指导作用　阴阳学说，认为世界上一切物质运动过程都包含着对立，构成对立的双方，就用阴阳来代表，这阴和阳的两个部分相互联系、相互依赖又相互对立、相互排斥构成一个统一的整体。因此，阴阳的对立统一是一矛盾现象，它是中国古代哲学具有了朴素的唯物主义观点和自发的辩证法思想，因而可用矛盾的对立统一概括起来，基本属于唯物主义思想体系。另外，阴阳对立的双方在祖国医学里含有具体的属性而且密切结合起来，因而能够成为祖国医学领域内的基本理论，而使祖国医学理论具有了朴素的唯物主义观点和自发的辩证法思想，推动了祖国医学的发展和向疾病作斗争的指导作用。我在《上文》中，已经将阴阳学说在祖国医学生理、病理、药理、诊断、治疗等方面的指导作用加以阐述，不在这里一一赘述。如果采取"理论与说理工具相互分裂的观点"来看阴阳学说，否认阴阳学说是祖国医学领域中的理论。而把它看作在祖国医学里面是与实践毫无联系捏造出来为了说理的目的所使用的工具。则否认了阴阳学说在祖国医学里的具体属性所具有的客观性，否认了阴阳学说在祖国医学领域中向疾病作斗争时的指导作用，否认了阴阳学说对祖国医学发展中的推动作用，否认了阴阳学说在祖国医学中所具有的朴素唯物主义的观点和自发的辩证法思想，这是一种非历史的观点，是一种割断历史的做法。

3. 否认了哲学对自然科学的指导作用　由于"理论与说理工具相互分裂的观点"，使《唐文》提出了"阴阳学说在哲学范围内是重要理论，在祖国医学里是说理工具的论点"。如果这样的话，是否就是说在哲学上的理论，一到自然科学中就成了与实践毫无联系的说理工具了。实际上，这话的真正含义，就是否认了哲学对自然科学的指导作用。按照这样的逻辑推理，是否亦将认为辩证唯物主义在哲学上是重要理论，但是亦仅仅适用于哲学范围内，到自然科学中也就变成了说理工具。对自然科学是不能起指导作用呢？这种"理论与说理工具相互分裂的观点"，实际上是把理论的起源神秘化，否认了认识对于实践的依赖作用，对哲学与自然科学之间的关系认识不清的结果。

（三）再论阴阳学说中的几个问题

在《唐文》中，也谈到关于"阴阳决定脏腑"还是"脏腑决定阴阳"问题。以及"阴阳学说的相对性和绝对性"问题，现在将这几个问题深入探讨如下：

1. "阴阳决定脏腑"还是"脏腑决定阴阳"　阴阳是包含在脏腑之中，脏腑是阴阳对立的统一体，如以脏腑而言，脏为阴，腑为阳，五脏之中有个有阴阳，所以阴阳是脏腑之内容，脏腑仅是阴阳的外部表现形式。因此，对于"脏腑决定阴阳"还是"阴阳决定脏腑"的问题，是涉及事物发展变化的动因问题，一切事物变化的，根据均存在于事物本身之中事物发展的根本动力，是事物内部的对立统一和斗争，事物内部发生了变化，才使事物的发生和发展具备了一切可能性，在任何时候，不论哪一种情况，内因都是根据，都是极重要的原因，外因始终是通过内因而起作用的，脏腑的活动也不能例外，关于这一点，《唐文》亦有同样的看法，可看《唐文》中的一段记载："总之，生理正常之生化与反常的病害，皆由于脏腑内部的变化所赋予。"由于阴阳是寓于脏腑之中，因此脏腑的一切机能变化发展均以脏腑之中的阴阳的对立统一为根据，即"阴阳决定脏腑"没有这种脏腑内部阴阳对立统一的根据，就没有脏腑机能的变化和发展，所以《素问阴阳应象大论》指出："阴阳者，变化之父母。"这是符合辩证唯物主义的观点。因此，《唐文》附和《鄂文》关于"脏腑决定阴阳"的看法，是和他自己上述的观点相矛盾的。

2. 论“阴阳学说的相对性和绝对性” 阴阳学说在祖国医学理论体系之中有相对性，也有绝对性，若从阴阳具有固定的具体的属性而言，如腑为阳，脏为阴；气为阳，血为阴；背为阳，腹为阴；上为阳，下为阴；表为阳，里为阴；热为阳，寒为阴；实为阳，虚为阴；数为阳，迟为阴；动为阳，静为阴等等来说，则阴阳是有定指的，而在每一个统一体中绝不可颠阴倒阳。这是阴阳学说的相对性，既个性或特殊性。若从阴阳对立统一的现象在体内是普遍存在的及普遍存在于一切结构之中，又贯穿于一切机能活动的始终的方面来说，则是阴阳学说的绝对性，即共性或普遍性。所以我们要用辩证唯物主义的观点来看这一问题，既不能抹杀阴阳学说具有相对性的一面，也不能抹杀阴阳学说具有绝对性的一面。但是，不能如《鄂文》中所说，将阴阳学说“既矛盾而又统一，普遍在于一切结构之中，又贯穿于一切机能活动的终始的”绝对性的一面，看作为阴阳学说的相对性，这就是对于阴阳学说的相对性及其绝对性的概念没有认识清楚，存在着自相矛盾，成为错误的论断。

（四）论脏腑学说的实质性

阴阳学说在说明人体的生理和病理现象时尚嫌笼统和粗糙，有时还不足以完全说明事物的真实联系，这是由于阴阳学说所具有的朴素的唯物主义和自发的辩证法的性质所决定的。但是，脏腑学说在说明人体的生理和病理现象时亦何尝不笼统和粗糙，也有很多是不够完善的地方。这可以从脏腑学说的基本性能上来说明这一问题，因为脏腑学说是建筑在五行理论基础之上的，在脏腑学说的理论中是以五行为主体，采取“比拟归类”和“类从推演”的原则，从而探求脏腑与脏腑之间的相互联系和相互制约的生理或病理的机制的，实际上是一种推理的方法学，其中“比拟归类”的方法是属于归纳性的，“类从推演”的方法是属于演绎性的。例如脏腑学说中的“肝”，由于配合了五行中的“木”，然后才能够联系到方位、四时、六气、五位、五色、五官、五志、五声、五臭、五畜、五谷、五音等方面，从而推论到发病的症状和病之所在等等。所以，脏腑学说是通过运用了五行生克和亢害承制的原则，采取“比拟”与“类推”的治学方法，才说明了脏腑、器官、组织等之间的联系的，并由此导出了对生理的表现、病理的症象及其机制变化等复杂情况的解释。所以，只有当我们充分的知道了脏腑学说这种基本性能之后，才能了解脏腑学说实质性的本质。这些均说明了脏腑学说实质性的本质亦是在古代粗浅的解剖学的基础上以及古代自然哲学的指导下发展起来对脏腑功能的概括。所以，基本上也是属于朴素的唯物主义和自发的辩证法的性质，与阴阳学说比较有着这种共同的特性，脏腑学说虽然在概括程度上较之阴阳学说稍具体一些，但是这种具体距离近代自然科学基础及客观真实性的联系来说有着很大的差距，因而这种脏腑学说的实质性也就有着很大的局限的性质。

（五）祖国医学理论建设的发展方向

祖国医学理论体系的基本性质虽然具有朴素的唯物主义和自发辩证法的思想，但是由于既往历史条件的限制，还不可能发展成为完备的理论。所以，我们现在对待祖国医学理论体系，应具有历史唯物观点，既不能苛求于古人，也不能把它看成与马克思辩证唯物主义完全一样。只有当我们清楚地认识了祖国医学理论体系的基本性质后，才能在今天新的历史条件时，需要我们在马克思主义哲学唯物主义观点和辩证法思想指导之下来从事祖国医学理论的建设工作。

此外，祖国医学在古代发展过程中，虽然有过对人体解剖结构粗浅认识的基础上，通过综合、分析、类比、推演等方法而概括出来，对人体生理、病理、诊断、治疗等的理论总结，由于历史条件的限制，长期以来受着封建时代的束缚及帝国主义的压迫，以致祖国医学未能和自然科学相结合，尚未采用现代自然科学的研究工具对祖国医学进行精密的系统研究。从而对祖国医学治疗疾病的丰富临床经验加以现代科学的解释和论证，因此在祖国医学理论中带有很多直观及臆测的成分，尚缺乏现代实验研究的根据。亦即是还缺乏自然科学的基础，不能适应和促进祖国医学进一步的发展。

正由于以上情况的存在，所以在1959年1月25日《人民日报》所载《认真贯彻党的中医政策》的社论中，正确地给我们指出了祖国医学的发展方向："研究整理我国的医药学遗产，把它提高到现代科学的水平，这是我国医药学家应做的工作，应尽的责任。……我国原有的医学包含着我国历代医学家对于疾病的观察、分析和治疗经验。虽然由于历史条件所限，他们没有能够掌握近代自然科学这个工具，因此在观察和分析上不可避免的有不正确的地方，需要用现代科学的知识和方法加以补充修正……在我国的医药学遗产里面，有大量的具有科学性的精华，我们必须把这些精华认真的吸收起来，这也是发展我国的新医学的必要条件。而用以发掘、整理着一座伟大宝库的手段则是现代科学的方法。发掘、整理我国医药学遗产的结果，无疑将使我国现代的医药科学知识更加丰富，便于我国的医药学家对现代医学作出更多的创造性的贡献，便于发展有独创性的医药学派。"这就需要我们中西医师更加共同努力，在马克思主义哲学辩证唯物主义一般原理的指导下，在结合现代自然科学的基础之上，掌握现代自然科学的研究工具，进一步继承和发扬祖国医学的伟大宝库，进一步整理和总结祖国医学同疾病作斗争的丰富治疗经验，把它提高到现代科学的水平，使祖国医学理论体系更趋完善，并在更高的水平上进一步的发展。（王羲明，1964年1月初稿）

论"辨病"与"辨证"

——上海市中医医院

近年来，随着中西医结合工作的广泛开展，对"辨病"和"辨证"等问题及其相互关系，引起大家的重视和热烈的讨论，现对此提出个人如下看法。

（一）祖国医学历来重视"辨病"，主张从"辨病"基础上进行"辨证"

凡"疾病"都有病因、发病机制、证候表现、发展过程及转归变化等内容。但是有些人误解，认为中医只讲"辨证"，不讲"辨病"。甚至认为只能"辨证"，不能"辨病"，这是不符合祖国医学发展的实际情况的。从整个中国的历史进程来看，中医既讲"辨证"，也讲"辨病"。例如汉代张仲景历来被人们推崇为"辨证论治"的创始人，但是他所著的《金匮要略》就是以各种疾病为单元的论著。其中的中风、疟疾、肺痈、胸痹、积聚、消渴、肠痈等篇，从现在来看仍然都是属于"疾病"的名称，他以"辨……病脉证并治"名篇，就是说明首先要"辨病"，只有在"辨病"的基础上，才讨论"辨脉""辨证"及"治疗"等一系列问题，对各种疾病进行了较全面的阐明和叙述。又如隋代巢元方所著《诸病源候论》，以"诸病"为其书名，也是专门讨论各种疾病的，以各种疾病为单元来讨论它的发病机制和临床表现的。

以后历代的医学书籍都是如此。由于在"辨病"基础上，对该病各个不同阶段的"证候"认识的深化和提高，而逐步地了解该病"辨证"方面的内容及其相应的更丰富的治疗方法，从汉代"伤寒病"按"六经辨证"的诊治方法开始，到清代对"温病"按"卫气营血辨证"的诊治方法，这些都市随着时代的进展，在“辨病”的基础上不断充实和发展“辨证”的内容，而使临床医学进一步向前发展。

（二）用发展的观点看“病”与“证”的相互关系

从现代医学的观点看，像咳嗽、黄疸、泄泻、发热、水肿等都不是病名，而是临床上最常见的一个症状。但是，在祖国医学发展过程中，这些名称一方面是一个疾病的病名，另一方面又是其他疾病的一个症状。如以咳嗽为例，在《内经》中就有《咳论》一章，与《热论》《疟论》《风论》《痹论》《痿论》《厥论》等一样，作为一个病名成为专篇来讨论的。但是也不能否认古人已经认识到咳嗽可以是其他疾病的一个症状。例如在张仲景《金匮要略》的《肺痿肺痈咳嗽上气》与《痰饮咳嗽》篇中所讨论的咳嗽，则是以咳嗽作为其他疾病的一个症状来讨论的。后世以咳嗽作为一个病名并且列为病候的一门来讨论的更是屡见不鲜，例如唐《千金方》《外台秘要》、宋《圣济总录》《太平圣惠方》、明《普济方》、清《医宗金鉴》等历代较大著作中，均以咳嗽作为一个疾病的单元进行讨论，此外在后世其他许多著名医家的著作中也是如此。同样，以咳嗽作为其他疾病的一个症状的情况，亦是散见于祖国医学的各家著作中。

这不仅在祖国医学里有把某种征象一方面作为病名，另一方面又作为症状的情况，即使在现代医学中也有同样的例子。例如：高血压的征象在原发性高血压中，它是一个独立的病名，而在肾脏病、嗜铬细胞瘤等疾病中，高血压仅是该病的一个症状而已。不但如此，在现代医学发展过程中亦有这样的情况：即过去认为是一个独立性疾病，现在进一步的认识证明并不是一个独立疾病，仅是一组证候的综合征而已。如班替（Banti）病就是一个例子，在1898年班替曾经描述一种有肝硬化继发的脾脏疾病，但是经过后来的学者将班替病和一般肝硬化的脾脏病理检查进行比较，在它们之间未能发现区别，因此对班替病是否系一种继有肝脏被累的独立性脾脏疾病提出疑问，现在一般不将它作为病名，而称之为班替综合征，此综合征可由许多不同的情况引起。此外，在现代医学里还有一些例子，现在尚认为是一个独立性疾病，而在将来随着认识的逐步深入，有可能证明仅是一组不同疾病而有共同表现的综合征。例如：对于再生障碍性贫血的看法，一向认为它是一个独立性疾病，而在近代的进一步研究中，已有我国许多血液病学家提出有可能不是一个独立性疾病，而是一个以全血细胞减少为主要表现的综合征而已。

所以对于“病”与“证”的问题，我们认为需要用辩证的观点和发展的眼光来考查它们之间的关系。古代的有些病名，现在看来是一种症状，现在的某些病名，将来有可能也仅是症状而已，这种转化是常有的事情。此外，对于某些症状而言，随着实践和认识的不断深入，鉴别的细致，有可能导致诊断为某种不同的疾病，这种互相转化亦是客观存在的事情。例如黄疸为症状名，随着实践和认识的不断深入，发现某些黄疸具有传染性而命名为“瘟黄”，相当于传染性肝炎黄疸型的情况；某些黄疸具有肋下疼痛和积块的叫作“癖黄”，相当于肝癌的表现；某些黄疸由老鼠排泄物所污染事物而致病的称“鼠疸”，这与钩端螺旋体病的传播途径及出现黄疸的临床表现类同。这是随着实践和认识的逐步深入，而将出现黄疸症状的各类疾病进行鉴别而区分为各种各样不同的疾病。

（三）在中西医结合工作中的“辨病”和“辨证”

人类对疾病的认识是在一定的历史条件下和实践的基础上，出现一定的疾病分类学。过去祖国医学的发展过程受着客观条件的限制，只能应用人体感觉器官的直接观察，经过归纳得出的疾病分类学来识别各种疾病，如将咳嗽、黄疸、泄泻、发热、水肿等的症状，作为独立性疾病来讨论是很自然的事情。随着人类的实践和认识的不断提高，疾病的本质将越来越清楚，如显微镜的发明，细胞组织学得到了发展，因此出现了以病理组织为基础的疾病分类学。中西医结合就是要使祖国医学具有近代自然科学的基础。把中医中药的知识和西医西药的知识结合起来，创造我国的新医药学，就是要在近代最新疾病分类学的统一基础上，和祖国医学长期以来从实践中积累的丰富的"辨病"和"辨证"的治疗经验相结合。使我们对疾病的认识能够有较全面的整体观念，因为"辨证施治"是解决疾病过程中某一阶段的主要矛盾，"辨病施治"是解决整个疾病的基本矛盾，只有在不断实践中，不断扩大现有的治疗领域，中西医之间互相团结合作，取长补短，共同探索和发掘更有效的诊治方法，总结经验，提高认识，从中建立起一套以唯物辩证法为指导的中西医融会贯通的诊治方法，它的疗效将超过既往单纯的中医疗法或单纯的西医疗法，这样才有利于进一步认识疾病的本质，提高诊断和治疗的质量。[王羲明，《中医杂志》，1980(6):9-10.]

论治恶性肿瘤必须辨病与辨证相结合

——上海市中医医院

辨病与辨证相结合，是多年来中西医结合通常运用的一种切实可行的有效方法，有利于中西医结合共同总结经验，提高疗效，推动工作。现将在恶性肿瘤领域中的实施情况作如下探讨。

（一）"辨病"和"辨证"的来由及其基本含义

人类对疾病的认识是在一定的历史条件下和实践的基础上，出现一定的疾病分类学。过去中医药学受着客观历史条件的限制，在其发展过程中只能运用人体感觉器官的直接观察，经过长期的实践，对某些疾病在发展过程的某些阶段所表现"证"的观察较细致，因此就出现了丰富多彩的中医"辨证论治"的内容。其精髓就在于能区别不同阶段的某些状态，不同时期的具体条件，亦即是抓住其当时的主要情况进行适宜有效的治疗。

随着西方现代工业的早一些发展，出现了如显微镜等仪器的发明，使细胞组织学、生物化学得到了发展，因此出现了以病理组织为基础的疾病分类学。随即使西医以病理组织学为基础的"辨病论治"推向了新的高度。

中华人民共和国成立后发展了中西医结合的新医药学就是要在近代最新疾病分类学的"辨病"基础上，和中医药学长期以来从实践中积累丰富的"辨证"的治疗经验相结合的医药科学，这样就可以使我们对疾病的认识能够有较全面的整体观念，因为从实践证明："辨证论治"时解决疾病过程中某一阶段的主要矛盾，"辨病论治"时解决整个疾病的基本矛盾，二者是相辅相成的辩证关系。只有在不断实践中，不断充实、扩大现有的治疗范围，中西医之间紧密团结合作，取长补短，共同探索和发掘更有效的诊治方法，进一步总结经验，提高认识，从中建立起一套以唯物辩证法为指导的中西医融会贯通的诊治体系——新医药学，才有利于进一步提高对疾病的诊断和治疗质量。近代我国新肿瘤科学的发展就是一个中西医结合的典型实例，它是"辨病"与"辨证"相结合治疗肿瘤的经验总结。

（二）探讨"异病同治"与"同病异治"的实质

"异病同治"与"同病异治"是当前盛行的中西医结合方式。例如在恶性肿瘤疾病中，原发性肝癌的主要症状为食欲减退，腹胀，恶心呕吐，便闭或泄泻等均属"脾虚"证象；胃癌的主要症状有胃脘疼痛，纳呆脘胀，嗳气吞酸等亦属“脾虚”证象；肠癌的主要症状是大便有血，腹痛腹胀，胃纳减退等亦属“脾虚”证象。以上的肝癌、胃癌、肠癌三者虽然部位不同是属于不同性质的癌瘤，但由于都具有同样的“脾虚”证象，因此可以“异病同治”，应用健脾类中药治疗而获效，根据近代研究，这些不同部位的癌瘤均有免疫功能低下的情况，而健脾类中药经过实验恰有提高免疫功能的作用。

又如支气管肺癌，病处胸部，在其进展过程中，可由“肺热阴虚”“气阴两虚”“脾虚痰浊”“气血瘀滞”“阴阳俱虚”等不同阶段的证象，虽是同一个癌瘤，由于证象不同，可以采用不同治则如“养阴清肺”“益气养阴”“健脾化痰”“行气活血”“滋阴温阳”等不同中药治疗，这就是“同病异治”的特色。

这种“异病同治”与“同病异治”的着眼点均在于“证”的异同，所以其核心仍属于“辨证论治”的范畴。更具体地来说，就是“异病因同证而同治”与“同病因异证而异治”，亦可简称为“同证同治”与“异证异治”。这种“异病同治”与“同病异治”正是以“证”为中心所展开的治疗方法，是属于“辨证论治”的开拓和发展，在中西医结合工作中得到了具体的体现和表达。

（三）在恶性肿瘤领域必须“辨病”与“辨证”相结合

恶性肿瘤是当今威胁人类健康和生命的最严重疾病，为当代难治性病证之一。据世界卫生组织 1985 年发表资料：全世界恶性肿瘤每年发病 590 万人，死亡 430 万。我国恶性肿瘤每年死亡人数已达 70 万。上海市区每年发病 15 000 人，死亡 11 000 人。随着医学模式的变化和人口老龄化进程的加速，恶性肿瘤发病和死亡人数更有逐年上升、日趋严重之势。因此，积极做好恶性肿瘤的防治研究工作，实现攻克癌瘤难关的重大课题，控制它的发病率及死亡率，已成为全世界医药卫生界共同协作的一项十分紧迫的任务。

中医药学是个伟大的宝库，对于肿瘤病症早有论述，并积累了丰富的理论知识和扶正祛邪的治疗经验，这对近代中西医结合防治肿瘤方面有着很大的启迪。由于恶性肿瘤的病情复杂，除辨病外对其治疗不能拘泥于一方一药，必须根据其不同阶段的不同情况，在辨病的基础上进行辨证论治。在攻克难治性癌瘤的研究中，西医学在“辨病”有其特点外，中医学亦显示了在“辨证”方面的可喜优势和很大潜力，中西医两者的结合才能更趋向于完美。当今，全世界的有关肿瘤研究机构和专家，都在积极寻找我国天然的抗癌中药，业已展现出一副令人振奋的广阔前景。在临床工作中不仅证实了活血化瘀、化痰散结、清热解毒、攻坚破积等治则的祛邪中药对于抑制癌细胞的生长扩散和转移等抗癌消瘤方面具有显著作用；而且也发现了扶正固本治疗法则是祖国医学的精髓，应用于恶性肿瘤领域能够增强癌瘤患者的免疫功能，改善体质，提高抗癌能力。在中西医结合治癌中，如用扶正固本的中医药与手术、放疗、化疗相结合的综合疗法，不仅能纠正体内阴阳的偏颇，而且对患者手术后康复，提高放化疗抗癌效应和减少其毒副反应方面，具有非常显著的效果。尤其对于年老体弱不适宜应用攻伐的晚期癌瘤病人，在辨病诊断明确后，通过中医药的辨证应用扶正固本等治疗亦能减轻痛苦，有些病人甚至会出现奇迹般的治愈效果，得到了延年益寿。

目前，在临床上中西医结合治疗恶性肿瘤领域所取得的辉煌成果，鼓舞了广大的中西医务人员，并得到了病人和家属的欢迎。这些均是贯彻西医“辨病”与中医“辨证”两者密切合作施治的结果所出现的成绩。今天，探讨和总结中西医结合的理论所取得的成就和经验，对进一步推动中西医结合创新事业的发展所做出的贡献，具有非常重要的实际意义。[王羲明，《中西医结合研究回顾与反思》，临床荟萃杂志社出版，1994：49-50.]

第八章

医学论著精选①

肝硬化在祖国医学文献中的记载及其治疗原则

——北京医学院附属北京人民医院

肝硬化是比较常见的慢性肝脏疾病之一。祖国医学文献中有着较多关于肝硬化在病因、发病学、临床表现、诊断和鉴别诊断方面生动细致的记载和较系统的认识，并有着独特的治疗方法，可以补充现代世界医学的不足。现在作一系统的探讨如下。

（一）祖国医学对肝硬化的病原学及发病机制的认识

1. 肝、脾湿热因素　肝硬化最突出的临床表现是腹水，在祖国医学文献中有较多关于腹水的叙述，并且很早就认为与肝脏病变有关，因此名之为“肝水”。

“肝水者，其腹大，不能自转侧，胁下腹痛。”（《金匮要略》水气篇）

这里明确地指出此种肝性腹水因为腹大，所以身体转侧不方便，并有胁下疼痛，与肝硬化症状有相应之处。

腹水的发生，还与脾虚湿热不运密切有关。

“臌胀由于怒气伤肝，渐蚀其脾，脾气虚，故阴阳不交，清浊相混，隧道不通，故其腹胀大。”（《沈氏尊生书》）

“脉细如丝，重按至骨，乃见弦象，是肝木乘脾也；口干小便短少，是湿热不运也；匝月，腹日加大。”（王旭高《环溪草堂医案》）

2. 酒、食、房劳因素　在我国古代医籍中，还发现由于长期过度饮酒而造成营养等精微物质缺乏，是引起肝硬化腹水的重要因素。

“少年纵酒无节，多成水鼓。”（《景岳全书》）

“丹溪治一人年四十余，嗜酒，大便时见血，春患胀，色黑而腹大，形如鬼状。”（《名医类案》）

饮食不规则，劳倦内伤，房事过度等均可引起腹水的发生。

“凡七情，劳倦，饮食，房闱，有过份者，皆能戕贼脏器，以致脾土受亏，转输失职，正气不行，清浊相混，乃成此证。”（《景岳全书》）

① 本章内容均由王羲明团队写作（均于文末注明文献来源），编纂时进行了必要的修改。

“七情内伤，六淫外侵，饮食不节，房劳致虚，脾土之阴受伤，转输之官失职，胃虽受谷，不能运化……清浊相混，隧道壅塞，气化浊血。瘀郁而为热，热留而久，气化成湿，湿热相生，造成胀满，经曰臌胀是也。”（《丹溪心法附余》）

3. 黄疸传变因素　祖国医学家在临床实践中，已经发现急性黄疸病可以传变成为肝硬化的规律。

“虞恒德治一人，年三十余，得谷疸症，求治。以胃苓汤去桂加茵陈数十贴，黄退，自以为安，不服药，十数日后，至晚，目盲不见物。虞曰：此名雀目，盖湿痰盛而肝火有余也。用猪肝煮熟和夜明砂作丸服之，目明如故，来谢。虞曰：未也，不早服制肝补脾消痰之剂，必成蛊胀。伊不信。半月后，腹渐胀痞满，复求治，仍以胃苓汤倍二术加木通、麦冬煎汤下褪金丸，一月而安。”（《名医类案》）

这是黄疸性肝炎急性期之后较明确发生肝硬化的中医诊治文献记载。此外，还有黄疸持续日久不退而转变为肝硬化的描述。当黄疸长期阻滞蓄积体内日久不退，皮肤可呈现黑色黄疸，古代文献名之为黑疸、女劳疸，还有转成疸水者。

“额上黑微汗出、手足中热，薄暮即发。膀胱急，小便自利，名曰女劳疸，腹如水状不治。”（《金匮要略》）

“黄家日晡所发热而反恶寒，此为女劳得之，膀胱急，少腹满，身尽黄，额上黑，足下热，因作黑疸，其腹胀如水状，大便必黑溏，此女痨之病，非水病也，腹满者难治。硝石矾石散主之。”（《金匮要略》）

“此疸水者，言脾胃有热，热水流于膀胱。使小便涩而身面尽黄，腹满如水状，因名疸水也。”（巢元方《诸病源候论》）

以上描述情况，类似于胆汁性肝硬化的病证。

4. 疟、痢、水毒因素　有很多记载，是肝硬化与疟疾之间有着密切关系。

“痞块由大疟日久而结，多因水饮痰涎与气相搏而成。久则块散腹满变为臌胀，所谓癖散成臌也。”（王旭高《环溪草堂医案》）

“疟久邪深入络，结为疟母。疟母在左，自下攻逆，加以右胁结癖，上下升降俱窒，无怪乎中宫渐满。”（曹仁伯《继志堂医案》）

亦有肝硬化发生于痢疾便血之后的情况。

“初因下血转痢，继而大便秘艰，自左胁下有形渐致胀大坚满，小便自利，病在血分。”（叶桂《临证指南医案》肿胀门）

痢疾后形成坚大的脾肿大，可考虑血吸虫病后形成肝硬化。祖国医学家还认为水毒可以成为肝硬化腹水的发病因素。

“此由水毒气结聚于内，令腹渐大，动摇有声。常欲饮水。皮肤盦黑，如似肿状，名水蛊也。”《诸病源候论》

所谓水毒有可能包括血吸虫尾蚴在内，如果这样的话，所说的水蛊就是现在所称血吸虫性肝硬化合并腹水而言，说明祖国医学文献中有颇多涉及病源的记载。

5. 心肺壅滞因素　心肺功能障碍可以导致郁血性肝硬化发生。这在祖国医学文献中，亦有明确的记载。

“在右胁下，覆大如杯。久不已，令人洒淅寒热喘咳发肺壅，心病传肺，肺当传肝。”（《难经》）

当左心衰竭时，心病传肺则有肺部充血，呼吸困难，故有咳嗽，气喘，端坐呼吸等症状，肺部疾患而有右心衰竭时，则导致肝脏充血肿大，在右胁下覆大如杯状，久不已则成为郁血性肝硬化。

6. 阴阳络道闭阻因素　当肝硬化伴有腹内血道循环闭阻改变而引起腹水的产生。

“阴阳气道不通，四海塞闭，三焦不写，津液不化，水谷并行肠胃之中，别于迴肠，留于下焦，不得渗膀胱则下焦胀，水溢则为水胀。”（《灵枢·五癃津液别》）

“血热妄行，不归故道，停积于中，见血臌腹胀之症作矣。”（秦景明《症因脉治》）

这些记载均说明门静脉与大循环之间的正常通路，因肝硬化而受到阻碍、闭塞。因此，水谷并于肠胃之中，而不能通向大循环的故道，水液潴留，不能渗入泌尿系统的膀胱之中，结果成为腹水。

（二）祖国医学文献中有关肝硬化临床病象的记载

祖国医学对肝硬化在临床上的表现为脾肿大，腹水，侧支循环，出血，营养不良，蜘蛛痣，血液凝固障碍，夜盲，肝性脑病等。现分类举例如下，可见祖国医学家在临床观察之精密和详细。

1. 门静脉压力增高的临床表现

（1）脾肿大：脾静脉是门静脉主要起源支之一。当肝硬化时，脾内发生强度郁血，往往又发生网状内皮细胞的增殖而引起脾肿大。祖国医学的学者，在临床上已经观察到脾肿大的出现是在肝硬化的早期，往往脾肿大成为肝硬化的主要症状。

“肝之积名曰肥气，在左胁下，如覆杯有头足，久不愈，令人发咳逆皆疟，连岁不已。”（《难经》）

“左胁有块，杯大，大便小便见利，病在肝家。”（尤在泾《静香楼医案》）

腹水的产生原因之一，是由于门静脉的受阻压力增高所致。腹水往往出现于脾肿大之后。

“一人患腹左一块，数年不愈，后发生腹胀。”（龚廷贤《万病回春》）

“左胁宿痞，腹渐胀大外。”（尤在泾《静香楼医案》）

祖国医学家早就发现肝硬化时先出现脾大，然后出现腹水的相互关系，因此有左胁肿块，散而成臌的描述。

（2）腹水与侧支循环：腹水是门静脉压力过高时最触目的症状，腹腔内蓄积大量液体时，腹部皮肤绷紧，其中出现白纹，皮肤发光泽而变薄，脐向外凸出，在检查时，引起注意的是脐部周围的侧支静脉网。《内经》中，就有关于门静脉高压腹水及腹壁侧支静脉网的记载。

“鼓胀何如？岐伯曰：腹胀身皆大，大与肤胀等也，色苍黄，腹筋起，此其侯也。”（《灵枢·水胀》）

后世各家亦有类似的记载：

“治真定王用之，年二十九岁，病积，脐左连胁如覆杯，腹胀如鼓，多青络脉，喘不能卧，时值暑雨，加之自利完谷，日晡潮热，夜有盗汗。”（罗谦甫）

“一人病气盛，四肢不浮，惟腹膨胀大，戴原礼所谓蜘蛛病是也。”（《续医说》）

“今脉弦大，面色黄滞，腹大青筋皆露，颈脉震动。”（叶桂《临证指南医案》积聚门）

前人在叙述腹水时，虽有以上“鼓胀”“蛊胀”“单腹胀”“蜘蛛病”等不同名称，然而同样是形容一个客观表现——肝硬化腹水。此外，具有同样见解的医家很多。如：

“蛊与鼓同，以言其急实如鼓，非蛊毒之蛊也，俗谓之膨脝，又谓的蜘蛛病，所感不同，止是腹大而急，余处皮肉如常。”（戴元礼《秘传证治要诀及类方》）

“若单腹肿大而四肢瘦者，名蜘蛛蛊。”（李梴）

“单腹胀，俗名蜘蛛胀，四肢瘦，由脾气虚极，真脏已伤也。”（《类证治裁》）

可见古人在形容肝硬化腹水时，有各种不同的描述，因此也就有了不同的名称，然而在意义上是相同的。

（3）呕血便血：侧支循环的建立，可使血液从门静脉系统绕过肝脏，通过食管静脉、腹壁静脉及痔静脉而进入腔静脉。关于腹壁静脉的曲张似青筋显露已如上述。当门静脉内压力增高过久而食管静脉与痔静脉扩张高度时，则可破裂，临床上表现为呕血与便血。前人的记载如下：

“腹胀身热，阳盛胀也。若吐衄泻血则亡阴矣。”（《医宗金鉴》）

“隐癖日久，散而为臌，所以左胁有形作痛，大腹渐满，便出红色垢积，更兼脘中因食而痛。久吐痰涎带瘀。”（曹仁伯《继志堂医案》）

“形瘦色苍，水火体质，抑郁不遂，气阻血痹与湿热凝聚膜原。始则里热口干，继而大腹胀硬，自夏至秋，日益胀大，今已脐突红筋显露，纳谷衰少、大便色黑，小便短赤，舌灰黄，脉弦数，此血臌之重症也。”（《孟河丁氏医案》肿胀门）

“喻嘉言治一血蛊，服药百日后大腹全消，左胁始露病根一条如小枕状。以法激之。呕出黑污血斗许，余以大便泄去始消。”

这里指出肝硬化脾肿大可因呕血便血而缩小的惟妙惟肖的记录。

2. 肝实质损害的临床表现　祖国医学文献中还有关于肝硬化肝实质损害的各种临床表现的记载。

（1）夜盲：当肝实质受损时肝不能将胡萝卜素制造成维生素 A，当血中维生素 A 的数值减低，以至缺乏而产生夜盲。祖国医学文献中记载肝硬化而出现夜盲的现象，见于上述虞恒德医案中，现不再赘述。从那一段记载里，前人已经阐明了夜盲与肝脏病变的关系，而肝制剂可以纠正夜盲的维生素 A 缺乏症。

（2）下肢浮肿：在肝硬化慢性阶段，肝实质功能不全，往往首先表现为下肢浮肿，这表明肝合成蛋白能力降低使血浆白蛋白减少所致。

“先腹水后四肢肿者。胀也。”（程钟龄《医学心悟》）

“宦途失意，尤思伤神，运行无权，肝木来侮，浊气在上，则生腹胀，大腹胀满，自秋至冬，日益加剧，动则气逆。小溲涓滴难通，青筋显露，足肿不能步履，口燥欲饮，舌红绛，脉细数，叠进六君，五皮，肾气等剂，病势不减。已入危笃一途。”（《孟河丁氏医案》肿胀门）

（3）蜘蛛痣：患者胸、背、面部或四肢皮肤，往往发现似蜘蛛网状的血管扩张，这种蜘蛛痣是肝硬化的特殊体征，表示肝实质损伤以致失去其对性激素的解毒作用，则性激素过剩而持续其对血管的增殖作用而发生蜘蛛痣。在祖国医学文献中，也有此种肝硬化特征性改变的描述。秦景明、唐宗海名之为“血缕”或“血丝缕”，喻昌形容如“蟹爪纹路”。

“血臌腹胀之症，腹胀不减，肚大青筋，腿足或见血缕，小便反利，大便或黑，在上则漱水太多忘，血在下则小腹闷痛，血臌腹胀之症也。”（秦景明《症因脉治》）

“血臌之症，胁满小腹胀，满身上有血丝缕，烦躁漱水，小便赤，大便黑，腹上青筋是也。”

(唐宗海《血证论》)

“血臌症:医云是妇人之病。嘉言谓男子恒有之。面色萎黄。有蟹爪纹路,脉虽虚极步履如故,多怒善忘,口燥便秘,胸紧胁胀腹疼,迨胀之既成,腹大如箕。遂不可救。东南最多。”(喻昌《寓意草》)

“人有单腹胀满,四肢手足不浮肿。经数年不死者,非水臌也。或问:此等之病既非水臌,初起之时何以知其是虫臌与血臌也。吾辨之于面焉,凡面色淡黄之中而有红点或红纹者是也。”(《百病辨证录》)

(4) 血液凝固障碍:当肝实质受损时,则制造凝血酶原的能力减退,故凝血时间延长,血液凝固发生障碍而易于鼻衄、齿龈出血以及皮下出血,古医籍中亦有记载。

“刘仲安治真定总兵董公之孙年二十余,病癖积,左胁下硬如复手,肚大青筋,发热肌瘦,咳嗽自汗,日晡尤甚,牙疳臭恶,宣露出血,四肢困倦,饮食减少,病甚危。”(江瓘《名医类案》)

“向有宿痞,夏至节一阴来复,速次梦遗。遂腹形坚大,二便或通或闭,是时左膝痛肿溃疡,未必非湿热留阻经络所致,诊脉左小弱右缓大,面色青减,鼻准明亮,纳食必腹胀愈加,四肢恶冷,热自里升,甚则衄血牙宣。”(叶桂《临证指南医案》肿胀门)

(5) 肝性脑病:在肝硬化末期,一般症状均显著恶化。精神的变化有神志恍惚,谵妄甚至狂躁,逐渐转入昏迷,祖国医学医籍中,亦有这方面的记载。

“烦躁漱水,迷忘惊狂,痛闷喘恶、虚汗厥逆,小便多,大便血,瘀蓄死血,而腹胀皮上见青紫筋。”(《医钞类编》)

这一段记载,已属肝性脑病的征象。

(三)肝硬化的诊断和鉴别诊断

祖国医学家在诊断肝硬化方面积累了很多经验,已经认识到肝硬化的发病原因与营养、感染等因素有关,同时根据临床表现可以作出正确的诊断,已如上述。同样在鉴别诊断方面,祖国的医学家很早就能鉴别肝性腹水与全身性浮肿的不同。例如:

“水与肤胀、鼓胀何以别之?答曰:水始起也,目窠上微肿,如新卧起之状,其颈脉动,时咳,阴股间寒,足胫肿,腹乃大,其水已成矣。以手按其腹,随手而起,如裹水之状。此其候也。……肤胀者,寒气客于皮肤之间,鼕鼕然不坚,腹大,身尽肿,皮厚。按其腹,窅而不起,腹色不变。此其候也。鼓胀何如?腹胀身皆大,大与肤胀等也,色苍黄,腹筋起。此其候也。”(《灵枢·水胀》)

以上所说的水与肤胀系指全身性浮肿而言。从“目窠上微肿”的征象来判断,似系指的是肾性水肿,“腹大”乃全身性浮肿的一部分,其与肝硬化鼓胀腹大的鉴别重要而有意义的是“腹色不变”,即腹壁未见走行静脉之谓,“按其腹,窅而不起”,更证明腹壁亦有可凹性水肿的征象。这些均可与“腹筋起、色苍黄、腹胀身皆大”等肝硬化所致门静脉高压的腹水相鉴别。

后世各家亦有很多的论说,以与心力衰竭、肾炎引起的全身性浮肿相区别:

“蛊胀但腹满不肿;水胀胀而面目四肢悉肿。”(孙思邈《备急千金要方》)

“脐腹四肢悉肿者为水,但腹胀而四肢不甚肿者为蛊。”(许叔微《普济本事方》)

“若四肢肿者名为顺水……若四肢瘦腹肿者名为逆水。”(《圣济总录》)

“血鼓之症,惟腹胀如鼓,而四肢手足并无胀意。”(李中梓《医宗必读》)

“蛊症大要有二：曰单腹胀，曰双腹胀。喘急气满肿而不安，四肢微肿，此单腹胀，因内伤七情所致，取效微迟；四肢浮肿，肚大气重，此双腹胀，因外感风湿所致，取效甚速。”（《寿世保元》）

热而全身性水肿亦有腹水之征象，腹水为全身性水肿之一部分；肝硬化病人亦有因血浆蛋白低而合并全身浮肿者。古人亦有较细致的鉴别：

“水肿鼓胀，何以别之？答曰：目窠与足先肿，后腹大者，水也；先腹大，后四肢肿者，胀也。然水肿亦有兼胀者，胀亦有兼水者，须按其先后多寡而治之。”（程钟龄《医学心悟》）

这一段既指出水肿与鼓胀的区别在于腹水及四肢水肿先后发展的不同，亦说明二者之间互相关系，善于从疾病的连续观察及疾病的发展中去鉴别，作出正确诊断，给予合适的治疗。

由此可见，前人对全身性水肿与肝性腹水的鉴别，有着严格的区别，在辨证施治方面亦有所不同。

（四）肝硬化的治疗原则

由于肝硬化的病情可因患者体质、病期早晚以及各个阶段的临床表现不同，前人对此病的虚实，分为气、血、水、湿、虫等不同类型，而主张应用去菀陈莝、开鬼门、洁净府、利气、破血、健脾、补肾等不同的治法。

其中对腹水患者的治疗，主要可分为攻利和补益两个方法。用攻下法的如：

“中满者，泻之于内。”（《素问·阴阳应象大论》）

“病水腹大，小便不利，其脉沉绝者有水，可下之。”（《金匮要略》）

此外，《肘后》《千金》《外台》等方书也有用利水、泻下药物如甘遂、芫花、三物备急丸等进行治疗的记载，至金张从正更广泛地使用舟车丸、浚川散、禹功丸等攻下方剂。

金元医家张元素、朱震亨等明确提出养正补虚之法，使全身恢复健康则病自然消除。例如：

“湿热相生胀满，经曰鼓胀是也。……验之治法，理宜补脾，又须养肺金以制木，使脾无贼邪之虑，滋肾水以制火，使肺得清化之金，却盐味以防助邪，断妄想以保母气，无有不安。医不察病起于虚，急于作效，炫能希赏，病者苦于胀急，喜行利水药以求一时之快，不知宽得一日半日，其肿愈甚，病邪甚矣，真气伤矣，去死不远。”（朱震亨《格致余论》）

明清时代各医家，提出了攻补兼施之法。例如：

“余每见从事温补者一逢肿胀，辄进六君子、金匮肾气等，岂不纯正通达，卒至肿胀愈甚，迄无成功，及遇草泽医，每以大攻大泻药投之，反恒奏绩于俄顷，然后以参调之，以补济之，善其后图，乃可万全。”

“察其脏腑之阴阳，部分之高下，气血之多寡，新久之浅深，元气之厚薄，或十攻而一补，或半攻而半补，或十补而勿一攻，握一定之算，然后能取决于必胜也。”（怀抱奇《医彻》）

由上所述，可见祖国医学对肝硬化腹水的治疗原则虽有攻利与补益的不同，而应按不同之病期、不同的病情、不同的体质给予先补后攻、先攻后补、双管齐下、边补边攻等不同处理。对某些有腹水而不堪用攻法或妊娠而不能使用攻法的，多取健脾利湿之法以恢复健康，这样才能符合患者的病情和发挥药物的作用，收到良好的效果。

除以上采用药物治腹水外，晋代葛洪提倡应用放腹水之法，实为放腹水疗法的最早记载。

“若唯腹大、下之不去，便针脐下二寸，入数分，令水出孔合须腹减乃止。”（葛洪《肘后备急方》）

然而放腹水的方法，使用之后，虽可使腹胀痛快于一时，但能迅速积聚如故，同时放腹水后损失很多蛋白，甚至有因放腹水而引起肝性脑病者，因此放腹水不是一个妥善的办法。前人有鉴于此，至唐代以后，已成为禁忌之列。

“凡水病忌腹上出水；水出者几死，大忌之。”（《备急千金要方》）

“今有专门治肿胀者，用铜管子从脐下刺入，出水如射，倾刻盈缶，腹胀即消。以此水露一夜，明晨视之，浮面者是清水，中央者是淡血，沉底者是脂膏。盖病者清浊不分，气血皆复为水，决而去之，去水即去其气血也。虽一时暂快，或半月，或一月，肿胀仍作，再针之亦死，不针亦死矣。”（俞震《古今医案按》）

在历代对肿胀的治法中，均有提及忌盐的记载，并且甚为重视。

“勿用醋及盐豉他物杂也。”（《肘后备急方》治卒肿满身脉皆洪大方）

“勿以盐食之，忌咸粘脂腻及大冷热物等。”（《外台秘要》水病门崔氏疗大腹水病方）

“饮食之忌，惟盐酱鲞鲊湿麺，皆味咸能溢水者，并其他生冷毒物，亦宜戒之，重则半载，轻者三月，须脾胃平复，肿消气实，然后于饮食中，旋以烧盐少投，则其疾自不再作，故刘氏曰：治肿非易，尤难所忌者，切须详审。”（曾世荣《活幼心书》）

“若戒酒色盐酱，此病可保无危，不然去生渐远。”（虞抟《医学正传》）

除以上治疗之外，对没有腹水的肝硬化患者，当以补法为主要治疗。在有黄疸征象者，给予清利湿热之剂；有消化不良腹胀者，给予健脾和胃之剂；胁痛者，给予疏肝理气、活血通络之剂；衄血吐血者，给予清热凉血之剂。总之，应结合患者具体病情，运用中医辨证施治的原则进行治疗。只有这样对消除患者自觉症状，改善体征及恢复肝功能，始能收到良好的作用。[王羲明，《中医杂志》，1960(7)：52-55.]

十年来祖国医学对于治疗肝硬化的研究综合报告

——北京医学院附属人民医院

十年来祖国医学对于素认为难治的肝硬化各方面进行了很多的研究工作，并获得了显著的成绩，到 1959 年 10 月为止，有关祖国医学治疗肝硬化的论文和报告已达 300 余篇。兹综合报告于下。

（一）对治疗门脉性肝硬化的贡献

1. 早期肝硬化方面　1957 年北京市中医医院曾报告应用疏肝活血、清热利湿、佐以开胃健脾行气之品治疗早期肝硬化 25 例，有显效者 10 例，进步者 12 例，有 28% 达到临床痊愈。

马云翔应用健脾助运的加味香砂枳术丸与参芪膏治疗 16 例早期肝硬化患者，其中 12 例在症状及肝功能检查方面均有好转。

黑龙江省医院对 7 名经肝穿刺确诊的初期肝硬化患者，经中医治疗后亦有明显好转。

2. 晚期肝硬化方面　中医中药对于晚期肝硬化的治疗已证明有极大的疗效，不仅能使腹水消退，且使肝功能及临床症状均有进步。

1956 年，武汉医学院第一附属医院中医科报告，根据“虚则补之，实则泻之”的原则，用中药治疗 50 例肝硬化腹水患者，经治后小便量明显增多，有 44 例腹水消失，平均腹水消除日期为 34.5 天，部分患者的肝功能试验有显著好转。

1956 年，上海第一医学院附属第一医院报告，用辨证论治的方法治疗肝硬化腹水 94 例，根据症状是虚或是实而决定攻或补，凡属虚证者可以先补，属实证者先攻，对于虚实参半者则可攻补兼施，攻者以巴漆丸为主，补者用黄芪、当归、党参、鳖甲、苍术、云苓、陈皮、山药、熟地等，94 例中腹水退尽者 57 例，腹水消退者 17 例，总计有效率为 78.6%。此外，症状、体征及肝功能也有不同程度的改善，脑磷脂胆固醇絮状试验有 17 例完全转为阴性，白蛋白有 8 例从低于 3g/dl 提高到 3g/dl 以上。治疗有效的 65 例，平均随访 8.5 个月，83% 的病例能保持治疗后的水平，71% 的病例能保持没有腹水。

天津医科大学附属医院中医科自 1955 年开始进行中医治疗肝硬化的临床研究工作，先后发表论文多篇，到 1959 年已用臌症丸及复肝汤加减治疗肝硬化病人共计 221 例，治疗后进步者 206 例，占 93.2%，其中有腹水者 129 例，治疗后腹水消失者 86 例，肝功能检查亦有不同程度好转，如麝香草酚浊度试验好转率达到 70% 以上。在进步的 206 例中，有 5 例达到症状、体征、肝功能完全恢复正常，有 5 例在治疗后食管静脉曲张现象已消失。

哈尔滨医科大学附属第二医院内科在 1959 年报告了用鸡胵汤治疗肝硬化腹水 46 例，并以同时期西医治疗的 15 例为对照，经治疗后腹水全消者 23 例，减轻者 12 例，有效率为 78.3%，较西医治疗组的有效率约高出 50%，治疗期亦缩短 6 天。在中药治疗后大多数病人的总蛋白及白蛋白亦有显著的增加，总蛋白量在治疗前超过 5.6g/dl 者仅为 45%，而在治疗后则为 90%，白蛋白量在治疗前达到 2.5g/dl 以上者仅为 41%，而在治疗后则为 86%，其他如麝香草酚浊度试验及高田反应也有好转趋势。

北京医学院附属人民医院中医科在 1958 年总结了 1955—1958 年间 50 例门脉性肝硬化的中医治疗效果，自觉症状改善的占 60.4%，体征改善的占 55.0%，腹水消退的占 62.1%，尿量增加的占 66.0%，肝功能恢复的占 53.7%。到 1959 年共观察了患者 85 例，在有腹水的 58 例中，分析了影响腹水消退的各种因素，认为腹水持续时间的长短并不影响腹水消退的治疗效果；消退腹水的有效率随着腹水出现次数增多及腹水量的增多而依次递减；腹围在 110cm 以上者未见进步；又分析了肝功能与腹水消退的关系，凡白蛋白量在 4g/dl 以上者全部腹水消失；在 4g/dl 以下者约有 1/3 患者未见进步；白蛋白与球蛋白比率倒置者疗效较差；疗效与麝香草酚浊度试验、脑磷脂胆固醇絮状试验之间未见明显关系；有效率随血清胆红素量增高而依次递减，大于 1.5mg/dl 时有效率仅 50% 左右，大于 5mg/dl 则未见进步。

北京市立第七医院曾报告 1 例结节性肝硬化合并克 - 鲍综合征的患者，经中医治疗后，除腹水消失外，脐周围静脉曲张已不显，静脉杂音亦见消失，肝脾缩小，肝功能改善。

在血吸虫病流行地区自 1956 年积极开展预防及治疗工作以来，各地涌现出大量中医治疗晚期血吸虫病肝硬化腹水的经验介绍，取得了良好的效果。综合各报告中记录较详细的肝硬化腹水病例 2 883 例，其中腹水全消者 2 135 例（占 74.1%），腹水显著消退者 389 例（占 13.5%），二者相加，有效率 87.6%。这些数字可以说明祖国医学对晚期肝硬化确有较高的消腹水效果。

如果将我国华北、东北地区的肝硬化患者（营养不良为最主要的原因）与华东、中南、西南、华南地区的肝硬化患者（血吸虫病为最主要的原因）的消腹水率分别计算，则发现前者消腹水的有效率为 68.0%，后者消腹水的有效率为 90.2%。说明了中医治疗晚期肝硬化腹水的效果方面，血吸虫性肝硬化高于营养不良性肝硬化。疗效差别的原因：可能与血吸虫性肝硬化对肝细胞的损害远较营养不良性肝硬化为轻，以及在防治血吸虫病时及时发现和积极治疗了比较早期的腹水患者有关。如何进一步提高祖国医学对肝硬化的治疗效果，有待于今后的努力。

（二）祖国医学治疗门脉性肝硬化的原则和特点

1. 治疗原则　古代中医书籍里虽然没有肝硬化这个病名，但是肝硬化所表现的各种证候大致可包含在臌胀、单腹胀、水蛊、黄疸、痞块、胁痛等门类之内，因此掌握了具体病情即可进行辨证施治。祖国医学对于疾病的认识，归纳起来不外是正和邪两者的变化，在治法方面则有祛邪和扶正两方面，根据中医理论诊断为虚或实而决定治疗的方法是攻或补，对于虚实夹杂者则用攻补兼施的综合治疗。这里所谓补就是补正虚，意思是指气虚、血虚或气血两虚而言；所谓攻并非单纯指泻下之法，攻的对象是指气郁、血积、血瘀、水湿而言，因此，攻法实际上包含了理气、消瘀、渗湿、逐水等方面。所以中医治疗肝硬化的治疗方法可分为补养、理气、消瘀、渗湿、逐水五大类，常用的方剂和药物如下：

（1）补养类

1）常用的药物：如人参、党参、云苓、白术、甘草、生地、熟地、当归、黄芪、肉桂、附子、紫河车、枸杞、阿胶、白芍等。

2）常用的方剂：如十全大补汤、补中益气汤、归脾汤、河车大造丸、六味地黄汤、金匮肾气丸、真武汤等。

（2）理气类

1）常用的药物：如厚朴、陈皮、乌药、枳壳、香附、沉香、木香、青皮、郁金、柴胡、延胡索、金铃子、乳香、没药、砂仁等。

2）常用的方剂：如平胃散，四磨饮、逍遥散、柴胡疏肝散、香砂枳术丸、金铃子散等。

（3）消瘀类

1）常用的药物：如五灵脂、三棱、莪术、桃仁、红花、䗪虫、蜣螂、虻虫、水蛭、丹参、水红花子等。

2）常用的方剂：如五香丸、木香丸、化坚丸、鳖甲煎丸等。

（4）渗湿类

1）常用的药物：如猪苓、赤苓、泽泻、苍术、白术、茵陈、防己、瞿麦、木通、萹蓄、滑石、山栀、薏苡仁、车前子、冬瓜仁、商陆、蝼蛄等。

2）常用的方剂：如五皮饮、茵陈五苓散、疏凿饮子、防己黄芪汤、大橘皮汤、八正散等。

（5）逐水类

1）常用的药物：如甘遂、芫花、大戟、巴豆霜、黑白丑、槟榔、大黄、千金子等。

2）常用的方剂：如十枣汤、子龙丸、舟车丸、臌症丸、消水丹、含巴绛矾丸、巴漆丸、麝香木香丸、石氏消臌丸、八毒赤丸、三物消水丸、十水丸、清导散、王氏厚朴散、加减分消丸、巴豆五物丸、巴豆乙金丸、温补逐水丸、九龙丹、桂遂散、巴棱丸等。

2. 针对肝硬化腹水的逐水疗法　晚期肝硬化腹水的中医治疗方法，大都以逐水作为主要疗法。肝硬化腹水患者服用逐水药物后，常出现多次的腹泻，而使腹水明显消退，并且食欲旺盛，体力增进。逐水药物治疗腹水的机制可能与纠正水与钠的潴留、增高血浆白蛋白和改善肝功能等有关（图 8-1）。

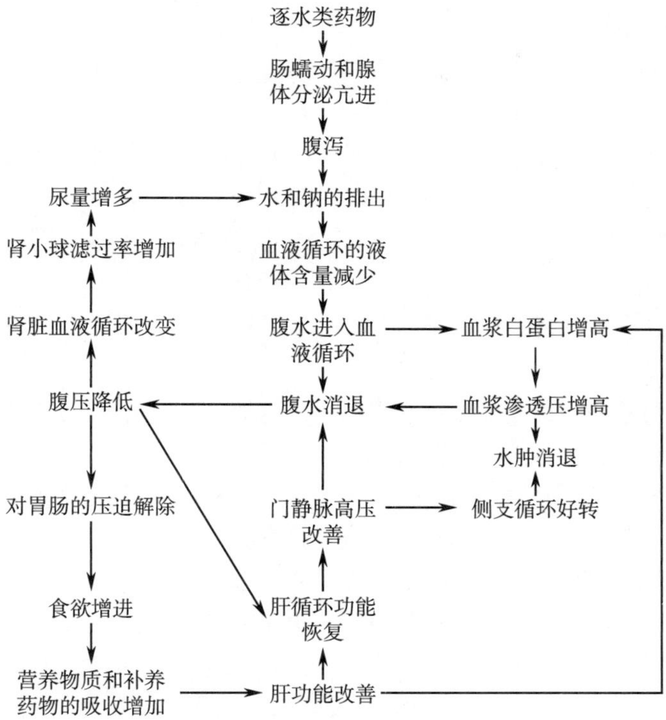

图 8-1 逐水药物治疗肝硬化腹水的作用机制

逐水类药物虽为消退肝硬化腹水的有效疗法，但其缺点都有不同程度的恶心、呕吐等副作用。丹徒县血吸虫病防治站为了在临床上寻找驱水作用大而反应小的最理想的药物，曾经对 5 种驱水剂的反应与疗效进行了分析对比，初步认为药性峻厉首推千金子，驱水作用强大，反应也剧烈；其次是龙虎草，但如用量适当，焙制得法，服药时间适宜，反应也可以控制（该药焙用较生用好，蜜丸较散剂好）；巴豆五物丸里巴豆要如法炮制，如炒黑或去油，则效果不显。巴豆虽为峻烈之品，但因用量甚微，每次仅 2~3 丸，因此反应并不太大；麝香木香丸内巴豆用霜，是以反应轻，配伍麝香之宣通开透，能收搜逐之效，故功力亦不弱；石氏消臌丸的制法颇具匠心，先用强烈攻逐药为中心，再以利气疏导药为外围，其意不外乎减轻胃黏膜的刺激，使药效在肠道发挥，从其反应极度轻微而疗效并无逊色来看，是否与制法有关，值得作进一步的研究。

湖北省李丹初仿效口服锑剂剂型原理，制成千金子胶囊，并用福尔马林酒精浸制后可使呕吐反应由 100% 降到 14% 以下。

北京中医研究院附属医院内科为了减少逐水剂的恶心呕吐的副作用，采用了虫胶肠溶衣的臌症丸后，可使恶心呕吐反应减少 50%，在呕吐的程度上，除个别的稍重外，一般均较轻。

3. 消腹水的民间单方 祖国医药学是一个伟大的宝库，发掘、整理我国医药学遗产的结果，无疑将使我国现代的医药科学知识更加丰富。近年来，在防治血吸虫病的工作方面发挥了中医中药的作用，同时也发现了很多治疗肝硬化腹水有效的民间单方，如虫笋、葫芦、半边莲、乌桕根皮、腹水草、浮胀草、龙虎草、天平一枝香、一盘花、红赤筷、地枇杷、玉蜀黍花须、蟾蜍、鸡脚稗、金钱草、猫儿眼睛草、败酱草、九头狮子草、马鞭草、消胀草等。发掘治疗肝硬化更有效的药物，有待进一步的研究。

4. 针灸治疗肝硬化的效果 除了中药治疗肝硬化之外，在全国各地还采用了针灸进行治疗，取得了很好的效果。

江苏省昆山县血吸虫病防治站在1957年总结了艾灸治疗29例血吸虫病性肝硬化腹水，经灸水分、气海、神阙、关元等穴后，有16例获得显著疗效、11例进步。

广东省血吸虫病防治研究所在1958年总结了针灸治疗9例血吸虫病性肝硬化腹水患者，经针灸大椎、陶道、肝俞、脾俞、肾俞、合谷、足三里、三阴交、水分、中脘、天枢、气海、人中、涌泉等穴后，有利尿作用，腹围、体重相应减少，结果有4例腹水消退，1例显著进步，2例进步，疗效为77%。

济南市立第二医院在1959年报告取穴肝俞、脾俞、中脘、章门、气海、膻中、足三里、三阴交等穴位，治疗9例肝硬化患者有良好效果。

嘉兴血吸虫病防治院用化脓灸取穴大椎、中脘、痞根、水分治疗晚期血吸虫病性肝硬化有腹水者20人，治后腹水消退或减少者14人，占70%。

（三）祖国医学治疗胆汁性肝硬化工作的开展

近年来，祖国医学治疗胆汁性肝硬化的工作也正在开始，初步取得了良好的效果。

上海徐汇医院徐余祥在1958年报告用茵陈蒿汤加减治疗胆汁性肝硬化1例，有显著疗效。共服药65剂，住院77天，一般情况均甚良好而出院。

俞豪民报告应用渗湿利尿、泻下化滞、疏肝理气、温中健脾等法治疗2例胆汁性肝硬化有良好效果。其中一例为14岁男性的毛细胆管胆汁性肝硬化有腹水的患者，经过治疗后，症状好转，食欲增进，黄疸消退，尿量增加，腹围由75cm缩至56cm，尿胆红素、尿胆素转阴。肝功能检查，黄疸指数由30U下降到5U。麝香草酚浊度试验由18U下降到10U，经治月余而出院。

此外，李振三等亦曾治疗了胆汁性肝硬化2例，有着良好效果的经验。厦门市中医院在1958年曾经报告用针灸治疗胆汁性肝硬化患者1例而获良好效果，经针刺命门、三焦俞、肾俞、水分等穴后尿量明显增多，腹围减少，腹水消失。

（四）对制止食管静脉曲张破裂出血方面的初步成绩

食管静脉曲张破裂出血是肝硬化患者死亡的重要原因之一，出血常甚剧烈，治疗甚为困难。最近几年来，发现了中医中药在这一方面有较好的治疗办法，给肝硬化食管静脉曲张破裂出血的患者带来了新的希望。

厦门市中医院在1958年报告用一种产于福建南部属马鞭草科的民间治创伤草药“紫珠草”治疗肝硬化所致食管静脉曲张破裂出血患者7例，其中6例迅速见效，呕血即刻停止，1例于第2日呕血停止，大都在第3次大便时即无黑便，潜血（–）。此外，对鼻衄、齿衄、胃肠溃疡及创伤出血等均有良效。

江苏省平望联合医院报告用大黄炭、白芍炭治疗晚期血吸虫病肝硬化食管静脉破裂出血10例，均有止血效果。

江苏省青浦县血吸虫病防治站报告1例晚期血吸虫性肝硬化所致严重的食管静脉破裂出血的患者，呕血总量达1 500ml，并便出鲜血6次，每次约50~200ml，虽经输血并注射止血针，仍无显效，后给予参三七藕粉糊剂2服（每服拌入参三七粉一钱）后出血停止而好转。

武汉医学院附属第一医院应用白榆合剂（由地榆、侧柏叶、藕节、金灵白药组成）治疗上消化道出血与咯血70例，有良好效果。其中，由门脉性肝硬化所致者13例，有效者11例（食管静脉曲张破裂者共9例，显效者5例，有效者2例；胃底静脉曲张破裂者共4例，全部有显著效果）。

（五）对挽救肝性脑病方面的努力

肝性脑病是肝脏疾病的最严重后果，不少肝硬化患者最终发生肝性脑病而死亡，目前对肝性脑病的治疗尚无满意的方法，所以如何挽救肝性脑病是一个重要的问题。祖国医学对这方面亦取得了初步的成绩。

南京中医学院附属医院内科曾报告应用至宝丹、神犀丹、苏合香丸、牛黄清心丸等治疗2例门脉性肝硬化、1例肝炎所致的肝性脑病，经及时处理后，3例均获得恢复而完全清醒。其中1例系在昏迷解除后39天因上消化道急性大出血不及救治而死亡。

江苏省昆山县血吸虫病防治站报告1例晚期血吸虫病性肝硬化腹水患者，因合并感染而出现肝性脑病，后经应用牛黄清心丸以及天竺黄、菖蒲、茅术、象贝、瓜蒌、石膏、佩兰、钩藤等煎剂而恢复。

上海市徐汇医院中医科曾经对肝性脑病患者应用珠黄散配合回阳救逆、宣窍解毒煎剂，用鼻饲法耐心灌服而获良好疗效。

北京医学院附属人民医院中医科亦曾应用苏合香丸及紫雪丹，治疗1例门脉性肝硬化所致肝性脑病而获良效的经验。

此外，中医中药对治疗传染性肝炎及原发性肝细胞性肝癌所致肝性脑病，亦有一定的效果。

（六）对中药作用机制的实验性研究工作

祖国医学治疗肝硬化在临床方面的疗效观察和研究，已经有了辉煌的成绩。同时，对治疗肝硬化有效中药的实验性研究工作，亦已有了初步的开端。

南京药学院药理教研组曾对虫笋及葫芦进行了动物实验研究，试验结果：①对麻醉犬，静脉注射0.4g/kg虫笋或葫芦40%煎剂，均有利尿作用。虫笋利尿作用较快而维持的时间稍短；葫芦的利尿作用较持久而略强，虫笋及葫芦各20%的混合煎剂，利尿作用更强，较单用葫芦时的作用快。②对正常家兔，用4%虫笋、葫芦及虫笋葫芦各半的混合煎剂，按2g/kg灌胃后，每日24小时排尿总量虽较对照时无显著改变；但在给药后的最初12小时内排尿量均较对照时显著增加，分别增加31.5%、40%及67.4%。

安徽医学院药理学教研组曾对临床上治疗肝硬化腹水有效的半边莲，进行了家犬及大白鼠的药理实验，证明半边莲有显著而持久的利尿作用。以全草而言，利尿作用为尿素的2.6倍。如以半边莲的利尿成分——全半边莲素计算，则其有效剂量较撒利汞引起同等强度利尿的剂量尚小5倍。用药后不仅尿量增加而且排氯量也大大增加，单位尿量中含氯浓度也超过了正常水平，说明半边莲对氯化物的排泄具有显著的影响。半边莲浸剂在静脉注射时可呈现血压下降的现象。此二作用的成分可能不是一种物质。半边莲的毒性很小，即使长期用其利尿，也并无任何毒性反应。

江西医学院药理教研组曾对赣产半边莲进行了药理研究，结果亦证明半边莲具有显著的利尿及降压作用，认为半边莲治疗晚期血吸虫性肝硬化能消腹水，此与利尿作用有密切关系。半边莲制剂还有兴奋呼吸及降低血压的作用，直接对心脏有抑制作用，极大剂量可产生呼吸麻痹及心跳停止而死亡。半边莲制剂对呼吸的作用，主要是兴奋颈动脉反射区，反射地兴奋呼吸中枢所致。此外还有止血止痒消炎止渗的作用。

上海第一医学院曾就半边莲、玉米须、和腹水草3种治肝硬化腹水的中药，对正常人的尿量及氯化物排泄进行了研究，证明半边莲的剂量在20g时利尿作用最强，8小时尿量为对照的166.1%，氯化物为对照的147.2%，其效力仅次于氨茶碱，比咖啡因、利尿素均强，作用缓和持久，除大剂量时出现缓泻外并无其他副作用。玉米须的剂量在10g与8g时，对尿量及氯化物影响与对照相似，尿量分别为115.1%、126.4%，氯化物为112.6%、121.4%，说明利尿作用微弱。至于在15g时8小时尿量增加178.9%，5g时8小时氯化物增加190.2%，因各只试1例，不能作出总结。在应用腹水草10g及5g的剂量已经出现很大反应，口服后1~4小时内尿量略增，4小时后尿量显著减少，尿浓缩，色深，氯化物与尿量情况相似。服腹水草后即感头晕，约1小时后恶心、呕吐，4小时后开始腹部绞痛、腹泻，约5~6次，8小时后才逐渐恢复。由此可知，腹水草显然是通过猛烈的腹泻来排出体内的液体，并不是利尿药。根据动物实验的结果，腹水草的致吐作用是吸收后兴奋呕吐中枢所致。

中医研究院中药研究所药理室用动物实验比较了几种甘遂制剂的毒性及泻下作用。实验结果：当小白鼠口服生甘遂的酒精浸膏后，均呈明显泻下现象，生甘遂酒精浸膏的泻下作用较强，毒性亦较大，58头动物服药后有11头死亡；炙甘遂酒精浸膏的泻下作用和毒性都比较小，动物服后无死亡，生甘遂经醋炙后，毒性和泻下作用都相应减少。当小白鼠口服生甘遂、炙甘遂及臌症丸的混悬液后均呈泻下现象，说明这3种甘遂制剂对于小白鼠均有泻下作用，在产生泻下作用的剂量时，动物无一死亡。在口服生甘遂或炙甘遂提取酒精浸膏后的残渣部分，没有泻下现象，小白鼠口服炙甘遂煎剂，泻下作用亦不明显，由此可见，甘遂的有效成分不溶解于水而存在于它的酒精浸膏内。

在实验性研究工作方面，虽然对少数中药的利尿及泻下作用做了一些工作，但仅是一个开始，尤其在中医中药对实验性肝硬化方面的研究还未开始，今后亟需在这方面作进一步的深入研究。[王羲明，《中华内科杂志》，1960，8(6)：564-569.]

中医对肾炎的认识与贡献

——北京医学院附属人民医院中医学教研室

祖国医学历史悠久，在古医籍的文献中，很早就记载了有关肾炎的大量资料，这些资料说明了历代医学家们对肾炎这个病证，也同其他许多病证一样，在长期临床实践中，进行了仔细的观察和研究，积累了丰富的经验，为肾炎的基本治疗原则，奠定了良好基础。尤其是这些宝贵经验，至今仍可为广大的中医师们正确地运用于临床，从而收到了显著的疗效。进一步整理和研究祖国医学对肾炎的治疗经验规律，具有很重要的现实意义。

（一）对肾炎病因学的认识

急性肾炎与慢性肾炎进展期最突出的临床表现是水肿，祖国医学文献对此有较多的论述，认为水肿首先是由于肾脏疾病的结果。如《素问·奇病论》："帝曰：有病痝然如有水状，切其脉大紧，身无痛者，形不瘦，不能食，食少，名为何病。岐伯曰：病生在肾，名为肾风。"《素问·脏气法时论》："肾病者，腹大胫肿，喘咳身重，寝汗出憎风。"《金匮要略》水气篇："肾水者，其腹大，脐肿，腰痛、不得溺、阴下湿如牛鼻上汗，其足逆冷，面反瘦。"

为什么肾病会出现水肿呢？古人是这样回答的。《素问·水热穴论》："帝曰：肾何以能聚水而生病？岐伯曰：肾者胃之关也。关门不利，故聚水而从其类也。上下溢于皮肤，故为胕肿。胕肿者，聚水而生病也。"《中藏经》："水者肾之制也，肾者，水之本也，肾气壮则水还于肾，肾气虚则水散于皮。"隋代巢元方《诸病源候论》："夫水之病，皆由肾虚所为，肾虚则水流散于经络。"

古人认为，邪（邪为病理因子的统称）之内侵，造成机体功能障碍，亦是肾病的重要外因。《灵枢·五癃津液别》有这样一段描述："水谷入于口，输于肠胃，其液别为五：天寒衣薄，则为溺与气；天热衣厚，则为汗；悲哀气并，则为泣；中热胃缓，则为唾。邪气内逆，则气为之闭塞而不行，不行则为水胀。"

有哪些因素能造成肾病呢？据临床经验，受冷，特别是受到湿冷，常常是肾炎发病的重要因素。古人已经观察到气候因素的影响、如雨水多、天气冷，可以有较多的人患肾病。《素问·水热穴论》："勇而劳甚则肾汗出，肾汗出逢于风，内不得入于脏腑，外不得越于皮肤，客于玄府，行于皮里，传为胕肿。本之于肾，名曰风水。"《灵枢·水胀》："肤胀者，寒气客于皮肤之间，鼟鼟然不坚，腹大，身尽肿。"《金匮要略》水气篇："风强则为瘾疹，气强则为水，风气相搏，身体洪肿。"《素问·六元正纪大论》："湿气降，地气腾，雨乃时降、寒乃随之、感于寒湿，则民病身重胕肿，胸腹满。"

13 世纪时，已经观察到皮肤感染、疥疮的脓性皮炎，以及痢疾、疟疾等病可以引起肾病。宋代严用和《济生方》载："年少血气俱热，遂生疮疥，变为肿满。或烦或渴、小便不利，此为热肿。"元代朱震亨《丹溪心法》有："水肿有因湿者，有因水者，有因疟者，有因痢者，有因疥者，又有因药所误者。"明代李梴《医学入门》："阳水多兼食积、或饮毒水、或疮痍所致，脓疮换药，愈后变肿，干疮洗浴，水气入腹。"

（二）对肾炎发病机制的认识

祖国医学对肾炎发病机制的探索，涉及肺、脾、肾三脏。首先，把水肿的原因责之于脾，始见于《素问·至真要大论》："诸湿肿满，皆属于脾"。以后，隋代巢元方《诸病源候论》把脾肾因素统一起来说："水病者，由脾肾俱虚故也，肾虚不能宣通水气，脾虚又不能制水，故水气盈溢，渗液皮肤，流遍四肢，所以通身肿也。"对于肺肾因素，《素问·气厥论》指出："肺移寒于肾为涌水。"至于肺脾肾因素，可有宋代《圣济总录》论述："肺受寒邪，传之于肾，肾气虚弱，脾土又衰，不能制水，使水湿溢于皮肤之间，气攻于腹膜之外，其病令人虚胀、四肢肿满、按之没指是也。"清代喻昌《寓意草》更进一步申述："三阴者，太阴也，足太阴脾，手太阴肺气结而不行，即成水病。而水之源出于肾，故少阴肾亦司之。"

此处指出肺（古人以肺概指全部呼吸系统）的症状发生于先，由之影响及肾，由肾的虚弱这个重要内因，继续发展，犹可影响到肺而呈现另一些肺部症状，故《诸病源候论》说："肾主水，肺主气，肾虚不能制水，故水妄行，浸溢皮肤而身体肿满、流散不已，上乘于肺，肺得水则浮，浮则上气而咳嗽也。"

以上论述虽然都涉及肺、脾、肾三脏。但是明代张介宾《景岳全书》重申"凡水肿之症，乃肺脾肾三脏相干之病，然合而言之，则总由阴胜之害，而本病皆归于肾"，说明肾的因素仍然居于主导地位。

综观上述，关于肾炎发病机制的认识，有利于对肾炎治疗规划方面，将发挥着重要的指导作用。

（三）对肾炎症状学的认识

肾炎在临床最突出的表现是浮肿，其浮肿特点首先发生于头面的眼睑部。早在《灵枢·水胀》就有这样的描述："水，始起也，目窠上微肿，如新卧起之状。"明代王肯堂《证治准绳》描述更为细致："水肿初得病时，见眼胞早晨浮突，至午后稍消。"早在8世纪，古人已有关于肾炎水肿的周期性的认识。唐代徒都子谓："若患此疾，肿亦不常定，或手足面目浮肿，或先腰肋微肿。其候或消或甚，三五日稍愈，或三五日再发，亦以小便通涩为候。"王肯堂明确指出，本病的反复恶化，系反复感染引起。他在《幼科准绳·水肿》说："水肿难疗，进退不常，须徐徐调理取效，若愈后，再感外风，满面虚浮，亦有发热烦渴，以致面目转浮，手足背皆肿，用药泻之，一泻而肿消，但不逾旬日，其肿如初。"

从古医籍的记载中，可以观察到肾炎高血压和水血证所致的心肺症状。如《灵枢·水胀》："其颈脉动，时咳，阴股间寒，足胫肿，腹乃大，其水已成矣。"宋代《圣济总录》称："凡患此疾，令人腹胀烦闷，胸间气急，此由肺胀，甚则喘如牛吼，或坐卧行立不得，或中夜后、气攻胸心。"宋代钱乙《小儿药证直诀》谓："肿病者，水循四肢游走，故身面皆肿也，若大喘者，重也。"肾炎高血压常伴有心动徐缓。。如《金匮要略》水气篇："正水、其脉沉迟。"

对于肾炎时尿的改变，常以色赤与否来鉴别是属阳证还是阴证。如宋代严用和《济生方》："阴水，小便涩少而清，阳水，小便赤涩"。明代戴原礼《证治要诀》："小便多少如常，有赤时，有不赤时，至晚则微赤，却无涩滞者，亦属阴也。"唐代徒都子谓："轻重之候，在大小便耳。若小便不通，则气壅攻击腹内，冲出膜外而为水，使手足头面浮肿；若大小便微涩则微肿，极涩则极肿，大小便俱不通三日，则遍身洪肿。"

急性肾炎常有惊厥和晚期的尿毒症，亦在很早已有类似描述，并认为是危急重症、预后不良之兆。如《素问·奇病论》："有病痝然如水状，切其脉大紧，身无痛者，形不瘦，不能食，病生在肾，名为肾风。肾风而不能食，善惊，心气痿者死。"晋代王叔和《脉经》："病人足趺肿，呕吐头痛者死。"又曰："肾气绝，喘，悸，吐逆，目视不明，骨痛短气，喘满，汗出如珠。"宋代钱乙《小儿药证直诀》："肾病重者，悸动当搐也。"明代薛己《宝婴金镜录》载："一小儿眼泡浮肿，咳嗽，恶心，小便泔白，以五味异功散为主佐以四味肥儿丸而愈。后不禁饮食，视物不明。余曰：'此脾胃复伤、须补养为主。'不信，乃服峻厉之剂，后变风症，竟为不起。"

（四）肾炎治疗学的发展史观

1. 一般疗法　治疗肾炎，病人要注意休息，避免精神激动和体力过于劳累，要避免遭受寒冷，居室要干燥和温暖，饮食避免过咸和刺激性食品。所有这些，在唐代孙思邈《备急千金要方》中已有全面论述："大凡水病难治，差后特须慎于口味，其所禁之食，常须少啖，莫恣意咸物诸杂食等，不则复病。水病之人，多嗜食不廉，所以此病难疗也。今录其慎忌于后：丧孝、产乳、音乐、房室、喧戏……"徒都子《膜外气方》谓："有此疾者，宜向阳行坐，遇阴雨则愈觉壅滞，房中常须存火，尤忌盐，生冷醋滑。"

2. 药物疗法　肾炎最突出的症状是水肿，因此古医籍都集中讨论对水肿的治疗。对于水肿消退后的治疗，一般多属调理的范畴。最早的治疗原则是发汗、利水和泻下。《素问·汤液醪醴论》谓："平治于权衡，去菀陈莝，开鬼门，洁净府。"金代刘完素解释："平治于权衡者，查脉之浮沉也；去菀陈莝者，疏涤肠胃也；开鬼门、洁净府者，发汗、利小便也。"汉代张仲景具体指出："诸有水者，腰以下肿，当利小便；腰以上肿，发汗乃愈。"唐代孙思邈着重运用泻法，认为"此病百脉之中，气水俱实，治皆欲令泻之便虚"，所以治水药、多用葶苈子等诸药。

《本草》云:"葶苈久服,令人大虚,故水病非久虚不得绝其根。"在他的《备急千金要方》中,记载着应用芫花、甘遂、大戟、葶苈子等很多逐水之剂,这些药物和方剂迄今依然在临床所赏用。

到了宋代,有人开始反对峻泻,他们看到本病的水肿有反复发作和周期性,虽应用那些逐水峻剂,在短期内虽有消肿之效,但不久水肿又反复出现,并且再用泻剂效果就不可靠了。12 世纪初,张锐《鸡峰普济方》指出:"此病不宜动大肠峻泻、医者多用芫花、大戟、甘遂、葶苈、猪苓、泽泻之类,故消取虽易,补闭即难,往往致水复来而无以治之也。"当然绝不是泻法完全不可用。13 世纪,严用和指出重要的是分辨阴阳。他在《济生方》中说:"经曰:治水之法,腰以上肿宜发汗,腰以下肿宜利小便。此至当之论,然肿满最慎于下,当辨其阴阳。阴水为病,脉来沉迟,色多青白,不烦不渴,小便涩少而清,大腑多泄,此阴水也,则宜温暖之剂、如实脾散、复元丹是也;阳水为病,脉来沉数,色多黄赤,或烦或渴,小便赤涩,大腑多闭,此阳水也,则宜用清平之药,如疏凿饮子、鸭头圆是也。"

除汗、下、利小便法外,严用和还补充了治疗原则。他又在《济生方》中说:"治疗之法,先实脾土,脾实则舍水,土得其政,面色纯黄,江河通流,肾水行矣,肿满自清。次温肾水,骨髓坚固,气血乃从,极阴不能化水,中焦温和,阴水泮流,然后肿自清而形自盛,骨肉相保,巨气乃平。"与严用和同时代的杨士瀛概括意见,在《仁斋直指方》中说:"治法大要,身有热者,水气在表可汗,身无热者,水气在里可下,其间通利小便,顺气和脾,俱不可缓耳;但证虽可下、又当权其轻重,不可过用芫花、大戟、甘遂之剂。"14 世纪,朱震亨《丹溪心法》更强调补脾:"诸家只知治湿当利小便之说,执此一途,用诸去水之药,往往多死;又用导水丸、舟车神祐丸之类大下之,此速死之兆。盖脾虚而败,愈下愈虚,虽劫效目前而阴损正气,然病亦不旋踵而至,大法宜补中宫为主(中宫即指脾),看所挟加减,不尔即死。"

到了明代,李中梓和赵献可先后均强调补肾之说。李中梓《医宗必读》谓:"水虽制于脾、实则统于肾,肾本水脏,而元阳寓焉,命门火衰,既不能自制阴寒,又不能温养脾土,则阴不从阳,而精化为水,故水肿之证,多属火衰也。"赵献可《医贯》亦认为:"肾虚者,下焦之火虚、下焦溢为水,不得小便,溢则水留而为胀,惟张仲景制金匮肾气丸,补而不滞、通而不泄,诚治肿之神方,国朝薛立斋先生屡用屡效;至于纯是脾虚之症,既以参芪或芪四君为主,亦须以八味丸兼补命门之火。盖脾土非命门之火不能生,虚则补母之义,不可不知。"

到了清代,李用粹比较全面地总结了前人治水的经验、归纳为六法。他在《证治汇补》中说:"治水之法,行其所无事,随表里寒热上下,因其势而利导之,故宜汗、宜下、宜渗、宜清、宜燥、宜温,六者之中,变化莫拘。"他并具体地指出其指征:"身有热者,肌肤痛者,腰以上肿者可汗;身无热者,溺赤涩者,腰下肿者,可利;湿热宜清;寒湿宜温;阴虚宜补;邪实当攻。"

(五)治疗肾炎六法的运用

1. 汗法 汗法的应用,在汉代已趋成熟和推广,以张仲景作为代表。他在《金匮要略》水气篇中说:"风水恶风,一身悉肿,脉浮不渴,续自汗出,无大热,越婢汤主之。""风水,脉浮身重,汗出恶风者,防己黄芪汤主之;腹痛者,加芍药。""里水,越婢加术汤主之,甘草麻黄汤亦主之。"

除了应用药物汤剂发汗外,亦有利用热浴发汗的。12 世纪,张从正《儒门事亲》有一病案:"郾之营兵秋家小儿病风水,诸医用银粉、粉霜之药(注:银粉即轻粉之古籍别名,粉霜又名水银霜,两者均系汞盐),小溲反涩,饮食不进,头肿如腹,状若水晶。戴人曰:此小儿才七岁，乃风水证也，宜出汗。乃置燠室，以屏帐遍遮之，不令见火，使大服胃风汤而浴。浴讫，以布单重复之，凡三五重，其汗如水，肿乃减五分。隔一二日，乃依前法治之，汗出肿减七分，乃二汗而全减，尚未能食，以槟榔丸调之，儿已喜笑如常矣。”

对于应用汗法的指征，汉代张仲景以水肿的部位在腰以上者可汗；晋代葛洪《肘后备急方》认为“若止皮肤水，腹内未有者，用诸发汗药，得汗便差，然慎护风寒为急”。通常认为，凡有表证者均可用汗法，即有脉浮、身有热、体肤痛者，表示水气在表，可用汗法。

2. 渗法　渗即利小便。《素问·至真要大论》谓：“淡味渗泄。”李中梓解释：“渗泄，利小便也，淡主渗泄。”张仲景以腰以下肿者可利小便，由于水肿与小便不利的关系很显著，因此古人有治湿当利小便之说。明代张介宾《景岳全书》说：“古法治肿，大多不用补剂而多用去水等药，微则分利，甚则推逐；如五苓散、五淋散、五皮饮、导水茯苓汤之类，皆所以利水也。”戴思恭《证治要诀》说：“感湿而肿者，其身虽肿，而自腰以下至脚重，腿胀满尤甚于身，气或急或不急，大便或溏或不溏，但宜通利小便，多服五苓散。”

清代陈念祖赏用五皮饮为主方治疗水肿。他在《医学从众录》中说：“初患，以五皮饮为第一方；上身肿者宜汗，五皮饮加苏叶、荆芥、秦艽；下身肿者宜利水，加赤小豆、木通、防己；口渴多热，小便不利者为阳水，加滑石、木通、车前、麦冬、木香；不渴多寒，小便自利者为阴水，加白术、苍术、附子、干姜、木香。”五皮饮（或散）系宋代孙用和所著《传家秘宝脉证口诀并方》中的处方，药用赤苓皮、大腹皮、桑白皮、橘皮、生姜皮五味。其他如《中藏经》《三因方》《妇人大全良方》《全婴方论》《鸡寮方》《澹寮方》《太平惠民和剂局方》所载处方与此相同，或稍有一二味出入，其主治亦同，多称道其消肿利小便有著效，故迄今仍被赏用于临床。渗泄的方药很多，这里只举其要。此外，治疗本病，利小便只是方法之一，并且应用不宜太过，所以李用粹说“渗利忌太过”，朱震亨说“诸家只知治湿当利小便之说，执此一途，用诸去水之药，往往多死”。

3. 下法　《素问·汤液醪醴论》说的“去菀陈莝”，即指泻下，所谓涤肠胃中腐败也。唐代孙思邈倡用泻法，而金代张从正更以攻下著称，至少可以认为在7世纪前，对于应用峻泻剂以消肿的方法已很成熟。《备急千金要方》中总结了前人用药的经验，已广泛地使用甘遂、芫花、大戟、续随子、商陆等逐水之剂。此外，在这类处方中，还经常合并应用轻粉等含汞制剂，以及用海藻、昆布等含碘制剂以消肿；值得注意的是，此类处方中还配伍如黄芩、杜仲、马兜铃以及青木香等具有降低血压作用的药物，由此益证祖国医学宝库的丰富。明代邵达《订补明医指掌》说：“论治法，本当专利小便，但肿势太盛，内而膀胱，外而阴囊，相连紧急，虽加利水之剂，苦无一线相通，病何由去，必开其大便，以逐其水。”正确地运用泻法，的确能收消肿之显效，在近来各地经验中也证实这一点。清代怀抱奇《医彻》说：“肿胀益甚，譬之洪水泛滥，不事疏凿，乃欲以土实之，则愈堤防而愈泛滥。子和出，立浚川、禹功诸法，非不峻烈可畏，然不有荡涤之则水何由而行，所蓄者何由而泄，阴阳失位者，何由而复奠厥居乎？余每遇从事温补者，一逢肿胀，辄进六君子，金匮肾气等，岂不纯正通达，卒至肿胀益甚，迄无成功，及遇草泽医，每以大攻大泻药投之，反恒奏绩于俄顷，然后以参调之，以补济之，善其后图，乃可万全，虽然此为实热者言之。”这样的经验在明代已有比较全面的认识。张介宾谓：“如舟车神祐丸、浚川散、禹功散、十枣汤之类，皆所以逐水也；但查其果系实邪，则此等治疗诚不可废，但必须审证的确，用当详慎也。”李中梓谓：“余于此证，察其实者，直清阳明（即指泻下），反掌收功，苟涉虚者，温补脾肾，渐次康复，其有不大实，亦有不大虚者，先以清利见功，继以补中调摄；又有表实而本虚者，泻之不可，补之无功，则极为危险。”由此可知，泻下法适用于实证，而在虚证则应属禁忌。

4. 清法　清法意指清热。前人认识到病人愈后如果再感外风，或发热烦渴，又引起面目虚浮，由此而应用清热药物控制本病的恶化是有效的。故朱震亨说：“湿热太甚，火势乘脾而肿者，宜清心火，降肺金。”李梴谓：“阳水，宜辛寒散结行气，苦寒泻火燥湿。”所谓苦寒清热之类，如黄芩、黄连、连翘等诸药，现代研究大多数被证明具有制菌和消炎解毒作用。在古代“上工治未病”的预防思想指导下，清法应是治疗本病的重要原则之一。清代李用粹把它单独提出，列为本病治疗六法之一，是在前人经验基础上的重要发展。

5. 补法　日人丹波元坚《杂病广要》载：“水气之治，古方概用泻药，而不及补法。自宋南渡后，创立扶脾之剂，迄至明清诸家，无一不主于调补者。”事实上，从13世纪开始，人们注意到了只是消肿，并不意味着疾病的全愈，同时效果不稳定，经常出现复发，因此转而重视机体内部因素，认为脾虚是本病发生发展中的重要内因，因此应用补法健脾成为治疗水肿的重要方法之一。元代朱震亨认为：“水肿因脾虚而不能制水，水渎妄行，当以参术补脾，使脾气得实也。”补脾方面，常用的有六君子汤、补中益气汤之类，已经成为目前一般常用的处方。

6. 温法　亦有水肿由肾寒所致者，温肾亦是本病发生发展中的重要内因，因此用温法益肾成为后世医家的常法，作为善后巩固疗效之用。宋代严用和提出“治疗之法，先实脾土，次温肾水”的主张，倡实脾饮和加味肾气丸方。明代张介宾谓：“若肾虚兼寒者，宜理阴煎或八味地黄丸，甚者加减金匮肾气汤亦主之。”温肾方面还有金匮肾气丸、真武汤等亦为临床所常用。一般用于水肿消退后的调理；或在攻利剂中间加入以保元气；或单独应用温补法于某些方剂中，亦能收到消退水肿之良好效果。

（六）小结

本文论述祖国医学对肾炎的认识，以及在历代发展中所获得的丰富经验，特别介绍了治疗肾炎的六大治疗法则。由于掌握文献资料不够全面，难免在理解方面有不十分确切之处，希望得到同道们的补充与指正。［陆广莘，王羲明，徐衡之。在苏联专家访华团考察中医治疗肾炎经验座谈会（1958年5月12日）上的宣讲］

风痛散治疗150例痹证的临床疗效总结

——上海市中医医院痹证研究小组

痹证是个常见的慢性疾病，我院1964年5月以来，对痹证增设了专科门诊，开展了临床治疗研究工作，应用风痛散治疗150例痹证患者，取得了一定的疗效，现将治疗情况介绍于下。

（一）病例的选择和诊断标准

由于痹证包括的病种很多，我们选择常见的5个病种分为3组进行观察：①关节炎组112例，包括3个病种。慢性多发性风湿性关节炎86例；类风湿关节炎20例，其中周围型13例、中枢型6例、混合型1例；肥大性关节炎6例。②坐骨神经痛12例。③其他痹证组26例，其中22例为多关节酸痛，1例为手指麻木，2例为肌肉劳损，1例为冻伤引起的半侧肢体麻木。现将5个病种的诊断标准分述于下。

1. 慢性多发性风湿性关节炎　①具有游走性，多关节疼痛，关节有红肿或无红肿，或者伴有低热，咽痛等症状；②血沉在 15mm/h 以上者，或抗链球菌溶血素 O 在 500U/ml 以上者。

2. 类风湿关节炎　①多关节疼痛，关节有红肿或畸形墙纸者或者伴有低热、咽痛、齿痛等症；② X 线摄片有骨质或关节腔改变者；③可有血沉或抗链球菌溶血素 O 增高者。

3. 肥大性关节炎　腰背酸痛或伴有坐骨神经痛，X 线摄片有脊柱肥大性改变者。

4. 坐骨神经痛　发作时在下肢后侧相当于坐骨神经走行的环跳、委中、承山，阳陵泉等穴位处有明显疼痛和压痛，抬腿试验阳性。如由脊柱肥大引起者，则归入肥大性关节炎项内。

5. 其他痹证组　临床表现为：①具有四肢或全身关节酸痛，但化验及 X 线检查均属正常者；②单纯性手麻原因不明者；③由于冻伤引起半侧肢体麻木不仁者；④由肌肉劳损而引起的疼痛。

（二）治疗方法

关于风痛散的组成、炮制及服法叙述于下：

1. 组成和炮制　风痛散是由番木鳖与等量之净麻黄同煮，弃去麻黄后，单用番木鳖刮皮去心，用麻油煎炸，研为细末。

2. 服法　风痛散从一分起服，以半分或一分递增，服至头晕或跳痛等反应出现后，则停止增量。一般服用三分至四分，每日 1 次，临睡时用黄酒或温开水送服，最少者维持在一分，最多的维持在一钱左右。

3. 对于痹证合并慢性咽炎或慢性扁桃体炎时，加用二连养阴汤（川连、胡连、生地、玄参、石斛、生草）配合治疗。如合并高热时加用木防己汤（木防己、生石膏、桂枝、人参）。个别病例在疼痛剧烈时给予局部针刺数次。

（三）临床疗效分析

1. 一般情况

（1）性别和年龄：150 例痹证中，男 58 例，女 92 例。年龄最小者 17 岁，最大者 73 岁。11~20 岁 6 例；21~30 岁 39 例；31~40 岁 56 例；41~50 岁 33 例；51~60 岁 10 例；61~70 岁 4 例；70 岁以上者 2 例。

（2）病程方面：病程最长者 30 余年；最短者半个月。小于 3 个月 10 例；3^+~6 个月 12 例；6 月 $^+$~1 年 6 例；1^+~5 年 53 例；5^+~10 年 39 例；10^+~20 年 24 例；大约 20 年 6 例。

（3）过去治疗情况：150 例患者过去均用过其他治疗方法，1~6 种之多，进行反复治疗的效果不显，计有 380 人次。其中针灸 122 人次；中药 81 人次；推拿 17 人次；药酒 20 人次；伤膏药 16 人次；理疗 39 人次；激素 52 人次；水杨酸制剂 27 人次；封闭 6 人次。

2. 疗效分析　150 例患者中，门诊治疗者 117 例，住院治疗者 33 例。现将各组病例的疗效情况分析如下：

（1）自觉症状方面：自觉症状包括关节和肌肉酸、痛、麻、木、胀、重、肿、吊、冷等表现。在 150 例中，自觉症状消失、明显减轻和减轻者共 116 例，有效率达 77.4%（如果除去一般减轻者 51 例，则显效率为 43.4%）；无效者 34 例，占 22.7%。如将 5 个病种分别计算，则风湿性关节炎组有效率达 84.9%（显效率 51.2%），类风湿关节炎组有效率达 90%（显效率 40%），肥大性关节炎组有效率 83.3%（显效率 66.6%），坐骨神经痛组有效率 16.7%（显效率零），其他痹证组有效率 69.2%（显效率 34.5%）。关节炎组总的有效率为 85.7%（显效率 50%），较坐骨神经痛组及其他痹证组的有效率及显效率为高，说明了风痛散治疗痹证时最适用于关节炎组的患者，对其他痹证疗效稍差，而坐骨神经痛似乎疗效不好，可见表 8-1。

表 8-1　自觉症状的改变

病组		自觉症状						
		治疗例数	治疗后[例数(%)]				有效率/%	显效率/%
			消失	显减	减轻	如故		
关节炎组	风湿性关节炎组	86	14(16.3)	30(34.9)	29(33.7)	13(15.1)	84.9	51.2
	类风湿关节炎组	20		8(40.0)	10(50.0)	2(10.0)	90.0	40.0
	肥大性关节炎组	6	2(33.3)	2(33.3)	1(16.7)	1(16.7)	83.3	66.6
坐骨神经痛组		12			2(16.7)	10(83.3)	16.7	0
其他痹证组		26	3(11.5)	6(23.1)	9(34.9)	8(30.8)	69.2	34.6
共计		150	19(12.7)	46(30.7)	51(34.0	34(22.7)	77.4	43.4

（2）化验方面：风湿性关节炎和类风湿关节炎组病例在治疗前均做了血沉和抗链球菌溶血素 O 的检查。治疗后部分病例复查，以作对照观察。风湿性关节炎 20 例，其中血沉高于正常者 15 例，治疗后 10 例恢复正常、4 例下降、1 例如故；抗链球菌溶血素 O 治疗前增高者 15 例，治疗后 12 例恢复正常、1 例下降、1 例如故、1 例上升。类风湿关节炎 4 例，血沉和抗链球菌溶血素 O 均增高，治疗后血沉方面 2 例恢复正常、2 例下降；抗链球菌溶血素 O 方面，2 例恢复正常、2 例下降。可见表 8-2。

表 8-2　化验指标的改变

病种	病例	化验指标					
		血沉/(mm/h)			抗链球菌溶血素 O/(U/ml)		
		治疗前	治疗后	治疗结果	治疗前	治疗后	治疗结果
风湿性关节炎	余某	45	11	恢复正常	250	250	原属正常
	黄某	41	8	恢复正常	833	833	如故
	蔡某	44	15	恢复正常	1 250	333	恢复正常
	朱某	25	6	恢复正常	625	333	恢复正常
	陈某	15	5	原属正常	1 250	100	恢复正常
	陆某	12	8	原属正常	500	500	原属正常
	刘某	3	4	原属正常	1 250	500	恢复正常
	杜某	18	15	恢复正常	625	333	恢复正常
	唐某	28	14	恢复正常	833	625	下降
	俞某	42	11	恢复正常	833	125	恢复正常
	朱某	65	45	下降	333	333	原属正常
	李某	23	20	下降	500	166	原属正常
	唐某	22	22	如故	500	100	原属正常

续表

病种	病例	化验指标					
		血沉 /（mm/h）			抗链球菌溶血素 O/（U/ml）		
		治疗前	治疗后	治疗结果	治疗前	治疗后	治疗结果
风湿性关节炎	郑某	50	32	下降	500	833	上升
	顾某	17	4	恢复正常	1 250	500	恢复正常
	龚某	40	8	恢复正常	833	125	恢复正常
	戚某	32	2	恢复正常	833	333	恢复正常
	季某	7	—	原属正常	625	500	恢复正常
	王某	53	27	下降	833	333	恢复正常
	陈某	2	—	原属正常	1 250	500	恢复正常
类风湿关节炎	陆某	47	10	恢复正常	2 500	625	下降
	林某	98	19	下降	2 500	500	恢复正常
	吉某	27	12	恢复正常	833	500	恢复正常
	胡某	56	20	下降	1 250	625	下降

3. 劳动力恢复情况　150 例中，在治疗前长期休养或长期断续休养者 51 例，其中风湿性关节炎组 24 例，类风湿关节炎组 11 例，肥大性关节炎组 5 例，坐骨神经痛组 8 例，其他痹证组 3 例。治疗后恢复工作者，风湿性关节炎组 14 例，类风湿关节炎组 5 例，肥大性关节炎组 4 例。总计关节炎组共有 23 例恢复了工作，占总休养数的 45.1%，占关节炎组休养数的 57.5%。其他 2 组均无 1 例复工。

4. 显效病例的疗程　对症状消失和显效的 65 例患者的疗程进行分析，发现最短者 10 天，最长者 8 个月，疗程小于 1 个月者 13 例，1^+~2 个月者 16 例，2^+~3 个月者 21 例，3^+~4 个月者 7 例，4^+~5 个月者 2 例，5^+~6 个月者 5 例，大于 6 个月者 1 例，其中疗程在 3 个月以内者有 50 例，占 76.9%。

病案举例

例 1：蔡某，女，37 岁，纱厂挡车工人。

病情经过：患者产后引起四肢关节及腰背酸痛已有 7 年，近 3 年来反复发作而加重，曾服可的松 2 个月余。于 1963 年 6 月起在本院针灸治疗，当时血沉 35mm/h，抗链球菌溶血素 O 1 250U/ml，丙反（+），针灸每周 2~3 次，至 1964 年 6 月整整 1 年从不间断，并服中药 68 天及参桂再造丸、活络丸、风湿骨痛药、鸡血藤膏片、舒筋活血片等成药，以及在 1963 年 7 月摘除扁桃体，1964 年春一度酸痛减轻，4 月血沉 15mm/h，但在 5 月起酸痛又加重，乃于 6 月 16 日起停止针灸及其他药物治疗。开始服风痛散治疗，其时罹患部位有肩、肘、腕、手指、项、腰、背、髋、大腿、膝、足跟等关节和肌肉，表现为酸痛冷麻，但无红肿，血沉 44mm/h，抗链球菌溶血素 O 1 250U/ml。

临床诊断：行痹（慢性多发性风湿性关节炎活动期）。

治疗经过：患者于 1964 年 6 月 16 日起服风痛散，从一分开始，以一分递增，于二分时曾一度头晕，以后增加及维持在四分剂量，至7月中旬酸痛开始减轻，在此期间有时出现明显头晕和困倦的反应，但并不妨碍持续服药，8月中旬以后症状明显减轻，到10月26日止计133天，共服风痛散46.5钱。四肢及腰背部酸楚解消除，唯项背部有时感到轻度酸冷，血沉18mm/h，抗链球菌溶血素O 833U/ml。观察到1965年7月查血沉5mm/h，抗链球菌溶血素O 333U/ml，症情稳定。

例2：林某，男，29岁，职员。

病情经过：患者于1957年发生两膝关节及右足跟红肿疼痛，住某医院5个月行针灸治疗，出院时红肿虽退，仍有多关节疼痛，右足跟出现突出畸形，以后于1960年、1961年，1963年三度发作腰背及双下肢疼痛，每次治疗休养约半年左右，症状才开始缓解，在缓解期间，每遇劳累及阴雨则加重，在长期针灸、中药、可的松、止痛剂等治疗下才能勉强断续工作，但每年之血沉最低为25mm/h，抗链球菌溶血素O最低为833U/ml，从未达到过正常。在1964年6月再次发作，腰及两髋、两大腿内侧、项背部、右足根部感到疼痛，俯仰不利，腰不能挺直，腿弯牵吊，并伴有低热咽痛，先由针灸治疗数次未效。于6月20日入院，过去有慢性咽痛史，有龋齿，扁桃体已摘除2年，但仍有慢性咽炎存在。

住院检查：脉弦数，苔薄白腻，体温37.7℃，心率98次/min，呼吸24次/min，血压130/90mmHg，一般情况尚好，咽红，心肺腹部除心搏较快外无特殊体征，脊柱无畸形，第4、5腰椎附近及两侧骶髂部、两髋部等处有压痛，还跳、承山等穴位处亦有压痛，右足跟有小核桃状凸出畸形，肌肉无萎缩，抬腿试验左右均为60°，血常规正常，血沉85mm/h，抗链球菌溶血素O 2 500U/ml。X线片：上部腰椎韧带局部钙化，两侧骶髂关节间隙模糊不清，足跟结节处有骨棘突出为韧带钙化。

临床诊断：着痹（类风湿关节炎，混合型）。

治疗过程：患者于1964年6月7日起服风痛散，自一分开始。以五厘递增，7月5日至21日服三分，由于抽搐频多，便以五厘递减，7月21日至8月3日仅服五厘。在这1个多月期间，曾配合服桂芍知母汤加减7剂、麻黄连翘赤小豆汤加减7剂，病情变化不大，仍然抽吊疼痛，午后低热（37.5~38.2℃）。7月31日查血沉95mm/h、抗链球菌溶血素O 1 250U/ml以后便停服中药，风痛散又逐渐递增至两分，在抽搐时用针刺局部来解除。自8月12日起低热（体温下降到36.8~37.2℃），抽搐停止，酸痛亦渐减轻。至8月21日，腰及两髋部疼痛抽吊消除，能挺直行路，上下扶梯，活动自如，但尚有第7颈椎周围酸痛及右足跟轻度红肿疼痛。检查：抬腿试验90°，血沉21mm/h，抗链球菌溶血素O 833U/ml，乃于次日出院，继续门诊治疗。以后风痛散剂量维持在三分，半月后，剩余之红肿疼痛也全部消除，精力充沛，于国庆后恢复工作。1964年11月10日血沉19mm/h，1965年10月血沉19mm/h、抗链球菌溶血素O 500U/ml，症情稳定，能胜任工作，而从未请过假。

例3：冯某，男，42岁，工人。

病情经过：患者于20岁左右开始腰酸，20余年来经常发作。并逐年加重，1963年1月曾发生右下肢坐骨神经痛，注射可的松后缓解，1962年12月再次发作右侧坐骨神经痛，先由伤科治疗未效，而来针灸，于1964年3月30日住院。其时夜间疼痛剧烈，坐卧不安，彻夜不眠，常取屈腿俯卧位以减轻疼痛，脉濡，苔薄，抬腿试验45°左右。腓肚部有明显压痛、拒按。血沉3mm/h，华康试验（–），X线片示第10、11胸椎及第4腰椎椎体前缘有唇状肥大性病变。

临床诊断:痛痹(脊柱部肥大性关节炎伴右侧坐骨神经痛)。

治疗经过:先予针刺环跳、阳陵泉、委中、承山、夹脊等共24穴及天应穴,1周针6次,共治46次。并配合皮针、耳针、火罐,服中药桂附、延胡索、乳没、三妙丸、活络丸及其他祛风通络药共28味38剂,还用坎离砂外熨39天。经反复治疗后,右下肢于夜间仍然明显,火辣般疼痛而不能平卧,仍需屈腿俯卧位以减痛,腓肚压痛如故,抬腿试验在40°~60°,乃于5月25日起,停用上述所有治疗,开始服风痛散,从一分开始,以五厘递增至三分,4天后右腿疼痛减轻,夜间已能平卧,至6月5日右下肢疼痛缓和,仅于右绝骨穴附近有轻度酸痛及右小腿发麻,上下扶梯及跑步均无困难,腓肚及环跳、委中等穴处均轻度压痛,抬腿试验80°左右,于是出院。出院半月后试做轻工作,1个月后恢复原重体力劳动,继续服药至90天而停服。1年半后随访,无特殊情况,症情稳定。

(四)讨论

1. 番木鳖在祖国医学临床各科的应用和发展　番木鳖,又名马钱子、方八。本草学上首先在于《本草纲目》记载,李时珍用来治疗"伤寒热病、咽喉痹痛,消痞块",并转载了诸家在喉痹作痛、缠喉风肿、斑疮入目、病欲去胎等方面的临床应用。在明代以前,番木鳖大多作为局部外治药物应用在喉、内、眼、妇科中组成复方以研末"吹之",或"涂扫患处",或"研膏入牝户",或"含之咽汁或磨水噙咽"。

在清代,番木鳖的应用扩展到了外科、伤科等方面。严西亭等用醋或蜜调涂以散乳痈和丹毒。《医宗金鉴》用番木鳖复方如"散瘀和伤汤"熏洗患处,以治碰撞损伤瘀血积聚。虽然清代的本草学家如黄宫绣、严西亭等仍认为番木鳖"勿宜煎服","止入外科治疗",但在临床工作中,如"《金鉴》八厘散",已开始有了内服应用的记载。

用番木鳖治疗痹证,清代王洪绪《外科证治全生集》有较早的记载。王洪绪认为番木鳖"能搜筋骨入骱治风湿,祛皮里膜外凝结之痰毒",并有治"手足不仁骨骱麻木"方,就是由番木鳖与甲尾片、川附末配制而成。

至近代,番木鳖的临床内服应用还是很少,一般的药物著作亦均认为内服必须审慎。仅有少数学者报道用番木鳖治疗痹证而获独特功效,如张锡纯认为番木鳖"开通经络,透达关节之力实远胜于他药"。张锡纯"振颓丸"由番木鳖与蜈蚣、山甲、乳没等8味药制成,治疗肢体痿废偏枯痹木诸证。中国医学科学院陕西分院地方病研究所有"马钱子丸",由番木鳖与闹羊花、麻黄、乳没、麝香等12味药配制而成,以治疗大骨节病,认为有"兴奋神经,祛风活血镇痛,除寒湿,使弯曲挛缩的肢体伸展等作用"。朱春庐等介绍了"杨九牧痹症健虎丸"用番木鳖与乌、附、麻、桂等13味药配制,治疗阴寒内盛之痹证,认为有显著效果。

对于番木鳖的炮制,王洪绪的油炸法记载得较早而且详细,共有浸、煮、炸、拌、炒、磨等操作过程,具有很大的参考价值。此外,在诸家著作中,除油炸法外,尚有砂烫法、水煮法、绿豆治法、麻黄治法、茶叶制法、蛤粉制法等。我们用麻黄炮制,是取其辛温,以解番木鳖的寒性。

上述所用番木鳖治疗痹证,全是掺杂在复方中的。在剂量上,番木鳖仅占复方总量的极小一部分,并且复方中有许多药物也是治疗痹证的名方主药,因此,复方的疗效不能完全说明是由于番木鳖的作用。鉴此,我们避免了复方的庞杂,以单味番木鳖炮制成了风痛散,临床实践中证实了风痛散对关节炎组的病人具有独特的功效。

2. 风痛散的作用机制问题　风痛散治疗风湿痹证的机制问题尚不明了。我们认为它不是单纯的止痛，因为对于坐骨神经痛不能缓解，对于关节在疼痛剧烈时服之也不能即时取效，但是当风痛散使用 1~2 个月后与治疗前比较，则关节的酸痛麻木等症状减轻或消除了，血沉和抗链球菌溶血素 O 也下降了。

其次，我们也不认为风痛散的作用机制是番木鳖对脊髓的兴奋作用和肌张力的增强作用。因为服药期间只有少数患者出现四肢抽搐抽跳现象，而且当抽跳出现时会增加疼痛，而不是减轻疼痛。

风湿病是一种变态反应性疾病。风痛散的作用机制是否与改变了机体反应性而使关节病变得到了好转有关，这一点尚有待于今后进一步的研究。

3. 反应问题　番木鳖的毒性问题，一直有所争论。《本草纲目》谓其苦寒无毒，但有毒狗致死的记载。民间也有“人吃清凉，狗吃断肠”的传说。另一方面《景岳全书》认为：“番木鳖，味极苦，大寒大毒。”黄宫绣有“不可咽下”的警语。至近代，番木鳖的毒性已予以肯定，并有中毒病例的报道。因此，在临床上必须做到使番木鳖既能发挥疗效，又不能致中毒。王洪绪提出了番木鳖的剂量原则，在有效剂量时应有的反应为“服后痛处更痛，麻处更麻，头眩背汗昏伤，四五刻即定，定系痊愈，如服后不觉痛麻，必要加服至知觉方止”。

在我们临床观察中，不同剂量的风痛散，均能出现不同程度的反应，轻者仅有一般性头晕，重者可出现旋转性眩晕和反复抽搐等症，在 150 例中既有 13 个症状、121 人次，其中以一般性头晕最多，有 50 人次，占 33.3%。剂量方面，最少者一分，最多少一钱五分，但在三分时则出现反应较多，有 63 人次。现将服药剂量与反应的关系列为表 8-3。

表 8-3　风痛散剂量与反应的关系

剂量 / 分	反应													
	一般头晕	旋转头晕	偶然抽跳	反复抽搐	困倦	出汗	热感	脘腹不舒	耳鸣	目糊	舌木	皮疹	疖子	总人次数
1.0	8					1								9
2.0	7		1		2	1	4	1		1		1		18
3.0	25	1	7	1	11	6	3	3	1	2	1	1	1	63
4.0	3	3	3	2	2	1		2	1		1			18
5.0	3		1											4
6.0	1		1		2									4
7.0	2			2										4
>7.0	1													1
总例数	50	4	13	5	17	9	7	6	2	3	2	2	1	121
发生率 /%	33.3	2.7	8.7	3.3	11.3	6.0	4.7	4.0	1.3	2.0	1.3	1.3	0.7	

注：本表是统计患者首次出现某项反应时的剂量，如增量后重复出现同一反应，则不统计在内。

在这些反应中，一般性头晕、偶然抽跳、出汗、热感等是风痛散达到有效量时所应有的作用和可能产生的反应，次晨即消失，不影响次日的正常工作和学习，当时也不需处理，并且观察到疗效与这些反应具有密切的关系，有这些反应的病人疗效较好。

风痛散过量的反应为旋转性眩晕和反复的抽搐，甚至次晨也不消失，这些反应应该注意，次日应予减量，必要时予以处理，处理的方法，先令多饮水份以稀释药物，中药可用全蝎粉五分至一钱吞服，以镇痉息风；针刺风池、风府、攒竹、太阳、印堂等穴位；西药可用巴比妥类，并使患者卧床休息和避免吹风。

服药的反应，除了决定于剂量的轻重外，还与3个因素有关：①患者的体质强弱，身体强者耐受良好，不易反应；体弱者耐受量差，少量时即出现反应。②白天服药比夜间服药易有反应而妨碍工作，夜间服药则与睡眠状况有关，熟睡者无反应，而失眠者易于反应。③黄酒送服比开水送服容易反应，烧酒比黄酒较易有反应，药酒比烧酒更容易引起反应。我们认为黄酒送服是恰当的，也符合中医治疗痹证的传统应用方法。

番木鳖含有番木鳖碱和马钱子碱等成分。据文献记载，番木鳖碱无蓄积性和成瘾性，在我们150例的风痛散的使用过程中，每晚连续服药20天至18个月，其总量最小为四钱、最多达二斤余，其总量为番木鳖碱一次致死量的数倍和数百倍，无一例引起番木鳖中毒死亡。检查了6例，服药2~6个月患者的肝功能全部正常，也没有因连续服药而反应日渐加重的情况。这些反应持续的时间最长不过12小时，说明了风痛散没有蓄积性；同时当服完数月停药后无任何成瘾的不舒感觉，说明了风痛散没有成瘾性。因此，只要能很好地掌握药量和服用方法，在临床上应用还是有效而安全的，而且药价低廉，更适用于广大农村痹证患者。

（五）结语

1. 本文报道了风痛散治疗150例闭经患者的临床疗效。自觉症状的有效率达77.4%（显效率43.4%），其中关节炎组的有效率为85.7%（显效率50%），坐骨神经痛组的有效率为16.7%（显效率0），其他痹证组的有效率为69.2%（显效率34.6%），并使血沉和抗链球菌溶血素O得到了下降或恢复正常。

2. 显效组的疗程最短者为10天，最长者为8个月，其中疗程在3个月以内者占76.9%。

3. 讨论了番木鳖在祖国医学临床各科中的应用和发展，对风痛散的作用机制和反应等问题进行了分析。（沈丕安、王羲明、徐新更1964年12月初稿）

祖国医学治疗恶性肿瘤的整体观念和治疗法则

——上海市中医医院

（一）治则

恶性肿瘤的局部病灶变化及全身影响是有机联系的。因此，治疗时应根据各种不同情况，正确地处理好以下几方面的关系。

1. 攻癌和扶正　对恶性肿瘤，既要看到其损害机体所引起的各种证候表现，又要认识到这种病的根本在于癌组织的恶性发展，因此，必须整体治疗和抗癌治疗相结合，即扶正（包括调理机体失调）与攻癌（祛邪）相结合，以保护和提高患者的抗癌能力，发挥患者的主观能动性，才能得到较好的效果。如单纯用某些抗癌药物进行攻伐克削，肿瘤虽有缩小现象，但正气亦受损伤，若单用扶植正气之品，则癌瘤不断地发展和恶化，均得不到满意效果。但由于各个肿瘤病人处于不同的分期阶段，因而根据邪正斗争的具体情况，攻癌和扶正的具体应用亦有所区别。下面按不同的分期加以讨论。

（1）初期：这时肿瘤对全身的影响较小，身体比较健壮，起居饮食如常，积块或显或不显，常无明显自觉症状，机体抗病能力较强。对此种初期病人，应集中优势的抗癌力量进行攻癌，并适当应用补益之品。采用大攻小补、攻中有补的方法，以攻毒祛邪为主，兼以扶正。

（2）中期：这时肿瘤已发展到一定程度，机体已有显著的消耗，饮食减少，倦怠无力，形体日见瘦弱，或有寒热，肿块已不能推移，肿瘤的侵袭与机体抗癌能力势均力敌，治疗应攻癌和扶正并重。攻癌主要攻其对机体危害严重、发展迅速、扩散力强的病灶（多为原发灶），但也要兼顾其他病灶不使扩展；扶正则是增强机体抗癌能力，以有助于攻癌。

（3）晚期：这时肿瘤已发展到严重阶段，机体明显地衰弱、消瘦，食少，面黄，恶病质，肿块坚硬如石，或腹大如鼓，或气短胸憋，或肿物溃烂翻花，恶臭不已，正气不能支持，机体抗癌能力极其低下。对这期病人，宜先扶正调理，大补小攻，借以增强病人的体质，提高抗癌能力；而后根据病人机体恢复的情况，采取攻补兼施（即攻中有补）的治则。

2. 治本和治标　“治病必求其本。”肿瘤病人在患病的整个过程中，肿瘤病变始终是疾病之“本”，是根本矛盾。因此，治疗上必须抓住时机，集中力量解决这个根本矛盾。但在肿瘤发病过程中，又常常出现各种并发症（“标”症），这时应采取“急则治其标，缓则治其本”的治则。因为治病时虽然应“先治本，后治标”，但当疾病的标症急于疾病之本时，就应先行治标。如肺癌的大量咯血、肝癌合并感染、胃癌出现腹水、膀胱癌的血尿等，这时标症的危害性急于病之本，因此，应及时地制止出血、控制感染、消除腹水，以利进一步治其本。又如在肿瘤经放射线治疗及化学药物治疗过程中，也往往引起一些副反应（如白细胞和血小板计数的下降等），这些虽不属于根本性的问题，为疾病之“标”，但如果处理不当，也可上升为主要矛盾，不仅妨碍肿瘤的治疗，甚至会发生不良的后果，以至危及病人的生命。故在治疗中，对“本”与“标”这对矛盾必须区别病势发展的急和缓，辩证地予以处理，做到既治“本”又治“标”。

3. 补益和疏滞　目前治疗恶性肿瘤所采取的各种治疗方法，虽然对控制肿瘤都能发挥一定的作用，但对机体均有不同程度的损害。因此不论采用哪一种治疗方法，都必须配合消除副作用的补益纠偏之品。另外，在肿瘤的治疗过程中，经攻癌药物治疗后，还不断产生肿瘤的分解代谢的废物堆积于体内，若不及时排出也必然有害于机体，因此又必须配合疏滞排浊之品，如适当地应用“分利二便”和理气降逆、除湿消胀药物，以及多量饮水等方法，因势利导，将其排出体外，

（二）常用药物

祖国医学对恶性肿瘤的常用治则，大致有攻癌和扶正两个大类（其中有些药物常同时有几个方面的作用）。

1. 攻癌祛邪类

（1）活血化瘀法：适用于肿物痞块，痛有定处，肌肤甲错，舌质紫暗，舌上有瘀点斑块，脉象弦细或涩。表示内有瘀血，可用活血化瘀法。常用药有：

1）活血散瘀药：丹参、红花、桃仁、归尾、赤芍、黄药子、急性子、铁树叶、王不留行、五灵脂、蒲黄、血竭、三七、乳香、没药、延胡索、薜荔果、凌霄花、马鞭草、虎杖。

2）破血祛瘀药：三棱、莪术、地鳖虫、水红花子、石见穿、石打穿、刘寄奴、鬼箭羽、水蛭、虻虫。

（2）消痰散结法：适用于皮下无名肿物、瘰疬结节，或咳吐痰涎，或喘咳痰鸣，苔白腻，脉滑。可用消痰散结法。常用药有：

1）化痰散结药：杏仁、象贝母、桔梗、瓜蒌、葶苈子、莱菔子、白芥子、海浮石、礞石、天南星、生半夏、蛇六谷、泽漆、皂角刺、刺猬皮、牛黄、山慈菇。

2）软坚散结药：昆布、海藻、海带、夏枯草、猫爪草、龟甲、鳖甲、牡蛎、瓦楞、穿山甲、蛤粉、蟹壳、蜗牛、蜒蚰。

（3）消肿解毒法：毒邪亢盛，邪热嚣张，症见发热口渴，便干尿赤，舌质红绛，苔黄而干，脉弦数。常示肿瘤急速发展，证属病进，当予清热解毒、化结消肿之剂。如遇高热伤阴或津涸液竭而虚热上泛，则宜合用滋阴生津之品。

清热解毒药：龙葵、白英、蒲公英、大青叶、芙蓉叶、蛇舌草、蛇果草、蛇六谷、半边莲、半枝莲、鼠牙半枝莲（垂盆草）、金银花、野菊花、七叶一枝花、一枝黄花、败酱草、鱼腥草、凤尾草、鬼针草、黄芩、黄连、黄柏、黄药子、牛黄、雄黄、板蓝根、山豆根、紫草根、羊蹄根、藤梨根、野葡萄根、野荞麦根、山栀、山海螺、马齿苋、马尾连、猪殃殃、猫人参、丹皮、红藤、白蔹、白头翁、草河车、连翘、贯众、胆汁、苦参、土茯苓、漏芦、天葵子、菝葜、石打穿、核桃树枝、石上柏、喜树、长春花。

（4）攻坚破积法：对某些包块、肿物、坚痞、癥积，起攻坚破积的作用。

1）攻毒溃坚药：穿山甲、全蝎、蜈蚣、壁虎、蜣螂虫、地鳖虫、蜂房、僵蚕、狼毒、马钱子。

2）破积软坚药：斑蝥、红娘子、蟾蜍（包括蟾酥、蟾皮）、硇砂、轻粉、汞、火硝、白矾、信石（砒霜）、阿魏、白花蛇、地龙、鳖甲、瓦楞、白胶香。

（5）通利攻逐法：对癌肿所引起的浮肿、胸水、腹水起到通利攻逐的作用。

通利攻逐药：芫花、甘遂、大戟、千金子、商陆、黑丑、白丑、木通、泽泻。

2. 扶正疏滞类

（1）滋补强壮法：当患者表现消瘦乏力、面㿠神委、气短心悸、体力不支等气血衰败、内脏虚损之象，脉沉细而弱，或虚大无根，舌淡唇苍等时，则分别不同情况给予大补气血、温阳滋阴、补益内脏之品。

1）益气健脾药

补气药：生黄芪、移山参、党参、孩儿参、茯苓、白术、棉花根、甘草。

健脾药：薏苡仁、山药、黄精、芡实、白扁豆、莲肉。

2）养血补肝药

养血药：熟地、当归、白芍、鸡血藤、制首乌、紫河车、阿胶、大枣。

补肝药：山萸肉、酸枣仁、五味子、桑椹子、枸杞子。

3）润肺生津药：南北沙参、生地、玄参、天麦冬、石斛、玉竹、天花粉、野百合、光杏仁、白木耳、西洋参。

4）养心安神药：当归、白芍、酸枣仁、柏子仁、远志、朱茯神、五味子、夜交藤、合欢皮、莲子心。

5）温肾滋阴药

滋阴药：熟地、知母、玄参、天冬、麦冬、制首乌、龟甲、鳖甲。

温阳药：仙茅、淫羊藿、菟丝子、补骨脂、锁阳、巴戟天、肉苁蓉、附子、肉桂、鹿角、红人参。

（2）理气降逆法：适用于胸胁作痛、郁闷不舒、腹部胀满，或吞咽梗阻、嗳气不舒，或腹部串痛等症，脉常弦滑或弦细、苔薄白。用理气降逆法，常用药有：

1）理气药：木香、香附、苏梗、陈皮、青皮、郁金、川楝子、砂仁、蔻仁、八月札、娑罗子、枳壳、枳实、厚朴、槟榔、乌药、柴胡、延胡索、枸橘、橘核、荔枝核、小茴香、香甘松、沉香曲、冰片。

2）降逆药：旋覆花、代赭石、丁香、柿蒂、降香、半夏、竹茹、刀豆、沉香。

（3）除湿消胀法：适用于胸膈满闷、纳少呕恶、大便溏薄，或有面浮肢胀，或见身黄，或见带下，苔腻，脉濡滑。常用药有：

1）化湿药：藿香、佩兰、杏仁、薏苡仁、蔻仁。

2）燥湿药：苍术、厚朴、半夏、苦参。

3）利湿药：茯苓、猪苓、泽泻、车前子、瞿麦、萹蓄草、萆薢、木通、葫芦瓢、鸭跖草、半边莲、半枝莲、茵陈、金钱草、玉米须、白鲜皮、石韦、防己。

以上仅把祖国医学对肿瘤疾病的治疗法则作了一些初步的归纳，在临床上，还需结合病人的实际情况加以具体分析，给予针对性的应用为宜。［王羲明，《医学情况交流》，1977，4（1）：25-27.］

“益气滋阴法”为主在恶性肿瘤手术放疗后的应用探讨

——上海市中医医院

恶性肿瘤的发病率近数十年来有逐渐增高趋势，寻求对恶性肿瘤的彻底根治办法正在引起人们的日益重视。本文就恶性肿瘤手术、放疗后继续应用中医药益气滋阴法为主的治疗进行总结，希望能够提高恶性肿瘤的治疗效果，控制肿瘤的复发和转移。现对应用中医药治疗后生存1年以上的患者67例进行分析和讨论。

（一）临床资料

本组67例恶性肿瘤患者均经过中医药治疗后生存1年以上者。所有病例均有明确的病理或细胞学诊断依据。其中手术治疗60例，放疗7例。67例中，男28例，女39例，年龄最小8岁，最大68岁，平均48.8岁。其中29岁以下3例（4.5%），30~39岁11例（16.4%），40~49岁18例（26.9%），50~59岁22例（32.28%），60岁以上13例（19.4%），可见30~59岁恶性肿瘤患者占76.1%。

在60例手术患者中，以甲状腺、乳房、肺、胃、结肠、直肠等部位肿瘤较多，其余包括眼、筛窦、舌、膀胱、睾丸、子宫颈、卵巢等等部位肿瘤和肉瘤。在7例放疗患者中，以鼻咽肿瘤较多，其余尚有扁桃体、子宫颈等等部位肿瘤。

（二）辨证和治则

经过手术或放疗后的恶性肿瘤患者多数出现正气耗伤、阴血亏损征象。根据临床表现可分为以下2型。

1. 正虚邪衰型　恶性肿瘤经过手术切除或放疗后，癌块已经消失或受控制，邪气虽已衰退，但正气已受较大损伤，出现正虚邪衰的征象。又可分为阴虚和气虚2型。①阴虚型：患者表现为头晕耳鸣目眩，夜寐不安，心悸怔忡，口干唇燥，津少，难以吞咽，大便干结，小溲短赤，舌光少苔，质红或绛，脉细数。治宜滋阴补肾。方用六味地黄汤合增液汤加知母、玉竹、首乌、龟甲、鳖甲等，如有内热升火现象较重，可加用清热解毒之品。②气虚型：患者表现为面色皖白，语音低微，精神疲惫，四肢乏力，动则喘促，为胃纳呆滞，自汗，舌苔薄白，质淡胖、边有齿痕，脉濡弱。治宜益气健脾。方用参苓白术散和补中益气汤加减。脘腹作胀可加理气宽中、消食导滞之品，如乌药、木香、八月札、炒谷麦芽、山楂、六曲等。待正气恢复后再结合祛邪药物，以巩固疗效，预防肿瘤复发。

2. 正虚邪盛型 如果肿瘤发生在主要脏器部位，手术或放疗未能切除或消失；或者手术只能部分切除和对放疗不敏感未能完全控制，患者表现为阴虚为主或气虚为主的征象。同时由于癌肿的存在，因生长部位、形状大小、细胞类型、有无转移等不同情况而出现诸多症状。因此，益气健脾、滋阴补肾的同时，并需根据各类表现辨证施治。如热势嚣张，加用清热解毒药（白花蛇舌草、七叶一枝花、漏芦、鱼腥草、生石膏）；肿块坚硬，加用消肿软坚药物（海藻、夏枯草、蛇六谷、生半夏、生南星）；血瘀痛甚，加用活血化瘀药（丹参、天龙、蜈蚣、三棱、莪术）。总之，对正虚邪衰型以扶正固本为主，正虚邪盛型需扶正与祛邪相结合，以增加机体的抗病能力，消除手术或放疗的后遗症，预防恶性肿瘤的转移或复发，希望通过中西医结合疗法，使癌肿患者在手术或放疗后继续得到恰当的治疗而获得持久的痊愈。

（三）恶性肿瘤手术或放疗后的中医药治疗效果

应用益气滋阴法为主的中医药治疗恶性肿瘤手术、放疗后的继续抗复发转移的治疗效果，可见表 8-4、表 8-5。

表 8-4 手术后加中医药治疗后生存时间分布

恶性肿瘤部位 / 名称	治疗后生存时间				共计
	1 年以上	3 年以上	5 年以上	10 年以上	
眼	1				1
筛窦	1				1
舌	1				1
甲状腺	5	5	4		5
乳房	13	6	2		13
肺	8	7	2		8
胃、贲门	12	4	1		12
结肠、直肠	14	7	4		14
膀胱	1	1			1
睾丸	1				1
肉瘤	1				1
子宫颈	1				1
卵巢	1	1	1	1	1
共计	60	31	14	2	60

表 8-5　放疗后加中医药治疗后生存时间分布

恶性肿瘤部位	治疗后生存时间				共计
	1 年以上	3 年以上	5 年以上	10 年以上	
鼻咽	5	1	1		5
扁桃体	1				1
子宫颈	1				1
共计	7	1	1		7

从表 8-4、表 8-5 中可以看出，本组恶性肿瘤 67 例患者均为手术或放疗后应用中医药治疗后生存1年以上者，其中治疗后生存3年以上者32例（占48.7%），生存5年以上者15例（占22.4%），生存 10 年以上者 2 例（占 3%）。

从临床症状来看，无论阴虚型或气虚型以及气阴两虚型患者，经过中医药治疗后，均有明显改善，从而达到了较好的康复。本组患者经上述治疗后均能正常活动，仅有轻微症状，所以如果按 Karnofsky 分级法标准评定病人身体状况，全部均在 90 分以上。

（四）讨论

1. 在恶性肿瘤领域，中西医结合的重要性　如果进行手术或放射治疗恶性肿瘤，虽然有些患者得到根治，但是由于扩大手术的创伤以及放射治疗的损伤，使机体造成很多虚弱状态，带来很大的不利影响，引起一系列的后遗症，例如手术后往往出现精神疲惫、四肢无力、头晕耳鸣、胃纳不振、刀疤疼痛以及肠粘连等后遗症；放疗后每多引起口干无津、吞咽困难、两耳失聪、头痛面麻及白细胞减少等后遗症。这些症状必须经中医药治疗后才能加快恢复和好转，有的病人却缠绵多年之久。同时有的患者在手术后或放疗后即使已经达到所谓的根治，又因机体处在虚弱状态而往往在短期内出现复发或转移。因此要达到真正的根治，还需要经过不断的努力。实际上是一个在肿瘤领域中需要进一步探索的极为重要的问题。所以本文主要是通过对恶性肿瘤患者在手术后或放疗后进行中医药治疗，主要是希望能够进一步提高恶性肿瘤患者的治疗效果。

2. 益气健脾法则的治疗意义　祖国医学认为“积之成也，正气不足，而后邪气踞之”，“脾胃为后天之本”，“得谷者昌，失谷者亡”。因此在肿瘤的治疗方面，强调扶正益气健脾的重要性，提出“养正积自除”的观点，尤其在手术后或放疗后机体处于虚弱亏损、胃纳呆滞的情况下，更应在扶正益气健脾方面积极的给予治疗，这是非常重要的。如果能使脾运得健，食欲增进，水谷精微能够充养周身，则机体气虚脾弱等损亏现象自能消除，症状得到改善，俾能控制病灶的扩散。从而得到早日康复的效果。根据近年来的实验研究，如人参、黄芪、党参、白术、茯苓等，扶正益气健脾类中药，能够提高和改善机体的物质代谢。促进蛋白质合成，增强网状内皮系统细胞的吞噬功能，增强细胞免疫功能，有抗肿瘤作用，所以能够巩固病情，预防肿瘤复发和转移的效果，

3. 滋阴补肾法则的治疗意义　“肾为先天之本”，肾精足则人体各脏腑得以濡润滋养。恶性肿瘤患者手术、放疗后往往出现阴津亏损、体液虚耗现象。表现为头晕目眩、心烦少寐、口唇干燥、舌光绛而干枯少津，尤其在放疗后更为突出，往往需要引饮解渴。此时治疗亟宜生津滋阴补肾为主。近年来的实验研究，如六味地黄汤等滋阴补肾类中药，能够使体内淋巴

组织增生活跃，增强单核巨噬系统吞噬活性，可以延长荷瘤小鼠存活时间，提高细胞内环磷腺苷（cAMP）的含量。抑制肿瘤细胞增殖速度，对癌细胞有一定的逆转作用。所以对恶性肿瘤手术或放疗后的患者应用滋阴益肾类药物治疗能够起到良好的巩固疗效的作用。

4. 扶正与祛邪相结合　对手术或放射治疗不能使癌肿消失的正虚邪盛患者，仍需根据患者征象，在扶正基础上结合消肿软坚、清热解毒、活血化瘀等不同的祛邪疗法治疗、以冀继续制约邪势、达到邪去正安的目的，从中探索一条使病人持久康复行之有效的治疗途径。［王羲明，王琍琳，颜仲仪。《辽宁中医杂志》，1986（1）：15-16，8.］

祖国医学"扶正祛邪"理论在治疗恶性肿瘤领域中的作用

——上海市中医医院肿瘤科

祖国医学治疗恶性肿瘤具有悠久历史，目前对"扶正祛邪"的作用和原理已进行研究并取得初步结果。

（一）"扶正"疗法治疗恶性肿瘤的作用原理

近年来随着分子生物学和免疫学的进展，逐渐认识到癌瘤发生发展与机体内在的免疫状态密切相关。这种认识与祖国医学"积（指肿瘤）之成也，正气不足，而后邪气踞之"的理论不谋而合。探索和研究。"正虚"与机体免疫功能减退之间的联系，以及扶正疗法对免疫状态的影响，有可能阐明"扶正"的理论。当前，特别在晚期癌瘤应用"扶正"取得疗效，已日益被重视。

江苏省中医研究所等曾对500例癌瘤（胃癌、肠癌、食管癌、肺癌、肝癌等）患者用淋巴细胞玫瑰花结试验（免疫检测），发现随病情进展免疫功能出现下降，下降程度与病种、病程、有无转移、化疗和放疗等有关。治疗前免疫功能损害轻者预后佳，免疫功能差者，经过中医药扶正固体或中西医结合治疗以后免疫功能恢复或提高者预后较好。现将"扶正"疗法中具有代表性的各类药物作用列举如下：

1. 润肺养阴生津类药物　肺主呼吸之气而朝百脉，喜润恶燥、吸清呼浊、吐故纳新，使气血津液散布全身以保各脏腑经络组织器官的正常功能，在生命活动中占有重要地位。近年来发现润肺养阴生津类药物对肺部虚弱发生的癌瘤具有一定的治疗作用。肺癌瘤患者的各项免疫指标与健康人比普遍降低。经扶正培本治疗后巨噬细胞吞噬率，吞噬指数、淋巴细胞转化率、玫瑰花结率等免疫指标明显提高（$P<0.01$），尤其对肺癌阴虚患者用润肺养阴生津中药（生地、玄参、天麦冬、南北沙参）治疗后，上述指标显著增高（$P<0.05$）。

2. 健脾益气类药物　祖国医学认为"脾为后天之本"，为气血生化之源，并有"脾旺不易受邪"之说。用 ^{131} 碘标记血浆蛋白胶体颗粒悬液注入小鼠静脉，1~5分钟后采血，根据放射活性高低表示 ^{131} 碘标记血浆蛋白被网状内皮系统细胞在血流中的廓清速度。结果黄芪、党参、白术、灵芝及其合剂能促进小鼠的网状内皮系统的吞噬功能，作用比卡介苗强。其他如当归、红花、功劳菜、黄芩等也有类似作用。又扶正培本的党参、白术、茯苓煎剂有促进细胞免疫及增高血清免疫球蛋白G（IgG）的作用。玫瑰花结率由服药前平均31.1%增至服药2周后平均47.3%，平均增加16.2%，差异非常显著（$P<0.01$）。淋巴细胞转化率服药前平均46.8%，用药2周后平均55.8%，平均增加9%，差异显著（$P<0.05$）。血清IgG含量服药前平均173U/ml，服药后平均213U/ml，平均增加40U/ml，差异显著（$P<0.05$）。

实验证明从茯苓提取的茯苓多糖，具有明显增强免疫功能作用，能增强小鼠腹腔单核细胞对 ^{32}P- 胶体磷酸铬和 ^{125}I 鼠疫杆菌的吞噬作用，在溶血空斑试验对小鼠体液免疫也有促进作用。茯苓多糖毒性极小，对癌细胞虽无直接杀伤作用，由于提高机体细胞免疫功能，能把 T 细胞活化，激活免疫监视系统，因而有显著的抗肿瘤作用。肿瘤生长速度减慢率与细胞内环磷腺苷（cAMP）剂量递增率有关。实验证明 cAMP 对癌细胞有一定逆转作用。用甘草治疗胃癌时，可以增加胃黏膜中 cAMP 水平而起治疗作用。以甘草酸 300mg/kg 剂量喂小鼠，能抑制降解 cAMP 的磷酸二酯酶，使幽门和贲门黏膜细胞内 cAMP 含量增高。黄芪煎剂使血浆 cAMP 含量升高，与对照组比有显著差异。

人参是著名“扶正”中药，具有补气血、健脾胃、强身、延年之效。从人参可提取蛋白质合成促进因子（prostisol）。用同位素标记乳清酸，测定药物对大白鼠肝细胞核合成 RNA 的影响作为指标，发现人参对大白鼠肝细胞 RNA 的合成有明显促进作用。又能使肝细胞核内的依赖 DNA 的 RNA 聚合酶活性增大，因而使核酸 RNA 增加。超离心分析见细胞质多聚核糖体增多，电镜下见膜附着型核糖体增加，最后导致血清蛋白质合成亢进。在大白鼠骨髓、睾丸细胞和其他体外实验表明，它能促进 DNA、RNA. 蛋白质、脂质的生物合成及细胞分裂。它能提高淋巴细胞、球蛋白等数量，增强机体抵抗力。在长期给药（3 个月以上）治疗癌症 43 例，有效 30 例，占 69.8%。对消化系统癌症效果较好，28 例胃癌中 23 例有效，7 例大肠癌中 5 例有效。多数病人服人参 1~2 周后可见食欲和体重增加，症状改善，腹水减少，转移灶停止增大，大多病例血象改善，红细胞、血红蛋白升高，免疫状况改善，γ 球蛋白、IgM 含量增高，网状内皮系统功能增强。人参还能增加肾上腺中 cAMP 含量，服药后 30 秒内增加 1.7 倍。总之，人参可改善机体代谢，扶正固本，从而抑制肿瘤的发展，延长生存期。

补中益气汤在接种子宫颈癌的小鼠口饲 29~36 天后，瘤结纵横两径乘积比对照组显著缩小（$P<0.05$）能提高红细胞和白球蛋白比例，延长小鼠游泳时间（$P<0.05$）提示补中益气汤能改善荷瘤机体的蛋白质代谢，防止贫血发展，增强体力。

从健脾健胃药谷芽、麦芽和菜豆中均可提取植物血凝素（PHA）。PHA 具有凝集动物及人红细胞作用，尚有刺激小淋巴细胞发生有丝分裂作用，转化 T 淋巴细胞，以使 DNA、RNA、干扰素、免疫球蛋白增多，并产生各种淋巴因子大大促进机体细胞免疫功能与反应。癌细胞比红细胞更易被 PHA 所凝集。从麦芽提取的 PHA 可使淋巴瘤细胞直接凝集；艾氏腹水癌细胞亦可直接凝集，似乎可以直接杀伤癌细胞。从刀豆提取的伴刀豆球蛋白 A 及从扁豆提取的扁豆促分裂素均有与 PHA 相似的刺激淋巴细胞转化的作用。

3. 补肾固本类药物　肾为先天之本，肾精足则人体各脏腑得以濡润滋养，使阴阳平衡、形神俱茂、机体抗病能力旺盛。淫羊藿能提高依赖胸腺的 T 淋巴细胞的数值。补肾固本药物（如淫羊藿等）可改善机体免疫状态，使 T 细胞平均比值显著增高（$P<0.05$）。以体外淋巴细胞转化率为指标发现鹿茸、淫羊藿、枸杞子、菟丝子、五味子、首乌、生地、白芍、旱莲草、阿胶、人参、银耳、黄芪等为补益药物。

家兔实验发现，虚证（阴虚、阳虚）时机体免疫状态受到一定影响，扶正药物能纠正虚证所造成的免疫功能缺陷。扶正中补阳组药物（肉桂、仙茅、菟丝子、锁阳、黄精）有促进抗体提前形成作用；滋阴组药物（炙鳖甲、玄参、天麦冬、北沙参）有延长抗体存在时间的作用。

补肾固本类药物可改善下丘脑 - 垂体 - 肾上腺皮质的功能，调整核酸和 cAMP，以提高机体免疫功能低下者的免疫功能。在同位素法观察由肾上腺激素造成阳虚型动物模型，其内脏核酸 DNA、RNA 更新率均低下，用补阳药如附子、锁阳、淫羊藿、菟丝子则可使之基本恢复。

六味地黄汤为补肾滋阴要方。在 N- 亚硝基肌氨酸乙脂诱发小鼠前胃鳞癌的试验中，六味地黄汤组的肿瘤发生率 16.7%（5/30）只，对照组服等量水，肿瘤发生率 57.1%（12/21 只）（P<0.01）。六味地黄汤能使接受化学致癌物处理的小鼠脾脏生发中心淋巴组织呈现明显增生活跃，六味地黄汤组增生率 60%（18/30 只），对照组增生率 9.5%（2/12 只）（P<0.001）。六味地黄汤可以延长荷瘤小鼠的存活时间，对照组接种子宫颈癌 U_{14} 肿瘤后第 33 天死亡一半，给药组到第 45 天半数动物死亡，比对照组延长 12 天。此外，六味地黄汤对正常小鼠可增加体重，延长游泳时间，增强体力，在接种移植性肿瘤初期可增强单核巨噬系统吞噬活性，改善荷瘤机体蛋白质代谢，提高血清白球蛋白比例，因此六味地黄汤的主要效应在于调动机体抗癌能力达到扶正以祛邪的作用。

六味地黄汤还能显著提高小鼠腹水型子宫颈癌 U_{14} 细胞内 cAMP 含量，平均升高率 60%。

以上研究给祖国医学“扶正固本”理论提供了充分依据，阐明了《扶正固本》疗法在治疗恶性肿瘤中的作用。

（二）“祛邪”疗法是治疗癌症的主要途径

它包含有清热解毒、消痰散结、攻坚破积、活血化瘀等，近年来临床上已证实其疗效。

1. 清热解毒类药物　为数较多，对机体免疫功能的不同环节有促进作用。如石膏、白花蛇舌草、白毛夏枯草、鱼腥草、山豆根、杨梅根、头花千金藤、金银花、黄芩、黄连、大黄牡丹皮汤等有刺激网状内皮系统增生、增强吞噬功能作用，尤其石膏是治疗肺部疾患的主要药物。

黄连、黄芩、金银花、蒲公英、紫花地丁等清热药以及柴胡、甜瓜蒂、川芎、红花等均能提高人血淋巴母细胞转化能力。以蜀羊泉为主的注射液局部治疗子宫颈癌，在有效病例淋转率逐渐上升。体内血细胞凝集效价、溶血素滴度和丙种球蛋白含量显著增高，从而对肿癌细胞的作用通过增强机体免疫能力而实现。

天花粉是清热消肿类药物，在光镜下见胎盘组织变化有：①滋养叶细胞变性坏死、绒毛间质纤维组织坏死断裂；②绒毛间纤维素沉着及出血；③血管充血、出血、血管内皮细胞变性脱落。因此，天花粉对滋养层细胞有特殊选择性的强力破坏作用，对恶性葡萄胎与绒癌有独特疗效。

在我国大蒜药用已有数千年历史，近年来用以治疗鼻咽癌、肺癌等。大蒜注射液能提高小鼠腹腔巨噬细胞的吞噬指数；大蒜制剂对小鼠网织细胞肉瘤（ARS）和肉瘤 -180 较敏感，其次是腹水型及实体型肝癌，再次子宫颈癌 -14。大蒜能防止 C_3H 小鼠产生乳腺癌，对人鼻咽癌细胞转化的细胞株有较强的抗癌作用，使大量癌细胞染色体粘结、破裂、溶解。

河北医学院（现河北医科大学）第四医院术前用中草药综合治疗食管癌和贲门癌 305 例，从病理切片见癌组织重度退变，癌周间质淋巴样细胞反应强、淋巴结滤泡增生及 SH 反应，均以断肠草组高于单纯手术切除组。河北磁县术前用山豆根的食管癌病理标本，见上述三方面提高机体细胞免疫功能表现比断肠草更为明显。

喜树为清热解毒类药物，从果、皮、叶、根提取的喜树碱可抑制 DNA 聚合酶而影响 DNA 的合成，亦可直接破坏 DNA 或与 DNA 结合，而使 DNA 易受内切酶的攻击。故本品主要对增殖细胞敏感，为细胞周期S期的特异性药物，并对（G_2期）及（M期）边界有延缓作用。有些肿瘤病人经喜树碱治疗后，皮肤迟发超敏反应增强，表明它能增强宿主细胞免疫功能。在小鼠移植性肿瘤经喜树碱治疗后，可见肿瘤组织受损、生长抑制、肿瘤周围肉芽组织形成、淋巴样细胞浸润、嗜银纤维包绕等机体抗肿瘤性防御反应的表现。

2. 消痰软坚类药物　土贝母常用。小鼠诱发子宫颈癌实验治疗中见到疗效。掌叶半夏对Hela细胞瘤有明显抑制作用，对小白鼠S180、HCA和U_{14}也都有抑瘤作用。在治疗人子宫颈癌247例中，总有效率77.33%；近期治愈63例，显效84例，有效44例，无效56例。在近期治愈63例中有5例施行广泛性子宫切除术和淋巴结清除术，病理切片未见残存癌细胞。该药对正常黏膜无影响多对机体免疫功能也未见不良影响。在治愈病例中看到子宫颈上皮有分化成熟并向正常组织方面转化的趋势。

3. 攻坚破积类药物　斑蝥系鞘翅类地胆属斑蝥科的一种甲虫，《仁斋直指方》中就有描述其抗癌作用。其有效成分为斑蝥素，约含1%~1.2%。斑蝥素对小鼠腹水肝癌，网织细胞肉瘤均有疗效，它能干扰癌细胞蛋白质和核酸的合成，从而抑制肿瘤细胞生长，不论灌胃还是腹腔注射都容易吸收，在胃肠道和肝胆中有较高含量，肿瘤组织中含量也较多，且可维持较长时间，表明此药对肿瘤有一定亲和性。治疗肝癌500多例的近期有效率31%~81%，能使病情改善、肿瘤停止发展或缩小、生存期延长等效果，对肺癌、食管癌、胃癌、乳腺癌等均有一定疗效。无白细胞计数降低的副作用是重要优点，部分病人免疫功能可有提高。

蝮蛇毒注射液（半数致死量为2 685mg/kg）对小白鼠肉瘤87的抑瘤率达40%~80%；对小白鼠肉瘤180的抑瘤率达36%~60%，P均<0.05。

4. 活血化瘀类药物　莪术对小白鼠肉瘤S-180总平均抑制率达52%以上（$P<0.001$），疗效明显。针对子宫颈癌，莪术可引起癌细胞变性、坏死、脱落、萎缩和溶解。在癌巢与癌浸润生长区增加机体防御反应表现为淋巴细胞及浆细胞浸润，成纤维细胞增生活跃及新生毛细血管进入癌巢。莪术对癌旁正常黏膜组织无明显改变，认为莪术对癌组织有选择性作用。莪术对子宫颈癌、卵巢癌、外阴癌、皮肤癌、淋巴肉瘤、横纹肌肉瘤等均有显著效果。

丹参的抗癌作用与抑制癌细胞的呼吸和糖酵解有关。实验中选用丹参活血复方（由丹参、川芎、蒲黄组成）与喜树碱并用，可增强喜树碱抗癌作用，使动物肿瘤缩小、腹水量及瘤结数减少、坏变程度加重、瘤细胞核分裂减少、生存期延长，均较单用喜树碱明显，以小鼠艾氏腹水癌皮下型瘤株最显著（$P<0.01$）。

从以上研究可见给祖国医学。“祛邪”疗法提供了充分的依据，阐明了“祛邪”疗法在治疗恶性肿瘤中的作用。“祛邪”能分清敌我，对癌组织有选择性作用，而对正常组织无明显损害，即它具有“祛邪而不伤正”的优点，有利于长期持久地广泛使用又能改变当前恶性肿瘤的化疗既杀伤癌细胞也损害机体，使正气与邪势二败俱伤的短处多因此，即使在白细胞减低的情况下，仍然可以应用“祛邪”疗法进行治疗。“祛邪”若和“扶正”疗法配合应用，更能起到相辅相成的增效作用。[王羲明，《天津医药·肿瘤学附刊》，1981，8（1）：51-55.]

论中医药防治恶性肿瘤的十大优势

——上海中医药大学附属上海市中医医院

恶性肿瘤是当今威胁人类健康和生命的最严重疾病。据世界卫生组织1985年发表资料，全世界恶性肿瘤每年发病590万人，死亡430万人，我国每年因癌瘤而死亡的人数已达70万人。因此，攻克恶性肿瘤已成为全世界医药卫生界共同关注的一项十分紧迫的任务。建国40多年来，我国对恶性肿瘤应用中医中药治疗已显示了独特的优势和很大的潜力，取得了可喜的成绩。现就中医药防治癌瘤方面的关键问题探讨如下。

（一）钻研癌瘤的中医理论思路开阔

中医药防治恶性肿瘤历史悠久，中医学基本理论认为人体发生癌瘤与机体抗御疾病能力（正气）的虚弱有着密切关系，祖国医学早就提出："正气存内，邪不可干。""积聚癥瘕（指肿瘤）皆五脏六腑正气失而邪气并，遂乃生焉。""积之成也，正气不足，而后邪气踞之。""正气虚则成岩。"说明中医学对癌瘤发病的认识是从整体观念出发的，即把癌瘤看作为全身性疾病，而癌块仅是全身疾病中的一个局部表现，主要由于全身的正气虚弱形成了癌瘤的内在根据，才使邪气能够乘虚而增殖发展。正气就是正常体内的阴阳、气血、经络、脏腑的生理功能，如果机体内阴阳不和、气血失调、经络欠通、脏腑虚衰（机体内环境的失衡），在这基础上和邪气相合，造成局部的气机不畅，恶血凝聚瘀结，脉络受阻，津液输布欠利，壅结成痰，痰凝毒结，积于脏腑，日久耗伤机体的气血和精微物质，逐渐由量变到质变，终成有形的癥积癌块。因此，全身的正气虚弱是癌瘤发病的根本原因，局部癌块是由于正气虚衰所造成的"标症"结果。

据我多年的观察，癌瘤患者经常处于"正常不足，邪常有余"的状况，其中正气虚衰有气虚、血虚、阴虚、阳虚、脾虚、肾虚、心虚、肝虚等的区分；局部邪气是实证，有气滞、湿聚、痰凝、血瘀、热结、毒聚等不同。正是在中医学"正虚成癌"理论的正确指导下，推动了中医药防治癌瘤工作的迅速发展并获得较大的成就。

（二）中医药辨证治癌疗效卓越

辨证论治为我国首创，是中医临床治病的基本特色。只有辨证论治才能在癌瘤治疗中开辟新的领域和途径。中医药总的治癌原则是以扶持正气、培植本元的中医方药调节人体阴阳气血、脏腑经络，提高机体的抗病能力，以保持人体内环境的平衡和稳定。由于中医学着重整体观念，针对性强，辨证治疗较全面，临床疗效自然能得到提高。诸如上海中医药大学附属市中医医院王羲明等应用扶正养阴汤（生黄芪、党参、生熟地、天麦冬、玄参、升麻、漏芦、土茯苓、鱼腥草）治疗原发性支气管肺癌50例，近期改善症状和体征的总有效率为74%，对鳞、腺、未分化等不同病理类型癌均有一定疗效，治疗后1年、3年、5年生存率分别为44%、8%、4%，说明对远期生存率均有一定程度的提高。上海第二医学院（现上海交通大学医学院）附属瑞金医院王冠庭等用扶正培本方（党参、生黄芪、生白术、生薏仁、仙鹤草、白毛藤、白花蛇舌草、七叶一枝花、石见穿）治疗22例晚期胃癌，经治疗后3年以上生存率40.9%，5年以上生存率31.82%，其中大部分患者已恢复工作或从事一定劳动。上海医科大学附属肿瘤医院（现复旦大学附属肿瘤医院）于尔辛等根据中医脾胃学说采用健脾理气法（党参、白术、茯苓、枳壳、凌霄花、八月札）治疗原发性肝癌，单用中药组1年生存率38.7%，5年生存率19.4%，中位生存期300天；而化疗（5-FU、TSPA）组1年生存率仅3.2%，无5年生存者，中位生存期126天，该方药有明显的症状缓解率和提高生存质量的效果。此外，全国还有较多单位开展应用中医药治疗鼻咽癌、乳腺癌、食管癌、肠癌、胰腺癌、膀胱癌、白血病等恶性肿瘤的治疗工作而获显著成绩。

根据临床应用中医药治疗癌瘤的观察，发现中医药不仅可以提高机体的抗癌能力，并能有效地提高患者的生存质量和远期生存率，取得持久的疗效，而且还具有“扶正不助邪”，“祛邪不伤正”等中医药治癌特点。

（三）运用中医学诊断癌瘤特色鲜明

1. 中医证型的研究　根据中医学的整体观念，恶性肿瘤是一个全身性疾病在局部的表现，因此需要观察患者全身病理生理变化，结合病期等不同表现，归纳成为证型，然后根据证型进行辨证施治。因此，开展癌瘤证型的研究，一方面体现了中医诊断的特点，为制定癌瘤治疗方案提供依据，使辨证论治水平得到逐步提高；另一方面通过不同证型的研究，可以阐明患者病理生理失调状况的区别，摸清在病程发展中的变化规律，就能在中医理论指导下进行更全面、更准确的辨证论治，可使疗效得到明显提高。

2. 中医舌诊的研究　近 10 多年来，恶性肿瘤的舌象表现已引起大家的关注和兴趣。陈健民等统计全国 30 个单位协作普查 12 248 例癌瘤患者，并与 1 628 例非癌瘤患者与 5 578 例正常人作对照，其中青紫舌分别占 30.68%、21.93%、6.45%。癌瘤患者青紫舌为正常人的 5 倍，这不得不引起大家的重视。在太行山舌癌高发区，已用青紫舌初筛舌癌取得经验和成果。在慢性肝病见到舌两侧青紫瘀点或斑块，要警惕肝癌的可能，在癌瘤早、中、晚三期中，青紫舌程度的改变，可作为预后的参考。说明中医舌诊在肿瘤普查、辨证分型、选方用药、疗效观察、估计预后等方面已经起着关键性的作用。

3. 中医脉诊的研究　癌瘤病人的脉象表现对判断病体素质、病情转归、辨证分型、选方用药、疗效观察、预后估计等方面，均具有一定的参考意义。

4. 经络穴位探测的研究　探查耳穴肝区敏感点诊断肝癌的阳性率为 77.8%。探查双侧肺俞穴温差诊断肺癌的阳性率为 96.0%。

5. 针刺、中药提高医学影像诊断的研究　针刺足三里并用 X 线观察胃窦部动态诊断浸润型胃癌的正确率，可从 80.4% 提高到 90.7%。服大承气汤做 X 线快速肠道造影可提高结肠癌的诊断率。在中医学“胃主受纳、以通降为顺”理论指导下，用和胃、行气、化湿中药制成“胃肠超声增效剂”，使胃部超声清晰显示胃壁层次者占 93.9%，可以明显提高浸润型胃癌的诊断率。

（四）探索中医药治癌法则的机制前景宽广

癌瘤临床运用中医药治则已经出现较显著的治疗效果，近 40 多年来着手于中医药治癌法则的实验研究，明确其治癌的作用机制，为攻克癌瘤开辟了广阔前景，取得了可喜的硕果。

1. 扶正固本治则　扶正固本治则为临床常用治癌法则。在肿瘤实验研究中发现扶正中药如人参、黄芪、白术、茯苓、猪苓、十全大补汤等具有较好的免疫调控作用，能激活网状内皮系统巨噬细胞的吞噬活性，活化自然杀伤（NK）细胞，诱生干扰素、白细胞介素、肿瘤坏死因子，有明显的抗肿瘤作用。在提高肌体体液免疫功能方面，温阳中药（肉桂、仙茅、菟丝子、锁阳、黄精）促进抗体提前形成；滋阴中药（炙鳖甲、玄参、天麦冬、北沙参）延长抗体存在时间。健脾益肾中药（党参、白术、菟丝子、女贞子、枸杞子、淫羊藿）能清除体内有害自由基，控制其启动诱癌过程，提高细胞内 cAMP 与 cGMP 比值，逆转癌变，保持内环境的稳定，促进骨髓（有核细胞及造血干细胞）增殖，增强机体内分泌和自动控制系统的调节功能。灵芝、枸杞、人参等扶正中药含有机锗等必须微量元素，具有提高机体抗癌的能力。对实验荷瘤动物能抑制浸润和转移，有预防肿瘤和治疗癌前病变等作用。

2. 活血化瘀治则　实验研究证明活血化瘀中药如红花、赤芍、三棱、莪术、穿山甲、水蛭等具有直接抑制和杀灭癌细胞的作用。鸡血藤、丹参等活血中药与喜树碱或 COP 化疗方案合用，有增效作用，可使白血病或恶性淋巴瘤的平均缓解期得到明显延长。活血化瘀中药尚能改善微循环及机体高凝状态，降低血小板黏附聚集性能，降低纤维蛋白原的含量，增强纤维溶解性，改变血液流变性，提高血流量，增加血管通透性，改善瘤体的血灌量和含氧量，提高对放射治疗敏感性，有预防肺纤维化等作用。

3. 清热解毒治则　清热解毒中药在肿瘤临床应用较广泛，实验证明在体内外均有一定程度的直接或间接的抗癌及抑癌的作用。清热中药如白花蛇舌草、半枝莲、山豆根、穿心莲等能够提高机体免疫功能，促进巨噬细胞的吞噬作用，有助于控制肿瘤的发展。还能增强肾上腺皮质功能，对放、化疗有增效作用，维持机体内平衡。具有散肿、退热、消炎、抗菌、抗病毒作用，能清解癌毒产物在体内的积滞，中和毒素，防治感染。

4. 软坚破积治则　实验证明本类中药能改变或干扰癌细胞的增殖条件和生活环境，起到抑制或削弱癌细胞生长能力的作用。部分药物如蟾酥、蜈蚣等在适量时尚能增强机体免疫功能，起到促进肿瘤消退的作用。还可减少或控制恶性肿瘤周围炎性分泌物的作用。

（五）开发抗癌中草药举世瞩目

我国中草药资源丰富，从中草药中寻找有效抗癌药物，在国内已成为抗癌药物研究的重要组成部分，经过我国广大医药工作者的努力，在抗癌中草药的开发研究中，已经获得了显著成绩，例如莪术对子宫颈癌、卵巢癌、外阴癌、皮肤癌等有效。莪术挥发油中莪术醇、莪二酮为抗癌有效成分，用它注射癌灶可引起癌细胞变性、坏死、脱落、萎缩和溶解，在癌巢边缘有淋巴细胞及浆细胞包围，成纤维细胞增生活跃及新生毛细血管进入癌巢等机体防御反应，对癌旁正常黏膜组织无明显改变，说明莪术对癌组织有选择性作用。

斑蝥对肝癌、食管癌、胃癌、乳腺癌有效，其有效成分为斑蝥素，能干扰癌细胞蛋白质和核酸的合成，使癌细胞发生核固缩，从而抑制肿瘤细胞的生长，对小鼠腹水肝癌、网织细胞肉瘤均有疗效。

靛玉红为青黛的有效成分，对慢性粒细胞白血病及移植性肿瘤细胞有明显疗效。该药主要由抑制 DNA 聚合酶而发挥药效。

从长春花分离得到的长春花碱、长春新碱具有明显的抗癌活性，对恶性淋巴瘤、乳腺癌、肺癌、白血病、神经母细胞瘤及平滑肌肉瘤有效，该药与管蛋白二聚体结合，干扰微管聚合而影响纺锤体形成，使细胞不能分裂而阻滞于 M 期，因此可作为同步化剂使用。

从我国特产的喜树果、皮、叶、根中提取出的喜树碱、羟基喜树碱，具有广谱抗肿瘤活性，为细胞周期 S 期的特异性药物，并对 G_2 及 M 期边界有延缓作用。对胃癌、肝癌、头颈部癌、白血病有特效。近年来由于揭示了 DNA 拓扑异构酶 I 是喜树碱的作用靶点，又激起了对喜树类抗癌作用的兴趣。最近发现 9- 氨基喜树碱的高效低毒性，并对氟尿嘧啶（5-FU）、甲氨蝶呤（MTX）无效的低分化结肠癌模型有显效，引起了广泛重视，认为是一个很有发展潜力的抗癌药物。

产于我国的三尖杉属中药可分离出三尖杉酯碱、高三尖杉酯碱，临床证明对急性白血病、淋巴瘤有较高功效，对动物移植性肺癌、结肠癌、乳腺癌、黑色素瘤也有明显疗效。该药对 G_1 向 S 期移行有延迟作用，能直接干扰 DNA 的合成代谢，抑制 DNA 聚合酶 α 活性，使核染色质变性、浓缩、坏死、碎裂。

从鬼臼提取的鬼臼乙叉苷（VP-16）、鬼臼噻吩苷具有显著的抗肿瘤活性，使细胞停止于晚 S 期或早 G_2 期。近年来研究表明该药能干扰 DNA 拓扑异构酶Ⅱ的 DNA 断裂重新连接反应，使染色体畸变和细胞死亡。临床证明对肺癌、睾丸癌、急性白血病、乳腺癌、膀胱癌、卵巢癌、神经母细胞瘤等有较好疗效，对小细胞癌的疗效尤为突出，单用有效率达 40%。

此外，还发现冬凌草、鸦胆子、石蒜、雷公藤、天花粉、山豆根等中草药亦具有明显的抗癌作用。中医药是一个伟大宝库，有极大的潜力可供发掘，具有广阔的开发前途，已引起国际医药界的重视。已发现的抗癌中药具有作用机制和化学结构独特、抗癌谱广、作用强、对多种癌瘤有效等特色，因此从中药中寻找有效抗癌新药已成为举世瞩目的重要课题。

（六）中医药外治癌瘤成绩显著

外治法治癌为中医药宝库中的独有疗法，通过临床实践，应用外治法治疗癌瘤，已取得一定疗效。外治法是根据中医药理论，选用活血理气、化痰软坚、消肿解毒类中药制成敷贴剂，外敷肿瘤所在部位的体表，对改善症状、提高生存质量有明显作用。例如河南鹿邑县医院应用 25% 或 50% 皮癌净油剂（砒石 2 份，指甲 1.5 份，头发 1.5 份，大枣 1 个，碱发白面 30 份）治疗各种皮肤癌 579 例，总有效率 85.8%；又治疗唇癌、阴茎癌、乳腺癌等 324 例，总有效率 83.93%。

江西妇幼保健院杨学志应用祛腐中药三品方（明矾 60g、砒石 45g，煅制后加雄黄 7.2g、没药 3.6g，制成饼形及棒形）外用进行子宫颈锥切治疗 190 例早期子宫颈癌，经 3~10 年长期随访，仍健存者 148 例（占 77.9%）。

上海龙华医院刘嘉湘应用新型镇痛橡皮膏——蟾酥膏（蟾酥、生川乌、七叶一枝花、红花、莪术、丁香、薄荷脑、冰片等）外贴，按双盲对照临床观察肺癌、胃癌、肝癌及胰腺癌等所致癌性疼痛共 332 例，总有效率 92.65%。该药膏使用方便，无成瘾性和毒副反应，具有活血化瘀、消肿止痛功效。

江苏查桥卫生院李慧刚等用活血化积膏（山慈菇、大黄、冰片、莪术、土鳖虫、三七、月石、大戟、雄黄、麝香、蟾酥、黑膏药肉）外贴 4 例不宜手术的中晚期肝癌，具有消肿、止痛、逐水作用，既改善症状、缩小癌块，又延长了生存期。

北京广安门医院史兆歧等用中药 FA867 液注射治疗 31 例进展期晚期直肠癌，有 29 例注射后行腹会阴联合切除术，术后随访半年至 4 年，健在 26 例（83.9%），外治中药新用为配合手术增添了一种安全、具有抗癌作用的辅助治疗方法。

（七）针灸气功治疗癌瘤丰富多彩

1. 针灸疗法作为治疗癌瘤的一种手段已在国内逐步开展　针灸能减轻癌瘤病人的症状，亦使癌块缩小到消失。如河北保定中医院王永宽用针灸（浅刺、留针、艾灸）治疗 11 例恶性肿瘤（肺癌、食管癌、胃癌、直肠癌、肾癌、乳腺癌等），其中 5 例癌灶消失，4 例好转，有 2 例长期存活，其中 1 例已达 5 年。针灸可以平衡阴阳，调整脏腑功能，且可增强抗病能力，提高免疫功能，吞噬功能得到增强，血清丙种球蛋白明显增高。应用电热针能使热辐射深入机体至一定深度，对皮肤癌、乳腺癌均有一定疗效。进行抑瘤实验，小鼠移植性肿瘤治愈率为 50%，完全消退率为 70%。

2. 气功强调内因的整体疗法　通过自我调节气息，参与全身锻炼协调精神活动，以疏通气血，通经活络，调节脏腑，平衡阴阳，达到防病治病、养生延年的目的。上海气功研究所用气功综合疗法治疗 100 例各种晚期癌瘤病人，显示能延长癌瘤患者生存期，肺癌 1 年生存率 83%，5 年生存率 17%（对照组 7%）；胃癌，食管癌 1 年生存率 83%，5 年生存率 28%（对照组男 2.8 个月，女 3.5 个月)。贵阳中医学院翟信长探讨气功防治癌瘤的机制，认为气功能提高机体免疫功能，增高 cAMP 与 cGMP 比值，从而改善患者症状，延长其生存率。江苏省中医研究所徐荷芬等进行气功外气对小鼠移植肿瘤的实验，显示实验组较对照组肿瘤呈大片坏死出血，肿瘤体积缩小，生长缓慢，能抑制细胞的分裂增殖，促进淋巴细胞增生，增强荷瘤小鼠的免疫功能。这些研究提供了令人信服的证据，使人们看到气功作为防治癌瘤的一种有效方法的光明前景。

(八) 饮食养生治癌亟宜重视

饮食治疗(简称食疗)在我国具有悠久历史，它是我国传统医学的重要组成部分。早在 2 000 多年前的《素问·脏气法时论》曰："毒药攻邪，五谷为养，五果为助，五畜为益，五菜为充，气味合而服之，以补精益气。"说明药食是同源的，必须辨证施食。一般治病，先用食疗，饮食得宜，可以养生、防病、益寿。民间常用薏苡仁、菱角治疗胃癌；鹅血、韭菜汁治疗食管癌；海藻、昆布、紫菜治疗甲状腺癌。于尔辛等编写《肿瘤药膳》一书，重视肿瘤食疗，是因为肿瘤的疗效与患者营养状态密切相关。贵阳中医学院罗冬秀等认为饮食能致病，也能治病；饮食能致癌，也能治癌。上述古今经验，都经现代研究予以证实。针对癌症患者常量营养与微量营养的需求关系，根据中医医食同源的理论，斟酌癌症病人病情、体质及食物的性味，辨证施食，配制了 60 余种常用抗癌膳食。此外，一些科研机构对民间常用的香菇、银耳、山楂、芦笋、胡萝卜及海参等进行了临床及实验抗肿瘤研究。同时也开发了一些防治癌瘤保健品，如大蒜、鹅血、醋蛋、海带、茶叶、杏子、大枣、核桃、蜂乳、木耳、甲鱼、乌龟等正在日益受到人们的青睐。上海纺织第二医院林宗广对中晚期肝癌 44 例应用扶正培本、活血软坚为主的食疗、药膳方，总结其治疗后 0.5 年、1 年、3 年、5 年生存率分别为 77.3%、59.0%、15.9%、6.5%，提高了疗效。

(九) 中西医结合治癌疗法硕果累累

近 40 多年来我们对恶性肿瘤已经摸索出一套行之有效的中西医结合综合性疗法。早期癌瘤应用手术结合中医药疗法可增效。在术前用扶正补虚、调益气血中药可为手术创造条件，扩大手术适应证，减少手术合并症及后遗症；在术后用益气活血、散结解毒中药可缓解腹胀、纳呆、体弱症状，清除残留癌细胞，加速康复，有利于提高远期治愈率。中期癌瘤应用放、化疗结合中医药疗法可增效。在化疗时用健脾益气、滋养肝肾的党参、白术、枸杞、女贞子、菟丝子、补骨脂等中药有增效作用，能降低消化道反应，保护骨髓提升血象，提高化疗疗程完成率及远期生存率；在放疗时用滋阴生津、清热解毒的生地、玄参、麦冬、鱼腥草、漏芦、龙葵、龟甲、鳖甲等中药有增敏作用，能减轻近期副反应及远期后遗症，提高远期生存率。晚期癌瘤在不能耐受手术、放化疗或出现恶病质时，应用扶正固本、滋阴温阳，如十全大补汤等中药亦能减轻痛苦，改善虚损状态，增进食欲，提高生存质量，延长生存期。

徐益语、于尔辛对 212 例原发性肝癌以中医"结者散之"理论指导，用自制肝病方(平地木、瓦楞子、石燕、漏芦等)为主与多种疗法综合性治疗，获症状改善 85 例(40%)，癌肿稳定好转 66 例(32%)，其中明显缩小 17 例，AFP 下降 23 例，其中 9 例转阴。1 年、3 年、5 年、10 年总生存率分别为 43.9%、18.4%、9.0%、3.8%。本方对手术前后有巩固治疗作用，姑息术后用本方 1 年、5 年生存率达 100%、57.1%，提高了手术疗效。放疗结合本方的 1 年、3 年生存率达 82.9%、26.8%，可避免副反应，使放疗顺利完成。化疗结合本方的 1 年生存率达 100%，有保护肝功能功效。多种综合治疗组的 1 年、3 年生存率可达 92.3%、38.5%，有明显增效作用。

中医药可作为综合治疗癌瘤的一种积极，在治疗早、中、晚各期癌瘤中发挥了独特的作用，结出了中西医结合治癌的丰硕成果，为人类作出了重要贡献。

（十）中医预防癌瘤阻断确切

探索癌瘤预防途径是贯彻“上工治未病”思想的具体表现，当前国内应用中医药预防癌瘤的研究已成为重要而活跃的领域，可分以下三方面讨论。

1. 中医药防治癌前期病变降低癌瘤发生率　癌前期病变是癌变过程中的必经阶段，应用中医药对癌前期病变进行有效预防，可阻断癌变，降低癌瘤发生率，在国内已有丰富经验，如中国中医研究院中药研究所以六味地黄丸治疗507例食管上皮细胞重度增生，经1~2年随访，治疗组癌变率1.72%，较对照组的8.29%下降78%。江苏启东肝癌研究所陆培新用云芝糖浆治疗肝癌前期病变的AFP低持阳患者115例，经2年随访，转阴率86.9%，转癌率0.89%，与对照组比有显著差异（P<0.01）。丹东中医研究所韩雪华等应用复方木鸡冲剂（木鸡、菟丝子、广豆根、核桃树皮等）治疗55例AFP低持阳患者，经1~8年随访，转阴率87.27%，总有效率92.73%，全组仅1例停药23个月后发生肝癌。其他如四君子汤、小建中汤逆转胃黏膜肠化及重度萎缩性胃炎、预防胃黏膜癌变，天冬、猪胆汁治疗乳腺增生，墓头回、石榴皮治疗宫颈糜烂，补骨脂治疗白斑等癌前期病变，均取得疗效。

2. 中医药抑制致癌物诱癌作用的研究　中医药能够降低化学治癌和动物自发性肿瘤的发生率。如中国中医研究院中药研究所以N-亚硝基肌氨酸乙酯诱发小鼠前胃鳞癌，200天后，六味地黄汤给药组动物的肿瘤发生率16.7%，比对照组的57.1%下降70%（P<0.01）；又以氨基甲酸乙酯诱发小鼠肺腺瘤，120天后，六味地黄汤给药组肿瘤的平均发生数为2.9±0.5，比对照组的6.6±1.1下降56%（P<0.01）；又以六味地黄汤长期喂饲LACA封闭群小鼠，14个月后，使肿瘤的自发发生率由对照的9.0%下降到1.0%，用药剂量越大，肿瘤自发率越低，呈显著的负相关。

上海龙华医院邱佳信等用健脾理气、清热解毒、软坚化痰中药（太子参、珠儿参、白术、茯苓、牡蛎、夏枯草、岩柏、马蔺根、炙山鳖甲、玫瑰花、绿萼梅、八月札、芙蓉叶、土鳖虫）与西药（维生素A、维生素C、维生素E）在二乙基亚硝胺致大鼠肝癌的对比研究中，提示健脾为主的中药对二乙基亚硝胺诱发肝癌过程中能发挥阻断作用，较西药组为强，病理检查大鼠肝癌，西药组有42.8%见到癌巢，而中药组无1例发现。

亦有报道刺五加可抑制化学致癌物引起的肺腺瘤、甲状腺瘤和粒性白血病，冬凌草、抗癌乙片、大蒜、苦参等能降低亚硝胺诱发食管癌或前胃鳞癌的发生率。

3. 中医药抗致突变作用的研究　通过实验可发现许多中药能使致突变物灭活，阻断其损伤DNA引起体细胞突变而达到防癌的目的。如阮萃才等应用Ames抗诱变试验，发现山楂、当归、丹参、五味子、女贞子、天冬、薏苡仁、百合、杏仁、山茱萸、乌梅、茯苓等中药含有抗突变物质，对黄曲霉素B_1（AF_{B1}）有显著抑制致突变作用的效果。它不仅能抑制TA_{98}移码型突变，而且也抑制TA_{100}碱基置换型突变。

绿茶含大量酚类抗氧化剂，对AF_{B1}、亚硝胺和苯并芘诱导哺乳类细胞突变均有显著的抑制作用。阎玉森通过实验证明绿茶能有效阻断N-亚硝基化合物在体内外的合成和对抗致癌物引起的细胞突变，并能抑制多种致癌物对动物所诱发的消化道及肺癌等肿瘤的形成。

邱佳信作实验发现白术、牡蛎、穿山甲、生南星、绿萼梅等中药有反突变作用；白术、茯苓、芙蓉花等中药有反启动作用;结合白术等健脾药有抑制 Lewis 瘤模型肺转移等作用,说明中医药能够对肿瘤成因多阶段学说中的起始、启动、进展三个重要阶段均具有确切的阻断作用。

（十一）结语

我国开展中医药防治恶性肿瘤的研究,经过 40 多年努力,从大量的临床观察和实验研究方面,已经积累了很多宝贵经验,由于发挥了中医药独具的特点和优势,取得的成绩是肯定的。无论在研究的深度和广度方面均有所进展,即在提高恶性肿瘤的近期疗效、改善生存质量和远期生存率等方面均有不断地提高。从中草药中开发抗癌药物已取得显著成效,说明中药抗癌具有强大的生命力,在预防癌瘤方面也有了较好的开端。这些工作不但在国内得到公认,在国际上也有较大的影响。由于防治恶性肿瘤的研究是世界瞩目的重大科研项目,任务十分艰巨,今后还需继续努力向多层次多方位的肿瘤研究领域深入发展。不断总结中医药治癌经验,撷取其精华,探讨研究其防治癌瘤的规律,并加强中医药治癌的基础理论研究,以冀在大家的努力下,继承和发扬中医中药防治癌瘤的传统经验和当代科研成果,为人类做出更大的贡献。[王羲明,《山东中医杂志》,1994,13(7):308-312.]

羟基喜树碱的抗癌机理和临床应用

——上海市中医医院肿瘤研究室

喜树(*Camptotheca acuminata* Decne)又名旱莲木、千张树、水桐树、南京梧桐、水栗子、天梓树等,为我国特有的珙桐科植物。药用其果实、根皮、树皮和叶,主产于我国中南及西南地区,资源丰富。本品性寒味苦涩有毒,功能活血化瘀,散结消肿,消热解毒。现代多用于各种癌瘤、白血病、牛皮癣等疾病。

喜树碱R=H　羟基喜树碱R=OH
甲氧基喜树碱R=OCH_3

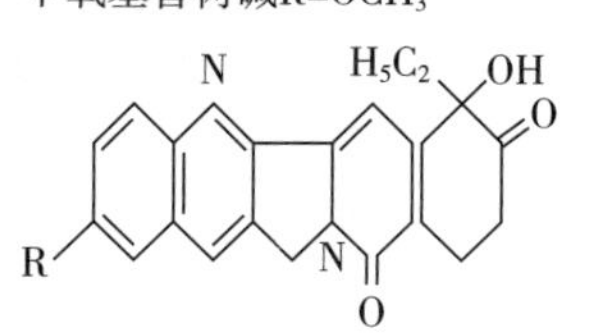

（一）作用机理

喜树全株含有多种生物碱,其中有喜树碱、羟基喜树碱、甲氧基喜树碱等。经药理实验证明,喜树碱及其衍生物具有较强的抗癌作用和较宽的抗癌谱,本品主要对增殖细胞敏感,是细胞周期特异性药,作用于 S 期,并对 G_2 期及 M 期边界有延缓作用。如在高温(43.6℃,2 小时)状态下加用喜树碱(5μg/ml)对体外培养的人食管癌 109 细胞具有不可逆的协同杀伤作用。其机制可能与抑制 DNA 聚合酶而影响 DNA 的合成,亦可直接破坏 DNA 或与 DNA 结合,而使 DNA 易受内切酶的攻击有关。并对小鼠腹水肝癌细胞分裂的四期均有明显抑制作用。羟基喜树碱抗癌谱较喜树碱广而大,对白血病 1210、肉瘤 180、肉瘤 37、艾氏腹水癌、腹水型肝癌、子宫颈癌 14、大鼠吉田肉瘤和瓦克癌 256 等具有明显抑制作用。用 10- 羟基喜树碱 1~2mg/kg,每日腹腔注射 1 次,连续 7~9 日,可以延长艾氏腹水癌、腹水肝癌小鼠等的生存时间 119%~280%。而且在不同的给药方案下,该成分均显示抗癌作用,其中以一次大剂量（2mg/kg）给药作用显著，在电子显微镜下可观察到给予羟基喜树碱 2~6 小时后，小鼠腹水型肝癌细胞的超微结构出现改变，核质密度下降，线粒体肿胀与开放，内质网和高尔基体扩张，囊泡性结构与脂滴明显增加等，最终导致细胞溶解破坏而死亡。由于喜树类药物与其他常用抗癌药无交叉耐药性，因此对耐药肿瘤仍有治疗作用。从一些接受喜树类药物治疗而取得的肝癌标本上可以看到组织及其周围间质中有大量淋巴细胞浸润，癌组织有显著的纤维化组织包裹，其中亦广泛纤维化，细胞核浓缩、破裂、细胞体萎缩、变形、甚至消失，结合临床有皮肤持发性超敏反应增强的事实，说明对机体特异性免疫功能亦有增强的良好影响。

自从 1986 年 HSLANG 等研究，揭示了喜树碱类药物是迄今唯一的一类选择性抑制 DNA 拓扑异构酶Ⅰ的抗癌药物，这一突破性进展代表着肿瘤治疗新方向，又激起了对喜树类抗癌作用的兴趣。DNA 拓扑异构酶（Topo）在生物界普遍存在，它调节 DNA 空间构型的动态变化，催化 DNA 分子在双螺旋基础上的超螺旋状态和解旋状态之间的相互转换过程，是直接参与或影响 DNA 复制转录的关键性酶类，当复制或转录完成后，亲代与子代 DNA 分离则又要求由解旋状态恢复或转变到超螺旋状态。研究该酶的抑制剂能为抗癌药物的作用机理提供理论依据。DNA 拓扑酶普通分为Ⅰ型和Ⅱ型 2 种：TOPOⅠ的催化机制，是先切开双链 DNA 中的一条链，使链的末端沿螺旋轴按拧松超螺旋的方向转动，然后将切口接合，反应过程中不需能量及二价金属离子的参与；TOPO Ⅱ是同时切断两条链，让双链 DNA 从切断处穿过后，再把断离的末端连接起来，并需 ATP 提供能量，Mg^{2+} 也是绝对必要的。DNA 拓扑酶抑制剂的抗癌机理并非由于抑制该酶的催化活性，而是通过阻断与 DNA 反应的最后一步，即单链或双链 DNA 在切部位的重新接合而实现的，此作用通称为拓扑酶中毒。正常情况下 TOPOⅠ或 TOPO Ⅱ在切开单链或双链 DNA 后，酶蛋白与末端 DNA 结合形成一种暂时性的易解离复合物，并在此过程中完成切口的接合。具有中毒效应的抑制剂在于使这种易解离复合物趋于稳定和僵化。抑制剂的作用实际上是使细胞内功能正常的拓扑酶变为导致 DNA 断裂的损伤物。

喜树碱是一种来自我国特有的植物喜树的生物碱，作为天然中草药的有效成分，是迄今唯一的一类作用于 TOPOⅠ的抗癌药。在 20 世纪 70 年代曾被广泛用于多种癌瘤的治疗，后因毒副作用过大，限制了它的发展。近年来，由于能够研制开发出高效低毒的羟基喜树碱并在临床取得显著疗效，又引起国际上的重视。它能够抑制 TOPOⅠ将 DNA 断端重新结合的正常功能，并进一步造成 DNA 链的断裂损伤，从而控制 DNA 复制，阻断 RNA 合成（即转录），干扰细胞分裂周期（延迟 G2 期），以及使染色体 DNA 产生断裂、降解等多种效应。在机体多种调控蛋白协同作用的综合结果下，最终导致癌瘤细胞的死亡。为喜树类药物的开发和综合应用展示了广阔的前景。

（二）适用病症

喜树制剂主要应用于胃癌、结肠癌、直肠癌、膀胱癌、肺癌、乳腺癌、头颈部腺源性上皮癌、急慢性白血病、恶性淋巴瘤、恶性葡萄胎、绒毛膜上皮细胞癌等。还可用于牛皮癣、皮肤霉菌病、神经性皮炎、玫瑰糠疹、足癣或痈疮等。

（三）用法用量

国内可供应用喜树类药和的制剂有喜树鲜叶、喜树叶粉、喜树煎剂、喜树小蜜丸、喜树叶果片、喜树浸膏片、喜树浸膏注射液、喜树碱、羟基喜树碱注射液等。由于羟基喜树碱治疗作用明显，副反应小，使用方便等特点，已提供临床广泛使用。下面主要介绍羟基喜树碱的临床给药方法和方案。

1. 单药治疗　羟基喜树碱的给药途径剂量如下。

（1）静脉注射：绝大多数病例采用此种给药途径，常用剂量为羟基喜树碱（2mg/支）注射液每次4~6mg，加生理盐水20ml，每日1次；羟基喜树碱，每次10mg，加生理盐水20ml，隔日1次。90~180mg总量为1个疗程，经休息1~2周后可重复疗程。本品不宜用葡萄糖等酸性药液稀释。

（2）动脉注射：肝动脉或胃网膜动脉插管或埋泵治疗，剂量同静脉注射。

（3）胸腹腔注射：羟基喜树碱，每次20~30mg，溶于生理盐水20ml中，每周1~2次，用于癌性胸腹水的患者，在抽取部分胸腹水后注入。

（4）膀胱灌注：用于膀胱癌患者。在手术前用羟基喜树碱每次10mg，加生理盐水10ml，排尽尿液后灌注，保留2~4小时左右，每日1次，连续3~7次为1个疗程。在手术后用羟基喜树碱，每次10mg，加生理盐水10ml，排尽液后灌注；保留2~4小时，每周1次，10次为1个疗程。

（5）瘤内注射：羟基喜树碱，每次2~6mg，每日或隔日1次，直接注射于转移性癌结节内。

（6）穴位注射：羟基喜树碱，每次2~4mg，分注于两侧足三里穴，每日或隔日1次。

（7）肌内注射：羟基喜树碱，每次2~4mg，每日1次，120mg总量为1个疗程。

（8）口服：羟基喜树碱，每次2mg，每日2~3次，120mg总量为1个疗程。

2. 联合治疗方案

（1）静脉注射：经穿刺静脉途径进行全身用药。

1）CPH方案：本方案由环己亚硝脲、顺铂和羟基喜树碱三药组成。环己亚硝脲120mg/次，口服，第1日；顺铂，20mg/次，静脉滴注，第1~5日；羟基喜树碱10mg/次，静脉滴注，第1~5日。以上每4周后可重复应用。本方案可用于脑瘤、肺癌等患者。

2）CAH方案：本方案由环己亚硝脲、阿霉素和羟基喜树碱三药组成。环己亚硝脲120mg/次，口服，第1日；阿霉素60mg/次，静脉注射，第1日；羟基喜树碱，10mg/次，静脉注射，第1~5日。以上每4周后可重复使用。本方案可用于脑瘤、肺癌等患者。

3）HVP方案：本方案由羟基喜树碱和鬼臼乙叉苷两药组成。羟基喜树碱10mg/次，静脉注射，第1~5日；鬼臼乙叉苷，100mg/次，静脉滴注，第1~5日。以上每3~4周后可重复应用，本方案可用于肺癌、白血病等患者。

4）CAOH方案：本方案由环磷酰胺、阿霉素、顺铂和羟基喜树碱四药组成。环磷酰胺500mg/m^2，静脉注射，第1~8日；阿霉素30mg/m^2，静脉注射，第2日；顺铂60mg/m^2，静脉注射（加水化），第3日；羟基喜树碱，10mg/次，静脉注射，第1~10日。以上每3周可重复应用。本方案可用于肺癌等患者。

5）CHP方案：本方案由卡铂、羟基喜树碱和平阳霉素三药组成。卡铂300mg/m^2，静脉注射，第1日；羟基喜树碱，10mg/次，静脉注射，第1~10日；平阳霉素，10mg，肌内注射，第3、6、10、13日。以上每3~4周可重复应用。本方案可用于食管癌等患者。

6）MFH方案：本方案由丝裂霉素、氟尿嘧啶和羟基喜树碱三药组成。丝裂霉素10mg/次，静脉滴注，第1~5日；氟尿嘧啶500mg/次，静脉注射，第1~5日；羟基喜树碱10mg/次，静脉注射，第1~5日。以上每3周可重复应用。本方案可用于胃癌、肠癌等患者。

7）HFM方案：本方案由羟基喜树碱、氟尿嘧啶和甲环亚硝脲三药组成。羟基喜树碱 10mg/ 次，静脉注射，第 1~5 日；氟尿嘧啶，500mg/ 次，静脉滴注，第 1~5 日；甲环亚硝脲，100mg/ 次，口服，第 1 日。以上每 4 周可重复应用。本方案可用于胃癌、肠癌、脑瘤等患者。

8）HAM 方案：本方案由羟基喜树碱、阿霉素和丝裂霉素三药组成。羟基喜树碱 10mg 每次，静脉注射，第 1~10 日；阿霉素，$30mg/m^2$，静脉注射，第 1 日；丝裂霉素，6~8mg/ 次，静脉注射，第 1、8 日。以上每 3 周可重复应用。本方案可用于胃癌、肠癌、肝癌等患者。

9）HFC 方案：本方案由羟基喜树碱、氟尿嘧啶和卡铂三药组成。羟基喜树碱 6mg/ 次，静脉注射，每 5~7 日 1 次；氟尿嘧啶，500mg/ 次，静脉注射，每 5~7 日 1 次；卡铂 100mg/ 次，静脉滴注，每 5~7 日 1 次。以上持续治疗 6~12 个月，可获较好疗效。本方案可用于胃癌、肠癌等患者。

10）HFP 方案：本方案由羟基喜树碱、氟尿嘧啶和顺铂三药组成。羟基喜树碱 10mg/ 次，静脉注射，第 1~5 日；氟尿嘧啶，500mg/ 次，静脉滴注，第 1~5 日；顺铂 20mg/ 次，静脉滴注，第 1~5 日。以上每 4 周后可重复应用。本方案可用于胃癌、肠癌、鼻咽癌、头颈部癌等患者。

11）HMH 方案：本方案由羟基脲、甲氨蝶呤和羟基喜树碱三药组成。羟基脲 1~1.5g/ 次，口服，每日 2 次，第 1、4、8、11 日；甲氨蝶呤 15~20mg/ 次，肌内注射，第 2、5、9、12 日；羟基喜树碱 6mg/ 次，静脉注射，第 1~10 日。以上每 4 周后可重复应用。本方案可用于鼻咽癌、头颈部癌等患者。

12）MONH 方案：本方案由甲氨蝶呤、长春新碱、消瘤芥和羟基喜树碱四药组成。甲氨蝶呤 10~15mg/ 次，肌内注射，第 1、4、8、11 日；长春新碱 1mg/ 次，静脉注射，第 1 日；消瘤芥 20mg/ 次，静脉注射，第 1、4、8、11 日；羟基喜树碱 10mg/ 次、静脉注射，第 1、4、8、11 日。以上每 4 周后可重复应用。本方案可用于鼻咽癌、头颈部癌等患者。

（2）动脉注射：经穿刺股动脉途径介入导管至靶动脉处进行局部用药。

1）HCP 方案：本方案由羟基喜树碱、斑蝥素和顺铂三药组成。每次用羟基喜树碱 16~30mg、斑蝥素 2.0~2.5mg、顺铂 60~100mg，与 10% 碘化油 10~40ml 充分混合后，经介入导管送达肝动脉处进行缓慢灌注栓塞肝癌病灶。以上每 4~6 周后可重复应用。本方案可用于肝癌等患者。

2）HAM 方案：本方案由羟基喜树碱、阿霉素和丝裂霉素三药组成。每次用羟基喜树碱 30mg、阿霉素 40mg、丝裂霉素 10mg，加生理盐水 20~40ml 稀释后，经介入导管送达病灶的靶动脉处进行灌注药液。以上每 4~6 周后可重复应用。本方案可用于肝癌、胃癌、肠癌、骨转移等患者。

（四）临床研究

1997 年上海药物研究所在湖北黄石羟基喜树碱鉴定会上总结羟基喜树碱治疗各类肿瘤 253 例，总有效率 49.2%，其中特效和显效 36 例、有效 90 例，绝大多数是单独应用羟基喜树碱的病例，对各类肿瘤的有效率：肝癌 56.2%，头颈部肿瘤 64.3%，胃癌 47%，白血病 86.7%，膀胱癌 83.3%。

广西医学院（现广西医科大学）等单位临床应用羟基喜树碱治疗 132 例原发性肝癌，获有效率 54.5%，其中有效 72 例、无效 60 例。用药后病人肝脏可有不同程度回缩，癌痛减轻，肝功能改善，部分患者的甲胎蛋白转为阴性。

上海杨浦区中心医院用羟基喜树碱治疗原发性肝癌 11 例，有效率 45.5%，其中显效 2 例、有效 3 例、稳定 3 例、失效 3 例。

上海市中医医院肿瘤科临床应用羟基喜树碱治疗 10 例晚期胃癌，均为病变广泛已不能手术或手术后出现复发转移的病例，取得 70% 的有效率，用药后使病灶均有明显缩小或消失。

中国人民解放军 161 医院用羟基喜树碱治疗 15 例白血病，取得缓解率 86.7%，其中急性白血病 11 例（急性粒细胞白血病 8 例、急性淋巴细胞白血病 3 例），获部分缓解 9 例、无效 2 例；慢性粒细胞白血病 4 例均获得完全缓解。

北京医科大学血液病研究室用羟基喜树碱治疗慢性粒细胞白血病 6 例，获有效率 66.7%，其中显效 2 例、有效 2 例、无效 2 例。显效 2 例为初治病例，无效 2 例均为慢性粒细胞白血病急变病例。

上海市胸科医院、上海市第一人民医院用羟基喜树碱治疗支气管肺癌，膀胱癌方面均已获得可喜的成绩。

南通医学院附属医院对 48 例手术未能切除的中晚期肝癌采用 HCP（羟基喜树碱、斑蝥素、顺铂）联合方案与碘化油混匀后经肝动脉灌注栓塞肝癌病灶，获部分缓解率 54.2%，优于用 AMP（阿霉素、丝裂霉素、顺铂）常规化疗栓塞对照组的 32.1%（$P<0.01$）；治疗组的 0.5 年、1 年生存率分别为 100%、63.6%，明显超过文献报道中晚期肝癌 2 个月左右的平均生存期。

（五）毒性防治

喜树类药物中以喜树碱的毒性较大，喜树碱钠盐小鼠 1 次静脉注射的半数致死量（LD_{50}）为 57.3mg/kg，灌胃的 LD_{50} 为 26.9mg/kg。可见喜树碱口服的毒性较静脉注射为大。临床上喜树碱总量超过 100mg 后，可引起消化系统反应，如食欲不振、恶心、呕吐、胃肠炎等，若出现水泻即应立即停药；亦可见到白细胞、血红蛋白和血小板计数下降及出血性膀胱炎等。由于羟基喜树碱对小鼠腹腔注射的 LD_{50} 为（104 ± 11）mg/kg，故其临床治疗中的毒副作用亦较喜树碱为轻。如用喜树碱组有 30.7% 患者出现尿路刺激及血尿，甚至被迫停药，用羟基喜树碱组无 1 例发生泌尿系统副反应；白细胞减少要比喜树碱组少 2/3，仅占 9.1%；脱发及纳呆发生率有时较喜树碱组为高，可达 45.5%、36.4% 左右。喜树类药物的毒副反应亦可经下列防治措施而得到减轻或消失。

1. 辨证论治　辨证为脾虚纳呆可用健脾理气中药如党参、黄芪、白术、甘草、八月札、木香等；瘀血凝滞可用活血化瘀中药如丹参、川芎、蒲黄、五灵脂、莪术、红花等；湿热下注可用清热利湿中药如萹蓄草、车前子、赤猪苓、滑石、淡竹叶等；肾精亏损可用滋肾益精中药如制首乌、熟地、栀子、补骨脂、菟丝子、女贞子等配合应用，常能减轻喜树类药物的毒副反应。

2. 中草药制剂

（1）复方丹参注射液（含丹参、降香各 1g/ml）：每次 20ml，加 5% 葡萄糖注射液 500ml，静脉滴注，每日 1 次。丹参能协同喜树类药物提高实验荷瘤动物的生存期。丹参与喜树类药物合用可有增效减毒作用。

（2）甘草甜素片（含 95.82% 甘草酸单钾盐，每片 75mg）：每次 2 片，每日 2 次。甘草具有皮质激素样作用，与喜树类药物合用可提高抗癌疗效，延长生存期，明显降低毒副反应。

（六）结语

羟基喜树碱是从我国特有珙桐科植物喜树中研制开发的抗癌新药。它在动物实验和临床使用中，具有较强的抗癌作用和较宽的抗癌谱，对多种恶性肿瘤有着肯定的临床疗效。羟基喜树碱与手术合用，可提高癌瘤的手术切除率；与放疗合用，能增强射线对肿瘤细胞的杀伤效应，具有放疗增敏剂的应用价值；与其他化疗药物合用，能协同增效和提高远期疗效；与中草药合用，可提高免疫效应，增强抗癌能力，降低毒副反应。以上结合措施能使羟基喜树碱对多种癌瘤发挥更大的作用。由于其作用机制突出，是迄今唯一作用于 Topo Ⅰ 的抗癌药，加上它的毒副反应小和比较安全有效的性能，已经成为我国独具特色的抗癌药物，值得在肿瘤临床推广应用。[王羲明，《中西医结合肿瘤杂志》，1997，16(1)：41-45.]

应用斑蝥素为主治疗 194 例恶性肿瘤的临床观察

斑蝥素治疗恶性肿瘤是我国制药工人和医药卫生科技人员遵照毛主席关于“中国医药学是一个伟大的宝库，应当努力发掘，加以提高”的伟大号召所研制成功的抗癌药物。在毛主席革命路线指引下，在批林批孔运动推动下，许多科研单位、制药厂、医院大搞社会主义大协作和科研、生产、临床三结合，使斑蝥素很快地从试制生产、动物实验、进入到临床观察，显示了我国社会主义制度在促进医药科学发展方面的无比优越性。

自从 1970 年以来，上海市“斑蝥”治疗肿瘤协作组各临床单位应用斑蝥素治疗原发性肝癌方面取得了一定的成绩。在 1972 年全国抗癌药物经验交流会上，确定“斑蝥”为全国 6 个有抗癌苗子药物之一，并成立了全国“斑蝥”专题协作组，对斑蝥进行了更深入的研究。在 1973 年 8 月第一次全国斑蝥、喜树协作会议上各地区已有多数临床单位报道斑蝥治疗原发性肝癌的经验，此后，全国各地区的临床单位在这一基础上，进一步又治疗了其他恶性肿瘤如肝癌、胃癌、食管癌、乳腺癌等，亦取得了一定的疗效，现将 1974 年 8 月第二次全国斑蝥、喜树协作会议上全国各地区的临床医院应用斑蝥素为主治疗其他恶性肿瘤的观察资料汇集整理如下，以供参考。

（一）临床资料

参加本组资料统计的临床单位有上海市中医医院、天平路地段医院、浦江医院、市六人民医院、洋泾人民医院、公用事业职工医院、铁路局中心医院，共 70 例；江西省的江西医学院第一附属医院、上饶专区医院、中国人民解放军第 184 医院，共 14 例；河南省的开封县第一人民医院 84 例；贵州省遵义医学院 26 例。总计为 194 例。194 例恶性肿瘤的病种分布，如表 8-6 所示，其中肺癌 54 例、乳腺癌 11 例、食管癌 86 例、胃癌 36 例、直肠癌 1 例、膀胱癌 1 例、阴茎癌 1 例、纵隔肿瘤 1 例、骨关节肿瘤 2 例、霍奇金病 1 例。

在肺癌 54 例中，X 线检查肺部均有块影，痰涂片及活体病理检查阳性者有 36 例，占 66.7%，其中鳞型 14 例、腺型 8 例、未分化型 5 例、不能分型 9 例。

在食管癌组共 86 例，均经钡剂造影摄片诊断，食管病变范围最小者 3.5cm，最长者达 13cm，其中有 49 例通过食管拉网细胞学检查发现癌细胞，另有 4 例食管镜检查病理切片确诊为癌内瘤 1 例、鳞癌 3 例。除 4 例较早期外，其余均属梗阻明显，只能进软食、半流质、流质，甚至滴水不进的中晚期病例。

其余如乳腺癌、胃癌、直肠癌、膀胱癌、阴茎癌、恶性纵隔肿瘤、骨关节肿瘤、霍奇金病等皆根据症状、体征或 X 线检查等明确诊断，其中多数均有手术及病理诊断的依据。

（二）治疗方法

全国各地临床医院所使用的斑蝥素制剂均由上海黄河制药厂、上海第十三制药厂、北京第四制药厂、天津药物研究所、江西制药厂等供应。民间的斑蝥鸡蛋、斑蝥大枣均由各单位自行加工制成。

表 8-6　194 例恶性肿瘤的病种分布

地区	临床单位	病种										
		肺癌/例	乳腺癌/例	食管癌/例	胃癌/例	直肠癌/例	膀胱癌/例	阴茎癌/例	纵隔肿瘤/例	骨关节肿瘤/例	霍奇金病/例	总计/例
上海	上海市中医医院	10	3	4	3	1	1	1	1			24
	天平路地区医院	6	8	10								24
	浦江医院	4		2								6
	市六人民医院	3			3							6
	洋泾人民医院	4										4
	公用事业职工医院	1			2							3
	铁路局中心医院			1	2							3
江西	江西医学院第一附属医院				7						1	8
	上饶专区医院				3					2		5
	中国人民解放军 184 医院				1							1
河南	开封县第一人民医院			69	15							84
贵州	遵义医学院	26										26
总计/例		54	11	86	36	1	1	1	1	2	1	194

斑蝥给药的途径和剂量如下：

1. 口服法　绝大多数病例采用此种给药途径。

（1）斑蝥素片：斑蝥素片的剂量按小剂量递增法，从首次剂量 0.25mg/d 开始，逐渐递增到每次 0.5mg，每日 3 次，少数病例服用剂量达 3~4mg/d。本组上海、江西及贵州地区的患者大都用此种制剂治疗。其中服斑蝥素总剂量最大者为 810mg，时间最长为 575 天。

（2）斑蝥鸡蛋：用生鸡蛋 1 只，钻一小孔，将除去头、足和翅的斑蝥 1~5 个，塞入鸡蛋内，用胶布封闭小孔后，外糊以稀泥，置于文火上煨烤，熟后，除去蛋壳及斑蝥后服鸡蛋，每日 1~2 只。亦可将除去蛋壳及斑蝥后的熟鸡蛋再烤干碾粉，分装成 2 包，每次 1 包，每日 1~3 次。本组有部分肺癌及个别胃癌用此种制剂治癌。

（3）斑蝥大枣：选择个大、无虫蚀的斑蝥，用针将头、足翅、胸甲、尾全部去掉，放在去核大枣内用线缠住，置锅内用文火焙至枣肉变黄红色为度，晾干去斑蝥碾成细末，每次 1~3 只，每日 1~2 次。河南地区大都用此种制剂治疗食管癌和贲门癌。

2. 静脉注射　条件许可或口服有困难的，可采用斑蝥素针剂静脉注射，每安瓿为 0.25mg，每次从 0.5mg 逐渐递增到 1.5mg，加入生理盐水 250ml 中静脉滴注治疗，每日 1 次。

在治疗期间配合使用中草药治疗者约 75%，以健脾和胃、清热养阴、利水通淋为主。配合抗癌化学治疗者约 50%，大都为小剂量短期应用。在遵义医学院治癌的 26 例肺癌中还配合小剂量 ^{60}Co 放射治疗。

（三）治疗结果

为了对斑蝥治疗各种肿瘤的疗效有一个总的概念，因此，本组疗效评定根据中央卫生部年管会制订的关于中草药治疗恶性肿瘤的疗效判断标准，作为一项共同的观察标准来衡量各种肿瘤的治疗效果，现将其标准列之如下：

1. 治愈　症状及客观检查阳性征象完全消失，恢复一定劳动能力，连续观察 3 年以上无复发者。

2. 临床治愈　症状及客观检查阳性征象消失，恢复一定劳动能力。

Ⅰ级：连续观察 1 年以上无复发者。

Ⅱ级：连续观察半年至 1 年无复发者。

Ⅲ级：连续观察 2~6 个月无复发者。

3. 显效　症状基本消失，病灶缩小一半以上，其他客观检查有明显好转。

Ⅰ级：观察半年以上不再发展者。

Ⅱ级：观察 2~6 个月不再发展者。

4. 有效　症状有所改善，病灶基本稳定，观察在 1 个月以上者。

5. 无效　症状及客观检查无改善，或仅有短期改善，而又迅速恶化者。

应用斑蝥素为主治疗 194 例恶性肿瘤的疗效如表 8-7 所示。

表 8-7　应用斑蝥素为主治疗 194 例恶性肿瘤的疗效

病种	疗效								
	临床治愈 / 例			显效 / 例		有效 / 例	无效 / 例	总计 / 例	有效率 /%
	Ⅰ级	Ⅱ级	Ⅲ级	Ⅰ级	Ⅱ级				
肺癌	1		2	6	7	27	11	54	79.6
乳腺癌						7	4	11	63.6
食管癌	1	2		4	3	26	50	86	41.9
胃癌			3	3	4	13	13	36	64.9
直肠癌				1				1	
膀胱癌							1	1	
阴茎癌						1		1	
纵隔肿瘤						1		1	
骨关节肿瘤						2		2	
霍奇金病						1		1	
共计 / 例	2	2	5	14	14	78	79	194	59.3
有效率 /%	1.0	1.0	2.6	7.2	7.2	40.2	40.7		

从表 8-7 来看，本组 194 例恶性肿瘤应用斑蝥素为主的治疗，总的有效率为 59.3%，其中临床治愈（Ⅰ级、Ⅱ级、Ⅲ级）9 例、占 4.6%，显效（Ⅰ级、Ⅱ级）29 例、占 14.4%，有效 78 例、占 40.2%，无效 79 例、占 40.7%。结果说明，斑蝥素是有一定疗效的抗肿瘤药物。从各个病

种来看，斑蝥素治疗对肺癌的疗效较好，有效率为 79.6%；对胃癌、乳腺癌亦有好的疗效，有效率分别为 64.9%、63.6%；对食管癌亦有一定的疗效，有效率为 41.9%。本组临床治愈 9 例中，肺癌、食管癌、胃癌各占 1/3。

（四）讨论

1. 祖国医学文献中有关“斑蝥”治疗肿瘤的记载　斑蝥属鞘翅类地胆属、斑蝥科的一种甲虫，学名为 Mylabris Phalerata，成虫含斑蝥素（cantharidin）约 1%~1.2% 及其他已知成分如脂肪、树脂质、蚁酸、色素等。

本品能适应不同环境、随不同的月令而变为不同的保护色，因此有以下数种名称：如每年二月、三月在芫花上名“芫青”，为青绿色；四、五、六月在葛藤上名“葛上亭长”，为黑身赤头；七月、八月在大豆叶上名“斑蝥”，为黄斑色；九月、十月后还居于树下、草间或石隙中，名“地胆”，色如胆，黑头赤尾。故《太平御览》记载：“春食芫花为芫青，夏食葛花为亭长，秋食豆花为斑蝥，冬入地中为地胆。”苏颂曾经讲过：“四虫皆是一类，但随时变耳。”

祖国医学文献中，早在两千多年前就有斑蝥治疗肿瘤的记载。如《神农本草经》载其主治“寒热、鬼疰蛊毒，鼠瘘，恶疮，疽蚀，死肌，破石癃”；《名医别录》载其主治“血积伤人肌，治疥癣堕胎”；甄权用其“治瘰疬，通利水道”；《日华子本草》用其“疗淋疾，傅恶疮，瘘烂”；《名医别录》载“葛上亭长”主治“蛊毒鬼疰，破淋结积聚，堕胎”；李时珍《本草纲目》载“葛上亭长”用于“通血闭癥块鬼胎”；《神农本草经》载“地胆”主治“鬼疰寒热、鼠瘘恶疮死肌，破癥瘕堕胎”等。

在斑蝥的治疗作用功能方面，前人已有论及。如《本草纲目》载：“斑蝥取其利小便引药行气，以毒攻毒是矣。”杨登甫认为：“瘰疬之毒，莫不有根，大抵以斑蝥、地胆为主，制度如法，能使其根从小便中出。”

应用斑蝥治疗“癌”症的最早记载见于杨士瀛《仁斋直指方》，书中谈到：“有癌疮颗颗垒垂，裂如瞽眼，其中带青，由是簇头各类一舌，毒深穿孔，男则多发于腹，女则多发于乳，或颈或肩，令人昏迷，急宜用地胆为君，佐以白牵牛、滑石、木通，利小便以宣其毒。更服童尿，灌涤余邪，乃可得安也。”这段记载是乳癌及腹腔癌瘤的较早描写，以及应用斑蝥、地胆可以治疗“癌瘤”的经验记录。

从以上这些记载中，可以看出“斑蝥”具有蚀疮、攻毒、破血、散结、化癥块、散积聚、消癌肿等功效，可治瘰疬、痈疽、疖肿等。说明应用“斑蝥”治疗癌肿恶疮是来源于我国劳动人民在与癌肿、恶疮等疾病作斗争中所实践出来的一种有效治疗方法。毛主席教导我们：“中国医药学是一个伟大的宝库，应当努力发掘，加以提高。”因此，我们对于临床上已有初步抗癌作用的药物“斑蝥”应当进一步努力改进，并加以提高。

2. 关于斑蝥素的临床疗效问题　全国各地临床单位采用以斑蝥素为主的疗法，治疗各种恶性肿瘤共 194 例，总有效率为 59.3%，虽然本组病例多采用综合治疗，有约 75% 的患者应用中草药，但都是一些和胃理气、清热养阴等调理之品；即使还有 50% 左右患者采用其他化学治疗者，亦多以小剂量短期应用。故本组综合疗法的效果，仍可大致反映斑蝥素的疗效。本组病例晚期占多数，故若用于早期肿瘤，其疗效或可能更有提高。

从本组资料斑蝥素对肺癌的近期疗效来看，在 54 例肺癌中有效者 43 例，有效率为 79.6%，高于其他病种（表 8-7），同时亦较肺癌的一般化疗组（有效率大多数 <60%）的有效率为高，可见表 8-8。

表 8-8　本组与肺癌化学治疗效果的比较

组别	药物	有效率 /%
化学药物组	氮芥	20~60
	环磷酰胺	17~55
	自力霉素（丝裂霉素 C）	40
	甲基苄肼	20~35
	争光霉素（博来霉素）	10~30
	更生霉素（放线菌素 D）、长春新碱（VCR）、MTX、5-FU、	<5~10
	VCR+ 更生霉素	60
	5-FU+ 甲基苄肼	50~65
	MTX+ 环磷酰胺	47
	MTX+VCR+5-FU+ 环磷酰胺	60
本组	斑蝥素为主的治疗	79.6

在本组遵义医学院观察 26 例中晚期原发性肺癌，应用斑蝥素加小剂量放疗或化疗的疗效，观察已满 1 年的有 16 例，其中存活 1 年以上的有 5 例，1 年生存率为 31.2%。

北京肿瘤医院曾报道肺癌用放射加化学药物的综合疗法，其生存率反不如单纯放射治疗，原因可能是综合治疗患者的病期较晚。本组肺癌病例多数也属晚期，而其 1 年生存率有 31.2%，因此并不比单纯放射治疗的为差，可见表 8-9。

表 8-9　本组与肺癌放射治疗 1 年生存率的比较

作者	报告年份	病例数	方法	1 年生存率
Kuffig	1962	406	^{60}Co	28%
Burr	1963	862	^{60}Co	33%
Smifh	1964	862	^{60}Co	26%
Holsfi	1967	102	^{60}Co	26%
上海肿瘤医院	1968	380	^{60}Co	24.6%
本组	1974	16	斑蝥素为主综合治疗	31.2%

这说明肺癌用斑蝥素综合疗法与放射治疗或放射加化学药物的综合治疗相比，似有可取之处。当然由于本组病例较少，尚不能完全科学地反映出斑蝥素综合疗法对肺癌生存率改善的影响，但它的初步效果确使我们受到鼓舞。

本组应用斑蝥素为主治疗胃癌共 36 例，有效者 23 例，有效率为 64.9%。由于胃癌对多种化学抗癌药物一般都不敏感，而斑蝥素对胃癌有一定的疗效，这是不可忽视的，值得进一步加以研究。

本组治疗乳腺癌共 11 例，有 7 例有效，有效率为 63.6%，其中生存半年以上者 7 例，半年生存率 63.6%；生存 1 年以上者 4 例，1 年生存率为 36.4%。由于本组乳腺癌的例数尚少，因此还需要进一步观察。

本组对食管癌治疗共 86 例，有效者 36 例，有效率为 41.9%，在临床实践中发现对溃疡型食管中段癌的效果较好。此外，还治疗一些经放射治疗后复发的食管癌病例，亦有满意的效果。如能降低副作用，增加用药量，疗效可望进一步提高。

其他在直肠癌、阴茎癌、恶性纵隔肿瘤、骨关节肿瘤、霍奇金病等方面，虽然可以看到有效的例子，还需要进一步积累资料给予分析和讨论。

从本组 194 例恶性肿瘤的临床疗效来分析，斑蝥素是有一定抗癌作用的药物，而且他的抗癌谱是很广的，除原发性肝癌之外，对其他恶性肿瘤均有程度不等的作用，因此如何进一步努力提高疗效，是今后研究的一项重要课题。

3. 斑蝥素治癌的副反应问题　斑蝥素的副反应主要为尿路刺激征如尿频、尿急、刺痛、小便淋漓、较重的有血尿、蛋白尿、少数出现管型等，对胃肠道的刺激现象并不多见。在斑蝥素治疗过程中，不出现白细胞下降现象，有些病例尚能看到白细胞增高的情况，这对恶性肿瘤的治疗来说，是很有利的一面。使用斑蝥素后产生尿路刺激征的剂量，个体差异性很大，有的仅几毫克即可出现，有的在几百毫克以上并不出现。如果出现尿路刺激征时应及时停药，并积极处理，经三四天即能解除，如嘱病人服药期间多喝水份、绿茶、甘草绿豆汤及服用利水通淋的中草药、饭后服药等，都有预防此种副反应出现的作用。

有些患者在出现副反应后暂停用药，经对症处理后恢复用药，不一定再出现同样的副反应。因此，只要医务人员能够合理掌握了斑蝥素的用药方法及用药剂量，斑蝥素虽有一定的副反应，但这种副反应是可以通过一定的预防和治疗措施加以防治的。多数病人还是能够配合和顺利接受治疗的。通过随诊观察没有发现有泌尿系统的后遗症。

斑蝥鸡蛋和斑蝥大枣对尿路刺激征的产生较斑蝥素为轻或不明显，是否与其所含斑蝥素的量较低或改变了斑蝥素的结构有关，这是值得进一步加以研究的。

4. 有关斑蝥素抗癌作用机制的探讨　应用斑蝥素后能使恶性肿瘤病人产生一定的疗效，患者机体情况获得好转，癌肿逐渐缩小，白细胞总数不下降，而且口服有效。因此，斑蝥素治疗癌肿的作用与其他化疗抗癌药物的作用不同，是否通过了人体免疫机制的作用，增强了人体非特异性免疫的机制而发挥作用。虽然在动物实验研究方面发现斑蝥素对小鼠腹水肝癌细胞的核酸和蛋白质合成产生严重的干扰作用，从而抑制了肿瘤细胞的生长。但是斑蝥素对人体非特异性的免疫抗癌作用的机制方面还是研究得很少的，今后如果能着手研究斑蝥素对于人体非特异性免疫的抗癌机制的作用，有可能在这方面获得成果，这将对于整个肿瘤防治工作的进一步认识，将有着很重要的现实意义。

（五）结语

斑蝥素是我国制药工人、科技人员、医务人员共同协作所研制成功的具有一定疗效的抗癌药物。全国各临床单位经过应用斑蝥素为主治疗 194 例各种恶性肿瘤，总的有效率为 59.3%。斑蝥素对肺癌、胃癌、乳腺癌、食管癌的疗效，依次为 79.6%、64.9%、63.6%、41.9%。对直肠癌、阴茎癌、纵隔肿瘤、骨关节肿瘤、霍奇金病等恶性肿瘤虽应用的病例较少，但亦可看到一定的疗效。

斑蝥素可有尿路刺激征及血尿的副反应，但并不严重，通过停药或者喝水、绿茶、甘草绿豆汤及服用利水通淋的中草药等预防和治疗措施，是可以防治的。

我国斑蝥素的药物资源丰富，产品的价格低廉，符合面向广大农村及山区癌瘤病员的需要。在党的指引下，一定能够使斑蝥素的科研、生产、临床工作取得更大的成绩，为根治恶性肿瘤作出较大的贡献。（王羲明执笔，1974 年 8 月初稿）

祖国医学对支气管肺癌的辨证论治和养身调摄法

——上海市中医医院

（一）概说

肺癌又称支气管肺癌，是起源于肺部支气管上皮组织和肺泡的最常见的原发性恶性肿瘤。近 30 年来，各国肺癌的发病率逐年增长，尤以工业发达的地区和国家发病率的增长更为显著。我国肺癌发病率亦有较明显的增长，1960 年上海市统计肺癌为恶性肿瘤的第 6 位（发病率为 5.25/10 万），1965 年上升至第 3 位（15.75/10 万），到 1975 年已上升为第 2 位（32.67/10 万），15 年来发病率增长 6.2 倍。同样肺癌死亡率也有明显增长，上海市统计 1952 年为 4.71/10 万，1972 年为 21.27/10 万，1975 年已上升到 30.72/10 万。由于肺癌发病率和死亡率均迅速上升，可以预料到 20 世纪末，本市的肺癌发病率将上升到第 1 位，成为最突出威胁人民健康及生命的最常见恶性肿瘤之一。

肺癌最多发生于中年以后，40 岁以上占 90% 以上（上海市 1972—1974 年 3 年统计 40 岁以下仅占 1.89%）。男性多于女性，约（3~7）：1，男性以鳞癌和未分化癌为多，女性则以腺癌为主。城市的工业化程度与肺癌的增多有密切关系，上海市区肺癌死亡率很高，近郊区（宝山）稍低，远郊区（奉贤）为市区的一半。尤以卷烟业和橡胶业系统，肺癌发病率较高。吸烟和大气污染在肺癌病因学中具有重要意义，长期大量吸烟者肺癌发病率比对照组高 30%。

由于发现肺癌时属早期能手术的仅占 10%~20%，而绝大部分（80% 左右）均属晚期不能手术的肺癌，因此摸索一套有效办法改善疗效是目前肺癌治疗中主要任务之一。近年来全国各地运用中医中药治疗肺癌，总结了许多临床经验，我们对于肺癌的辨证论治等方面也进行了观察和探索。肺癌患者采用了中医中药治疗后，一般来说可获得症状改善和延长生命，有的获得带瘤长期生存，有的肿块明显缩小，也有消失而治愈者。为此运用中医中药对本病进行治疗研究，已成为防治肺癌的重要途径之一。

（二）祖国医学对肺癌的认识

肺癌属于祖国医学肺病门的“肺积”“喘咳脱形”“喘咳血”“肺痿”等范畴。如《难经·五十六难》有“肺之积，名曰息贲……久不已，令人洒淅寒热，喘咳发肺壅”的记载，指出了肺有癥积（癌瘤）可以使肺的功能失调。由于肺在膈上，当肺气不行，发生充胀而逼迫于膈时，即称为息贲，就可引起肺部咳嗽气喘、胸部壅塞等症状出现。又如《素问·玉机真脏论》亦有对本病的记载：“大骨枯槁，大肉陷下，胸中气满，喘息不便，内痛引肩项，身热脱肉破䐃。”《素问·三部九候论》云：“形肉已脱，九候虽调犹死。”《脉经》云：“咳脱形，发热脉小坚急者死。”《中藏经》云：“病咳嗽脉数身瘦者死。”这些征象的描写与晚期肺癌的临床所见相同，说明祖国医学家早已认识到如果出现呼吸困难、发热消瘦、恶病质等临床表现时，预后是很差的。

总之，在祖国医学文献中有关肺癌的记载是很多的，值得进一步整理研究和总结提高。

（三）从中医理论阐明肺癌的发病机理

中医理论对肺癌发病机理的认识可从以下几方面来阐明。

1. 肺虚亏损　《素问·评热病论》云："邪之所凑，其气必虚。"张元素谓：壮人无积，虚人则有之。"说明肺虚正伤对肺癌发病是一个重要因素。当长期患有肺部疾病以及久病体质虚弱均能导致肺虚亏损。肺虚可分肺气虚与肺阴虚二类，由于"肺主气属卫"，若肺气受损时则呈现胸膈短气、咳逆涕唾等征象。又"肺喜润而恶燥，怕寒而恶热"，若肺阴亏耗则呈现津液缺乏、口干唇燥，皮毛萎瘁等征象。根据"肺主一身之气而布津液，贯心脉而司呼吸"及"肺朝百脉"等，当肺虚至一定程度时，可以影响心脉运行，血滞脉络，形成癥积。

2. 邪毒恋肺　《医宗必读·积聚》称："积之成也，正气不足，而后邪气踞之。"《古今医统》云："人之有积，则皆为身中之邪气……正气稍虚，则积日著。"肺为娇脏，邪气易伤。当肺虚亏损时容易招致邪毒乘虚而入，蕴聚肺络，引起肺气膹郁，宣降失司，日久则化热化火，热壅于肺，导致痰凝毒壅，阻塞络脉，肺部的癥积肿块便日渐形成矣。

3. 脾酿痰湿　肺主通调水道，脾主运化津液，脾虚则运化功能失常，饮食精微不得输化而生湿酿痰成饮，肺脏位高而中虚，正伤肺虚时易为痰饮停蓄，留滞肺络则肺气失于肃降，以致肺气上逆而作喘咳。中医有"脾为生痰之源，肺为贮痰之器"的说法，如果痰湿凝聚，久久停滞不去，则有助于肺部癥积的形成。

4. 肾不纳气　人的呼吸进行，与肺肾功能密切有关。前人有"肺为气之主，肾为气之本"和"肺主出气，肾主纳气"的说法。若肺气虚，宗气不行，不能输布精气以滋养于肾，则致肾气虚弱，或由肺之气阴亏虚，肺为肾之母，不能下荫于肾，亦可导致肺肾阴液虚亏，进而由阴损及阳，使肾元耗伤而气失摄纳，故在肺癌晚期可以见到"肾不纳气"的喘咳重证。

（四）祖国医学对肺癌的治疗

1. 肺癌的辨证沦治　肺癌是由肺虚正伤引起，因而发病时，首先在于肺虚亏损，其次在于邪毒内壅，化热化火，灼津炼液，痰黏凝聚，气滞血瘀，于是肺部癥积肿块日渐形成，久则脾肾受累，本源亏损，阴阳逆乱。有了中医病机理论的指导，对于肺癌的治疗才有准绳可循。我在临床上用"养阴清肺、益气健脾、化痰软坚、理气活血、温阳固肾"等 20 个字来概括对肺癌的治疗大法。现将具体辨证运用，叙述如下：

（1）阴虚热盛型

证候：发热呛咳，无痰或痰少咳吐欠爽，为泡沫黏痰或痰黄而稠，痰中夹血，气急胸痛，口干唇燥，心烦失眠盗汗，语音嘶哑，小溲黄赤，大便干结不畅，舌苔薄黄，舌质红绛，脉细数。由热壅于肺则发热呛咳，痰少痰血，尿赤便干，苔黄等症随之而见。积热旺盛，灼伤阴液则津液难以上承而见口干唇燥，心烦失眠声嘶，舌红脉细数等亦相继出现。宜用养阴润肺、清热解毒法。基本方如下：

生地黄 12g，京玄参 12g，天麦冬各 12g，鱼腥草 30g，漏芦 30g，土茯苓 30g，升麻 30g，七叶一枝花 30g，芙蓉叶 30g，蒸百部 15g，野百合 12g。

方用生地、玄参、麦冬增液养阴，加野百合养阴润肺，助蒸百部润肺镇咳，应用鱼腥草，七叶一枝花、芙蓉叶以清肺除热，更用漏芦、土茯苓以解毒消肿取胜，升麻提升达肺、宣发清毒取效也。

（2）气阴两虚型

证候：咳嗽气短，痰少且黏，痰血时作，咳声低弱，动则喘促，精神疲惫，四肢乏力，面色㿠白，口干不多饮，自汗或盗汗，舌苔薄白，舌质淡红，脉细弱。肺气虚弱则见咳声低弱、动则喘促、气短乏力、精神疲惫、面色㿠白、自汗等；肺阴亏损则见痰少痰血、口干盗汗，脉细弱等。宜用益肺气、养肺阴法。基本方如下：

生黄芪 12g，潞党参 12g，麦门冬 12g，五味子 6g，制黄精 9g，制首乌 12g，枸杞子 9g，炙鳖甲 12g，炙龟甲 12g。

方由生脉散加味而成。组方的旨意是：主要用黄芪以益肺气，加用党参、黄精助黄芪以益气补虚。更用五味子生津敛肺、止咳平喘，以麦冬养阴润肺，再加首乌、枸杞助麦冬以养肝肾之阴，更用鳖甲、龟甲滋阴而兼有软坚作用也。

（3）脾虚痰浊型

证候：咳嗽不扬，痰多痰稀而黏，胸闷气短，胃纳呆滞，脘腹作胀，神疲乏力，懒言气短，面浮肢肿，大便溏薄，舌苔白或厚腻，舌质淡胖有齿痕，脉濡缓或濡滑。痰浊之所以阻塞气道，皆由脾土虚弱不能蒸发和散布水津，瘀留日久，渐变而为痰浊也，故有“脾为生痰之源、肺为贮痰之器”之说。如今痰浊上干，肺气不能肃降，便咳嗽胸闷，痰多而黏；脾失健运，故纳呆腹胀，神疲气短；水饮弥漫，则见面浮肢肿。宜用健脾益气，化痰软坚法。基本方如下：

潞党参 12g，云猪苓各 15g，苍白术各 12g，春砂仁 3g（后下），陈广皮 6g，广木香 6g，姜半夏 9g，陈胆星 9g，夏枯草 15g，海藻 30g。

方由香砂六君子汤加减而成。主要用党参、云苓、白术以健脾益气，助以猪苓、苍术可加强利湿消肿之力，用木香、砂仁以理气消滞，更用陈皮、姜半夏、陈胆星、海藻、夏枯草以化痰软坚也。

（4）气血瘀滞型

证候；咳痰不畅，胸胁作胀闷痛，面紫唇暗，肌肤甲错，大便秘结，舌苔薄腻或薄黄，舌质紫暗或见瘀点，脉弦细或细涩。气滞与血瘀往往是互为因果的，由于气滞不畅，常导致血行受阻而瘀蓄。虽血愈瘀蓄，气行愈滞，但毕竟仍以气滞为血瘀的先导，气滞表现为胸胁胀满，血瘀表现为胸膺疼痛，气血运行两有所碍则胸胁闷胀疼痛，症状更趋剧烈，亦有串向肩项后背而致疼痛，并且咳痰不畅，面唇紫暗，肌肤甲错，舌紫脉涩。宜用行气宽中，活血化瘀法。基本方如下：

桃仁 9g，红花 9g，赤芍 9g，延胡索 12g，台乌药 9g，八月札 12g，炙乳没各 9g，王不留行 12g，荆三棱 9g，蓬莪术 9g，露蜂房 30g，炙蜈蚣粉 3g（分吞），大黄䗪虫丸 9g（分吞）。

方由膈下逐瘀汤、大黄䗪虫丸等加减而成，用桃仁、红花、赤芍、乳没、王不留行、三棱、莪术以活血化瘀，加延胡索、乌药、八月札以行气导滞，更用蜂房、蜈蚣、大黄䗪虫丸等以攻坚破积，使滞行瘀消以缓解诸症。

（5）阴阳俱虚型

证候：咳嗽胸闷气急，动则喘促，难以平卧，面色㿠白，神疲乏力，腰膝酸软，畏寒肢冷，苔薄白，舌质淡，脉细沉。此证系由病程日久，阴损及阳以致阴阳俱虚，而见气急喘促难以平卧、腰膝酸软，畏寒肢冷，舌淡脉细沉等。宜用温阳滋阴法。基本方如下：

熟地黄 12g，怀山药 12g，粉丹皮 12g，山萸肉 3g，福泽泻 15g，云茯苓 15g，上肉桂 3g（后下），炮附块 9g，仙茅 12g，淫羊藿 12g，菟丝子 12g，淡苁蓉 12g。

方由附桂八味丸加味而成，其中用六味地黄以滋肾养阴，用附、桂、菟丝、苁蓉、仙茅、淫羊藿以温阳固本。

【附】肺癌的随症治疗：在以上辨证分型治疗的基础上，如兼见下列症状，可适当选用以下药物。

1）咳嗽剧烈：川贝母、象贝母、天将壳、天竺子、佛耳草。

2）气急痰鸣：竹沥、苏子、莱菔子、白芥子、葶苈子。

3）咳吐痰血：白及、花蕊石、黛蛤散、三七粉、云南白药。

4）发热起伏：生石膏、淡竹叶、金银花、板蓝根、香青蒿。

5）胸膺闷胀：薤白头、瓜蒌、制香附、广郁金、台乌药。

6）纳呆乏力：生鸡金、薏苡仁、怀山药、白蔻仁、制黄精。

7）口干唇燥：肥知母、肥玉竹、鲜石斛、天花粉、桑椹子。

8）大便坚结：生川军、玄明粉、川厚朴、江枳实、黑白丑。

9）癌性疼痛：炙天龙、炙全蝎、两面针、五灵脂、刘寄奴。

10）体腔积液：龙葵、白英、葫芦瓢、赤小豆、萹蓄草。

我院应用祖国医学辨证论治原则治疗原发性支气管肺癌总有效率为75%，其中显效占5%、有效占70%、无效占25%，1年以上生存率占40%，经中医中药治疗肺癌有长期存活多年者，说明中医中药有助于提高患者的抗癌免疫能力，能够让肺癌患者长期持久的存活下去。

2. 治疗肺癌的中草药制剂

（1）斑蝥素片：斑蝥治疗“癌”症的最早记载见于杨士瀛《仁斋直指方》，性味辛寒，具有蚀疮、攻毒、破血、散结、化癥块、散积聚、消癌肿等功效。斑蝥素片临床应用剂量从每天0.25mg开始，逐渐递增到每次0.5mg，每日3次，少数患者剂量每天可达3~4mg。上海市斑蝥治疗肿瘤协作组治疗肺癌28例，总有效率75.0%，其中显效8例、占28.6%，有效13例、占46.4%，无效7例、占25%。

（2）锦棉片：本品由棉花籽中提制的棉酚组成。祖国医学早在《本草纲目》中就有应用棉花籽及其根皮治疗恶疮（即肿瘤）的经验。在药理实验中观察到棉酚对动物移植肿瘤的活性有抑制作用。临床应用时，每次10~30mg，每日2次。上海市棉酚抗肿瘤协作组治疗肺癌85例，总有效率47.1%，其中显效4例、占4.7%，有效36例、占42.4%，无效45例、占52.9%。

（3）猪血素（749）片：本品为肠溶糖衣片，每片含猪血素75mg。临床应用时，每次10片，每日3次，口服，能提高肺癌患者的免疫状况。我院12例肺癌患者应用猪血素片后，淋巴细胞转化率和玫瑰花结形成率各有9例（占75%）增高，淋转平均数由50.2%增高到57，3%，统计处理后$P<0.05$，属显著增高；玫瑰花结平均数由43.9%增高到53.8%，统计处理后$P<0.01$，属非常显著增高。12例患者中，好转1例，稳定7例，增大4例。临床床应用无任何副作用。

（4）云芝（766）片：云芝有提高机体免疫的功能。临床应用时，每次5~10片，每日3次，口服。我院11例肺癌患者应用云芝片治疗后，癌肿缩小肺不张复张者2例（占18.2%），自觉症状好转癌肿稳定者6例（占54.5%），无效者3例（占27.3%）。

（5）紫金散吸入法：紫金散通过直接吸入途径治疗肺癌，适用于中央型肺癌及肺不张的患者，具有抗癌、祛痰、镇咳、解毒、辟秽、开窍、止痛等作用。每次0.3g左右，每日6~8次吸用。辽宁省朝阳人民医院曾用类似方法治疗肺癌25例，临床治愈1例，显效5例，有效15例，无效4例。

（五）防治肺癌的养身调摄法

中医理论认为“肺为娇脏，喜润而恶燥，怕寒而恶热”。因此肺脏最怕火热之邪，因为火能上炎烁金，为肺脏之所忌也，若肺气失其清肃而过于燥热，如吸烟、熏蒸、烧炙、煎焞等烟雾弥漫的有害污染物质，最易感受于肺，对肺最为不利，肺气热能使津液受火煎熬，随热混浊而凝结成痰。根据近代的研究结果，发现4/5的鳞状细胞型肺癌和2/3的未分化细胞型肺癌患者均有长期大量吸烟史（20支以上每日）并持续20年以上。40岁长年吸烟的人的肺，同75~80岁不抽烟的人的肺差不多。

烟草是一种毒物，对人体有害无益。《滇南本草》指出：“辛热，有大毒。”《本草从新》记载：“今人患咽风咽痛，嗽血，失音之症甚多，未必不由嗜烟所致，耗血损年，卫生者宜远之。”《老老恒言》认为：“烟草味辛性燥，熏灼耗精液，其下咽也，肺胃受之……一入心窍，便昏昏如醉矣。清晨饮食未入口宜慎。笃嗜者甚至舌苔黄黑，饮食少味。方书无治法。”清代赵学敏也认为吸烟耗肺、损血、伤神、折寿。所以有很多医生和学者均主张戒烟。

许多工业城市，空气污染的居民密集地区，肺癌发病率均明显增高于其附近地区，这些均说明对肺这样的娇脏必须注意保持环境清净和空气的新鲜，避免大气污染和吸入致癌物质是预防肺癌的非常重要方面，因此大力开展植树养花的绿化活动，每天早起到绿化地带打太极拳做健身操，吸进新鲜空气，呼出体内的浊气，禁止吸烟，保护肺脏生理功能，能够防止肺癌的发生，所以应该大大提倡。

如果已经得了肺癌，除了积极就医治疗外，亦要在生活上多加注意，避免过度劳累，扶持正气，逐步提高体内的抗癌能力以达到持久稳定治疗的目的。《订补明医指掌》一书所载“世有患此者，急绝房欲以养精，内观以养神，毋怒劳以耗气，则其真阴之水自充，而五内之火自息，又何不治之有。惟其嗜欲无节，起居不时，食饮自倍，使神散而精竭，血涸而气亡，直至发热不休，形骸骨立而死，良可叹哉”，可作为肺癌患者在养身调摄方面的有益参考。［王羲明，《上海市中医医院论文汇编》，1985（3）：156-161.］

祖国医学对胃癌防治的研究及其贡献

——上海市中医医院肿瘤研究室

胃癌是我国最常见的恶性肿瘤，居消化道癌瘤的首位。从我国历代医籍中，可以探索胃癌的源流。根据胃癌的临床特征分析，基本上属于祖国医学文献中的“胃反”“反胃”“翻胃”“噎膈”“癥瘕积聚”“呕血”“胃脘痛”等病证范畴，现拟较系统地整理阐述如下。

1. 证候　我国自古以来就认为胃癌是一个常见重病，对其证候的观察颇为详尽。早在殷墟时代的甲骨文中，已有“噐”字记载。《黄帝内经》中已有较多胃癌证候的论述：“胃风之状，颈多汗恶风，食饮不下，鬲塞不通，腹善满，失衣则䐜胀，食寒则泄，诊形瘦而腹大。”又曰：“食饮不下，膈食不通，邪在胃上。”魏晋王叔和《脉经》曰：“小弱而涩，胃反。”明代张介宾《景岳全书》曰：“反胃证多有大便秘结者。”很明显，上述描述与胃癌、贲门病变十分近似。尤其在描述胃癌呕吐时具有特征性。如《黄帝内经》曰：“下膈者，食晬时乃出。”汉代张仲景《金匮要略》曰：“脾伤则不磨，朝食暮吐，暮食朝吐，宿谷不化，名曰胃反。”隋代巢元方《诸病源候论》曰：“胃反，则朝食暮吐，暮食朝吐，心下牢大如杯，往来寒热，甚者食已即吐。”明代张介宾《景岳全书》曰:“盖反胃者,食犹能入,入而反出。”明代赵献可《医贯》曰:“翻胃者,饮食倍常,尽入于胃矣,朝食暮吐,暮食朝吐,或一二时而吐,或积至一日一夜,腹中胀闷不可忍而复吐,原物酸臭不化,此已入胃而反出,故曰翻胃。”这些延时反出的呕吐特征,与胃癌幽门梗阻引起的呕吐一致,说明我国古代医学家对胃癌证候的观察十分仔细和深刻。

2. 病因病机　祖国医学认为造成胃癌的因素颇多。如《黄帝内经》曰:“喜怒不适……寒温不时,邪气胜之,积聚已留。”指出七情内伤、外邪入侵为其病因。南宋窦材《扁鹊心书》曰:“凡饮食失节,冷物伤脾胃……再兼六欲七情有损者……令人朝食暮吐,名曰翻胃。”明代张介宾《景岳全书》曰:“反胃……之因,或以酷饮无度,伤于酒湿;或以纵食生冷,败其真阳;或因七情忧郁,竭其中气。总之,无非内伤之甚,致损胃气而然。”清代喻昌《医门法律》曰:“过饮热酒,多为膈症,人皆知之。”指出纵食生冷、过饮热酒为其病因。汉代张仲景《金匮要略》曰:“不能消谷,胃中虚冷故也。脉弦者,虚也。胃气无余,朝食暮吐,变为反胃。”隋代巢元方《诸病源候论》曰:“积聚者,由阴阳不和,脏腑虚弱,受于风邪,搏于脏腑之气所为也。”又曰:“营卫俱虚,其血气不足,停水积饮在胃脘则脏冷,脏冷则脾不磨,脾不磨则宿谷不化,其气逆而成胃反也。”又曰:“其脉紧而弦,紧则为寒,弦则为虚,虚寒相搏,故食已即吐,名为胃反。”宋代《太平圣惠方》曰:“夫反胃者,为食物呕吐,胃不受食,言胃口翻也。则有因饮酒过伤脾胃,劳乏所致;则有久积风气,郁滞在脾胃之间,不能消磨谷食所致;则有因忧悒怏、蓄怒,肠结胃翻所致;则有宿滞固癖,积聚冷疾,久不全除,致成兹疾;则有热毒壅隔,胃口闭塞,不下饮食;女人皆由血气所为;男子多因冷惫所致。”元代朱震亨《丹溪心法》曰:“翻胃,大约有四:血虚、气虚、有热、有痰。”清代李中梓《医宗必读》曰:“积之成也,正气不足,而后邪气踞之。”指出胃癌虽有诸多病因,然其病机,还以正虚脏冷、气血不足为其发病的关键。元代危亦林《世医得效方》曰:“有人三世死于胃反。”指出胃癌有明显遗传因素,存在的家族病史。清代吴谦等《医宗金鉴·噎膈翻胃总括》曰:“三阳(三阳指胃、小肠、大肠三腑而言)热结伤津液,干枯贲幽魄不通;贲门不纳为噎膈,幽门不放翻胃成;二证留连传导隘,魄门应自涩于行;胸痛便鞕如羊粪,吐沫呕血命难生。”明确指出胃癌病理是道路狭隘,由热灼、津枯导致胃部幽门狭隘梗阻,水谷入胃不能通过,成为翻胃呕吐病证及其预后极差的转归实质。

3. 诊断鉴别　祖国医学已把“胃反”视作独立疾病,治疗前必须与其他疾病引起的呕吐予以区别。如宋代《太平圣惠方》曰:“大凡呕哕饮食,所为病根,既若异同,医疗固宜审察。其中有才食便吐,有食久乃翻,不可一概用方,切在仔细体候也。”明代戴原礼《证治要诀》曰:“翻胃之病,所以重于呕吐者。呕吐,食入即吐;翻胃,则或一日半日,食复翻上,不化如故。”明确指出在治疗胃反前,必须与一般的才食便吐病证(相当于急性胃炎性呕吐)进行鉴别诊断。明代张介宾《景岳全书》曰:“凡病反胃者,多能食;病噎膈者,不能食。故噎膈之病,病于胸臆上焦;而反胃之病,则病于中下二焦。此其病之有不同也。”古人已把胃癌和食管癌区分得十分清楚。即食管癌晚期发生梗阻时,已不能进食;而胃癌虽有幽门梗阻时,尚能进食到胃内,然后出现延时呕吐的症状。

4. 治疗法则　我国历代医家在胃癌治疗方面,思路活跃,颇为突出。如汉代张仲景《金匮要略》曰:“胃反呕吐者,大半夏汤(半夏、人参、白蜜)主之。”首先提出治疗胃癌方药,开创应用止呕降逆、健脾补虚、和胃安中等治疗胃癌的法则。明代龚信《古今医鉴》曰:“治当养血生津,消痰降火,润燥补脾,抑肝开郁。”明代缪希雍《神农本草经疏》曰:“反胃属胃气虚。忌破气、升、苦寒、甘、热燥;宜补气降气、和胃清热、酸敛以制肝。”明代王肯堂《医镜》曰:“翻胃不甚剧者，但视其所食之物，犹未吐尽者是也，宜用温药，如木香、桂心、生姜之类，以温其脾，加半夏、黄连、人参、茯苓煎服。翻胃甚者，所食之物吐尽者是也，其胃大寒，必用热药，如煨熟附子、丁香、干姜之类，加姜炒黄连、人参、茯苓、苏子、沉香、白豆蔻煎服。”清代李用粹《证治汇补》曰：“治宜开胃顺气以调上，培脾扶土以和中，壮火回阳以温下，其他如化痰、抑肝、镇坠诸药，酌而用之。”提出应按病之微甚及上中下等不同病势而给予不同的治疗。明代张介宾《景岳全书》曰：“治反胃之法，当辨其新久，及所致之因……故凡治此者，必宜以扶助正气，健脾养胃为主。但新病者，胃气犹未尽坏，若果饭食未消，则当兼去其滞，若有逆气未调，则当兼解其郁。若病稍久，或素体禀弱之辈，则当专用温补，不可标本杂进，妄行峻利、开导、消食、化痰等剂，以致重伤胃气，必致不起也。”可见在治疗胃癌方面，祖国医学家较全面地阐明了辨证论治的重要性。这些治疗准则至今仍为胃癌临床所遵循和运用，并能取得显著治疗作用和效果。

5. 预防　汉代张仲景《金匮要略》早就提出“上工治未病”的预防思想。在胃癌前，可由慢性胃病所促成。如清代李用粹《证治汇补》曰：“吞酸者，小疾也。然可暂而不可久，或以小疾而忽之，此不知其噎膈、反胃之渐也。”明确指出如能积极治疗癌前期疾病，就可避免胃癌的出现。这是“上工治未病”预防思想在胃癌病前的实际体验。

胃癌应在早期得到诊断和正确治疗，如若晚治则提示预后不佳的迹象俱已显露。如元代危亦林《世医得效方》曰：“有食吧即吐，有朝食暮吐，暮食朝吐，所吐酸臭可畏，或吐黄水，凡有斯疾，乃是脾败，惟当速疗，迟则发烦渴，大便秘，水饮纤悉不得入口，不旋踵毙矣。”明代孙一奎《赤水玄珠》曰：“反胃症沫大吐者多死，予目击十数人矣。”清代张璐《张氏医通》曰：“凡反胃而致大吐白沫如鸡子清者，是肺胃俱亡，矢如羊粪，则大肠血槁，即大补气血，终亦必亡而已。”清代陈士铎《石室秘录》曰：“反胃一证，虽一时不能遽死，然治之不得其宜，亦必死而后已。”脉诊在胃癌预后方面，能够提供较重要的迹象，具有重要参考意义。如汉代张仲景《金匮要略》曰：“胃反，脉紧而涩，其病难治。”唐代孙思邈《备急千金要方》曰：“胃反，趺阳脉紧而涩，其病难治。”明代王肯堂《证治准绳》曰：“反胃之脉，沉细散乱，不成条道，沉浮则有，中按则无，必死不治。更参面色，不欲黄白，亦不欲纯白，皆恶候也。”明代卢志《医学百问》曰：“翻胃初起之脉，滑数有力有神者，可治。若脉多沉涩而弦急者，不治。此由脾胃之元气已绝，不能营运转输以传导耳。”可见胃癌亟宜早发现、早诊治为宜。一旦危象显露，脾胃之元气已绝，预后极差，悔之已晚矣。

6. 结论　胃癌是我国最常见的恶性肿瘤。从古医籍中可以探索其源流。我国历代医学家在研究胃癌过程中，已经显示了卓越的成就和贡献，突出地表现在以下几方面。

胃癌在我国历史上流传已久，研究范围广泛，内容十分丰富，基本上属于祖国医学文献中的“胃反”“反胃”“翻胃”“噎膈”“癥瘕积聚”“呕血”“胃脘痛”等范畴。早在《黄帝内经》中，首次记载了有关胃癌的证候表现。

祖国医学家认为胃癌的病因是由多种因素综合形成，它与七情内伤、外邪入侵、嗜食生冷、过饮热酒有关，尤以正虚脏冷、气血不足为发病关键，并已发现遗传因素存在于胃癌的家族史中，以及胃部狭隘梗阻为胃癌的病理基础。

在胃癌诊断方面，已能与急性胃炎、食管癌等疾病鉴别，从而提高了胃癌的诊断质量。

在胃癌治疗方面，首先由汉代张仲景创立方药，提出止呕降逆、健脾补虚、和胃安中治则。以后又逐步充实了养胃生津、消痰降火、润燥开郁等治则。并提出应辨其微甚及病势，运用调上、和中、温下等治则在胃癌辨证施治中的重要地位，可以说是极大地丰富了胃癌的治疗内容。其中，尤以扶助正气、健脾养胃为主要关键。可见祖国医学家较全面地阐明了胃癌辨证论治的重要性。这些治疗准则至今仍为胃癌临床所遵循和运用，并能取得显著治疗作用和效果。

积极治疗慢性胃病等胃癌前期病变，就能预防胃癌的发生。这是祖国医学“上工治未病”预防思想在胃癌病前的实际体验。

由于晚期胃癌的预后较差，所以对胃癌应立足于早发现、早诊治为最佳方案。如果到了晚期，往往出现难治或不治的危急征象，预后不良，已成定局。其中，尤以脉诊在探测胃癌预后方面，具有明确的参考和帮助。

总之，在胃癌领域，我国医学家经历两千余年的临床实践，已有较全面的深刻认识，积累了丰富的医学典籍和精辟论述，显示了临床成就和卓越贡献，这些文化内涵和历史文物资料，将为后世医家提供重要启迪，对进一步开展胃癌临床的中医药、中西医结合防治研究具有重要的指导和参考意义。（王羲明，1996 年初稿）

我国肝癌中医药、中西医结合研究现状

——上海中医药大学附属市中医医院肿瘤研究室

原发性肝癌恶性程度极高，来势凶猛，发展迅速，自然生存期极短，预后较差，被列为我国重点研究的癌症之一。全世界每年新增加的635万癌症病人中，原发性肝癌约占26万人，我国每年死于原发性肝癌的可统计人数已超过 10 万，严重地威胁和危害人们的生命和健康。近年来发挥我国中医药、中西医结合的优势，使原发性肝癌的疗效有了较大的提高。现将有关对肝癌的研究作进一步探讨。

（一）临床研究

1. 中医中药治疗原发性肝癌的研究

（1）辨证论治提高肝癌疗效

1）从中医基础理论探讨肝癌的治疗：王羲明认为肝癌是正虚邪盛险恶危重病证，其发病率在国内外均未见明显下降，中医中药具有适应性广、无毒副作用等优点，应用中医基础理论进行扶正祛邪治疗可以提高肝癌的疗效。扶正健脾、解毒散结、活血化瘀等中药治疗肝癌的机制，与其对肝癌细胞的抑制及免疫功能的调节等有着一定的联系。如能发挥中医基础理论在中西医结合治疗肝癌中的优势，能够收到增效减毒的显著疗效，以此指导肝癌临床，必将取得较大的进展和成就。

钱伯文认为，肝癌多由情志抑郁，肝气郁结，脾虚湿聚，热毒内蕴而成，属正虚邪实。常以疏肝解郁、清热利湿、益气养阴治疗。疏肝理气时力避温燥劫阴，选八月札、合欢皮、郁金、香附、枸橘梨、绿萼梅等。清热利湿避用苦寒，习用土茯苓、水线草、金钱草、半边莲、田基黄、垂盆草、石上柏等。扶正以益气健脾、养阴生津为主，如黄芪、白术、扁豆、山药、天花粉、女贞子、旱莲草、炙鳖甲等。尽管肝癌恶性程度较高，只要辨证用药得当，仍可使症状改善、甲胎蛋白等指标下降，并延长生命。

潘敏求等认为瘀、毒、虚是肝癌的基本病变。瘀毒互结，脾气亏虚，邪实正虚，互为因果，恶性循环。因此，治疗采用健脾理气、化瘀软坚、清热解毒三法为治则，因而能有效地延缓其

恶性循环进程，延长患者生存期。

2）辨证治疗肝癌的成绩：中医辨证论治治疗肝癌仍然占有重要地位。许继平等以肝肾同源理论为指导，用疏肝理气缓其表、补肾扶正培其本的治则，将不能手术的 81 例晚期肝癌设为疏肝补肾方（柴胡、广郁金、山茱萸、何首乌各 12g，川芎、制香附、佛手各 6g，枸杞子 15g，桑寄生 20g，淫羊藿 9g，甘草 5g，蜈蚣 3 条。每日 1 剂，水煎服，共服 76~350 剂）组 54 例，并设化疗组 27 例对照观察。经过免疫指标（淋转、花结、C_3）测定，结果显示：所测指标，中药组明显提高（P 均 <0.01），化疗组明显低下（P 均 <0.05）。追踪观察肝癌生存期的中位数：中药组 8.9 个月，化疗组 6.2 个月，P 均 <0.05。研究证实，疏肝补肾法可以明显改善中晚期肝癌的临床症状，促进免疫功能，从而延长生存期。

潘敏求等将 136 例中晚期肝癌设为肝复方（黄芪、党参、白术、茯苓、陈皮、柴胡、丹参、土鳖、鳖甲、蚤休等）组 90 例，与化疗组 46 例对照。结果显示：肝复方组和化疗组的治后 0.5 年生存率分别为 54.4%（49 例）和 30.4%（14 例），1 年生存率分别为 21.1%（19 例）和 4.3%（2 例）；经统计学处理，两组差异显著（$P<0.05$）。肝复方组治后生存 2 年者 4 例、3 年者 3 例，而化疗组无生存 2 年以上的病例。治后瘤体稳定率分别为 77.8%（70 例）和 37.0%（17 例）；经统计学处理，两组差异显著（$P<0.05$）

林钧华报道肝癌患者脾虚食滞现象十分突出（上海医科大学附属肿瘤医院 1 016 例肝癌资料：上腹胀满占 64.9%，胃纳减退占 60.0%，恶心占 34.0%）。应用消食化积、健胃和中的消导方（山楂、六曲、炒谷芽、炒麦芽、鸡内金、莱菔子）配伍治疗 2 例具有胃纳不振、稍食即滞、中上腹胀痛的肝癌，取得胃纳增进、腹胀渐退、乏力缓解等效果，共奏消食健脾除胀之功。

王晓对 1 例气滞血瘀型晚期肝癌（硬化型，Ⅲ期）患者［肝脾大，消瘦，B 超示左肝癌块 88mm × 89mm × 76mm，腹水（+），AFP>400μg/L，血液流变学示高聚状态］应用活血消癥的桂枝茯苓丸（桂枝、茯苓、丹皮、桃仁、白芍）加柴胡、川楝子疏肝解郁（引诸药入肝经），合用解毒开窍的安宫牛黄丸，经治 1 周后，腹胀肝痛减轻，纳食增进。共服汤剂 110 剂，安宫牛黄丸 77 丸后，临床症状完全缓解，B 超示肝癌块缩至 32mm × 32mm，腹水（–），AFP（–），血液流变学高聚状态明显改善。随访存活已 24 个月。

彭景星治疗气虚血瘀、痰火蕴毒型原发性肝癌 1 例（B 超示弥漫性多结节型肝癌，AFP 100μg/L），用《金匮要略》下瘀血汤合张锡纯理中汤加味方（炒大黄、三棱、莪术各 6g，地鳖虫、桃仁、菖蒲、白术各 8g，黄芪、炒栀子、旱莲草、旋覆花、青黛、柏叶各 15g，白花蛇舌草、半枝莲各 60g，鲜竹沥 60ml），加服消癥散（紫河车 12g，三七 2g，水蛭 1g，共研末，分 3 次吞服），熔活血化瘀、泻火解毒、益气化痰之药于一炉。服药 15 剂，局部胀痛消失，癥块明显缩小，续服 60 余剂，B 超复查示肝内病变完全消失，AFP 转阴。随访已存活 4 年。

（2）中药单方验方治疗肝癌

1）蜂房：有祛风解毒、疗疮杀虫、消肿定痛之功。蔡新曾用新鲜蜂房（内有老幼蜂）每次 15~40g 煎服，治疗 2 例原发性肝癌（均有肝大、AFP 对流阳性），经服 0.5~3 个月后，精神转佳，纳食增加，肝脏缩小，AFP 滴度下降；治疗半年后，AFP 对流阴性，能参加正常劳动。随访存活分别达 7 年和 16 年。

2）松果体：松果体参与肿瘤的发生与生长过程，它的分泌或提取物有抑制肿瘤生长的作用，对 Ehrlch 腹水癌也有抑制作用。李延华等运用猪松果体生药粉末为丸，每服 1~2 丸，每日 1~3 次，口服，疗程 1~24 个月，治疗原发性肝癌 98 例（Ⅱ期 8.8%，Ⅲ期 91.8%；单纯型

78.6%，硬化型 15.3%，炎症型 6.1%；AFP 阳性占 52%，远处转移占 50%），有增强食欲、镇静定痛、缩小肿块、延长生存期等作用。计算 1 年、3 年、5 年生存率，分别为 18.4%、7.1%、3.1%。最长的 1 例生存 10 年 6 个月后，仍健在。本品未发现任何不良反应。

3）斑蝥：有攻毒蚀疮、破血散结之功。其抗癌活性成分为斑蝥素，临床以斑蝥素制剂为主治疗原发性肝癌 800 余例，有效率达 60%，1 年生存率为 12.7%。斑蝥成人内服量为 30~60mg，过量易致中毒，出现呕吐、腹痛、胸闷、心悸、尿血，严重者可因急性肾衰和循环衰竭致死。由于其中毒量和致死量为 1~25g 不等，故使用时因人而异，从小量开始，严格控制剂量在安全限度内或中病即止。李庆报道综合使用清热解毒方（绿豆、赤小豆、滑石、生甘草、白茅根、车前子、黄连、黄柏、黄芪、当归）及洗胃、输液、补充电解质、利尿、止血、抗休克等措施，治疗斑蝥中毒可获良效。

（3）中医中药治疗肝癌合并症：原发性肝癌出现合并症，是影响其生存质量和预后的关键因素。近年应用中医中药治疗肝癌合并症，已有可喜疗效。

1）肝癌腹水：腹水多因气滞水停所致。于尔辛等用行气利水方（木香、大腹皮、地骷髅、车前子、茯苓皮、枳壳）有消除肝癌轻中度下腹或全腹胀和腹水的作用，使气行水行。

2）肝癌疼痛：疼痛占肝癌（1 016 例）症状之首（75.4%）。控制肝癌疼痛是提高肝癌生存质量的重要一环。于尔辛等用疏肝理气健脾方（延胡索、川楝子、枳壳、厚朴、党参、白术、茯苓、生山楂、炒谷麦芽、炙鳖甲、八月札、广木香）治疗 1 例肝癌疼痛，服药 7 剂疼痛消失，纳食增加。常敏毅用仙鹤六味汤（仙鹤草、甘草、槟榔、制半夏、白毛藤、龙葵）治疗各类癌痛 155 例，其中治疗肝癌疼痛的有效率为 75%。刘振宇用行气活血化瘀、养血柔肝止痛的撒痛方（柴胡、白芍、当归、青皮、枳实、桃仁、延胡索、田七、甘草，水煎冲服水蛭粉）治疗 42 例癌性疼痛，其中原发性肝癌 21 例，总有效率 92.8%。郭志雄等应用量大力猛的霸药治痛方（白芍 90g、䗪虫 45g）治疗肝癌疼痛收到显著疗效。浦鲁言用通络解毒的止痛酊（蟾酥 3g，细辛、生大黄、生半夏、生川乌、生草乌、全蝎、生南星、冰片各 20g，研末浸入 95% 乙醇溶液 500ml，1 周后外搽用）治疗 1 例晚期肝癌剧痛，经搽数次后 4 个月无疼痛。吴英用祛寒化瘀、行气散结的镇痛散（制马钱子、莪术、五灵脂、川芎、制川乌、樟脑、冰片）以蓖麻油调敷癌痛 30 例，其中肝癌 7 例，全部有效。方继立等对 50 例硬化型Ⅲ期肝癌疼痛属肝郁化火、热毒壅盛者，用加减如意金黄散（大黄、天花粉、冰片、黄柏、生南星、乳香、没药、姜黄、朴硝、芙蓉叶、雄黄）以饴糖调敷痛处，显效 38 例，有效 11 例，无效 1 例。黄火文报道用蟾酥注射液治疗肝、肺等晚期癌痛 44 例，显效 8 例，有效 22 例，均有减轻癌痛作用。李智用走窜开闭、活血散结的神效止痛膏（甘遂、丹参、鳖甲、郁金、白芍、姜黄、独角莲、马钱子、全蝎、蜈蚣、乳香、没药、苏木、麝香、冰片等研末为散，以松节油调匀）敷贴期门穴及肝肿块或剧痛处，治疗 68 例气滞血瘀型肝癌出现肿块伴剧痛者，获显效 41 例，好转 19 例，无效 8 例。王庆才等用蟾雄膏（蟾酥、雄黄、冰片、铅丹、皮硝各 30g，乳香、没药、血竭各 50g，硇砂 10g，麝香 1g，大黄 100g，研末）以米醋或温开水或猪胆汁调敷 103 例癌性疼痛，其中原发性肝癌 44 例，总有效率 91.26%，获完全缓解 54 例，部分缓解 40 例，无效 9 例。邱祖萍等将癌痛患者分为 921 镇痛膏（以黑药肉为基质，将大黄、姜黄、山慈菇等 18 味药粉拌匀敷贴痛处）组 48 例（包括 35 例肝癌）与对照（以杜冷丁、布桂嗪常规量肌内注射）组 48 例，治疗后的缓解例数分别为完全缓解 5、1，明显缓解 25、21，中度缓解 13、14，轻度缓解 4、9，无效 1、3；总有效率分别 97.1%、93.8%；治疗组的前 2 项均高于对照组。刘嘉湘等对 44 例中晚期癌痛（包括 7 例肝癌）以自身对照法观察，发现蟾酥膏（由蟾酥、生川乌、七叶一枝花、红花、莪术、冰片等组成）的疗效（总有效率93.2%）与世界卫生组织（WHO）推荐的三阶梯镇痛剂的疗效（总有效率 90.9%）无显著差异。徐文雄等对 40 例癌痛（包括 3 例肝癌）以自身对照法观察，认为巴布型蟾酥膏的疗效（总有效率 92.5%）较氧化锌剂蟾酥膏（总有效率 87.5%）更好。

3）肝癌黄疸：肝癌黄疸约占 39.8%，多由湿热留滞所致。使黄疸消退是治疗肝癌的重要环节。于尔辛等用清热利湿、利胆退黄方（茵陈、山栀、金钱草、猪苓、茯苓、泽泻、郁金、车前子、党参、白术、神曲、炒谷麦芽、半枝莲、白花蛇舌草）治疗 1 例肝内胆管细胞癌所致黄疸，服药 21 剂，溲黄、白睛黄染消退，复查肝功能正常。

4）肝癌发热：肝癌发热约占 19.8%，多系阳明有热所致。于尔辛等用清热化湿消导方（生石膏、知母、寒水石、苍术、半夏、厚朴、生山楂、生谷麦芽）治疗 1 例肝细胞肝癌发热（40℃）、不恶寒、有汗、腹满患者，服药 5 剂，体温降至 38℃，10 剂后体温正常。

2. 中西医结合治疗原发性肝癌的研究

（1）中医药结合手术治疗肝癌：原发性肝癌经手术后应用中医中药能够明显提高疗效。如郭松云对 1 例肝右叶细胞性肝癌做手术切除后曾做化疗，未及 1 个月即出现腹水，血白细胞计数下降，消瘦纳呆，泛恶、溲黄，脉细苔薄，证属症毒未净、脾运乏力、气阴内耗者，用健脾养阴消癥方[太子参、生黄芪、白芍、人参鳖甲煎丸（包煎）各 12g，牡蛎、白花蛇舌草各 30g，石见穿、茵陈各 15g，八月札、茯苓、猪苓各 9g，炒鸡内金 5g]加减治疗 2.5 个月，饮食见馨，小便通利，定期复查 B 超、AFP、肝功能正常，治疗 1.5 年症状完全消除，免疫功能和血液流变学等测试指标均恢复正常。随访 8 年又 8 个月，仍存活。

李子奈等对 134 例原发性肝癌经手术切除（其中切右半肝 26 例，左半肝 23 例，左肝外叶 33 例，左肝三叶 3 例，局部癌切 12 例，右肝前叶 25 例，右肝后叶 12 例）后，出现发热恶风、自汗失眠、神疲乏力、腹胀纳差、胁痛尿赤等并发症，系术中耗血伤气以致气血两虚，营卫失和，肝失所养，相火妄动，扰乱心神者，配合益气和营、养血柔肝、清热解毒的加味小柴胡汤（柴胡、黄芩、半夏、白芍各 10g，红参、五味子各 6g，炙甘草 5g，大枣、生黄芪、半枝莲各 15g）治疗。平均服 14 剂后，并发症基本消失；服至 20 剂，能起床活动。说明该方能促进机体恢复，巩固手术疗效。

（2）中医药结合肝动脉结扎、栓塞、灌注治疗肝癌：巫君玉对 1 例经 B 超及 CT 检查确诊为右叶原发性肝癌巨块型（9cm × 9.7cm）Ⅱ期，已不能切除而仅做右肝动脉结扎术（HAL），仍有肝痛便溏、脉滑数、苔润、舌下静脉较长的患者，紧抓住“欲治肝，先实脾”的治则，应用疏肝解郁、健脾益气方[党参、丹参、生麦芽各 20g，生黄芪、猪苓、茯苓各 25g，半枝莲、龙葵各 30g，车前子（包）15g，苍术 12g，青陈皮、枳壳、郁金、炒山药、佩兰各 10g，肉豆蔻 7g]为主随证加减治疗 2.5 年。肝痛及肿块均消失，复查肝功能正常，AFP 转阴，B 超及 CT 均未见肝内占位病变而恢复正常工作。经随访，已存活 5 年又 1 个月。此例已打破单纯 HAL 治疗 1 年生存率 20%~39%、3 年生存率为 0 的纪录。

于志圣等采用羟基喜树碱 16~30mg、斑蝥素 2.0~2.5mg 联合顺铂 60~100mg，与 40% 碘化油 10~40ml 充分混匀后经肝动脉缓慢灌注栓塞癌灶，继而将导管插入脾动脉推注 α 干扰素 250 万 ~300 万 U、白细胞介素 -2（IL-2）1 万 ~5 万 U 等过继免疫方法，治疗手术未能切除的中晚期肝癌 48 例，成功地消除了这两种中药制剂全身应用所致血尿、尿痛等不良反应，并取得优于顺铂与阿霉素、丝裂霉素等单纯常规化学药物栓塞组治疗的良好效果。两组病例部分缓解率分别为 54.2%、32.1%（$P<0.01$）。治疗组 AFP 阳性 32 例，治后下降 20 例，占 62.5%，较单纯化疗栓塞组 52.3% 略高（但 $P>0.05$）。治疗组的 0.5 年、1 年生存率分别为 100%、63.6%，明显超过一般文献报道中晚期肝癌 2 个月左右的平均生存期。

彭正顺等对 20 例Ⅲ期原发性硬化型肝细胞肝癌经剖腹肝动脉插管化疗［灌注 5-FU 1~2g，丝裂霉素（MMC）10~20mg，阿霉素（ADM）30~40mg，加碘化油 10ml 充分乳化后进行栓塞。术后用 MMC 6mg 灌注，每日 2 次，总量 40~60mg］后病情恶化的患者，应用活血化瘀的复方丹参注射液（含丹参、降香各 1g/ml，每次 4~8ml，加 10% 葡萄糖溶液 20ml，隔日 1 次，2 周为 1 个疗程），经原肝动脉导管灌注治疗，观察其缓解体征、缩小肿块、改善生化指标的总有效率为 65%，对照组为 25%，两者之间有非常显著性差异（$P<0.01$）。治疗组与对照组的 1 年生存率分别为 35%、15%；2 年生存率 10%、0，治疗组明显延长了患者寿命，提示了一条值得探索的新路。

（3）中医药结合超声导引注药治疗肝癌：高茂超对 1 例出现肿块伴疼痛的晚期肝癌患者，应用疏肝理气、活血化瘀的逍遥散加减方（柴胡、当归、赤芍、桃仁、红花、延胡索、川楝子、炒楂曲），配合 B 超导引下在癌块处注入无水酒精 10~20ml，以后每 7~10 天 1 次，4~6 次为 1 个疗程，休息 1 个月后再次进行。治疗后患者疼痛消失，肿瘤缩小，随访已存活 6 个月。

（4）中医药结合小剂量化学药物治疗肝癌：王孝先对 17 例中晚期肝癌（Ⅱ期 5 例，Ⅲ期 12 例；单纯型 1 例，硬化型 13 例，炎症型 3 例）患者以辨证论治为主治疗，应用肝癌汤（茵陈、白花蛇舌草、重楼、茯苓、生黄芪、泽兰叶、生鳖甲、生牡蛎、生甘草、白芍、生丹皮、陈皮、佛手、焦山楂、鸡内金）随证加减，加服消积液（蟾蜍制剂，每次 10ml，每日 3 次）或消积丸（由水蛭、蜈蚣、炮山甲等多味中药加工制成，每粒 0.25g，每次 2~3 粒，每日 2 次），外敷消积膏（由蟾酥、炮山甲、大黄等 20 味药组成，每贴 20g，敷于病灶区，5~7 天换 1 贴）；同时辅以小剂量抗癌西药（口服复方氟尿嘧啶片或双喃氟啶片，每次 0.2g，日 3 次）。治疗 3 个月为 1 个疗程，17 例治疗满 1 个疗程者 7 例（占 41.17%），呈现消积止痛、缓解病情、控制瘤体发展等作用，其中 3 例（占 42.85%）已生存 35~49 个月；不足 1 个疗程即死亡者 10 例。

（5）中西医多种疗法结合治疗肝癌：徐益语、于尔辛对 212 例原发性肝癌以“结者散之”理论指导，用自制肝病方（由平地木、瓦楞子、石燕、漏芦等组成）为主并结合多种疗法综合治疗，获症状改善 85 例（40%）；癌肿稳定好转 66 例（32%），其中明显缩小 17 例；AFP 下降 23 例，其中 9 例转阴。1 年、3 年、5 年、10 年以上总生存率分别为 43.9%、18.4%、9%、3.8%。其中，各组生存 1 年、3 年、5 年、10 年以上的病例数：在 135 例单用肝病方组为 25、13、6、2；7 例综合手术组为 7、5、4、3；41 例综合放疗组为 34、11、8、3；3 例综合化疗组为 3、0、0、0；26 例多种综合治疗组为 24、10、1、0。说明本方对手术前后有巩固治疗作用，姑息术后用本方 1 年生存率可达 100%，5 年生存率 57.1%，提高了手术疗效。放疗结合本方的 1 年生存率达 82.9%，且可避免放疗反应，使放疗顺利完成。化疗结合本方有保护肝功能的功效。

张新华等收治手术不可切除的肝细胞肝癌 54 例，综合采用中药健脾扶正配合化疗［肝动脉结扎合并肝动脉插管内灌注 1 个疗程总量 ADM 80~100mg（E-ADM 100~120mg），5-FU 8~12g，PDD 150~300mg］结束后 1 个月内给予放射治疗［^{60}CO 或高能 X 线分次量 1.5~2Gy，总量 45~50Gy］。治疗结果：总有效率 51.9%，其中完全缓解 4 例（7.45%）、稳定 23 例（42.6%）、无效 3 例（5.6%）；1 年生存率 88.9%。中西医综合治疗不可切除的肝癌，能提高疗效。

（二）预防研究

甲胎蛋白（AFP）产生于肝细胞内，血中 AFP 升高表示肝有损害。肝炎所致多呈一过性低值型（<277μg/L）；肝癌所致多呈持续性高值型（>500μg/L 持续 4 周，或 200~500μg/L 持续 8 周，即可诊断肝癌）；AFP 50~200μg/L 持续超过 2 个月者，称为甲胎蛋白低浓度持续阳性患者，与肝癌的发生关系密切，为肝癌高危人群，甚至有人称其为肝癌前期病变。近年来，我国已用中医药降低 AFP，促其转阴，阻断癌变，探索肝癌的预防性研究，并取得初步成效。

林宗广报道了我国 AFP 低浓度对象的研究现状，列举广西用六味地黄丸（每次 1 丸，每日 2 次）加维生素 C（0.2g，每日 3 次）治疗 82 例 AFP 低持续阳性患者，经 1~3 年随访，转阴率 68.3%，明显高于对照组（$P<0.05$）。江苏启东用云芝糖浆（每次 30ml，每日 3 次）治疗 115 例低持续阳性患者，经 2 年随访，转阴率 86.96%，转癌率 0.87%，与对照组比均有显著差异（$P<0.01$）。丹东市中医研究所用复方木鸡冲剂（木鸡、菟丝子、广豆根、核桃树皮等）治疗 55 例低持续阳性患者，经 1~8 年随访，转阴率 87.27%。

李福山等治疗了 5 例 AFP 高值型（400~800μg/L）持续 8 周以上的患者，其中 3 例经活血化瘀方（蒲黄、五灵脂、川楝子、丹参、红花、桃仁等）及清热解毒方（荷莲豆草、土茯苓、野菊花、茵陈、败酱草等）每方连服 2 周（每日 1 剂），交替治疗 6~21 周后，AFP 转为阴性，随访 2 年，AFP 持续阴性，肝定期影像检查均未发现肝内占位性病变；另外 2 例经肝炎灵、肝安等护肝药物治疗，AFP 时高时低持续阳性，2 年内转化为肝癌，并死于消化道出血和肝性脑病。作者认为活血化瘀与清热解毒中草药可能具有抗病毒、促进 AFP 转阴及抗癌变等作用。

刘利等采用菥蓂复方（菥蓂、白蚤休、山慈菇各 30g，全瓜蒌 20g，紫草、太子参各 15g，山豆根、甘草各 10g。每日 1 剂，连用 1~6 个月）治疗 54 例 AFP 阳性肝病患者。对 21 例 AFP 阳性原发性肝癌：治疗组 AFP 下降率为 71.34%，明显高于 18 例对照组的 22.22%（$P<0.01$），其中治疗组与对照组的 AFP 转阴率分别为 9.52% 和 5.56%；治疗组半年以上生存率为 66.67%，明显高于对照组的 27.78%（$P<0.01$），其中治疗组与对照组的 1 年以上生存率分别为 23.8% 和 5.56%。对 33 例 AFP 低持续阳性非癌肿性肝病：治疗组 AFP 转阴率为 93.94%，明显高于 18 例对照组的 66.67%（$P<0.05$）；随访 1~3 年，治疗组肝癌发生率 3.03%，明显低于对照组的 22.22%（$P<0.05$）。初步认为，本方是阻遏 AFP 阳性的有效药物，在提高 AFP 阳性肝癌的生存率及降低 AFP 低持续阳性人群的肝癌发生率方面取得一定的成效。

（三）实验研究

潘敏求等用健脾理气、化瘀软坚、清热解毒的肝复方从抗肿瘤、免疫调节、护肝等方面进行实验研究。对小鼠实体型肝癌（HAC）口服肝复方 150g/kg、200g/kg10 天的肿瘤抑制率分别为 32.7% 和 47.3%，与空白组比较，差异均有显著性意义（$P<0.05$，$P<0.01$）；在正常及荷瘤小鼠体内明显增强 NK 细胞活性，并能显著诱生干扰素作用，在正常鼠体内诱生干扰素高峰在 6~12 小时，效价达 640μg/ml，为对照组的 8 倍，在荷瘤小鼠体内诱生干扰素效价达 146.1μg/ml，是对照组的 3 倍，还能增强小鼠腹腔巨噬细胞的吞噬功能，提高小鼠溶血素抗体含量，提高 E- 玫瑰花结形成率，对对乙酰氨基酚（扑热息痛）所致小鼠肝损伤有非常显著的保护作用，对四氯化碳损伤小鼠有非常显著地降低 SGPT 作用。由此认为，肝复方不仅有直接抗肝癌作用，更能调动机体自身抗癌能力。

邱佳信做了用中药对二乙基亚硝胺致大鼠肝癌的阻断工作。把大鼠分成服用健脾益气、清热解毒、软坚化痰的中药组和服用维生素 A、维生素 C、维生素 E 的西药组，以及仅喂水的对照组。二乙基亚硝胺作为致癌剂诱发大鼠肝癌，在诱发肝癌期间，定期切下部分肝脏，检测与肝癌形成密切相关的肝内酶 CPS Ⅰ（氨甲酰磷酸合成酶Ⅰ）、OTC（鸟氨酸氨甲酰基转移酶）、AST（天冬氨酸氨基转移酶）以及 GGT（γ- 谷氨酰转移酶）和 AKP（碱性磷酸酶），同时进行病理切片检查。结果显示：随着诱癌时间的延长，对照组 AKP、GGT、AST 显著增高（$P<0.05$），CPS Ⅰ、OTC 明显减少（P 均 <0.05），但中药组这些酶的变化，在诱癌后第 7 个月与对照组存在明显差异（$P<0.05$）。从病理检查来看，对照组大鼠肝脏在致癌第 7 个月时所呈现的结构紊乱、假小叶形成、脂肪变性、水样变、纤维间隔再生、炎性浸润均较中药组严重得多，而且中药组无一只动物肝脏发现癌变。可以认为，健脾为主的中药在二乙基亚硝胺诱癌过程中能够发挥一定的阻断作用。

（四）结语

近年来随着中医药、中西医结合防治工作的广泛开展，已使中晚期肝癌的治疗效果有了较大的提高。在肝癌康复过程中，需要保持愉快宁静的心情，配合适当的健身活动，应用适合病情的食疗和药膳，补充患者所需的营养和热量，这些均有助于肝癌患者提高生存质量和延长生存期限。今后仍须重视预防癌瘤的有关措施，治理环境污染，增强人民体质，减少肝癌发病率，为早日攻克肝癌作出更大的成绩。[王羲明，《山东中医学院学报》，1994，18（4）：218-224.]

中医对白血病的认识与贡献

——上海市中医医院肿瘤研究室

（一）概说

白血病又称“血癌”，是一种造血系统恶性肿瘤性疾病，其特征为造血系统中白细胞系列在质和量方面具有异常增生，这种异常白细胞称白血病细胞，已丧失其正常功能并常有成熟障碍。白血病细胞在体内大量增生积蓄，可广泛浸润骨髓、肝、脾、淋巴结等造血组织和血液，并且浸润其他脏器，进一步导致造血功能损害，使受浸润脏器结构破坏和功能失调，以及全身抵抗力降低，从而产生本病的各种症状和体征。临床上常有发热、贫血、出血及感染等表现。

本病男稍多于女，急性明显多于慢性，以急性粒细胞白血病居首位，依次为急性淋巴细胞白血病、慢性粒细胞白血病、急性单核细胞白血病、红白血病、慢性淋巴细胞白血病。儿童中急性淋巴细胞白血病占首位，依次为急性粒细胞白血病、急性单核细胞白血病、慢性粒细胞白血病，无 1 例慢性淋巴细胞白血病，这与成人不同。

根据世界各国的统计资料，白血病的发病率有逐渐增高趋势。由于本病的自然发展过程极为不良，目前尚无有效的根治方法，同时本病多见于青壮年，严重影响劳动生产力，在儿童恶性肿瘤中居于首位，严重损害下一代的身心健康。因此对白血病的防治研究是当前医务工作者极其重要的研究课题之一。近年来，全国各地应用祖国医学开展了对白血病的治疗工作，无论在提高缓解率、延长生存期、改善病人体质、防治化疗副作用等各方面都显示了良好的效果，中西医结合治疗白血病亦已广泛开展，治疗急性粒细胞白血病和急性淋巴细胞白血病的有效率分别由 25%、60% 提高到 46.7% 和 90.9%；使急性白血病的中数生存期由 114 天提高到 249 天。目前，应用中医中药对白血病的治疗已经成为不可缺少的重要途径之一，为人类最终攻克肿瘤作出应有的贡献。

（二）祖国医学对白血病的认识

祖国医学书籍中虽无白血病的系统记载，但根据白血病的常见临床症状和祖国医学基本理论及治疗方法结合来看，我们认为还是可以追溯到它的源流。

1. 急性白血病　由于起病急，进展快，预后差，临床所见除血象变化外，常见高热、出血等症状，与祖国医学中的“温病”“热劳”“急劳”“血证”等相似。如“温病”中热逼营血时有灼热、神昏、谵语、舌绛及吐衄、斑疹等症，与急性白血病的症状类同，近代有按温病理论治疗各型急性（或慢性急变）白血病而得到临床缓解的报道。《诸病源候论》“虚劳客热候”中有：“虚劳之人，血气微弱，阴阳俱虚，小劳则生热，热因劳而生，故名客热也。”又在“虚劳热候”云：“虚劳而热者，是阴气不足，阳气有余，故内外生于热，非邪气从外来乘也。”《慎柔五书》“痨瘵・热劳”谓：“热劳由心肺壅热，伤于气血，以致心神烦躁、颊赤、头痛、眼涩、唇干、口舌生疮，神思困倦，四肢壮热，饮食无味，肢体酸痛，怔忡盗汗，肌肤作痛或寒热往来；当审其所因，调补气血，其症自减。”《普济方》“虚劳门”谓：“夫急劳之病，其证与热劳相似而得之差暴也，盖血气俱盛，积热内干心肺，脏腑壅滞，热毒不除而致之。缘禀受不足，忧思气结，营卫俱虚，心肺壅热，金火相刑，脏气传克，或应外邪，故烦躁体热，颊赤，心忪，头痛，盗汗，咳嗽，咽干，骨节酸痛，萎黄羸瘦，久则肌肤消烁，咯涎唾血者，皆其候也。”张仲景亦有“身大寒反不欲近衣者，寒在皮肤，热在骨髓也”的论述。这些都类似于白血病的临床表现。

出血亦是白血病的主要症状。张景岳称：“动者多由于火，火盛则迫血妄行；损者多由于气，气伤则血无以存。”《诸病源候论》“温病衄候”云：“由五脏热结所为，心主血，肺主气，而开窍于鼻，邪热伤于心，故衄。衄者，血从鼻出也。”又在“九窍四肢出血候”中说：“凡荣卫大虚，腑脏伤损，血脉空竭，因而恚怒失节，惊忿过度，暴气逆溢，致令腠理开张，血脉流散也，故九窍出血，喘咳而上气逆，其脉数有热，不得卧者死。”祖国医学已认识到出血不止预后就差，往往造成造成患者死亡原因之一。

2. 慢性白血病　发病较缓，病程较长，进展较慢，常见贫血、肝脾淋巴结肿大、衰弱、抵抗力差等现象。祖国医学中，其证治常散见于“虚损”“癥积”“恶核”“瘰疬”等病中。如《内经》云：“精气内夺则积虚成损，积损成劳，甚而成瘵。”虚损中阴虚证的怔忡盗汗、吐衄咳血、淋沥崩漏、经闭骨蒸、足心如烙、筋急酸痛、骨痛如折等症，在白血病中常常可以见到。又如阳虚证的怯寒少气、自汗气喘、呕恶飧泄、食减无味与白血病部分症状亦有类似。《类证治裁》谓：“凡虚损症多起于脾胃，劳瘵症多起于肾经，虚损潮热多起于内伤，劳瘵阴虚火动多起于伤风似虐。”又云：“饮食不甘，肌肉渐消，脾元败也；骨痛如折，肾主骨，真阴竭也。”

慢性白血病的主要特征为脾肿大。在祖国医学中，脾肿大属“癥积”范畴，多因外邪或喜怒不节内伤于脏而引起。如《灵枢・百病始生》谓：“卒然多食饮则肠满，起居不节，用力过度，则络脉伤。阳络伤则血外溢，血外溢则衄血；阴络伤则血内溢，血内溢则后血。肠胃之络伤，则血溢于肠外；肠外有寒，汁沫与血相抟，则并合凝聚不得散，而积成矣。”

全身淋巴结肿大亦是白血病常见征象，这与祖国医学中的“瘰疬”“恶核”等类似，临床常用清热化痰、散瘀软坚法治疗而获缓解。如《外台秘要》云：“肝肾虚热生疬。”《诸病源候论》“恶核候”说：“恶核者，是风热毒气，与血气相搏结成核生颈边，又遇风寒所折，遂不消不溃，名为恶核也。”

以上说明祖国医学文献中有关白血病的记载是很多的，值得进一步继承和发扬。

（三）从中医理论阐明白血病的发病机理

白血病发病机理可从以下几方面阐明。

1. 精气内虚　先有精气内虚，多表现为力乏少气、心悸怔忡、贫血消瘦、面色少华等虚证现象，继之有邪气乘虚内陷，窜入营阴使阴精受损，随着机体内气血、脏腑功能的盛衰不同而出现发热，热在骨髓则破坏造血功能引起出血，如此相互影响使气血更加亏损，此乃因虚致病。即使病程中之某一阶段出现某些实证现象较为明显，亦属于"本虚标实"之证，在治疗时仍应本着以补益为主的治则。此种情况虽然可以牵涉诸多脏腑，但主要是由于肾虚引起，因为肾是先天之本，是人体生命之由来，肾主精气，肾主骨，肾虚则精髓枯竭，出现精气衰败、阴阳离决等一系列重证及危象。因此，在白血病病程中宜密切关注肾精正气的复元和巩固，扭转这种虚象是决定白血病患者生死存亡的关键问题。

2. 温毒病邪外袭　有些患者病前体质多健壮，肌肤丰满，受温毒病邪外袭，起病急骤，出现壮热，脉多洪大数，热毒入髓伤血引起血瘀而有骨部疼痛和压痛，腹中癥积肝脾肿大而坚硬，舌质红绛甚至紫暗，由于血瘀而使血不循经，瘀久化热而迫血妄行引起皮肤瘀斑、鼻衄等全身出血现象，瘀血不去则新血不生而有血虚，表现为心悸气短乏力贫血等，此乃属于病实而致虚的发病机理。

总之，精气内虚是内因，温毒病邪是外因，白血病的发病往往是内外因相互影响的复杂过程，因此在临床上有时以正虚见证，有时以邪实见证，有时虚实兼证等错综复杂的临床表现。

（四）祖国医学对白血病的治疗

由于白血病在临床上常常是正虚与邪实错综复杂不同程度地出现，所以在治疗时有时要以治标为先，亦即是"急则治其标"的治则，当病情基本稳定就要扶正培本巩固疗效，延长缓解期，采取"治病必求其本"的根本治法，治标和治本二者是辩证统一的，治其"标"要避免耗伤正气，而保其"本"要达到"祛邪安正"的目的，当标证十去八九，亦就是标证基本解除之际，随时转入扶正调养，所以标本兼顾要莫忘"本虚"，治标治本必须紧密衔接。以下将白血病分为急、慢性两方面进行讨论。

1. 急性白血病的辨证论治

（1）热邪炽盛

证候：急性发作，高热骤起而持续，有汗不解，口渴欲饮，烦躁不安，头痛较甚，腰背酸痛，唇焦少津，苔黄舌质红，脉洪数者。宜用清热解毒，泻火生津法。基本方如下：

生石膏 30g（打，先煎），肥知母 12g，生甘草 3g，淡竹叶 9g，川黄连 3g，淡黄芩 9g，川黄柏 9g，黑山栀 9g，净连翘 9g，京玄参 12g，天花粉 12g。

方由白虎汤合黄连解毒汤加味而成。如热势嚣张，加金银花、野菊花、紫花地丁、蒲公英。如胸闷呕恶，舌苔厚腻，加滑石、薏仁、蔻仁。如热邪深入营血，内窜心包，逼乱神明，以致神志昏糊，或呈兴奋状态，加安宫牛黄丸、紫雪丹、至宝丹等。

（2）毒盛血热

证候：壮热谵语烦闷，口干而渴，皮肤黏膜瘀点瘀斑，色鲜红或紫红，全身各部出血，鼻衄牙宣，甚则尿血便血，舌红绛，苔黄褐，脉弦数或浮芤。宜用清营血、解热毒、凉血止血法。基本方如下：

乌犀角 0.6~1.5g（研粉，冲服），生地黄 15g，京赤芍 30g，粉丹皮 15g，京玄参 15g，紫草根

30g，川黄连 3g，青黛 3g，茜草 15g，蛇舌草 30g，七叶一枝花 30g。

方由犀角地黄汤加味组成。犀角可用水牛角代，用量 15~30g（先煎）。如高热烦躁，加生石膏、板蓝根、升麻。如抽搐动风，加钩藤、生石决、牡蛎、全蝎等。如出血不止，可加阿胶、鱼鳔胶、童便等内服，参用外治法如大蒜泥敷足心，或附子、生姜同捣敷两足心，同时以大黄末敷两太阳穴；如鼻衄不止用黑山栀粉搐鼻，齿衄、舌衄者以生蒲黄煎汤漱口。

（3）气阴两虚

证候：四肢乏力，语音低微，自汗盗汗，口渴，纳谷减少，反复低热，皮肤紫癜或衄血，舌苔薄黄或花剥，舌质淡或偏红，脉细而弱。宜用益气养阴法。基本方如下：

潞党参 12g，天门冬 15g，麦门冬 15g，生熟地各 30g，地骨皮 15g，生黄芪 15g，紫丹参 15g，枸杞子 12g，五味子 6g，京玄参 12g，生甘草 6g。

方由生脉散加味组成。如头晕目花，阴虚较甚，加炙龟甲、炙鳖甲、知母、紫河车。如出血较多，加阿胶、槐花、白及。

（4）脾肾阳虚

证候：气短乏力，肢冷消瘦纳呆，自汗便溏，四肢浮肿，面皖不华，唇白，指甲不荣，腰酸膝软，皮肤散在出血瘀点，苔薄白而润，舌质淡、边有齿印，脉弱无力或虚大。宜用温补脾肾法。基本方如下：

生熟地各 12g，全当归 12g，菟丝子 12g，鹿角胶 9g（烊冲），潞党参 15g，炒白术 15g，厚杜仲 9g，山萸肉 6g，怀山药 9g，枸杞子 9g。

方由右归丸加味组成。如见畏寒怯冷、少气阳痿，加附子、肉桂、仙茅、淫羊藿、巴戟天、补骨脂、肉苁蓉。如年老之体，或久病脾虚较甚，加移山参、干姜、黄精、芡实。

2. 治疗急性白血病的中草药制剂

（1）三尖杉：性味苦涩寒，功能清热解毒、抗癌消肿，从中提得 20 种左右生物碱，主要成分为三尖杉酯碱、高三尖杉酯碱，对多种实验动物均有抑制作用，为广谱抗癌药。它能延长白血病 615 小鼠的生存时间。在治疗剂量下可使小白鼠肉瘤 180、白血病 1210 的瘤细胞有丝分裂指数显著减少，染色体发生变异，能显著降低正常小鼠及白血病小鼠脾组织及肉瘤 180 小鼠的肿瘤组织中核糖核酸的含量，进一步研究证明能引起核糖体的分解及新生肽链的释放，抑制蛋白质合成的起步过程。

临床上主要用于急性白血病有明显疗效，尤其对急性白血病中目前较难治疗的急性粒细胞白血病、急性单核细胞白血病和早幼粒细胞白血病有显著疗效，对慢性粒细胞白血病亦有较好疗效，特别是对白细胞总数低的病人也可适用。此外，对淋巴瘤、恶性葡萄胎、绒癌、肺癌等也有一定疗效。

用量：①三尖杉酯碱 0.15~0.3mg/（kg·d）；②高三尖杉酯碱 0.05~0.1mg/（kg·d），均加 5%~10% 葡萄糖注射液 250~500ml 缓慢静脉滴注 3 小时以上，如无不良反应，连续 40~60 次为 1 个疗程；或间断给药每日 1 次，5~7 天为 1 个疗程，停 1~2 周重复使用，直到缓解。

（2）长春花：功能清热消肿。主要成分为长春花碱、长春新碱。对多种实验动物均有抑制作用，其作用机制主要是干扰增殖细胞纺锤体的形成，并可使微小管蛋白质变性而致多聚核糖核蛋白体凝集。本品为一种细胞周期特异性药物，作用于 G_1 期、S 期及 M 期，小剂量对 M 期有延缓作用，剂量增大时可杀伤 S 期细胞。

临床上单独应用对急性白血病有效，尤以急性淋巴细胞白血病效果更好；亦广泛应用于联合化疗中，用作同步化药物。此外，对霍奇金病、淋巴肉瘤、网状细胞肉瘤及绒癌、乳腺癌等也有效。

用量：①长春花碱：每次 10mg（0.1~0.2mg/kg），用生理盐水 10ml 稀释后静脉注射，每 7~10 天 1 次，总量 60~80mg；②长春新碱：每次 1~2mg（0.02~0.04mg/kg），溶于 5% 葡萄糖溶液或生理盐水 20ml 中，每周 1 次，总量 10~20mg 为 1 个疗程。

（3）喜树：性味苦寒，功能清热解毒。主要成分有喜树碱、羟基喜树碱，为广谱抗癌药。其作用原理是抑制脱氧核糖核酸（DNA）聚合酶而影响 DNA 的合成，亦可直接破坏 DNA 或与 DNA 结合而使 DNA 易受内切酶的攻击，故本品主要作用于细胞周期中的 DNA 合成期（S 期），并对 DNA 合成后期（G_2 期）及有丝分裂期（M 期）有延缓作用。

临床上对急性白血病尤其对急性淋巴细胞白血病有一定疗效。此外，对胃癌、肝癌、头颈部肿瘤亦有较好疗效。

用量：①喜树枝叶或根皮：每日剂量 30~60g，加水煎 2 次服。亦可研粉装胶囊或水泛为丸口服，每次 3g，每日 3 次，以后视血象改变逐渐调整应用维持量，一般为每日 2~3g，或暂时停药观察。服药期间可有食欲减退、腹痛腹泻、头痛乏力等副作用，个别病例有脱发尿血、咽喉糜烂及骨髓抑制等改变，停药后能逐渐消失。②喜树碱：每次 5~20mg 加生理盐水 20ml 静脉注射，每日 1 次，10~20 天为 1 个疗程。以后每 3 天注射 1 次为维持量。本品不宜用葡萄糖等酸性药液稀释以免出现混浊反应。③喜树碱混悬剂：每次 5~10mg 加 25% 葡萄糖溶液 20ml 静脉缓慢推注，每日 1 次或每周 2~3 次。本品严禁与氯化钠等电解质配伍使用，以免发生微粒凝聚产生血管栓塞。④羟基喜树碱：每次 4~6mg 加生理盐水 20ml 静脉注射，每 1~3 天 1 次。120mg 为 1 个疗程。

3. 治疗急性白血病的单方草药

（1）猪殃殃 30g，白花蛇舌草 30g，龙葵 30g，半枝莲 30g。每日 1 剂，煎 2 次服。

（2）狗舌草，每次 30g，每日 1 剂，煎 2 次服。

（3）黄根 30g，与猪骨共煮（不加油盐），每日 1 剂，煎 2~3 次服。

4. 慢性白血病的辨证论治

（1）瘀血内阻

证候：形体消瘦，胸胁胀痛痞闷，腹中坚硬癥积，肝脾显著肿大，神疲乏力，面色不华，午后发热，手足心热，大便发黑，妇女患者月事过多或居经不行，舌红或紫苔薄，脉细或数。宜用活血化瘀法。基本方如下：

桃仁 9g，红花 9g，全当归 12g，生熟地各 12g，赤白芍各 9g，川芎 6g，五灵脂 9g，台乌药 9g，丹参 12g，鸡血藤 30g，广郁金 9g。

方由桃红四物汤加味而成。如见发热，加清热散瘀药，如半枝莲、半边莲、猪殃殃、炙鳖甲等。如见气血虚者，可加党参、黄芪、首乌、阿胶等。如肝脾肿大较甚，加鳖甲煎丸。如淋巴结肿大，加小金丹、山慈菇、猫抓草等。

（2）痰热瘀结

证候：发热起伏，头痛乏力，颌颈腋淋巴结、扁桃体、腮腺均肿大，咽喉肿痛，鼻衄齿衄，癥积，大便不爽，舌苔厚腻，脉滑数有力。宜用软坚散结，清热化痰法。基本方如下：

海藻 30g，海带 15g，昆布 15g，姜半夏 9g，青陈皮各 6g，净连翘 9g，象贝母 9g，全当归 12g，川芎 6g，独活 9g，生甘草 3g，山慈菇 9g，夏枯草 15g，炙甲片 9g。

方由海藻玉壶汤加味组成。如痰毒恶核较多，可加三棱、莪术、牡蛎等。如痰多胸满，加竹沥、瓜蒌皮等。

（3）气血虚衰

证候：面色㿠白或苍白不华，指甲不荣，倦怠无力，眩晕少寐，心悸气短，纳呆便溏，肢冷踝肿，自汗盗汗，或有衄血发热，舌苔薄或白腻、淡胖、有齿痕，脉濡细弱或沉微无力。宜用益气养血法。基本方如下：

潞党参 15g，生黄芪 15g，炒白术 9g，云茯苓 12g，炙甘草 6g，全当归 12g，杭白芍 12g，熟地黄 12g，炙远志 3g，酸枣仁 9g，广木香 6g，生姜 2 片，大枣 5 枚。

方由归脾汤加味组成。如梦多少寐，加夜交藤、合欢皮等。如贫血严重，加紫河车、牛骨髓粉，龟鹿二仙胶等。

（4）肝肾阴虚

证候：头晕头痛，耳鸣心悸，失眠多梦，腰膝酸软，持久低热，盗汗心烦，两颧潮红，口干喜饮，或有鼻衄紫癜、视网膜出血、肝脾及淋巴结轻度肿大，舌光剥红绛，脉细数或虚大重按无力。宜用滋补肝肾法。基本方如下：

枸杞子 9g，杭菊花 9g，生熟地各 12g，山萸肉 9g，怀山药 9g，粉丹皮 9g，云茯苓 12g，福泽泻 9g，桑椹子 9g，制首乌 12g，炙龟甲 9g，女贞子 12g，炙鳖甲 9g。

方由杞菊地黄汤加味组成。如衄血紫癜，加茜草、仙鹤草、白及、云南白药、大青叶等。如发热不退，加鳖血拌银柴胡、青蒿、白薇等。

以上辨证分型常有转化或兼见，可根据实际结合应用。

5. 治疗慢性白血病的中草药制剂

（1）雄黄：为含硫化砷的矿物，呈橙红色。性味辛温，功能解毒杀虫，入肝胃经。主要成分为三硫化二砷（As_2S_3），含砷约 75%、硫 24.9% 及少数其他重金属盐。

临床上应用于慢性白血病，对慢性粒细胞白血病有相当疗效，对急性白血病亦有一定效果。此药对骨髓其他成分无抑制作用。

用量：每日 1~2g，分 2~4 次口服，服 1 周左右，周围血象白细胞数开始下降，然后用适当剂量维持。偶有胃肠道反应及皮肤色素沉着，停药后可逐渐消失。

（2）当归龙荟丸：由当归、龙胆、芦荟、黄芩、黄连、黄柏、栀子、大黄、青黛、麝香、木香等组成，有泻肝经实火的作用。

临床上适用于慢性粒细胞白血病，对病程短者疗效较好。如对当归龙荟丸的组成进行不同筛选，试用于白血病临床，找出了青黛是治疗慢性粒细胞白血病的主要药物，动物实验中青黛对小鼠白血病 L_{7212} 有抑制作用。青黛是由大青叶加工炮制而成（其中含有靛蓝、靛玉红、靛棕、靛黄及盐类等），如对青黛中几种成分进行动物筛选及临床试用，发现靛玉红对慢性粒细胞白血病有明显疗效。

用量：①当归龙荟丸：每日 1.5~3g，分 1~3 次口服。如患者能耐受，则逐渐增加至每日 3~6g。开始显效时间约需 17~30 天。偶有腹痛腹泻现象，可同时服用红枣每次 5~6 个，每日 1~3 次。此药对骨髓其他成分无抑制作用。②青黛：每次 3~10g，每日 3 次，口服，达到缓解后用半量或原量维持，缓解期为 4~6 个月。③靛玉红：每日 180~210mg（个别病例曾用到 630mg），分 3 次口服，连续服用。此药缓解率较好，疗效出现快，所用剂量小，副作用轻，对骨髓无抑制作用。与马利兰比较，在缩脾程度、缩脾开始时间、最好疗效发生时间等方面均不比马利兰为差。

（3）牛黄解毒片：由牛黄、雄黄、生大黄、黄芩、生石膏、冰片、桔梗及甘草等组成，有清热泻火作用。

临床上对慢性粒细胞白血病的实证有脾及淋巴结肿大等气血瘀阻而无贫血出血的患者最为适宜。

用量：每次4~6片，每日4次口服。用药后白细胞计数开始下降的时间为5~43天，平均20天。治疗过程中对血红蛋白及血小板的影响不大。

（4）喜树：亦适用于慢性白血病，尤其对慢性粒细胞白血病有效，用量同前所述。

6. 治疗慢性白血病的单方草药

（1）羊蹄根：每剂30~60g，水开后入药，煎20~30分钟，共煎2次，每次煎成200ml左右，分2~3次服，连续服1~2个月，可使白细胞计数下降。

（2）苦参：每次15~30g，每日1剂，煎2次服。

（3）洗碗叶根：每次9~18g，每日1剂，煎2次服。治疗慢性粒细胞白血病有显效。

（4）阿魏粉3g、黄蜡30g、鸡蛋5个，先溶蜡后入蛋，再入阿魏粉搅匀，分2次服，适用于白血病脾大患者。

（五）祖国医学对白血病预后方面的观察

在白血病临床过程中，若发热持久不退，往往使患者体力消耗过度，加速病情恶化，甚至带来严重后果。出血广泛而量多，往往是白血病病情严重的信号。患者肝脾癥积肿大的消长情况常可作为判断病情进退的参考。痰核瘰疬淋巴结肿大的进退情况有助于掌握病情的发展和缓解。

祖国医学认为患者的脉象变化对白血病的辨证和预后方面的观察颇有价值。如脉大为劳，脉虚亦为劳，大而无力为阳虚，数而无力为阴虚，沉迟小为脱气，大而芤为脱血，微细而小为气血俱虚，若脉象渐缓则有生意，脉象弦甚者表示病进，数甚者病必危急。这些脉象在白血病过程中时时诊察在决定预后方面确有现实意义。所以《难经·十七难》有“病若吐血后衄衄血者，脉当沉细，而反浮大而牢者，死也”的论述，证之白血病出血患者，更有体验。（王羲明，1981年初稿）

20种中药对凝血过程影响的初步报告

——北京医学院附属人民医院血液病研究组

在祖国医药学里有着很多用作止血的药物，这些药物对凝血作用机制尚未明了。我们曾将20种中药对凝血过程进行了实验室的工作，现将实验结果初步报告如下：

（一）实验材料

1. 中药浸出液　将中药切碎，加蒸馏水后搅拌，置室温中24~48小时，取上清液备用，浓度为10%~25%。

2. 正常血浆　取正常人空腹血液4.5ml，置于0.5ml M/10草酸钠溶液中摇匀，经离心后吸出备用。

3. M/40氯化钙溶液。

4. 凝血活酶　取兔脑干粉200mg，加生理盐水5ml，置于45~50℃水浴内15~20分钟后取出备用。

5. 稀释凝血酶溶液　以生理盐水将凝血酶溶液稀释，以能使正常对照组血浆的凝结时间在16~20秒为度。

（二）实验方法

1. 中药对复钙时间影响的操作　在37℃水浴的表面皿内，放入血浆0.1ml及中药浸出液0.05ml（对照组加蒸馏水0.05ml），二者不混合，随后再加入M/40氯化钙溶液0.1ml后充分混合，并立即开动跑表，每10~15秒将表面皿倾斜以检查凝结的发生，记录血浆完全凝结所需时间。实验组与正常对照组比较，二者相差对照的35%~40%时认为有意义。

2. 中药对凝血酶原时间影响的操作　进行Quick一期法凝血酶原时间测定，但加钙同时加中药浸出液0.05ml（对照组用蒸馏水0.05ml）。二者相差2.5秒时，认为有意义。

3. 中药对凝血酶凝结时间影响的操作　置正常血浆0.1ml于表面皿内（不需水浴），加中药浸出液0.01ml（对照组用生理盐水0.01ml），然后加入稀释凝血酶溶液后混匀，并立即开动跑表，不时以玻棒挑拨，记录至首次发生纤维素丝所需时间。与正常对照组比较，相差3秒者为有意义。

（三）实验结果

实验结果可见表8-10。

（四）讨论

复钙时间的意义大致与凝血时间相同，但已给适量的钙，故药物中的含钙量已不能使凝固时间有显著影响，因复钙时间包括了自凝血活酶形成至纤维蛋白形成的整个凝血过程，所以对其时间的影响，可测知对血液凝固整个过程的作用。

由20种中药对凝血过程的影响，大致可分为以下3类：

（1）能促进血液凝固的有侧柏叶、地黄、三七等3种。

（2）对凝血无显著影响的有荆芥、蛤粉、丹参、白茅根、云南白药、蒲黄、血竭、阿胶、藕节、甘枸杞等10种。

（3）有抗凝作用的有大小蓟、艾叶、水蛙、花蕊石、仙鹤草、地榆、儿茶等7种。

在第一类药物中，对凝血酶原时间及凝血酶凝结时间皆无明显影响或稍延长故其能使复钙时间缩短的作用，大约是由于影响凝血活酶的生成或其作用所致。

第二类药物中有云南白药、蒲黄、血竭、阿胶、藕节、甘枸杞等6种，使凝血酶原时间延长而凝血酶凝结时间无影响，故估计对凝血酶原转变为凝血酶阶段有抑制作用，但因延长时间仅数秒，故对凝血过程的时间便无多大影响了。

第三类药物中，仙鹤草、地榆、儿茶对凝血酶凝结时间亦有显著延长，这种抗凝血酶作用可能是它抗凝作用的一个重要原因。花蕊石虽亦有抗凝血酶作用，但较以上三者为弱。其他如大小蓟、艾叶、水蛭的抗凝作用则在凝血酶原转成凝血酶以前的阶段。

本实验所选用的20种中药，除水蛭、枸杞外，在祖国医学文献记载中及临床应用上都是用作内服或外用的止血药。由此实验只能知道它们对凝血过程的直接影响，但尚不能看出它们通过机体的间接作用。有关这些药物对机体内的凝血机制的影响，有待于进一步的体内实验来阐明。[王羲明，陆道培。《北京医学院附属人民医院1959年科学论文汇编》，1960(1):49-51.]

表 8-10　20 种中药对复钙时间、凝血酶原时间、凝血酶凝结时间的影响

中药	项目											
	复钙时间				凝血酶原时间				凝血酶凝结时间			
	实验组 /s	对照组 /s	与对照组比较的 %	结果	实验组 /s	对照组 /s	差数 /s	结果	实验组 /s	对照组 /s	差数 /s	结果
20% 侧柏叶	131	204	–36	缩短	14.0	15.5	–1.5		18.5	19.5	–1.0	
20% 干地黄	76	135	–44	缩短	24.5	20.0	+4.5	延长	17.0	19.5	–2.5	
25% 三七	75	135	–44	缩短	24.0	17.0	+7.0	延长	16.5	16.0	+0.5	
10% 荆芥	138	117	+18		15.0	14.5	+0.5		20.0	19.5	+0.5	
20% 蛤粉	157	191	–18		17.0	15.5	+1.5		18.0	19.5	–1.5	
20% 丹参	166	204	–19		15.0	15.5	–0.5		19.0	19.5	–0.5	
20% 白茅根	117	119	–2		16.0	14.5	+1.5		23.0	20.0	+3.0	延长
20% 云南白药	180	204	–12		23.0	15.5	+7.5	延长	21.0	19.5	+1.5	
20% 蒲黄	213	204	+4		21.0	15.5	+5.5	延长	17.5	19.5	–2.0	
20% 血竭	135	119	+13		17.0	14.5	+2.5	延长	20.5	20.0	+0.5	
20% 阿胶	180	204	–12		24.5	20.0	+4.5	延长	21.0	19.5	+1.5	
20% 藕节	115	119	–3		27.0	14.5	+12.5	延长	18.0	20.0	–2.0	
25% 甘枸杞	143	135	+6		25.5	17.0	+8.5	延长	15.5	16.0	–0.5	
20% 大小蓟	184	119	+55	延长	24.0	14.5	+9.5	延长	17.5	20.0	–2.5	
20% 艾叶	195	119	+64	延长	24.0	14.5	+9.5	延长	19.0	20.0	–1.0	
20% 水蛭	325	191	+70	延长	27.5	15.5	+12.0	延长	19.5	19.5	0	
20% 花蕊石	>360	119	>+203	显著延长	17.0	14.5	+2.5	延长	37.0	20.0	+17.0	延长
10% 仙鹤草	>600	191	>+214	显著延长	>240.0	15.5	>+224.5	显著延长	>180.0	25.0	>+155.0	显著延长
20% 地榆	>360	119	>+203	显著延长	>180.0	14.5	>+165.5	显著延长	>180.0	20.0	>+160.0	显著延长
20% 儿茶	>720	135	>+433	显著延长	>180.0	17.0	>+163.0	显著延长	>180.0	25.0	>+155.0	显著延长

从中医望诊向中医影像学发展的思路

——上海市中医医院

祖国医学有悠久辉煌的发展历史，由于在其历史进程中，不断地吸取了历代各方面的成就，不断丰富、壮大了祖国医学的内容，使中医药学成为我国医疗卫生事业所独具的特点和优势，为人类作出了重大的贡献。但在当今社会迅速发展、世界激烈竞争之际，祖国医学不能故步自封，必须以新的构思，积极利用先进的科学技术和现代化手段，不断促进中医药学事业的发展。

在历史上，扁鹊曾经借助于长桑君的禁方，饮服后能尽见五脏癥结而具有特异功能，再配合中医中药治疗，使扁鹊成为屡见奇效的古代名医，这禁方已失传而不能再得，但如从中医望诊辨证原则出发，应用现代化手段，扩大我们的感官，探索中医辨证学微观化的途径，从而扩大了中医药的治疗领域而获得较好的疗效。

虚实辨证是中医基本概念，由于看不见、摸不着而常使人们难以信服。自从有了 B 型显像超声，它是近代物理检查仪器的新设备，可以进行体内脏腑的动态观察。作者在上海市中医医院应用 B 超进行了胁痛虚实辨证的本质研究，发现在胁痛实证中，大都属于胆结石、肝大、肝脓肿、肝囊肿、肝癌等，即为有形邪气旺盛占据的病证；在胁痛虚证中，大都属于弥漫性肝病、肝硬化、胆囊炎、未见器质疾病等，即为脏腑亏损、精气内夺的病证。从而阐明了胁痛虚实辨证的本质；证实了内经“邪气盛则实、精气夺则虚”理论的意义。虚实不是空洞的言辞，可用现代化仪器转化成影像化的客观事物，能为其在临床诊断和治疗方面奠定了客观依据和基础。

萎缩性胃炎是胃癌的前期病变，过去一直认为是无法逆转的疾病，国内外尚缺乏特效药物。自从将纤维胃镜引入中医临床，既扩大了中医望诊的视野，又为中医中药扩大了治疗领域和范围。上海市第一人民医院张镜人等对萎缩性胃炎开展中医中药治疗时，根据胃镜、黏膜病理变化与胃液检查，若见胃黏膜红白相间，以苍白为主、腺体减少有血管显露者为血瘀证，参用活血祛瘀中药，若有肠腺化生或不典型增生者，加用清热消痈之品；如有胃酸缺乏者，合酸甘化阴之剂。取得 73.08% 的好转和痊愈率。由于中医中药治疗萎缩性胃炎工作的开展和总结，发现既往认为不可逆转的胃黏膜腺体萎缩等病理变化，经过中医中药确当治疗后能够成为可逆性，即使肠腺化生和不典型增生者，治疗后亦可由重度向中度或轻度转化。这些从微观病理辨证论治的高度来探索中医中药的治疗规律，可得到较显著的治疗效果，这是现代中医临床的一个新进展，并且为防治胃癌开拓了新的路子。

越来越多的实例启示我们，中医药学要发展，必须运用近代的科学技术和现代化手段，不断充实和扩大中医望诊的视野，在中医辨证微观化的基础上发挥辨证论治的优势，可以促进中医药学事业向更高的层次发展。近年来一门新兴学科——中医影像学，已经诞生和正在发展，我希望大家都来参加这一方面的实践活动，不断丰富、充实和提高这一学科，促进它迅速地成长和发展。（王羲明，1993 年 3 月 1 日初稿）

B 型显像超声在发扬祖国医学领域中的应用

——上海市中医医院

B 型显像超声是近代物理检查的新设备，由于采用多种电子新技术，可以进行体内脏腑的动态观察，扩大了视野，提高了诊断水平，并在发扬祖国医学、探讨治疗规律、促进中医现代化过程中，发挥了很大的作用。现将我院应用 B 型显像超声在祖国医学领域中的初步探索报道如下：

（一）祖国医学辨证本质的研究

祖国医学辨证分型在临床治疗上具有重要指导意义，过去认为辨证分型仅是依靠病人的主观感觉，客观上看不见，因此较难令人理会。我们运用 B 型显像超声探索中医辨证本质的研究，寻求辨证在机体内在性的客观化的指标作为依据。我们首先研究了常见的胁痛辨证，将 108 例胁痛患者先按祖国医学辨证原则分为虚实两型，其中属实证有 57 例，属虚证有 51 例。因为胁乃肝之分野，肝与脾有相互制约关系，肝与胆有表里关系，所以对每一胁痛患者均用 B 超做脾和胆的检查，分析胁痛辨证与肝、脾、胆脏器所致疾病进行比较。

在实证 57 例中，B 超检查结果如按疾病发生率次序发现胆结石 27 例（占 97.4%）、弥漫性肝病 9 例（占 15.8%）、肝癌 7 例（占 12.3%）、胆囊炎 5 例（占 8.8%）、未见器质病变 4 例（占 7.0%）、单纯肝大 2 例（占 3.5%）、肝硬化 1 例（占 1.8%）、肝脓肿 1 例（占 1.8%）、肝囊肿 1 例（占 1.8%）。

在虚证 51 例中，B 超检查结果如按疾病发生率次序发现弥漫性肝病 15 例（占 29.4%）、未见器质病变 14 例（占 27.5%）、胆囊炎 12 例（占 23.5%）、肝硬化 8 例（占 15.9%）、胆结石 2 例（占 3.9%）。

所有胁痛患者如按 B 超所发现的各类疾病，观察其中实证和虚证的比例数，其中单纯肝大 2 例、肝囊肿 1 例、肝脓肿 1 例、肝癌 7 例全都属于实证范围。胆结石 29 例，其中 93.1% 属实证，6.9% 属虚证。弥漫性肝病 24 例，其中 37.5% 属实证，62.5% 属虚型。胆囊炎 17 例，其中 29.4% 属实证，70.6% 属虚证。未见器质病变者 18 例，其中 22.2% 属实证，77.8% 属虚证。肝硬化 9 例，其中 11.1% 属实证，88.9% 属虚证。

由上观察，说明在胁痛实证中，大多数属于胆结石、肝癌、单纯肝大、肝脓肿、肝囊肿等。在胁痛虚证中，大多数属于弥漫性肝病、胆囊炎、未见器质疾病、肝硬化等。因此体会到祖国医学中“邪气盛则实、精气夺则虚”的辨证原则是具有重要含义的。像胆囊结石、肝癌肿块、肝脏肿大、脓肿和囊肿等这些均为有形之物，属于邪气旺盛实证的具体表现，B 超检查出了这些有形之物，也就使邪气盛的实证特化成为客观看得见的具体事物，在治疗上能作为“实者祛之”的主要依据。另外亦发现像弥漫性肝病、肝硬化等乃是属于精气内夺、脏器结构受损的虚证，在治疗上可作为“虚者补之”的客观指标。从这些工作中说明中医辨证也确实有客观的指标可供寻找的。B 型显像超声扩大了中医四诊中望诊的视野，充实中医望诊的内容，进一步促进中医学术和理论的发展，在今后中医理论研究和中医临床工作中，B 型显像超声这一近代仪器将发挥更大的作用和广泛地得到应用。

（二）祖国医学临床方面的应用

1. 急腹症　祖国医学对急腹症有较好疗效，一般应用中草药后，多数患者可以避免不必要的手术。B 超对多数急腹症患者能迅速诊断，使治疗有明确目标，针对性较强，在疗程中可对中草药的疗效进行观察。例如胆结石的治疗，在采用利胆排石治疗前，应用 B 超检查胆结石，能迅速明确诊断，对结石的大小、形状、数目、所在位置等均能清楚显示，这有助于选择最佳治疗方法，诸如直径 1cm 以下的小结石及泥砂样结石适宜于中草药治疗，直径 1~2cm 的中型结石适宜于非手术中西医结合的总攻疗法，直径 2cm 以上的大结石而且发生嵌顿以及伴有长期严重胆道梗阻则适宜于手术治疗。

B超检查对肠梗阻、胆道蛔虫症、腹腔脓肿、胰腺炎等急腹症方面亦能协助诊断和使治疗有的放矢，以及进行对中医中药疗效的观察。

2. 肿瘤疾病　中医中药对某些良性肿瘤有较好的疗效，例如软坚消瘿中草药对甲状腺腺瘤经过治疗后，肿瘤可逐渐缩小或消失，因而可避免不必要的手术。B超可提供这类肿瘤的形状、大小和诊断，因而可作为疗效的依据。

扶正祛邪、攻坚破积类中草药对某些恶性肿瘤如支气管肺癌、胃癌、肝癌、胰腺癌等使肿块缩小或稳定的作用以及癌性胸水、腹水的消退，从而达到使患者减轻了痛苦和延长了生命。B超可作为这些恶性肿瘤治疗过程中随访观察的指标。

3. 肝脏疾病　祖国医学治疗肝脏病已有悠久历史。例如应用清肝泄热、消肿解毒中草药治疗肝脓肿有很好效果，B超可清晰地看到肝脓肿在肝脏的部位、大小以及经中草药治疗后肝脓肿缩小的程度。

中医中药治疗肝硬化腹水疗效较显著，B超能观察腹水的多少，肝脏的大小，肝内光点分布情况，血管走行清晰程度和门静脉宽度，对肝脏病变的范围、肝脏萎缩情况及门静脉压力高低程度等方面均有一定的参考价值，可作为临床疗效的观察指标。

4. 肾脏疾病　祖国医学治疗肾脏疾病具有良好作用，尤其在肾结石（砂淋）治疗方面，应用利水通淋中草药具有明显效果，可使较多患者免除手术的痛苦。B超可对肾结石的大小、形状、位置提供线索。此外，祖国医学对泌尿道疾病所致的肾盂积水亦有一定疗效，B超亦能有助于观察。

5. 外科疾病　祖国医学在外科疾病方面早在汉代华佗时就有刮骨疗毒、开脑剖腹等记载，诸如痈疽疮肿等疾患应用中药内服外敷的清热解毒、消肿定痛、拔毒托毒等治疗后，往往具有结疤小、复发少等优点，但在深部脓肿的定位诊断方面有时非常困难。B超对深部脓肿具有良好的定位诊断功能，可以指导临床使患者得到正确的治疗。

6. 妇产科疾病　祖国医学对妇女的胎、产、经、带、崩漏等疾病方面具有较好疗效，B超对有无妇科盆腔疾患如子宫和卵巢病变观察较清晰，尤其对早孕、胎儿发育、胎位、胎儿畸形以及死胎等均能较好区别，提供明确的依据，因而采取保胎、催产、中止妊娠等不同的中草药治疗，得到较好效果。

（三）体会

B型显像超声是近代物理诊断的新设备，由于采用电子扫描、电子聚焦、数字扫描变换器、微处理机可以储存和冻结图像功能等新技术，扩大了视野，提高了诊断。它与X线及同位素等检查比较，具有很多特点，例如不需要暴露在放射性的X线和同位素之下，不需要检查前的复杂准备，能在自然状态下进行体内脏腑的动态观察，即使对于重病患者亦能反复检查等优点。

祖国医学具有丰富的治疗经验和理论体系，应当使它与自然科学直接结合起来向现代化发展。B型显像超声可以扩大中医四诊中望诊的视野，显示客观化的指标，充实中医望诊的内容，使中医望诊得以继续发展，不但可使中医辨证时帮助确定疾病部位，而且可以确定疾病的性质，使辨证与辨病结合起来，它能够为中医临床实践服务，因而已经成为中医临床医师不可缺少的重要设施。中医研究包括各种专科性研究，必须是以临床为基础，整理探讨中医的治疗规律，运用现代最新仪器包括B超等在内，进行中医药"的研究，提高中医临床疗效，促

进中医现代化是时代给予我们的任务。[王羲明,《中国医学影像技术》,1986,2(1):7-8.]

祖国医学胁痛辨证的本质研究

——应用B型显像超声检查法

胁痛为临床上常见病证,祖国医学对胁痛进行辨证分型,在临床治疗具有重要指导意义。然而对胁痛辨证的本质方面,研究不多,报道较少。本文用近代科学仪器——B型显像超声检查法进行了祖国医学胁痛辨证的本质研究,探索胁痛辨证与内部疾病的联系,寻求胁痛辨证的内在性物质基础。现将研究结果介绍如下。

(一)研究方法

本组108例患者均有胁痛证候,先按祖国医学辨证原则将胁痛分为虚实两类,具体分型如下。

1. 实证　发作暴病属实,疼痛剧烈属实,胁肋处有块坚硬属实,拒按属实,大便干结属实,舌苔厚腻属实,脉弦数有力属实。

2. 虚证　持续久痛属虚,疼痛轻微属虚,胁肋处无形濡软属虚,喜按属虚,大便溏泻属虚,舌净无苔属虚,脉细弱无力属虚。

胁痛患者先经辨证分为虚实两型,然后应用B型显像超声检查两胁部。因为胁乃肝之分野,肝与脾有相互制约关系,肝与胆有表里关系,所以对每一胁痛患者均用3超作肝胆和胆囊的检查,然后分析胁痛辨证分型与肝胆胆等脏器所致疾病进行对照出较,

我院应用的B型显像超声仪器为PanavistaGM-2440A和SSD-256型线阵灰阶实时显像仪,频率为2.5~3.5MHz。

B型显像超声探测检查肝、脾、胆囊均在上午空腹时进行,取仰卧位或侧卧位,在两胁部从腋后线起向腹中线作纵向扫查,然后在肋间和肋下做横向扫查和斜向扫查。

正常肝脏和脾脏边界光整,内部光点细小,分布均匀,血管走行清晰。单纯肝大者斜径常大于13cm。肝囊肿在肝内有液性暗区单发或多发。肝脓肿往往肝内见有液性混浊暗区。弥漫性肝病在肝内普遍性光点增多增粗。肝硬化往往肝有萎缩,肝内光点增强。结构杂乱,肝静脉变细,门静脉增宽,脾肿大,可有腹水。肝癌往往进行增大显著,肝内有不规则增强光团或实质性暗区,透声差。正常胆囊大多为茄子形均质液性暗区,囊壁为轮廓清晰的光环,透声好,有后壁增强效应。胆囊结石往往在液性暗区中可见增强光团及声影。胆囊炎时胆囊壁常增厚大于3mm。如经检查没有发现上述征象者列为未见器质病变项内。

经过上述中医辨证分型和B型显像超声检查后所得资料进行对照比较和详细分析。

(二)资料分析

本组胁痛患者共108例,男性50例,女性58例,按祖国医学辨证原则,属实证者57例,属虚证者51例。

在实证57例中,B型显像超声检查结果可见图8-2,如按疾病发生率次序发现胆结石27例(占47.4%)、弥漫性肝病9例(占15.8%)、肝癌7例(占12.3%)、胆囊炎5例(占8.8%)、未见器质病变4例(占7%)、单纯肝大2例(占3.5%)、肝硬化1例(占1.8%)、肝脓肿1例(占1.8%)、肝囊肿1例(占1.8%)。

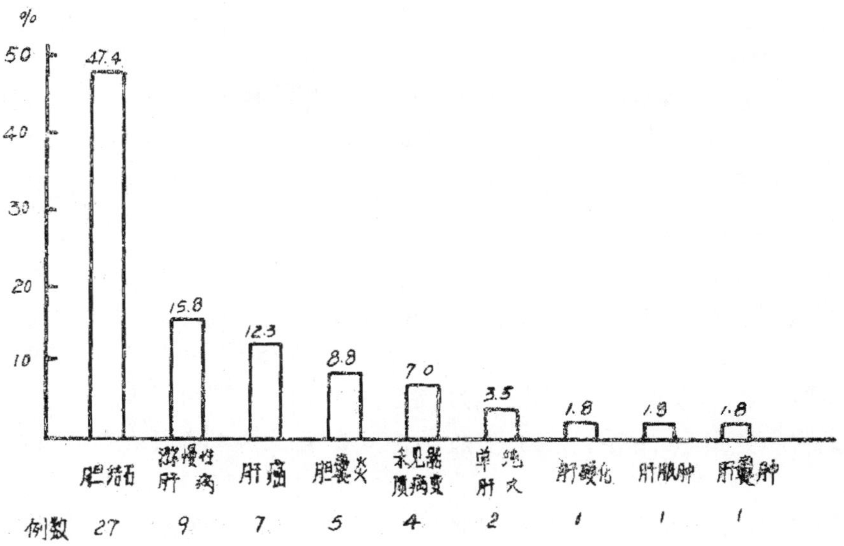

图 8-2　胁痛实证患者 B 超检查患病率（原手绘图）

在虚证 51 例中，B 型显像超声检查结果可见图 8-3。如按疾病发生率次序发现弥漫性肝病 15 例（占 29.4%）、未见器质病变 14 例（占 27.5%）、胆囊炎 12 例（占 23.5%）、肝硬化 8 例（占 5.9%）、胆结石 2 例（占 3.9%）。

所有胁痛患者如按 B 型显像超声所发现的各类疾病，观察其中实证和虚证比例数可见图 8-4。其中单纯肝大 2 例、肝囊肿 1 例、肝脓肿 1 例、肝癌 7 例全都属于实证范围。胆结石 29 例，其中 93.1% 属实证，6.9% 属虚证。弥漫性肝病 24 例，其中 37.5% 属实证，62.5% 属虚证。胆囊炎 17 例，其中 29.4% 属实证，70.6% 属虚证。未见器质病变者 18 例，其中 22.2% 属实证，77.8% 属虚证。肝硬化 9 例，其中 11.1% 属实证，88.9% 属虚证。

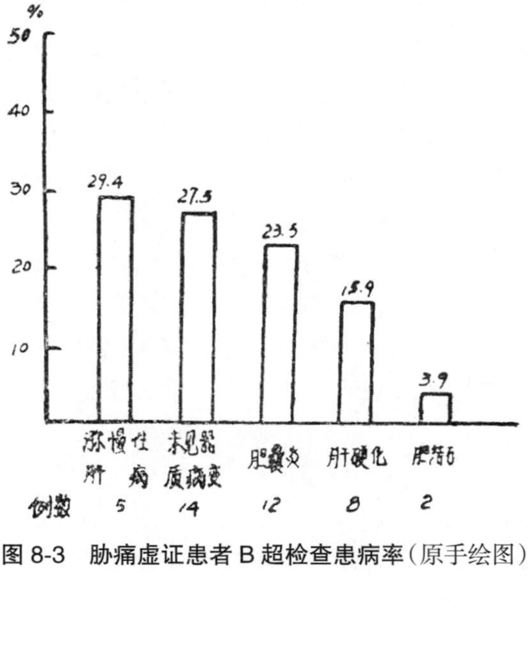

图 8-3　胁痛虚证患者 B 超检查患病率（原手绘图）

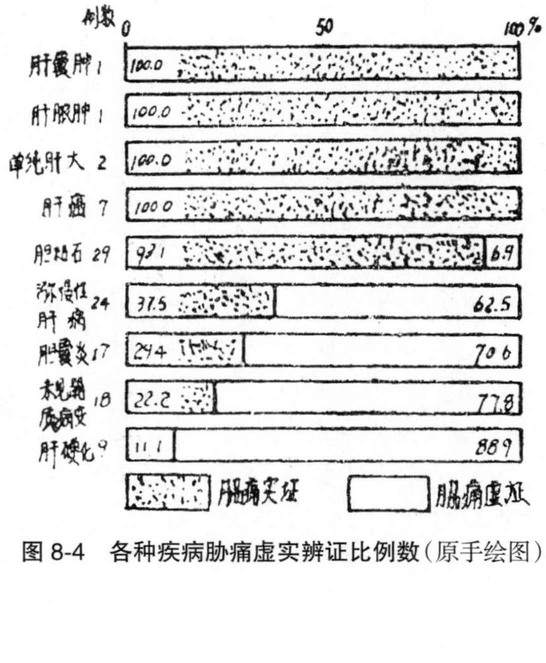

图 8-4　各种疾病胁痛虚实辨证比例数（原手绘图）

由上所见，说明在胁痛实证中，大多数属于胆结石、肝癌、单纯肝大，肝脓肿，肝囊肿等；在胁痛虚证中，大多数属于弥漫性肝病、胆囊炎、未见器质疾病、肝硬化等。

在本组分析中还可发现肝癌、肝大、肝脓肿、肝囊肿全都属于实证范围。而胆结石、弥漫性肝病、胆囊炎、肝硬化，随着发作起伏等内在因素的不同可在实证与虚证之间相互转化。此外还有 18 例，占总例数 16.7%，没有发现器质病变，仅有功能性改变的患者，亦可出现有胁痛实证和虚证等不同表现。

（三）体会

1. 胁痛为中医临床常见病症，过去认为胁痛仅是病人主观感觉，在客观上由于看不见，因此较难令人理会，祖国医学虽对胁痛有着辨证分型，从大体上区分为虚实两型，但其内在含义仍不清楚，与疾病的联系亦不明确。本文目的主要研究中医学胁痛辨证的本质，寻求具体客观化的疾病为指标，使看不见的主观感觉能够转化成为具有客观指标或看得见的疾病作基础。

2. B 型显像超声是近代物理检查仪器的新设备。它与 X 线及同位素等检查比较，具有很多特点，例如不需要暴露在放射性的 X 线和同位素之下，不需要检查前的复杂准备。能够在自然状态下进行体内脏腑的动态观察，对被检查者既无痛苦，又无损害，即使对于重症患者亦能多次反复的检查等优点。我们运用 B 型显像超声这一近代科学仪器，在中医临床领域中进行研究，已有很多收获。此次我们应用 B 型显像超声研究胁痛辨证的本质，就是为了使中医辨证能够形象化的转化成为具有客观化的指标和看得见的具体事物，使辨证能与辨病有机结合起来。

3. 本组胁痛 108 例均按祖国医学辨证原则分为虚实两型，其中虚证 51 例、实证 57 例，然后应用 B 型显像超声检查，发现在胁痛实证中大多数属于胆结石（93.1%）、肝癌（100%）、单纯肝大（100%）、肝脓肿（100%）、肝囊肿（100%）等；在胁痛虚证中，大多数属于弥漫性肝病（62.5%）、胆囊炎（70.6%）、未见器质疾病（77.28%）、肝硬化（88.9%）等。

4. 由上所述，我们体会到中医的辨证是有客观依据的，可以应用近代检查仪器进行检测，转化成为具有客观指标或看得见的疾病作基础。同时体会到祖国医学中“邪气盛则实，精气夺则虚”具有极为重要的含义。我们发现像胆囊结石、肝癌肿块、肝脏肿大、肝脓肿和囊肿等这些均为有形之物，属于邪气旺盛的具体表现，应用 B 超检查出了这些有形之物也就使邪气盛的实证成为客观看得见的具体事物，在治疗上能够用“实者祛之”的方法。另外，亦发现像弥漫性肝病、肝硬化等乃是属于精气内夺脏器结构受损的虚证，在治疗上当用“虚者补之”的方法。从实践中体会到中医协同虚实辨证，有着客观的具体内容，在临床上有着重要意义，可以指导我们的临床工作，如能配合应用 B 型显像超声，进一步研究其具体实质，给予确定疾病的部位和性质，使辨证和辨病结合起来，更能使治疗丝丝入扣而获得更高疗效。

5. 又如胆石症、弥漫性肝病、胆囊炎、肝硬化等疾病，随着发作起伏等内在因素的不同，可以表现出实证与虚证之间的相互转化，因此可以使中医临床工作中随着所表现虚实证的转化，在治疗方面亦应随之相应变化。

6. 本组中含有 18 例，占总例数的 16.7%，仅有功能性病变的胁痛患者虽然不能用 B 超发现器质病变，但用中医辨证原则以能提示实证或虚证的表现，可以应用中医中药做相应的治疗，以免病变进一步发展成为器质性疾病，因而中医中药可作为有效的预防措施。

7. 我们认为 B 型显像超声扩大了中医四诊中望诊的视野，不但可使中医辨证时帮助确定疾病部位，而且可以确定疾病的性质，能够充实中医望诊的内容，使中医望诊得以继续发展。它能够为中医临床实践服务，因而已经成为中医临床医师不可缺少的重要设施，在今后的中医理论研究和中医临床工作中，B型显像超声这一近代仪器将发挥更大的作用和广泛的得到应用。[王羲明，黄慧芳，李秀英。《上海市中医医院论文汇编》，1985(3):120-123.]

超声显像学在肝胆脏腑理论研究中的应用

——上海市中医医院

肝胆系疾病为临床常见病，在祖国医学文献中属于“胁痛”“黄疸”“鼓胀”“癥瘕积聚”等范畴，应用祖国医学辨证论治对肝胆系疾病的治疗具有较显著的疗效。近年来，超声显像技术结合中医辨证论治在肝胆系疾病中的防治中被广泛应用，具有重要的临床意义。现分以下数方面对其研究进行探讨。

（一）“胁痛证型”本质的超声显像研究

胁痛是指一侧或两侧胁肋疼痛而言，为临床常见病证，祖国医学对胁痛进行辨证分型，在治疗上具有重要指导意义。当前已对胁痛辨证本质方面进行研究，如王羲明应用超声显像探索108例患者的胁痛虚实辨证与内部疾病的联系，发现在胁痛实证57例中大多数属于胆结石(93.1%)、肝癌(100%)、单纯肝大(100%)、肝脓肿(100%)、肝囊肿(100%)等；在胁痛虚证51例中大多数属于弥漫性肝病(62.5%)、胆囊炎(70.6%)、未见器质疾病(77.8%)、肝硬化(88.9%)等。说明中医辨证是有客观依据的，超声显像可使胁痛虚实辨证转化成客观指标。认识到虚与实是相对而言不是固定不变的，如胆结石、弥漫性肝病、胆囊炎、肝硬化等疾病，随着发作起伏等内在因素的不同，可以表现出实证与虚证之间的相互转化，在中医治疗方面亦随之相应变化。郑书琴等将胁痛93例分为4种证型，从超声特点分析其与病种关系，在肝胆湿热型中有胆囊炎31例，胆结石23例，胆结石并胆囊炎12例，肝内胆管结石9例，胆结石并肾结石3例，胆道蛔虫1例；肝气郁滞型(5例)中有肝炎4例，神经痛1例；瘀血停滞型(5例)中有肝血管瘤4例，肾破裂1例；肝阴不足型(5例)中有肝癌4例。说明超声显像可为中西医结合的辨病与辨证之间寻找相应的结合点，值得进一步研究。

（二）“肝胆同病”机理的超声显像研究

祖国医学有脏腑表里理论，肝为脏，胆为腑，肝胆结为表里，相辅相成，肝胆同司疏泄，有助于脾之运化，疏通气血的职能。肝胆在生理上有着如此密切的关系，决定了病理上亦可相互累及，这在中医学中就有着邪毒内侵，宿主于肝，迁延日久，肝病及胆，肝胆表里同病的论述。如《素问·痿论》有“肝气热则胆泄口苦”记载，这在既往是难以证实亦难以置信的。如今有了超声显像，在临床观察肝病中证实了这些论点，并在治疗中采用肝胆同治法则，对肝胆病变均能发挥相应的治疗作用。如施维群在111例慢性肝炎(慢性活动性肝炎79例、慢性迁延性肝炎32例)中，经超声检查提示胆囊增大23例、胆囊壁增厚毛糙37例、胆囊区回声增强光团8例、胆囊S形扭曲11例、胆囊萎缩17例、胆囊内赘生物7例，其中肝胆同病者共占83.8%。根据中医学肝胆同病，用疏肝利胆原则治疗95例肝炎后，获近期治愈55例、好转23例、无变化10例、恶化7例，有效率82.1%。同时经超声复查胆囊病变亦相应好转，除胆囊结石、胆囊扭曲和囊内赘生物外，其余胆囊病变均有不同程度改善，疗效达70%以上。这些疗效也反映了慢性肝炎的胆囊受累，肝胆同病是客观存在的。借助超声显像这个窗口，证实和阐明中医肝胆同病理论具有积极意义。

（三）“胸胁苦满”证的超声显像研究

“胸胁苦满”证源自张仲景《伤寒论》，为肝胆疾患的常见病症。原先一直认为，“胸胁苦满”证仅是患者的主观感觉，只可心领神会，看不见，摸不着。如今有了超声显像就能客观的反映其实质，现已查明“胸胁苦满”证的出现，与胆道内压力增高有关，在声像图上表现为肝外胆管壁回声增强和上段胆管轻度扩张等客观改变有着内在联系。如聂风禔等对 30 例，“胸胁苦满”证用超声显像观测胆道系统声像图，发现均有肝外胆管壁回声增强和上段轻度扩张，均值为（0.67 ± 0.115）cm，与正常值（0.52 ± 0.12）cm 比 $P<0.01$。此可作为“胸胁苦满”证的客观指征之一，反映了少阳气郁，疏泄不利的病变特点。聂风禔用小柴胡汤治疗 9 例“胸胁苦满”证后的超声显像变化，发现胆囊先收缩、后扩张、再收缩等征象，为小柴胡汤的归经、利胆、抗炎等综合性药理作用，提供了客观形态学的证据。

（四）活血化瘀法则治疗“肝络瘀阻”病理的超声显像研究

肝络瘀阻是常见肝病（慢性肝炎、肝硬化、肝癌）的病机枢纽，众多肝病均可由于肝内络道受到不同程度和范围的血质污秽浑浊，血流滞涩不畅及脉道瘀积停蓄等血瘀病理特征所引起。在中药中，如丹参，莪术，乳香，没药等有着活血化瘀功能，可以改善肝脏微循环，从而可以改变肝脏血瘀病理状态，使病情得到不同程度的好转。目前超声显像已能在临床观察这些活血中药治疗慢性肝炎、肝硬化、肝癌等不同肝病，已经收到明显的活血通络作用，如能将活血中药在超声引导下，直接注入肝内病灶处，则疗效更为显著。如王惠吉等应用中药复方丹参（由丹参、黄芪鸡血藤等 10 味中药经水煎、醇提制成 861 冲剂）治疗慢活肝、慢迁肝和早期肝硬化 60 例，结果表明，连服两年以上可明显改善症状，谷丙转氨酶保持正常而不再波动者占 70%，并使白蛋白保持在正常水平，对升高的球蛋白有使其下降趋势。治后 2 年，测肝纤维化指标血清Ⅲ型前胶原肽（P Ⅲ P）及板层素（LN）均值较治疗前下降到正常范围内。腹部超声显像检测：原门静脉正常者，有 97.4% 仍维持正常宽度；对于增宽的门静脉，有 61.9% 的宽度下降；已肿大的脾，40.7% 有缩小趋势。田利等用介入超声治疗Ⅱ、Ⅲ期中、晚期肝癌 26 例，即在超声显像引导下，经皮瘤内注射活血化瘀中药挥发油提取液（由蓬莪术、乳香、没药经蒸馏提取制成，每支 20ml）每周 1 次注入 20~40ml，4~6 周为 1 个疗程。经注射后超声显像下见肿瘤边缘变模糊，内部回声由低变强，最后变为等回声，癌周晕环消失。治疗结果：原发性肝癌 24 例中有 18 例显效（肿块缩小 1/2 以上），6 例无效；继发性肝癌 2 例中 1 例有效，1 例无效。平均存活 1.6 年（其中存活 1~2 年者 6 例，2.5 年及 3 年以上者各 1 例）。说明在肝癌治疗中应用活血化瘀、抗凝、抗血栓中药做介入超声治疗剂，确能提高疗效，取得较满意的结果。

（五）疏浊消石中药保持清净胆腑机理的超声显像研究

胆为清净之腑，主藏清澄之胆汁。《杂病源流犀烛》称胆腑“有独居于清静宁谧，而出其冲和之气，以温养诸藏者，宜其有中清之目矣”。凡某种原因导致胆腑气机不利，胆汁疏泄不畅，以致胆液混浊瘀滞者，均可成病。由湿热内盛，蕴结胆腑，致胆壁增厚，酿成炎症，症见脘痛连胁，发热起伏；湿热与胆汁胶结，相互煎熬日久，或平素过食肥甘厚味，痰湿内生，腻滞于胆，均能凝结成石，而致胁痛时作；结石充塞胆腑，或堵塞胆道，胆汁不循常道，外溢肌肤，形成黄疸；由蛔虫钻入胆道，其残体污浊胆汁，气滞血瘀，而致胆性绞痛。诸多胆腑症状经近代超声显像观察均可得到证实，且对疏浊泄热，利胆消食中药治疗胆腑疾病后，能够保持“胆腑清净"的功能，亦能有所说明。如王羲明应用疏肝利胆排石汤（由茵陈、金钱草、玉米须、生大黄、元明粉等组成）治疗经超声显像证实的胆囊内多发性结石病例，共治疗月余，大便通畅，腹胀胁痛渐除，经超声显像复查，胆囊内多发性结石全部消失而愈。张慎斌用超声显像观察10种中药对胆囊运动的影响：①金钱草、川连子、木香、枳壳、郁金服后0.5小时，胆囊面积较空腹时缩小，表明有松弛奥狄括约肌、收缩胆囊，促进胆汁排泄作用；②黄芩、白芍服后0.5小时，胆囊面积较空腹时增大，表明有促进胆汁分泌作用；③柴胡、延胡索、茵陈服后0.5小时无变化。说明超声显像可为中医药临床治疗胆囊疾患，提供可靠的观察依据。裴德凯认为应用超声显像弄清胆石形状、大小及数量，选直径<1cm漂浮结石，口服中药溶石持续0.5年以上应能收效；含钙结石，形成多面混合结石或直径>2cm者，大多难以口服溶石。王羲明等总结胆结石的疗效，认为在治疗前用超声显像观察胆结石位置、大小、形状、数目，对选择最佳治疗方案有参考价值。如中小型胆结石及泥沙样结石适宜于中草药治疗，较大的结石适宜于非手术中西医结合的总攻疗法，巨大并且嵌顿或伴有长期严重胆道梗阻的结石则适宜于手术治疗。所以通过超声显像研究中医中药的治疗机制，可为选择最佳治疗方案提供可靠依据。

（六）结语

超声显像是近代物理检查仪器的新设备，能在自然状态下进行体内脏腑的动态观察。从近年来的超声显像学的研究进展可以看出，超声医学、影像学是中医望诊的延伸，扩大了视野，能由表及里的引向深入，使诊断有定位、定性、定量的价值，因而丰富了中医望诊的内容，值得继续作更深入的探索。［王羲明，《浙江中医杂志》，1998，33（3）：123-124.］

超声显像学在中西医结合研究中的应用进展

——上海市中医医院

（一）超声显像诊断在中医临床诊断中的应用

辨证论治是中医的特色。超声显像检查可看作为特殊的望诊，从超声显像获得的微观化依据是对中医宏观望诊的延伸和补充，可探讨中医辨证分型的相关规律，从而帮助临床医师作出更加精确的中医诊断。如郑书勤从超声特点探讨93例胁痛客观指征：①肝胆湿热型（78例）：31例有胆囊壁增厚、回声增强；23例胆囊内有大小不等强回声伴声影；12例兼有以上2项改变；9例肝内胆管点状强回声伴声；3例胆、肾同示强回声伴声影；仅1例肝光点粗大。②肝气郁滞型（5例）：1例正常，4例肝、脾增大，光点粗大。③瘀血停滞型（5例）：4例肝有境界清晰强回声；1例肾周条状无回声区。④肝阴不足型（5例）：4例肝见大小不一强回声伴晕圈。还分析胁痛分型与病种关系：肝胆湿热型中有胆囊炎31例，胆结石23例，胆结石并胆囊炎12例，肝内胆管结石9例，胆结石并肾结石3例，胆道蛔虫1例；肝气郁滞型中有肝炎4例，神经痛1例；瘀血停滞型中有肝血管瘤4例，肾破裂1例；肝阴不足型中有肝癌4例。

（二）介入超声治疗在中医临床治疗中的应用

应用超声显像诊断方法进行病灶的精确定位，将穿刺针、导管送入人体的病灶部位，再从穿刺针、导管注入中药制剂，改变了中药的传统给药途径，或将该病变部位的病理性渗出物尽量抽出后，再用中医药治疗，不但提高了疗效，而且可以减少副作用，避免了采用复杂形式和破坏性较大的手术方式。如手术治疗胰腺假性囊肿操作复杂，创伤较大，出血与并发症较多，甚至遗留瘘管或逆行感染，出现很多后遗症。唐宝山经皮穿刺外引流法配合中药治疗3例无感染胰腺假性囊肿，其中上腹部胰腺挫伤2例、胰腺炎后1例得到较好疗效。方法是经超声显像明确胰腺部液性暗区径线大小（常在10cm×15cm左右）、囊壁厚薄及与周围器官关系，需选定距体表最近最佳穿刺点做局麻后在B超引导下用套管针穿刺进入囊肿后置入F_{14}号导尿管，每日记录引流液量约200~1 000ml，经1个月后引流液消失时才可拔管，此时B超复查仍有约6cm×5cm液暗区，同时治以活血化瘀、软坚散结中药，取沈氏血癥丸加减（当归、赤芍、桃仁、三雄、莪术、花粉、枳壳各12g，川芎、红花、大贝母各10g，白花蛇舌草30g），每日1剂，水煎300ml，分2次服。2个月左右，B超复查囊肿完全消失。经3~11年随访均健在而无复发。此法具有及早引流和加速囊壁组织愈合的优点。

田利等在B超显像引导下，经皮瘤内注射活血化瘀中药挥发油提取液（由蓬莪术、乳香、没药经蒸馏提取制成针剂，每支20ml），每周1次注入20~40ml，4~6周为1个疗程，治疗Ⅱ、Ⅲ期中、晚期肝癌26例。经注射后B超下见肿瘤边缘变模糊，内部回声由低变强，最后变为等回声，癌周晕环消失。治疗结果：原发性肝癌24例中，有18例显效（肿块缩小1/2以上），6例无效；继发性肝癌2例中，1例有效，1例无效。平均存活1.6年（其中存活1~2年者6例，2.5年及3年以上者各1例）。说明在肝癌治疗中应用活血化瘀、抗凝、抗血栓中药作介入超声治疗剂，确能提高疗效，取得较满意的结果。

（三）运用超声显像学研究和发展中医学

1. 中医临床疗效的超声显像学观察

（1）急腹症：中医药对急腹症有较好疗效，B超对多数急腹症如胆结石、肠梗阻、胆道蛔虫症、胰腺炎等患者能迅速诊断，使中医治疗有明确目标，有的放矢。在疗程中B超可对中医药的疗效进行观察，使多数患者避免了不必要的手术。

（2）肿瘤疾病：中医药对某些良性肿瘤有较好疗效，如软坚消瘿中草药对甲状腺腺瘤经治疗后，肿瘤可逐渐缩小或消失，因而可避免不必要的手术，B超可提供诊断和疗效依。扶正祛邪、攻坚破积类中草药对肝、胃、肺、乳腺、胰腺等癌瘤有使肿块缩小或稳定作用，B超成为治疗过程中随访观察的良好指标。

（3）肝脏疾病：中医药治疗肝脏病已有悠久历史。清肝泄热、消肿解毒中药治疗肝脓肿有很好效果，B超可清晰观察肝脓肿的部位、大小以及经中草药治疗后的肝脓肿缩小的程度。

（4）肾脏疾病：中医药治疗肾脏病具有良好作用，尤其在肾结石应用利水通淋中药有显效，使较多患者免除手术痛苦。B超可对肾结石大小形状、位置提供线索和疗效依据。

（5）心血管疾病：用扇形超声或超声心动图配以脉冲多普勒和彩色多普勒技术，可描出各部血管脉象的血液频谱及测定心功能改变，为心血管病及研究脉象客观化、定量化提供敏感指标。

（6）外科疾病：中医药对诸如痈疽疮肿用内服外敷的清热解毒、消肿定痛、拔毒托毒等的治疗，常有结疤小、复发少等优点。但在深部脓肿定位诊断有困难，超声显像可对深部脓肿的大小范围能良好显示，使患者得到正确治疗。

（7）妇产科疾病：中医药对妇女胎、产、经、带、崩漏病有疗效，B超对子宫、卵巢病变观察清晰，尤其可对早孕、胎位、胎儿发育、畸形及死胎等提供依据，为保胎、催产、中止妊娠等中药治疗取得疗效。

（8）眼科疾病：中西医结合针拨白内障后晶体的动态观察，针拨或套出术前有无视网膜剥离均需 B 超检查。眼内异物定位，尤其非金属异物超声比 X 线灵敏。眼内病变亦需 B 超观测。

2. 中医学治病机理的超声显像探讨　裴德凯认为用 B 超弄清胆石形状、大小及数量，选直径 <1cm 漂浮结石，口服中药溶石持续 0.5 年以上应能收效。含钙结石、形成多面混合结石或直径 >2cm 者，大多难以口服落石。龚传美认为中药排石 39 例中，最多是大小不等如米粒砂土样共 15 例（38.5%）；其次是圆如黄豆粒样 12 例（30.8%）；最少是不规则鹿角样 2 例（5.1%）。中药排石对位于肾上极及中部者机会较多，有 30 例（76.9%）位于肾下极者机会少，有 6 例（15.4%）；位于上输尿管，有 3 例（7.7%）。凡结石 <0.8cm 共 39 例，用中药均能排石；结石 >0.8cm 共 6 例，均适合手术治疗。总之，通过超声显像研究中医学治病机制，可为选择最佳治疗方案提供依据。

3. 揭示中医证本质的超声显像研究　中医学有“邪气盛则实，精气夺则虚”理论，如何运用现代科学研究方法寻求虚实辨证的相关客观化的物质基础，是当前研究中医理论和揭示“证”本质的重要课题。如王羲明用 B 超探索 108 例胁痛虚实辨证本质研究，发现肝癌、肝大、肝脓肿、肝囊肿全都属于实证范围，而胆结石、弥漫性肝病、胆囊炎、肝硬化随着发作起伏等内在因素的不同，可在实证与虚证之间互相转化。B 超可为中西医结合的辨病与辨证之间寻找结合点。聂风禔用 B 超观测 30 例“胸胁苦满”证胆道系统声像图，均有肝外胆管壁回声增强和上段轻度扩张，均值为（0.670 ± 0.115）cm，与正常值（0.52 ± 0.12）cm 比，$P<0.01$。此可作为“胸胁苦满”证的客观指征之一，且反映少阳气郁、疏泄不利的病变特点。

中医学中有“心主血脉”“气为血帅”理论，当心气虚时不能帅血运行，将影响心脏泵血功能。如柳文仪用超声心动图观测 30 例 60 岁以上老年人心功能，发现心气虚组左心泵血功能均低于非心气虚组，P 均 <0.01。为中医心气虚证提供客观指标。廖家桢等发现冠心病心气虚证有左心功能不全，与正常比，其中每搏搏出量，每分钟排血量、左室小轴缩短率、射血分值有明显差异，$P<0.01$。认为超声心气虚证的微观辨证具有定位、定性和定量意义，是中医传统辨证的发展。

4. 中医方药药理的超声显像学研究　张慎斌用 B 超观察 10 种中药对胆囊运动的影响：①金钱草、川楝子、木香、枳壳、郁金服后 0.5 小时胆囊面积较空腹时缩小，表明有松弛奥狄括约肌、收缩胆囊、促进胆汁排泄作用；②黄芩、白芍服后 0.5 小时，胆囊面积较空腹时增大，表明有促进胆汁分泌作用：③柴胡、延胡索、茵陈服后 0.5 小时无变化。说明超声显像可为中医药临床治疗胆囊疾患提供可靠的实验依据。

聂风禔观察 9 例胸胁苦满证服小柴胡汤的超声显像变化，发现胆囊先收缩、后扩张、再收缩，为小柴胡汤归经、利胆、抗炎等综合性药理作用提供了形态学的实验证据。

5. 中医脉诊的超声显像学研究　朱德增用连续超声多普勒技术发现弦脉组和滑脉组与平脉组比较，主波峰值（h_1）增高，主波下降支切迹高度（h_2）增高；主波起始点至峰点对距（T_1）延长；上升加速度（h_1/T）弦脉组减少，而滑脉组增高（差别均不显著）；阻抗指数［$(h_1-h_2)/h$］弦脉组和滑脉组均减少，但滑脉组在正常范围。

6. 中医针刺、推拿的超声显像学研究　针刺与推拿是中医学中的独特疗法，它所具有的实际疗效，已引起世界各国医学界的关注。近年来对针刺、推拿治病原理的超声显像学研究,已经有了初步收获。

龚传美等用电刺激耳胆穴对100例健康人组及100例有胆系疾病的异常组患者,在超声显像下观察胆囊收缩功能。结果在电刺激前两组间无统计意义。电刺激后在5分钟内,健康组胆囊平均面积收缩为6.64cm^2、占64.5%,异常组为2.43cm^2、占26,6%,与电刺激前比,有非常显著差异($P<0.01$)。说明有胆系疾病的胆囊收缩功能明显减退。观察胆囊收缩功能良好率,健康组(91%)明显高于异常组(11%)。由于此法实时显像而收缩迅速,明显优于X线造影法。王子健应用B超在实验前后测胆囊体积结果:推拿组(按揉两侧胆囊穴各5分钟)18例胆囊收缩率15.86%;对照组(静卧10分钟)10例胆囊收缩率2.70%。两组经统计学处理有显著差异($P<0.001$)。证实推拿胆囊穴有较明显的胆囊收缩功能。

(四)运用中医药提高超声显像学的检查效果

发挥中医药在超声显像学中的应用,已引起普遍的关注,尤以中药"胃肠超声增效剂"的研究,促进了超声显像在消化道领域中的作用,为发展现代医学作出了新贡献。"胃肠超声增效剂"运用了中医学"胃主受纳、熟腐水谷、以通降为顺"理论。和胃通降中药能使胃得安和,行气则气得流通而无气泡产生,化湿则使黏液溶解。故用此类中药消除胃内气体、气泡和黏液,便能清晰显示胃壁层次和减少肠内气体干扰,开拓应用中医药的新领域。李定邦发现,在中药行气剂(厚朴、大腹皮各20g,莱菔子15g,枳实10g,木香5g)煎服后1~2小时进行腹部超声显像检查,可使肠内气体大为减少,避免肠道气体对胆、胰等图像干扰,增强超声显像清晰度。魏品康等用中药"胃肠超声增效剂"为媒介,在B超下观察413例正常人和慢性胃炎的胃部显像效果,获显效者388例(93.9%)。服增效剂后,正常人胃黏膜层光滑平整,胃壁层次清晰均匀,厚薄正常。慢性浅表性胃炎的胃黏膜层毛糙,胃壁层次模糊。萎缩性胃炎的胃黏膜层毛糙变薄≤0.5mm(正常厚1mm左右),胃壁层次模糊,黏膜下层回声增强增粗。此法与胃镜诊断的一致率较高。经与病理核实诊断的准确率亦较高,因此具有一定的可靠性。

(五)展望

运用现代科学仪器包括超声显像等仪器在内,整理探讨中医基础理论及临床治疗规律的结果,有可能使中医的辨证从传统的宏观辨证向微观辨证发展,并使中医药和中西医结合的疗效,大大地得到提高。这是当前摆在我们面前的一个重要课题,也是新时代赋予我们的光荣任务。中医影像学是用现代影像学的方法探索、研究和论述中医学术的科学,其结果是推动了中西医结合事业的发展。所以中医影像学也可称为中西医结合医学影像学。而放射学、超声显像学、同位素核医学、CT、磁共振、内镜、脉象图、热象图等均是它的重要组成部分,可以发挥互补作用。

从近年来的中医影像学的研究进展,可以看出影像学是中医望诊的延伸,扩大了视野,能由表及里的引向深入,使诊断具有定位、定性、定量的价值,因而丰富了中医望诊的内容,为中医学的宏观辨证不断地向微观辨证方面发展,为中医临床科研和治疗,提供了可靠的依据,提高了客观的疗效。所以医学影像学在中医学领域中具有广阔的前景,应继续作更深入的探索,为中西医结合事业作出新贡献。[王羲明,《中国中西医结合杂志》,1992,12(8):510-512.]